# Rejuvenescimento Íntimo Feminino

## Procedimentos Minimamente Invasivos em Ginecologia Regenerativa Funcional e Estética

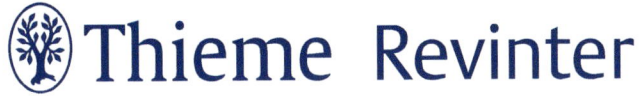

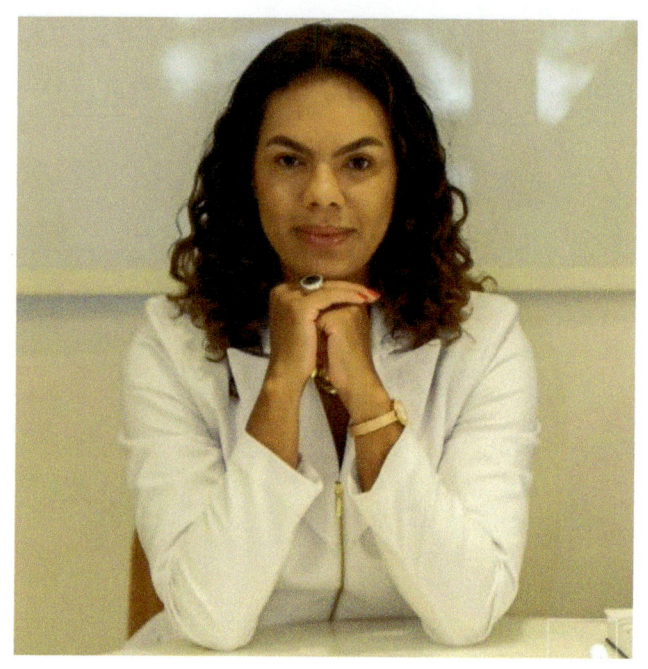

## Vívian Amaral
Dermatologista
Sócia-Efetiva da Sociedade Brasileira de Dermatologia (SBD)
*Fellow* em Dermatologia Geral pela Universidade de Miami
Idealizadora da Dermatologic and Vulvar Academy – Academia de Treinamento Médico para Formação de Experts em Rejuvenescimento Íntimo Feminino e Marketing Médico (@DermatoVulvarAcademy)
Vencedora do Aesthetic Medicine Awards 2023, em Mônaco, na Categoria "Best Genital Rejuvenation"

# Rejuvenescimento Íntimo Feminino

Procedimentos Minimamente Invasivos em Ginecologia Regenerativa Funcional e Estética

Vívian Amaral

Thieme
Rio de Janeiro • Stuttgart • New York • Delhi

**Dados Internacionais de Catalogação na Publicação (CIP)**
**(eDOC BRASIL, Belo Horizonte/MG)**

A485r
    Amaral, Vívian
       Rejuvenescimento íntimo feminino: procedimentos minimamente invasivos em ginecologia regenerativa funcional e estética/Vívian Amaral. – Rio de Janeiro, RJ: Thieme Revinter, 2025.

       21 x 28 cm
       Inclui bibliografia.
       ISBN   978-65-5572-295-6
       eISBN 978-65-5572-296-3

       1. Medicina estética. 2. Cirurgia plástica. 3. Ginecologia. 4. Dermatologia. I. Título.

                                                             CDD 618.10592

**Elaborado por Maurício Amormino Júnior – CRB6/2422**

**Contato com a autora:**
vivian.dermato@gmail.com

**Nota:** O conhecimento médico está em constante evolução. À medida que a pesquisa e a experiência clínica ampliam o nosso saber, pode ser necessário alterar os métodos de tratamento e medicação. Os autores e editores deste material consultaram fontes tidas como confiáveis, a fim de fornecer informações completas e de acordo com os padrões aceitos no momento da publicação. No entanto, em vista da possibilidade de erro humano por parte dos autores, dos editores ou da casa editorial que traz à luz este trabalho, ou ainda de alterações no conhecimento médico, nem os autores, nem os editores, nem a casa editorial, nem qualquer outra parte que se tenha envolvido na elaboração deste material garantem que as informações aqui contidas sejam totalmente precisas ou completas; tampouco se responsabilizam por quaisquer erros ou omissões ou pelos resultados obtidos em consequência do uso de tais informações. É aconselhável que os leitores confirmem em outras fontes as informações aqui contidas. Sugere-se, por exemplo, que verifiquem a bula de cada medicamento que pretendam administrar, a fim de certificar-se de que as informações contidas nesta publicação são precisas e de que não houve mudanças na dose recomendada ou nas contraindicações. Esta recomendação é especialmente importante no caso de medicamentos novos ou pouco utilizados. Alguns dos nomes de produtos, patentes e design a que nos referimos neste livro são, na verdade, marcas registradas ou nomes protegidos pela legislação referente à propriedade intelectual, ainda que nem sempre o texto faça menção específica a esse fato. Portanto, a ocorrência de um nome sem a designação de sua propriedade não deve ser interpretada como uma indicação, por parte da editora, de que ele se encontra em domínio público.

© 2025 Thieme. All rights reserved.

Thieme Revinter Publicações Ltda.
Rua do Matoso, 170
Rio de Janeiro, RJ
CEP 20270-135, Brasil
http://www.ThiemeRevinter.com.br

Thieme USA
http://www.thieme.com

Design de Capa: © Thieme
Créditos Imagem da Capa: imagem da capa combinada pela Thieme usando as imagens a seguir:
Ilustração em vetor linha arte superior do corpo feminino
© rawpixel.com/Freepik.com

Impresso no Brasil por Forma Certa Gráfica Digital Ltda.
5 4 3 2 1
ISBN 978-65-5572-295-6

Também disponível como eBook:
eISBN 978-65-5572-296-3

Todos os direitos reservados. Nenhuma parte desta publicação poderá ser reproduzida ou transmitida por nenhum meio, impresso, eletrônico ou mecânico, incluindo fotocópia, gravação ou qualquer outro tipo de sistema de armazenamento e transmissão de informação, sem prévia autorização por escrito.

"Quando uma mulher se cura, todas se curam."
*Vívian Amaral*

# DEDICATÓRIA

Dedico este livro a todas as mulheres que, em algum momento de suas vidas, se permitiram ser acolhidas pelos meus cuidados e que, à sua maneira, cuidaram também de mim.
   Agradecimentos especiais:

- À minha mãe, meu exemplo pessoal de mulher forte e generosa, e ao meu pai, por acreditar em mim quando eu mesmo duvidei;
- Ao Dr. Marcel Vinícius, por ter me inspirado em dar os primeiros passos na jornada científica;
- À Dra. Alessandra Haddad, por ser fonte de inspiração feminina na Dermatologia e na Cirurgia Plástica;
- Aos ginecologistas Dr. Adrian Gaspar, Dr. Paulo Guimarães e Dr. Jorge Elias, que dedicaram suas vidas à saúde e bem-estar femininos.

*Vívian Amaral*

# APRESENTAÇÃO

O rejuvenescimento genital feminino engloba um conjunto de técnicas voltadas para a restauração estética e funcional da genitália, permitindo a remodelação e o embelezamento da região vulvar e a recuperação das funções urovaginais.

O vasto espectro das intervenções aplicadas na área íntima feminina pode ser categorizado em dois segmentos distintos: as intervenções cirúrgicas e as minimamente invasivas, sendo as últimas o objeto de estudo desta obra.

As intervenções minimamente invasivas têm ganhado destaque, pois compreendem uma variedade de técnicas, entre tecnologias e injetáveis, cuja aplicação é capaz de trazer resultados eficazes, com menores riscos, maior conforto e menor período de afastamento das pacientes de suas atividades corriqueiras.

Cabe ao médico, conhecer detalhadamente todas as modalidades terapêuticas, para então selecionar e personalizar os tratamentos de forma a atender às necessidades de cada paciente, garantindo resultados eficazes e duradouros.

Esta obra pretende apresentar aos médicos, de forma ética e responsável, as múltiplas terapias minimamente invasivas, incluindo injetáveis e tecnologias, cuja aplicação pode trazer, se bem empregada, melhorias estéticas e funcionais à genitália feminina.

*Vívian Amaral*

# PREFÁCIO

A seguinte obra se propõe a oferecer ao médico, que deseja trabalhar com rejuvenescimento íntimo feminino, os conhecimentos fundamentais para a realização dos múltiplos procedimentos minimamente invasivos, apresentados de forma didática e ilustrada, oferecendo um conteúdo abrangente, que auxilie ao profissional realizar os procedimentos genitais femininos não cirúrgicos, de forma assertiva.

Tivemos uma preocupação especial, antes de lhes oferecer este material, em publicar em revistas científicas indexadas todas as técnicas que executamos, que ainda não estivessem descritas na literatura médica, para torná-los peritos em excelência técnica, com embasamento científico.

Foram convidados para participar desta obra autores altamente qualificados, consagrados tanto pela experiência clínica quanto por publicações científicas, para compartilhar informações confiáveis sobre a realização, a eficácia, os riscos e eventuais complicações de cada procedimento.

Este livro representa, portanto, um esforço coletivo e pioneiro, de grandes nomes da Dermatologia, da Ginecologia e da Cirurgia Plástica, em difundir de forma coerente e responsável, seus conhecimentos no intuito de permitir ao leitor agregar a sua prática clínica novos procedimentos e com isso mudar efetivamente a vida de suas pacientes.

*Vívian Amaral*

# COLABORADORES

**ADRIAN GASPAR**
Ginecologista
Especialista em Ginecologia Regenerativa Funcional e Estética
Especialista em Longevidade Saudável
Diretor do Diploma Universitário em Longevidade Saudável
Universidade de Buenos Aires Argentina

**ALESSANDRA HADDAD**
Mestre e Doutor pela Universidade Federal de São Paulo (Unifesp)
Professora Afiliada da Cirurgia Plástica da Unifesp
Membro Titular da Sociedade brasileira de Cirurgia Plástica (SBCP)
Fundadora da Pós-Graduação em Cosmiatria Laser e Procedimentos do Hospital Israelita ALbert Einstein

**ALEXANDRA PATRÍCIA NUNES ONGARATTO**
Formada em Medicina pela Universidade Federal do Paraná (UFPR)
Residência Médica em Ginecologia e Obstetrícia no Hospital de Clínicas da UFPR
Título de Especialista em Ginecologia e Obstetrícia
Especialização em Tocoginecologia Avançada e nos Extremos da Vida Reprodutiva (Ginecologia Endócrina e Climatério) pelo Departamento de Ginecologia e Obstetrícia do Hospital de Clínicas da UFPR
Curso de Especialização em Geriatria em Gerontologia da Universidade Positivo do Paraná
Membro da Sociedade Brasileira de Climatério (SOBRAC)
Membro da Internacional Menopause Society (IMS)
Membro da Internacional Society of Gynecological Endocrinology (ISGE)
Diretora Técnica do Instituto Ginecologia Regenerativa Inovação e Sexualidade (GRIS)
Coordenadora da Pós-Graduação de Ginecologia Endócrina da Faculdade Inspirar
Diretora Técnica do GRIS for Doctors

**ANA KARINA BARTMANN**
Graduação em Medicina pela Universidade do Estado do Rio de Janeiro (UERJ)
Residência em Ginecologia e Obstetrícia pelo Instituto Fernandes Figueira da Fundação Oswaldo Cruz (IFF – Ficoruz)
Mestre em Ginecologia pela Universidade de São Paulo (USP)
Doutorado pela Universidade Estadual de Campinas (Unicamp)
Especialização em Reprodução Assistida (Fellowship) no Hôpital Antoine Béclère em Paris
Estágio em Harvard Medical School
Ex-Docente da Universidade de Ribeirão Preto (Unaerp), Responsável pelo Ambulatório de Infertilidade Conjugal
Médica-Proprietária da Clínica Ana Bartmann® que realiza atendimentos com enfoque na área de medicina reprodutiva

**ANA LUIZA ANTUNES FARIA**
Médica Ginecologista e Obstetra pela Faculdade de Ciências Médicas da Santa Casa de São Paulo
Pós-Graduação em Ginecologia Endócrina Faculdade de Ciências Médicas da Santa Casa de São Paulo
Pós-Graduação em Sexologia Faculdade de Medicina da Universidade de São Paulo (FMUSP)Residência Médica em Mastologia pelo Hospital Pérola Byington

**BEATRIZ BERTOLDI RENAUX**
Graduação em Medicina pela Faculdade Evangélica Mackenzie do Paraná
Residência Médica em Tocoginecologia pelo Complexo do Hospital de Clínicas da Universidade Federal do Paraná (UFPR)
Especialista em Ginecologia e Obstetrícia (TEGO) pela Federação Brasileira das Associações de Ginecologia e Obstetrícia (FEBRASGO)
Curso de Extensão em Ginecologia Endócrina pela LUME Aprimoramento Médico

**CAROLINE ROCHA**
Graduação em Medicina pela Faculdade de Ciências Médicas da Santa Casa de São Paulo
Especialização em Dermatologia pela Faculdade de Medicina de Jundiaí
Título de Especialista em Dermatologia pela Associação Médica Brasileira e Sociedade Brasileira de Dermatologia
Membro Titular da Sociedade Brasileira de Dermatologia
Mestre e Doutora em Ciências pela Universidade de São Paulo

**CIBELE HASMANN**
Graduação em Medicina pela Universidade de Taubaté
Residência em Clínica Médica na Universidade de Taubaté
Risidência em Dermatologia na Universidade de Taubaté
Membro Efetivo da Sociedade Brasileira de Dermatologia
Membro da Sociedade Brasileira de Cirurgia Dermatológica
*Speaker* dos Fios de PDO I-Thread
*Speaker* Nacional e Internacional do Profhilo Speaker dos Fios Aptos

**FLAVIA GOMES DA COSTA**
Ginecologista Obstetra e Mastologista
Médica pela Universidade Estácio de Sá, RJ
Residência Médica em Ginecologia e Obstetrícia no Hospital Maternidade Fernando Magalhães
Residência Médica em Mastologia no Instituto Nacional do Câncer
Especialista em Ginecologia e Obstetrícia (TEGO) pela Federação Brasileira das Associações de Ginecologia e Obstetrícia (FEBRASGO)

### GIOVANNA MILHOMEM IGNÁCIO
Título de Especialista em Ginecologia e Obstetrícia (TEGO) pela Federação Brasileira das Associações de Ginecologia e Obstetrícia (FEBRASGO)
Pós-Graduada em Uroginecologia pela Faculdade de Ciências Médicas de Minas Gerais (FCM-MG)
Especialista em FGCS (Female Genital Cosmetic Surgery) pelo International Society of Cosmetogynecology (ISCG)
Membro Docente do International Aesthetic Gynecology Congress (IAC)
Speaker Nacional e Internacional (Classys Inc, Quanta Systems, Med Systems, BTL, BioMeds)

### JESSICA MACHADO MOTA FERNANDES
Graduação em Medicina pela Faculdade de Medicina de Itajubá
Residência em Clínica Médica pela Faculdade de Medicina de Itajubá
Especialização em Dermatologia pela Santa Casa de São José dos Campos
Título de Especialista em Dermatologia pela Associação Médica Brasileira e Sociedade Brasileira de Dermatologia
Membro Titular da Sociedade Brasileira de Dermatologia

### JOANA DARC DINIZ
Cirurgiã Geral
Pós-Graduada em Dermatologia pela FAPSS
Coordenadora de Ambulatório de Intradermoterapia do Curso de Pós-Graduação em Medicina Estética da F.T.E Souza Marques, RJ
Palestrante Nacional e Internacional em Medicina Estética

### JOÃO BRITO JAENISCH NETO
Formado em Cirurgia Geral pela Universidade Federal de Ciências da Saúde de Porto Alegre (FFCMPA) – Escola de Medicina – Porto Alegre
Treinamento em Cirurgia Vaginal na Itália (Florence)
Treinamento em Laparoscopia Ginecológica na Alemanha (Kiel), França (Perigueux), USA
Diretor do Hospital Redentor Cristo e Chefe de Cirurgia de Trauma do Hospital Cristo Redentor (GHC) – Porto Alegre, RS
Membro Sênior do WARAG (World Academy of Regenerative & Aesthetic Gynecology)
Membro Sênior do CMA (Cellular Medicine Association)
Pioneiro na Técnica O-Shot e Vampire Facelift (Plasma Rico em Plaquetas)

### JORGE ALBERTO ELÍAS
Ginecólogo y Uroginecologo
Ginecólogo Regenerativo Experto en Dispositivos Basados en Energía
Presidente SARGE (Sociedad Argentina Ginecología Estética)
Secretario General LIAGREF (Liga Iberoamericana ginecología regenerativa estética y funcional)
Profesor y Miembro Honorario ABCGIN (Asociacion Brasileña Cosmetoginecologia
Profesor y Miembro Honorario SEGERF (Sociedad Española Ginecología Estética Regenerativa y Funcional)
Profesor y Miembro Honorario SOPEGREF (Sociedad Peruana Ginecología Regenerativa Estetica y Funcional)
Profesor y Miembro Honorario SEGREF (Sociedad Ecuatoriana Ginecología Regenerativa Estetica y Funcional)
Profesor y Miembro Honorario SOGERFG (Sociedad Ginecología Estética Regenerativa y Funcional de Guatemala)
Board Member ESAG (European Society Aesthetic Gynecology)
International Member ISCG (Inernational Society Cosmetic Gynecology)

### JULIANA CUNHA SARUBI NOVIELLO
Graduação em Medicina pela Universidade Federal de Minas Gerais (UFMG)
Residência em Clínica Médica pela Fundação Hospitalar do Estado de Minas Gerais (FHEMIG)
Residência em Dermatologia pela FHEMIG
Mestre em Ciências da Saúde pela UFMG
Ex-Preceptora do serviço de dermatologia da FHEMIG
Membro da Sociedade Brasileira de Dermatologia (SBD)

### LARISSA MITRAUD
Especialista em Dermatologia
Especialista em Medicina Integrativa
Membro da Sociedade Brasileira de Dermatologia (SBD)
Membro da Sociedade Brasileira de Cirurgia Dermatológica (SBCD)
Membra da Sociedade Latino Americana de Ginecologia Estética e Funcional (Solagef)

### LUCIANA CARNEIRO DO CIMA
Médica pela Universidade Gama Filho, RJ
Residência Médica em Ginecologia e Obstetrícia pelo Instituto Fernandes Figueira da Fundação Oswaldo Cruz (IFF - Fiocruz)
Título de Especialista em Ginecologia e Obstetrícia (TEGO) pela Federação Brasileira das Associações de Ginecologia e Obstetrícia (FEBRASGO)
Pós-Graduação em Medicina Fetal pelo IFF - Fiocruz
Certificado em Área de Atuação em Ultrassonografia em Ginecologia e Obstetrícia pela Sociedade Brasileira de Radiologia (SBR)

### LUCIANA DE MATTOS LOURENÇO
Idealizadora do Evento Body on Top
Doutora pela Faculdade de Medicina da Universidade de São Paulo (FMUSP)
Especialização em Cosmiatria pela Faculdade de Medicina do ABC
Especialização em Dermatologia no Hospital Heliópolis

### MARCEL VINICIUS DE AGUIAR MENEZES
Cirurgião Plástico pela Escola Paulista de Medicina da Universidade de São Paulo (EPM-Unifesp)
Membro da American Society of Plastic surgery International Society of Aesthetic Plastic Surgery e da Sociedade Brasileira de Virurgia Plástica
Especialista em Cirurgia Plástica Estética com Foco em Face e Nariz
Expert Internacional em Procedimentos Estético Injetáveis na International faculty of ABBVIE - Allergan Aesthetics
CEO do Cosmiatry for Doctor Course

### MARIA GABRIELA ORTIZ DE NORONHA
Pós-Graduação em Cosmiatria pelo Hospital Albert Einstein
Pós-Graduação em Nutrologia pela Associação Brasileira de Nutrologia (ABRAN)
Especialização em Tricologia pelo Hospital Ipiranga
Residência em Dermatologia pela Pontifícia Universidade Católica de Campinas (PUC-Campinas)

### MARIA IZABEL PINHO GOMES
Sócia da Sociedade de Advogados Pinho Gomes
Advogada Atuante com 15 anos na Área de Responsabilidade Civil
Especialista na Área de Contencioso Cível, Direito de Família, Direito Imobiliário e Proteção de Dados (FGV)
Membro da Comissão de Proteção de Dados & Privacidade da OAB/RJ
Corretora e administradora de imóveis (Pine Imóveis). DPO as a service (Pine Data Officer)

## MARIA ROBERTA MARTINS
Formada em Medicina pela Universidade Federal de
Santa Catarina (UFSC)
Residência em Cirurgia Plástica pelo Hospital da Plástica do
Rio de Janeiro
Mestrado Concluído pela Escola Paulista de Medicina da
Universidade Federal de São Paulo (EPM-Unifesp)
Membro Titular pela Sociedade Brasileira de Cirurgia Plástica (SBCP)
Membro do Corpo Clínico do Hospital Israelita Albert Einstein

## MÓNICA LIZBETH PÉREZ RINCÓN
Cirurgiã e Parteira pela Universidade de Colima, México
Especialização em Ginecologia e Obstetrícia, Universidad
Autónoma de Yucatán, México
Certificado pelo Conselho Mexicano de Ginecologia e Obstetrícia
Diploma em Ginecologia, Laser e Bio-Regenerativo, Universidade
Autônoma de Zacatecas, México
Diploma em Hormônios Bio-idênticos e Medicina Funcional
Universidade Autônoma de Zacatecas, México

## PAULA CAVALCANTE
Farmacêutica Industrial pela Universidade Federal do
Rio de Janeiro (UFRJ)
Mestre em Administração de Empresas pela Pontifícia
Universidade Católica do Rio de Janeiro (PUC-Rio)
Master em Business Administration pela Université Pierre Mendes
(Grenoble – França)
Pós-Graduada em Gestão de Negócios pelo Instituto Brasileiro de
Mercado de Capitais
Proprietária e Responsável Técnica da Farmácia de
Manipulação A Fórmula – Rio de Janeiro

## PAULO GUIMARÃES
Membro Titular da Federação Brasileira das Associações de
Ginecologia e Obstetrícia (FEBRASGO)
Membro Fundador da Solagef Sic Latino-Americana de Ginecologia
Estética Funcional
Vice-presidente da Sociedade Brasileira de Laser em Medicina e
Ccirurgia (SBLMC) – Gestão: 1996/1998
CEO do IPG Intituto P. Guimarães – Complexo de Ensino Médico –
HA 33A

## SHIRLEI SCHNAIDER BORELLI
Dermatologista pela Sociedade Brasileira de Dermatologia (SBD) e
pela Sociedade Brasileira de Cirurgia Dermatológica (SBCD)
Pesquisadora do Centro de Estudos do Envelhecimento da Escola
Paulista de Medicina da Universidade Federal de
São Paulo (EPM-Unifesp)
Membro Fundadora da Sociedade Brasileira de Laser em
Medicina (SBLMC)
Membro da Sociéte Française de Mesothérapie
Membro da American Academy of Dermatology (AAD)
Idealizadora dos cursos BOT (body on top), Curso Intimamente e
Winn derm

## SUSANA VARELA ELÍAS
Soy Especialista en Ginecología y Obstetricia
Experta en Ginecoestética
Master en Medicina Estética
Master en Hormonas, Nutricion y Bienestar
Speaker certificada de V Lift PRO

## VALÉRIA PAREJO GUERRA
Médica Formada pela Faculdade Evangélica de Medicina do Paraná
Residência Médica em Ginecologia e Obstetrícia pelo Hospital de
Clínicas da Universidade Federal do Paraná (UFPR)
Título de Especialista em Ginecologia e Obstetrícia (TEGO) pela
Federação Brasileira das Associações de Ginecologia e
Obstetrícia (FEBRASGO)
Formação em Videolaparoscopia Ginecológica
Pós-Graduação em Medicina Estética pela Fundação de Apoio à
Pesquisa e Ensino, em Parceria com a Faculdade de Ciências de
São Paulo
Médica Docente da MEDPOS
Pós-Graduação em Ginecologia Estética e Regenerativa

## VIVIANE MONTEIRO
Ginecologista e Obstetra
Especialista em Medicina Fetal e Gestação de Alto Risco
Especialista em Ultrassonografia em Ginecologia e Obstetrícia pelo
Colégio Brasileiro de Radiologia (CBR)
Mestre em Ciências Médicas pela Universidade Federal
Fluminense (UFF)
Doutoranda em Saúde da Criança e da Mulher pelo Instituto
Fernandes Figueira da Fundação Oswaldo Cruz (IFF – Fiocruz)

## WILDECIR BARROS DE OLIVEIRA CARNEIRO
Pós-Graduado em Ginecolocia e Obstetrícia (*Latu-Sensu*)
Pós-Graduado em Dermatologia e Obstetrícia (*Latu-Sensu*)
Residência em Ortopedia e Traumatologia
Formado em Biologia (Licenciatura e Bacharelado)
Pioneiro em âmbito mundial EM Cirugias Vulvovagnais e
Urogenitais com Laser de CO2 em 3D
Membro das Sociedades: BCLS, ISCG, ESAG, SMLMC, CBCP,
SOLAGEF, COMEGICO, SEGERF, SBMCPE
Criador das Técnicas L.E.G. W.B. (Laser Escultura Genital), L.E.U.G.
W.B. (Laser Escultura Urogenital) e L.E.F. W.B. (Laser Escultura Facial)

# SUMÁRIO

1 AVALIAÇÃO MÉDICA PRÉVIA AOS PROCEDIMENTOS EM REJUVENESCIMENTO ÍNTIMO ..... 1
Viviane Monteiro ▪ Luciana Carneiro do Cima ▪ Flavia Gomes da Costa

2 ANATOMIA GENITAL FEMININA VOLTADA A PROCEDIMENTOS MINIMAMENTE INVASIVOS ..... 5
Alessandra Haddad ▪ Cibele Hasmann ▪ Vívian Amaral

3 ATROFIA VULVOVAGINAL ..... 11
Ana Luiza Antunes Faria

4 ENERGIAS EM MEDICINA ..... 17
Paulo Guimarães

5 APLICAÇÃO DE LASERS VAGINAIS E URETRAIS EM GINECOLOGIA REGENERATIVA E FUNCIONAL ..... 27
Adrian Gaspar

6 LASER ESCULTURA GENITAL PONTUAL COM LASER DE $CO_2$ (TÉCNICA LEGP.WB) ..... 47
Wildecir Barros de Oliveira Carneiro ▪ Ana Karina Bartmann

7 RADIOFREQUÊNCIA E HIFEM NA GINECOLOGIA ..... 55
Alexandra Patrícia Nunes Ongaratto ▪ Beatriz Bertoldi Renaux

8 ULTRASSOM MICROFOCADO EM REJUVENESCIMENTO ÍNTIMO ..... 59
Jorge Elias ▪ Vívian Amaral ▪ Giovanna Milhomem Ignácio

9 COSMÉTICOS GENITAIS ..... 73
Paula Cavalcante

10 PEELINGS QUÍMICOS GENITAIS ..... 81
Valéria Parejo Guerra ▪ Paula Cavalcante ▪ Vívian Amaral

11 MICROAGULHAMENTO E DRUG DELIVERY NO REJUVENESCIMENTO ÍNTIMO ..... 89
Larissa Mitraud ▪ Vívian Amaral

12 CLAREAMENTO GENITAL – COMO ESCOLHER ENTRE PEELINGS, LASERS E MICROAGULHAMENTO NA PRÁTICA CLÍNICA ..... 99
Vívian Amaral

13 TOXINA BOTULÍNICA EM REJUVENESCIMENTO ÍNTIMO ..... 107

13-1 TOXINA BOTULÍNICA NO TRATAMENTO DO VAGINISMO E DA VULVODÍNEA ..... 107
Giovanna Milhomem Ignácio ▪ Vívian Amaral

13-2 TOXINA BOTULÍNICA NA HIPERIDROSE DA REGIÃO VULVAR, INGUINAL E SUBMAMÁRIA ..... 117
Shirlei Schnaider Borelli ▪ Vívian Amaral
Caroline Rocha ▪ Jessica Machado Mota Fernandes

14 APLICAÇÕES DE FIOS DE POLIDIOXANONA (PDO) EM GINECOLOGIA REGENERATIVA E ESTÉTICA ..... 123
Jorge Alberto Elías ▪ Susana Varela Elías
Mónica Lizbeth Pérez Rincón

15 BIOESTIMULADORES DE COLÁGENO – HIDROXIAPATITA DE CÁLCIO (CAHA), ÁCIDO L-POLILÁCTICO (PLLA) E FIOS DE PDO PARA O TRATAMENTO DA FLACIDEZ DE GRANDES LÁBIOS ..... 137
Vívian Amaral

16 ÁCIDO HIALURÔNICO NOS TRATAMENTOS ESTÉTICOS ..... 145
Marcel Vinícius

17 PREENCHIMENTO VULVAR COM ÁCIDO HIALURÔNICO – SISTEMATIZAÇÃO VULVAR ANATOMICAL VECTORS ..... 147
Vívian Amaral

18 INJEÇÃO VAGINAL DE ÁCIDO HIALURÔNICO ..... 157
Vívian Amaral

19 PREENCHIMENTO DAS NÁDEGAS COM ÁCIDO HIALURÔNICO CORPORAL ..... 163
Luciana de Mattos Lourenço ▪ Maria Gabriela Ortiz de Noronha

20 BIOESTIMULADORES DE COLÁGENO EM REMODELAÇÃO GLÚTEA: LIFTING, FLACIDEZ E CELULITE ..... 169
Juliana Cunha Sarubi Noviello

21 INJEÇÃO DE LIPOLÍTICOS PARA O TRATAMENTO DE GORDURA SUPRAPÚBICA ..... 179
Joana Darc Diniz ▪ Vívian Amaral

22 O USO DA GORDURA NO REJUVENESCIMENTO ÍNTIMO ..... 187
Maria Roberta Martins

23 PLASMA RICO EM PLAQUETAS: TERAPIA REGENERATIVA NA INTIMIDADE FEMININA FUNCIONAL E ESTÉTICA ..... 193
João Brito Jaenisch Neto

**24 EXOSSOMAS E PDRN EM REJUVENESCIMENTO ÍNTIMO FEMININO** .................................................. 197

    **24-1 EXOSSOMOS** ........................................ 197
        *Jorge Elias*

    **24-2 PDRN** .................................................. 205
        *Vívian Amaral*

**25 COMO PREVENIR E MANEJAR COMPLICAÇÕES JURÍDICAS EM ESTÉTICA ÍNTIMA – ORIENTAÇÕES JURÍDICAS SOBRE TERMO DE CONSENTIMENTO, DOCUMENTAÇÃO FOTOGRÁFICA E LEI GERAL DE PROTEÇÃO DE DADOS (LGPD)** ........................ 207
    *Maria Izabel Pinho Gomes*

**ÍNDICE REMISSIVO** .......................................................... 211

# Rejuvenescimento Íntimo Feminino

Procedimentos Minimamente Invasivos em
Ginecologia Regenerativa Funcional e Estética

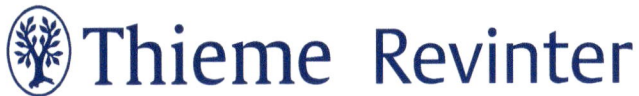

# AVALIAÇÃO MÉDICA PRÉVIA AOS PROCEDIMENTOS EM REJUVENESCIMENTO ÍNTIMO

CAPÍTULO 1

Viviane Monteiro ▪ Luciana Carneiro do Cima ▪ Flavia Gomes da Costa

O rejuvenescimento íntimo feminino se refere a um conjunto de procedimentos médicos e terapêuticos destinados a melhorar a estética e funcionalidade da região genital feminina. Essa área do corpo pode sofrer alterações ao longo do tempo devido a fatores, como envelhecimento, gravidez, parto, flutuações hormonais entre outros eventos da vida.

As preocupações estéticas e funcionais relacionadas ao rejuvenescimento íntimo feminino podem incluir a perda de firmeza e elasticidade da pele, escurecimento da região genital, flacidez vaginal, ressecamento, atrofia e falta de lubrificação, redução da sensibilidade, incontinência urinária de esforço e até mesmo a alteração da aparência dos lábios e da vulva. Essas questões podem afetar a autoestima, a satisfação sexual e o bem-estar geral das mulheres.[1,2]

Atualmente, existem várias opções de tratamento disponíveis para abordar essas queixas. Esses procedimentos podem ser cirúrgicos ou não cirúrgicos, sendo esses realizados no consultório médico.

As opções mais comuns de procedimentos para rejuvenescimento íntimo feminino incluem:[3]

1. *Labioplastia:* é a cirurgia estética que visa corrigir alterações nos lábios vaginais, como assimetria, hipertrofia ou flacidez excessiva.
2. *Rejuvenescimento vaginal a laser:* utiliza tecnologia a *laser* para estimular a produção de colágeno na parede vaginal, melhorando a firmeza e a elasticidade, além de estimular a lubrificação natural.
3. *Preenchimento labial:* consiste na aplicação de preenchedores dérmicos para restaurar o volume e a forma dos lábios vaginais.
4. *Terapia hormonal:* em casos de atrofia vaginal e ressecamento, a terapia hormonal com estrogênio pode ser recomendada para restaurar a saúde e a função vaginal.
5. *Tratamento de incontinência urinária:* alguns procedimentos, como a radiofrequência ou o *laser*, podem ajudar a fortalecer os músculos do assoalho pélvico, reduzindo os sintomas de incontinência urinária de esforço. Há também a possibilidade de correção cirúrgica da incontinência de esforço, em casos mais graves.

O contentamento das pacientes com os tratamentos escolhidos é uma forma de qualificarmos a eficácia dos mesmos. O artigo, The Safe Practice of Female Genital Plastic Surgery, conclui que a taxa de satisfação das mulheres pós-realização de labioplastia é de noventa por cento. Além de comprovar através dos resultados dos estudos, que, após procedimento de rejuvenescimento vaginal, as pacientes referem uma melhora na satisfação sexual, desejo e orgasmo.[4]

A avaliação pré-tratamento da paciente é composta pela anamnese detalhada e exame físico direcionado. É importante levar em consideração a idade da paciente, índice de massa corporal (IMC), comorbidades, tabagismo, uso de medicações, paridade, via de parto, cirurgias abdominais e pélvicas prévias, padrão de atividade sexual e se realiza atividade física (qual modalidade e com que frequência). A paciente deve-se sentir à vontade para ser ouvida e pontuar de forma clara e objetiva o que a incomoda.

O profissional pode implementar um questionário para guiar a consulta, como:

- Algo te incomoda no que tange à sua estética íntima?
- Sente dor durante a relação sexual? Dor durante a penetração?
- Tem sensação de flacidez vaginal (frouxidão)?
- Tem ressecamento vaginal?
- Sente algum incômodo ao vestir roupa de banho, roupa íntima ou roupa mais justa?
- Sente algum tipo de desconforto ao praticar esportes ou qualquer atividade física em geral?
- Tem perda de urina involuntária?
- Sua queixa afeta sua percepção sobre si própria?

A aplicação de formulários quantitativos também pode auxiliar no diagnóstico, além de servir para avaliação comparativa após o tratamento (Quadros 1-1 e 1-2).[5-7]

**Quadro 1-1.** Quociente Sexual – Versão Feminina (QS-F)[6]

Responda esse questionário, com sinceridade, baseando-se nos últimos seis meses de sua vida sexual, considerando a seguinte pontuação:
0 = nunca
1 = raramente
2 = às vezes
3 = aproximadamente 50% das vezes
4 = a maioria das vezes
5 = sempre

1. Você costuma pensar espontaneamente em sexo, lembra de sexo ou se imagina fazendo sexo?
   ( )0  ( )1  ( )2  ( )3  ( )4  ( )5

2. O seu interesse por sexo é suficiente para você participar da relação sexual com vontade?
   ( )0  ( )1  ( )2  ( )3  ( )4  ( )5

3. As preliminares (carícias, beijos, abraços, afagos, etc.) a estimulam a continuar a relação sexual?
   ( )0  ( )1  ( )2  ( )3  ( )4  ( )5

4. Você costuma ficar lubrificada (molhada) durante a relação sexual?
   ( )0  ( )1  ( )2  ( )3  ( )4  ( )5

5. Durante a relação sexual, à medida que a excitação do seu parceiro vai aumentando, você também se sente mais estimulada para o sexo?
   ( )0  ( )1  ( )2  ( )3  ( )4  ( )5

6. Durante a relação sexual, você relaxa a vagina o suficiente para facilitar a penetração do pênis?
   ( )0  ( )1  ( )2  ( )3  ( )4  ( )5

7. Você costuma sentir dor durante a relação sexual, quando o pênis penetra em sua vagina?
   ( )0  ( )1  ( )2  ( )3  ( )4  ( )5

8. Você consegue se envolver, sem se distrair (sem perder a concentração), durante a relação sexual?
   ( )0  ( )1  ( )2  ( )3  ( )4  ( )5

9. Você consegue atingir o orgasmo (prazer máximo) nas relações sexuais que realiza?
   ( )0  ( )1  ( )2  ( )3  ( )4  ( )5

10. O grau de satisfação que você consegue com a relação sexual lhe dá vontade de fazer sexo outras vezes, em outros dias?
    ( )0  ( )1  ( )2  ( )3  ( )4  ( )5

| Resultado = padrão de desempenho sexual: | Como somar os pontos: |
|---|---|
| 82-100 pontos: bom a excelente<br>62-80 pontos: regular a bom<br>42-60 pontos: desfavorável a regular<br>22-40 pontos: ruim a desfavorável<br>0-20 pontos: nulo a ruim | $2 \times (Q1 + Q2 = Q3 + Q4 + Q5 + Q6 + [5-Q7] + Q8 + Q9 + Q10)$<br>(Q = questão) |

Abdo CHN, Elaboração e validação do quociente sexual – versão feminina, uma escala para avaliar a função sexual da mulher, RBM Ver Bras Med. 2006; 63 (9); 477-82.

O exame físico inclui uma avaliação cuidadosa da região genital, que deve ser realizada com a paciente em posição ortostática e de litotomia. Durante o exame especular, é possível avaliar a presença de atrofia vaginal, perda de elasticidade e firmeza dos tecidos, além de possíveis lesões ou infecções.[8] Além disso, pode-se avaliar a musculatura do assoalho pélvico, que pode estar enfraquecida em mulheres com incontinência urinária ou prolapso genital.

Em casos selecionados, podem ser necessários exames de laboratório e imagem, como ultrassonografia transvaginal, estudo urodinâmico ou ressonância magnética da pelve. Esses exames podem coloborar na determinação do procedimento mais adequado para o caso daquela paciente (cirurgia mais invasiva *versus* minimamente invasiva).

Alguns procedimentos íntimos podem ser realizados sem a necessidade de exames complementares, como os que usam tecnologias, como o laser vaginal, a radiofrequência, ultrassom microfocalizado, ou até mesmo o microagulhamento e a aplicação de peeling químico, e bioestimuladores. No entanto, é importante ressaltar que a avaliação médica prévia é sempre indispensável para garantir a segurança e eficácia desses tratamentos para cada perfil de paciente.

É recomendado que seja atualizada a citologia cervical da paciente antes de realizar qualquer procedimento íntimo. Em casos de mulheres na menacme é importante ter a possibilidade de gravidez afastada.

Os tratamentos cirúrgicos em ambiente hospitalar, a depender da idade e comorbidades da paciente, podem necessitar de avaliação prévia para determinação do risco cirúrgico. Os procedimentos realizados no consultório médico dispensam a realização do risco cirúrgico.

Quadro 1-2. Questionário de Qualidade de Vida em Incontinência Urinária após Validação[7]

Nome: _____

Idade: _____ anos

Data: _____

**Como você avaliaria sua saúde hoje?**
Muito boa ( )   Boa ( )   Normal ( )   Ruim ( )   Muito ruim ( )

**Quanto você acha que seu problema de bexiga atrapalha sua vida?**
Não ( )   Um pouco ( )   Mais ou menos ( )   Muito ( )

Abaixo estão algumas atividades que podem ser afetadas pelos problemas de bexiga. Quanto seu problema de bexiga afeta você?

Gostaríamos que você respondesse todas as perguntas.

Simplesmente marque com um "**X**" a alternativa que melhor se aplica a você.

**Limitação no desempenho de tarefas**
Com que intensidade seu problema de bexiga atrapalha suas tarefas de casa (p. ex., limpar, lavar, cozinhar, etc.)
Nenhuma ( )   Um pouco ( )   Mais ou menos ( )   Muito ( )

Com que intensidade seu problema de bexiga atrapalha seu trabalho, ou suas atividades diárias normais fora de casa como: fazer compra, levar o filho à escola, etc.?
Nenhuma ( )   Um pouco ( )   Mais ou menos ( )   Muito ( )

**Limitação física/social**
Seu problema de bexiga atrapalha suas atividades físicas como: fazer caminhada, correr, fazer algum esporte, etc.)?
Não ( )   Um pouco ( )   Mais ou menos ( )   Muito ( )

Seu problema de bexiga atrapalha quando você quer fazer uma viagem?
Não ( )   Um pouco ( )   Mais ou menos ( )   Muito ( )

Seu problema de bexiga atrapalha quando você vai a igreja, reunião, festa?
Não ( )   Um pouco ( )   Mais ou menos ( )   Muito ( )

Você deixa de visitar seus amigos por causa do problema de bexiga?
Não ( )   Um pouco ( )   Mais ou menos ( )   Muito ( )

**Relações pessoais**
Seu problema de bexiga atrapalha sua vida sexual?
Não se aplica ( )   Não ( )   Um pouco ( )   Mais ou menos ( )   Muito

Seu problema de bexiga atrapalha sua vida com seu companheiro?
Não se aplica ( )   Não ( )   Um pouco ( )   Mais ou menos ( )   Muito

Seu problema de bexiga incomoda seus familiares?
Não se aplica ( )   Não ( )   Um pouco ( )   Mais ou menos ( )   Muito

Gostaríamos de saber quais são os seus problemas de bexiga e quanto eles afetam você. Escolha da lista abaixo APENAS AQUELES PROBLEMAS que você tem no momento.

**Quanto eles afetam você?**
Frequência: Você vai muitas vezes ao banheiro?
Um pouco ( )   Mais ou menos ( )   Muito ( )

Noctúria: Você levanta a noite para urinar?
Um pouco ( )   Mais ou menos ( )   Muito ( )

Urgência: Você tem vontade forte de urinar e muito difícil de controlar?
Um pouco ( )   Mais ou menos ( )   Muito ( )

Bexiga hiperativa: Você perde urina quando você tem muita vontade de urinar?
Um pouco ( )   Mais ou menos ( )   Muito ( )

Incontinência urinária de esforço: Você perde urina com atividades físicas como: tossir, espirrar, correr?
Um pouco ( )   Mais ou menos ( )   Muito ( )

Enurese noturna: Você molha a cama à noite?
Um pouco ( )   Mais ou menos ( )   Muito ( )

Incontinência no intercurso sexual: Você perde urina durante a relação sexual?
Um pouco ( )   Mais ou menos ( )   Muito ( )

Infecções frequentes: Você tem muitas infecções urinárias?
Um pouco ( )   Mais ou menos ( )   Muito ( )

Dor na bexiga: Você tem dor na bexiga?
Um pouco ( )   Mais ou menos ( )   Muito ( )

Outros: Você tem algum problema relacionado a sua bexiga?
Um pouco ( )   Mais ou menos ( )   Muito ( )

**Emoções**
Você fica deprimida com seu problema de bexiga?
Não ( )   Um pouco ( )   Mais ou menos ( )   Muito ( )

Você fica ansiosa ou nervosa com seu problema de bexiga?
Não ( )   Um pouco ( )   Mais ou menos ( )   Muito ( )

Você fica mal com você mesma por causa do seu problema de bexiga?
Não ( )   Às vezes ( )   Várias vezes ( )   Sempre ( )

**Sono/Energia**
Seu problema de bexiga atrapalha seu sono?
Não ( )   Às vezes ( )   Várias vezes ( )   Sempre ( )

Você se sente desgastada ou cansada?
Não ( )   Às vezes ( )   Várias vezes ( )   Sempre ( )

**Algumas situações abaixo acontecem com você? Se tiver o quanto?**
Você usa algum tipo de protetor higiênico como: fralda, forro, absorvente tipo Modess para manter-se seca?
Não ( )   Às vezes ( )   Várias vezes ( )   Sempre ( )

Você controla a quantidade de líquido que bebe?
Não ( )   Às vezes ( )   Várias vezes ( )   Sempre ( )

Você precisa trocar sua roupa íntima (calcinha), quando fica molhada?
Não ( )   Às vezes ( )   Várias vezes ( )   Sempre ( )

Você se preocupa em estar cheirando a urina?
Não ( )   Às vezes ( )   Várias vezes ( )   Sempre ( )

Fonseca ESM, Camargo ALM, Castro RA, Sartori MGF, Fonseca MCM, Rodrigues de Lima G, Girão MJBC Rev Bras Ginecol Obstet. 2005; 27(5): 235-42.

Existe uma ampla variedade de tratamentos tanto para queixas funcionais, quanto estéticas. Durante a avaliação médica devem ser apresentadas e discutidas as opções que mais se aplicam para cada caso, individualizando o tratamento. Além disso cabe ao médico alinhar as expectativas da paciente com relação ao tratamento proposto, expondo as limitações dos métodos. Também é papel do profissional citar possíveis complicações relacionadas aos procedimentos indicados e relatar sua experiência com cada método.[4-9]

De acordo com a publicação do *The Royal Australian College of General Practioners*, os profissionais capacitados para realizar os procedimentos cirúrgicos e cosméticos na região genital feminina são os médicos, incluindo cirurgiões dermatológicos, ginecologistas, cirurgiões plásticos e urologistas.[3]

Antes de realizar qualquer procedimento é recomendada a aplicação do termo de consentimento livre e esclarecido. Nesse momento o médico deve rever junto com a paciente os riscos e benefícios do procedimento indicado.[9]

As recomendações pós-procedimentos devem ser orientadas previamente para que a paciente opte por realizar o tratamento em um momento mais propício em que consiga seguir os cuidados necessários, já que esses podem ter impacto no resultado.[2-8]

## REFERÊNCIAS BIBLIOGRÁFICAS

1. Veale D, Eshkevari E, Ellison N, Costa A, Robinson D, Kavouni A, et al. Psychological characteristics and motivation of women seeking labiaplasty. Psychological Medicine. 44(3):555-66; 2014.
2. Goodman MP, Placik O, Matlock D, Simopoulos A, Moore R, Cardozo L, et al. Plastica genital e cirurgia cosmética feminina. Rio de Janeiro: Di Livros. 2017.
3. Female genital cosmetic surgery – A resource for general practitioners and other health professionals. Melbourne: The Royal Australian College of General Practitioners. 2015.
4. Furnas HJ, Canales FL, Pedreira RA, Comer C, Lin SJ, Banwell PE, et al. The safe practice of female genital plastic surgery. Review Article. Plastic and Reconstructive Surgery – Global Open; 9:e3660; 2021.
5. Serati M, Salvatori S, Rizk D. Female Genital Cosmetic Surgery: the good, the bad and the ugly. International Urogynecology Journal. 2018; 29(10):1411-12.
6. Abdo CHN. Elaboração e validação do quociente sexual – versão feminina, uma escala para avaliar a função sexual da mulher. RBM Rev Bras Med. 2006;63(9):477-82.
7. Fonseca ESM, Camargo ALM, Castro RA, Sartori MGF, Fonseca MCM, Lima GR, et al. Validation of a quality of life questionaire (King's Health Questionnaire) in Brazilian women with urinary incontinence. Rev Bras Ginecol Obstet. 2005;27(5):235-42.
8. https://my.clevelandclinic.org/health/treatments/17761-energy-based-treatments-and-vaginal-rejuvenation. Accessed 12/1/2022.
9. ACOG. Vaginal Rejuvenation, Labiaplasty, and Other Female Genital Cosmetic Surgery. (https://www.acog.org/womens-health/faqs/vaginal-rejuvenation-labiaplasty-and-other-female-genital-cosmetic-surgery) Accessed 9/1/2022.

# ANATOMIA GENITAL FEMININA VOLTADA A PROCEDIMENTOS MINIMAMENTE INVASIVOS

**CAPÍTULO 2**

Alessandra Haddad ▪ Cibele Hasmann ▪ Vívian Amaral

## INTRODUÇÃO

O conhecimento amplo e pormenorizado da anatomia é a base sobre a qual repousa a segurança e a eficácia de qualquer procedimento minimamente invasivo.

Nesse capítulo, passaremos inicialmente um panorama geral da anatomia da área íntima feminina, para então nos voltarmos à anatomia voltada aos procedimentos estéticos.

## ANATOMIA DO ASSOALHO PÉLVICO

### Pelve Óssea e Ligamentar

A pelve óssea é composta por três ossos: ílio, ísquio e sacro. É dividida em pelve maior, que contém parte da cavidade abdominal, e pelve menor que é a continuação inferior e mais estreita da pelve, cujo marco anatômico é a sínfise púbica, o cóccix e o sacro posteriormente.

Os ligamentos importantes desta região são:

1. *Sacro espinhoso:* na espinha isquiática.
2. *Sacro ilíaco:* conectam o sacro ao ílio.
3. *Sacro tuberoso:* da tuberosidade do ísquio até o cóccix.
4. *Sacro espinhoso:* ao redor dos forames ciáticos maior e menor.
5. *Redondos:* estendem-se do útero aos lábios maiores, ajudando manter o útero na posição correta.
6. *Públicos:* conectam as duas metades da pelve anteriormente.
7. *Ligamento de Cooper:* do ligamento inguinal posterior ao tubérculo pubiano.

Eles assumem importância da contenção do assoalho pélvico juntamente com a musculatura pélvica.

A lesão destes ligamentos compromete a estabilidade da região, podendo dar dor e sintomas clínicos disfuncionais, como prolapso, incontinências urinária e fecal.

### Musculatura do Assoalho Pélvico

A musculatura desta região forma um anel que dá suporte aos órgãos pélvicos, incluindo a bexiga, útero e reto.

Os músculos esqueléticos que dão suporte à pelve são elevador do ânus, esfíncter anal externo, pubo coccígeo, esfíncter uretral, e músculo transverso do períneo superficial e profundo.

O diafragma pélvico é composto pelo elevador do ânus com duas porções: o pubo coccígeo e o ílio coccígeo, e dos coccígeos e suporta os órgãos pélvicos e abdominais, mantendo a estabilidade da pressão abdominal.

O músculo puborretal é o mais medial em forma de "U" ao redor do reto contribuindo para contenção anal. Os músculos elevadores do ânus são inervados pelo nervo pudendo na superfície perineal e por raízes sacrais na superfície pélvica.

### Períneo

Os limites do períneo são: ramo isquiopúbico, tuberosidade do ísquio, ligamentos sacrotuberosos e o cóccix. É dividido em triângulo urogenital anteriormente e triângulo anal posteriormente, usando-se uma linha imaginária ligando as tuberosidades isquiais (Fig. 2-1).

O triângulo urogenital por sua vez é dividido em superficial e profundo. O períneo superficial é composto pelos músculos isquiocavernoso, bulbos cavernoso e transverso superficial do períneo, o tecido erétil do clitóris, o bulbo vestibular a as glândulas de Bartholin. O espaço profundo compreende o esfíncter externo uretral profundo, o esfíncter uterovaginal, o compressor da uretra e o períneo transverso profundo.

O corpo perineal é uma estrutura piramidal composta por músculo liso, fibras elásticas, terminações nervosas, e é uma área de confluência de várias estruturas do períneo profundo e superficial. É comumente lesionado durante o parto, podendo trazer sintomas clínicos associados à má contenção.

### Suprimento Vascular

A artéria pudenda interna é um ramo anterior da artéria ilíaca interna, sendo o maior aporte arterial da região. Ela caminha conjuntamente com o nervo pudendo até o canal de Alcock quando se divide em perineal, dorsal do clitóris e retal inferior.

A vulva é suprida pelas artérias labiais, ramos da pudenda externa, artérias labiais anteriores, ramos da pudenda interna, e artérias labiais posteriores. O conhecimento destas artérias evita complicações durante o preenchimento.[2]

O períneo é nutrido primordialmente pelas artérias perineal e retal inferior.

As veias acompanham o trajeto das artérias.

O períneo drena para os linfonodos inguinais superficiais e profundos. Os linfonodos inguinais superficiais estão localizados na região inguinal, próxima à dobra da virilha, e

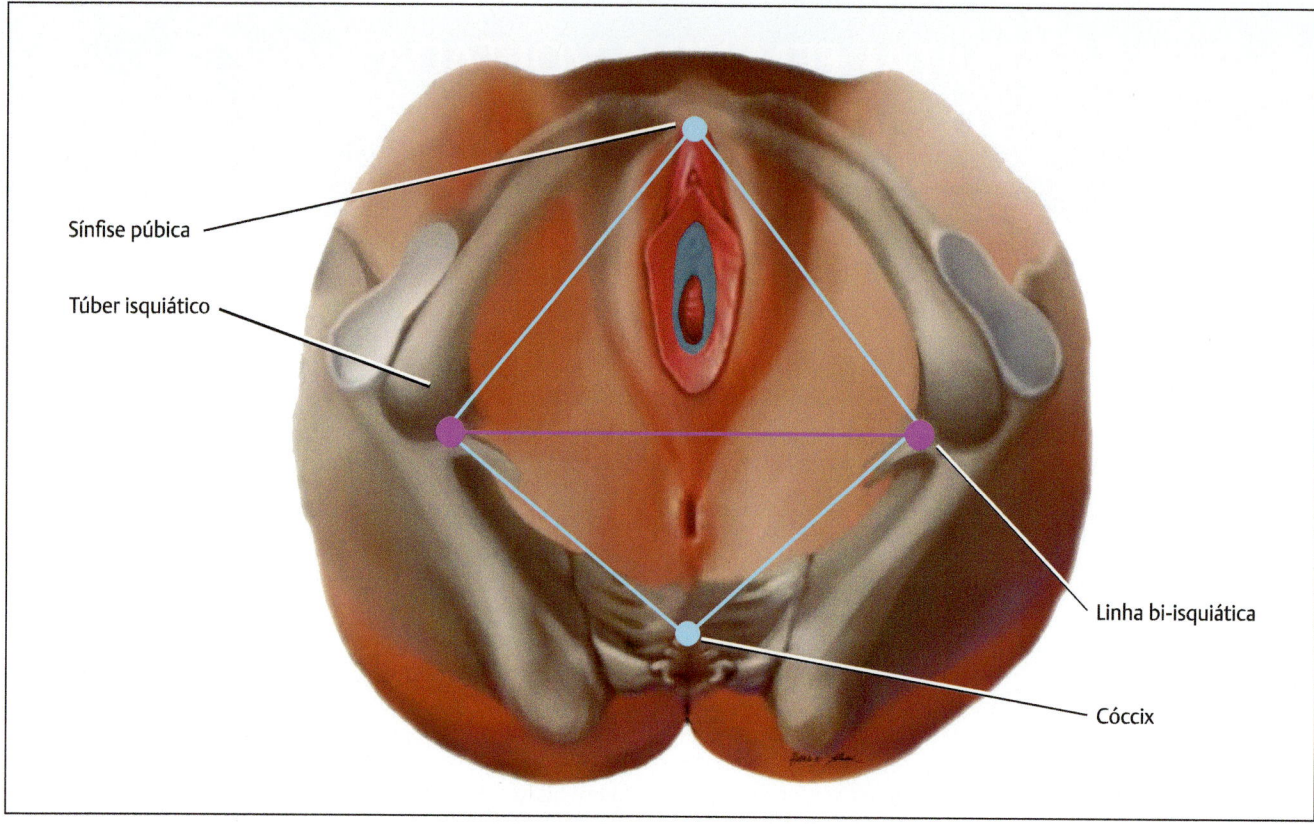

**Fig. 2-1.** Triângulos urogenital e anal divididos por inha imaginária entre as tuberosidades do ísquio.

recebem a drenagem linfática dos órgãos genitais externos, das nádegas e da parte inferior do abdome. Já os linfonodos inguinais profundos estão localizados mais profundamente na região inguinal e recebem a drenagem linfática dos órgãos genitais internos e da parede abdominal inferior.

### Inervação

O nervo pudendo originado das raízes sacrais 2-4 inerva os músculos perineais.

Nervos complementares são o ílio hipogástrico, ílios inguinal e femoral cutâneo posterior, conforme a Figura 2-2.

### Genitália Externa

A genitália externa (vulva) é formada anteriormente pelo monte pubiano, uma estrutura triangular localizada acima do osso púbico, que mede em média 16 cm na largura e 13 cm no comprimento. É um compartimento de gordura contendo apêndices cutâneos com glândulas sebáceas e sudoríparas com epitélio escamoso recoberto por pelos. Este tecido adiposo pode aumentar durante a puberdade ou com o ganho de peso, mas também diminui com a perda de peso significativa e após a menopausa. A proeminência da área do monte de Vênus pode variar enormemente, não apenas por causa da deposição crescente de gordura, como também por causa do ângulo dos ramos pubianos; ambos são importantes referências anatômicas para redução cirúrgica desta área.

Em 82% das mulheres a genitália externa tem uma coloração mais escura que a pele.[3]

Na Figura 2-3 observamos a nomenclatura e anatomia topográfica.

### Lábios Maiores

São a parte externa da vulva, duas pregas cutâneas proeminentes que vão do monte pubiano até o períneo. Embriologicamente correspondem ao escroto masculino. O tamanho medido da fúrcula do clitóris, a forqueta posterior, varia entre 7 a 12 cm.[4] São separados do lábio menor por uma linha discreta conhecida por prega interlabial. Um dos lados é recoberto por pelos, o outro não.

Histologicamente o epitélio escamoso cobre uma fáscia (comparável à fáscia de Dartos) sobre uma camada de gordura pequena, recoberta por outra fáscia, chamada Coles. Com alguma frequência estas fáscias perdem sua tensão, resultando em pregas e flacidez. A idade, alterações de peso, gestações também podem levar ao relaxamento da pele, tornando os grandes lábios proeminentes e flácidos.

Desempenham várias funções, como proteger a abertura vaginal e as estruturas internas da vulva, bem como contribuem com a lubrificação durante o ato sexual, podendo ser uma área erógena para algumas mulheres. A lubrificação vaginal pode variar em quantidade e textura, dependendo de vários fatores, como idade, menopausa, excitação, lactação, ansiedade, bem como alguns medicamentos.

ANATOMIA GENITAL FEMININA VOLTADA A PROCEDIMENTOS MINIMAMENTE INVASIVOS

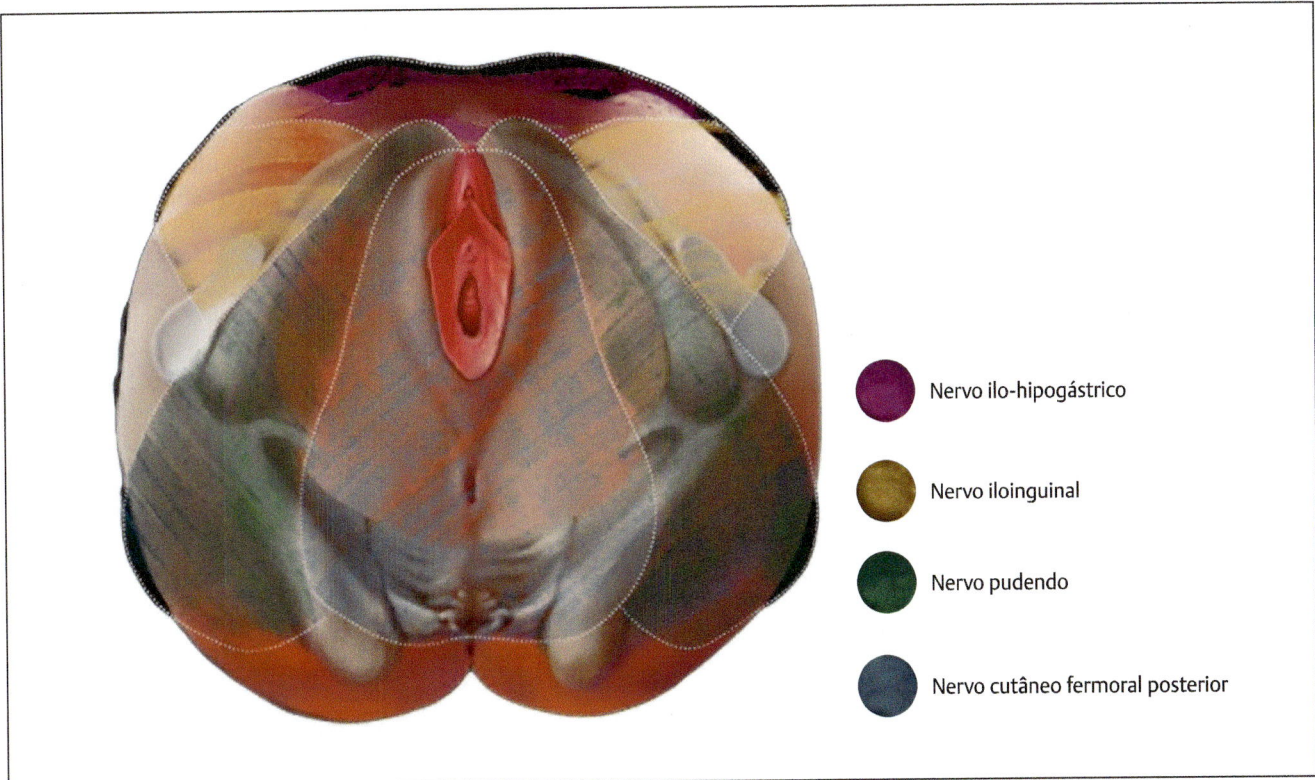

Fig. 2-2. Inervação do assoalho pélvico e períneo.

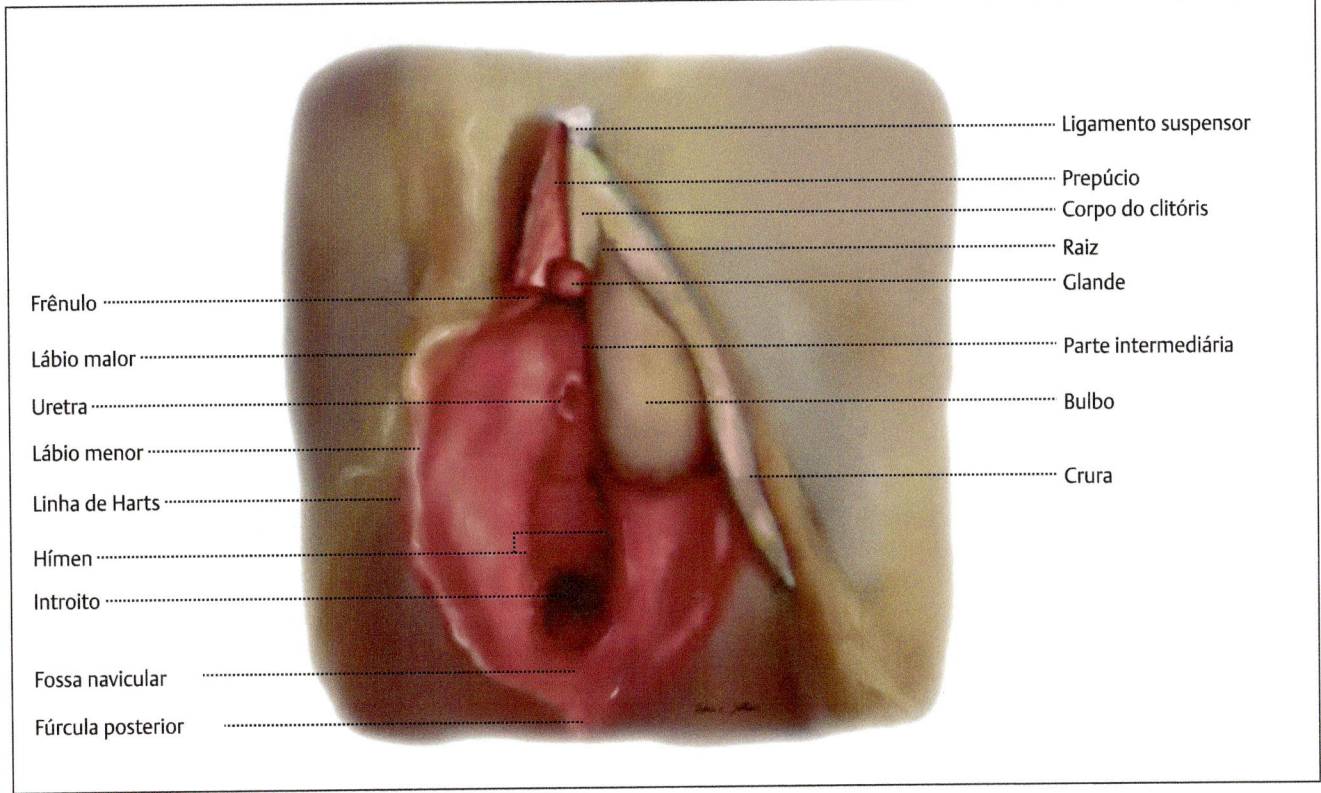

Fig. 2-3. Vulva. Anatomia topográfica.

## Lábios Menores

Os lábios menores iniciam-se de uma das pregas do capuz do prepúcio e do frênulo, descendo caudalmente como duas pregas que fecham os orifícios do períneo urogenital, estendendo-se até a comissura posterior (forquilha) ao se encontrar com o lábio menor contralateral na altura do períneo.

Eles devem ficar para dentro dos limites do lábio maior. Caso ultrapassem estes limites podem incomodar e trazer desconforto.

Eles não possuem folículos pilosos, nem tecido subcutâneo, contém fibras sensitivas nervosas e uma rede vascular abundante que fica ingurgitada durante o ato sexual, trazendo sensação erótica e prazer. As superfícies mediais dos lábios menores apresentam um epitélio mucoso contínuo com o vestíbulo. A linha de divisão entre a área de epitélio escamoso e a mucosa é conhecida como linha de Hart.

A vagina distal, o meato uretral, o complexo clitoriano, o prepúcio, períneo vestíbulo e lábios menores formam um complexo que pode ser considerado como uma única estrutura, pois seu sistema neurovascular está intimamente conectado.

O fluxo arterial na parte mais anterior é derivado das artérias pudendas externas, obturadoras e funiculares. A parte posterior é nutrida pela pudenda interna.

## Clitóris

O clitóris é formado por três tecidos eréteis: glande, corpo e frênulo 6 tendo a mesma origem embriológica do pênis masculino. O corpo e a glande são recobertos por um capuz ou prepúcio contínuo com os lábios menores. O capuz é um protetor do clitóris. Adjacente aos frênulos estão os bulbos vestibulares, também conhecidos como bulbos clitorianos, que são agregados por tecidos eréteis na parte interna do clitóris, sendo análogos ao bulbo peniano. O tamanho médio é de 19,1 (de 5-35 mm) por 5,5 (de 3 a 10 mm) com variações consideradas normais.

O ligamento suspensor do clitóris tem dois componentes: um superficial e outro profundo.

Durante o ato sexual o clitóris responde aos neurotransmissores que relaxam a musculatura lisa e como resultado o clitóris aumenta de tamanho e sofre ingurgitamento pela vasodilatação.

## Ponto "G"

Apesar da controvérsia sobre esta área, pesquisadores encontraram uma área de alta sensibilidade no canal vaginal, tipicamente localizada 1-2,5 cm da uretra na parede anterior vaginal. Esta área tem sido apontada como estando abaixo das glândulas de Skene (próstata feminina ou glândulas periuretrais) tipicamente localizadas 2-3 cm dentro do introito na posição anterior da vagina. À palpação observa-se um tecido enrugado na área que, quando estimulado, fica ingurgitado, aumentado e sensível, produzindo secreções consideradas como a ejaculação feminina.

## ANATOMIA APLICADA AOS PROCEDIMENTOS ESTÉTICOS

Para minimizar falhas em relação a execução dos procedimentos, discutiremos nesse momento certos detalhes anatômicos, que impactam diretamente a segurança na realização deles, a saber:

1. Íntima relação entre os grandes lábios e o abdome: os grandes lábios são compostos por duas pregas cutâneas, profundamente preenchidas por um coxim de gordura, coxim esse envolvido por uma túnica fibrosa que se comunica com a cavidade abdominal através do canal inguinal. No canal inguinal feminino encontramos o ligamento redondo do útero, vasos sanguíneos e linfáticos, o nervo ilioinguinal e o ramo genital do nervo genitofemoral. O ligamento redondo do útero desce da cavidade abdominal para preencher, junto ao tecido adiposo, o coxim dos grandes lábios (Fig. 2-4). Além disso, é essencial recordar as fáscias que revestem esse compartimento, sendo superficialmente a fáscia de Camper e profundamente a fáscia de Colles. A fáscia de Colles se fixa no ramo isquiopúbico inferiormente e no diafragma da pelve posteriormente, sem qualquer fixação na porção anterior. Isso tem repercussões clínicas, uma vez que hematomas e infecções pélvicas não conseguem se disseminar para a coxa, mas podem evoluir para a parede

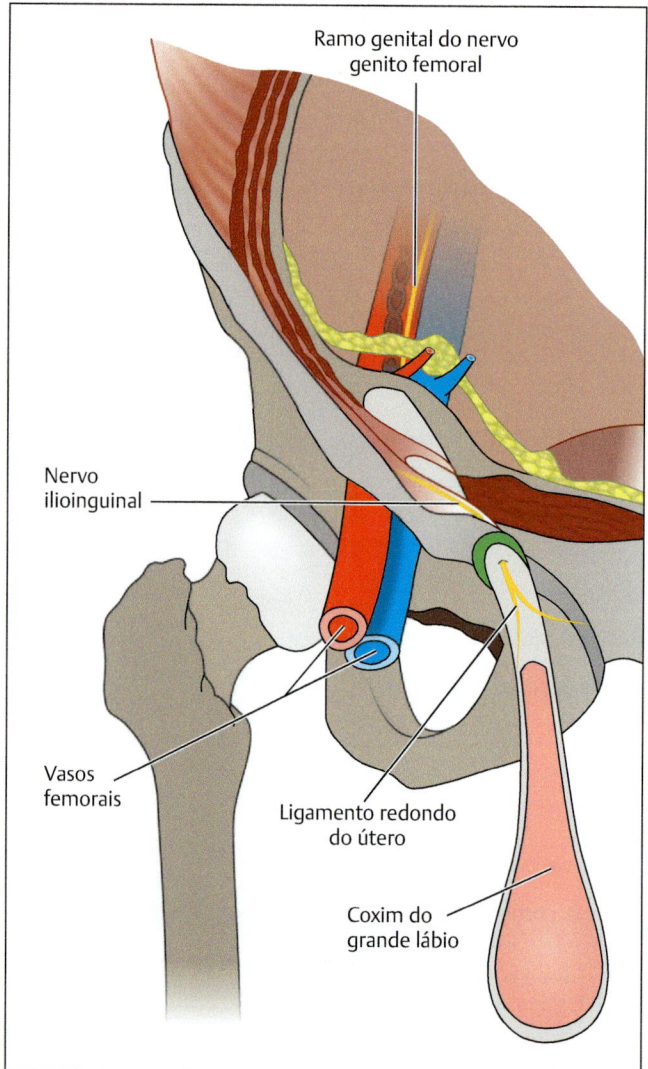

**Fig. 2-4.** Relação entre abdome, canal inguinal e grande lábio.

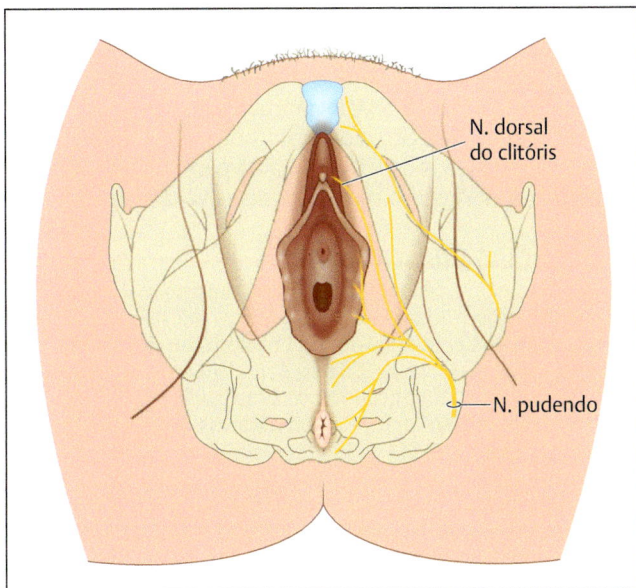

Fig. 2-5. Nervo dorsal do clitóris, ramo sensitivo e nervo pudendo.

infecção genital pode evoluir com gangrena de Fournier, um quadro incomum, porém já relatado em mulheres, com prognóstico reservado.[8,9,10]

2. Presença dos ramos terminais sensitivos do nervo dorsal do clitóris próximos a comissura anterior (Fig. 2-5), área onde eventualmente pode haver acúmulo de gordura local, levando o profissional a realizar a injeção de lipolíticos ablativos. Trazendo a recordação de que os nervos são recobertos por mielina, uma camada de gordura essencial à transmissão do impulso nervoso, deve-se inferir que a lipólise de tal bainha traria alterações sensitivas desagradáveis nessa região, caso o lipolítico ali fosse inadvertidamente injetado. Apenas para efeitos de analogia, é bastante comum que pacientes injetados com lipolíticos ablativos para a melhora da papada, relatem alteração de sensibilidade temporária em toda área do submento injetada. Apesar de não haver relatos semelhantes na genitália feminina, sugerimos respeitar uma margem de segurança de 1 cm da comissura anterior para o início das injeções. Para maiores detalhes, checar capítulo correspondente nesta obra.

3. A estreita relação entre os músculos do assoalho pélvico, destacando-se o músculo bulboesponjoso e as musculaturas responsáveis pelas continências urinária e fecal (Fig. 2-6). O músculo bulboesponjoso é um músculo superficial do períneo, que caminha lateralmente à vagina, de forma bilateral, superficialmente aos bulbos do vestíbulo e glândulas associadas, para inserir-se no arco púbico e na fáscia dos corpos cavernosos do clitóris. É

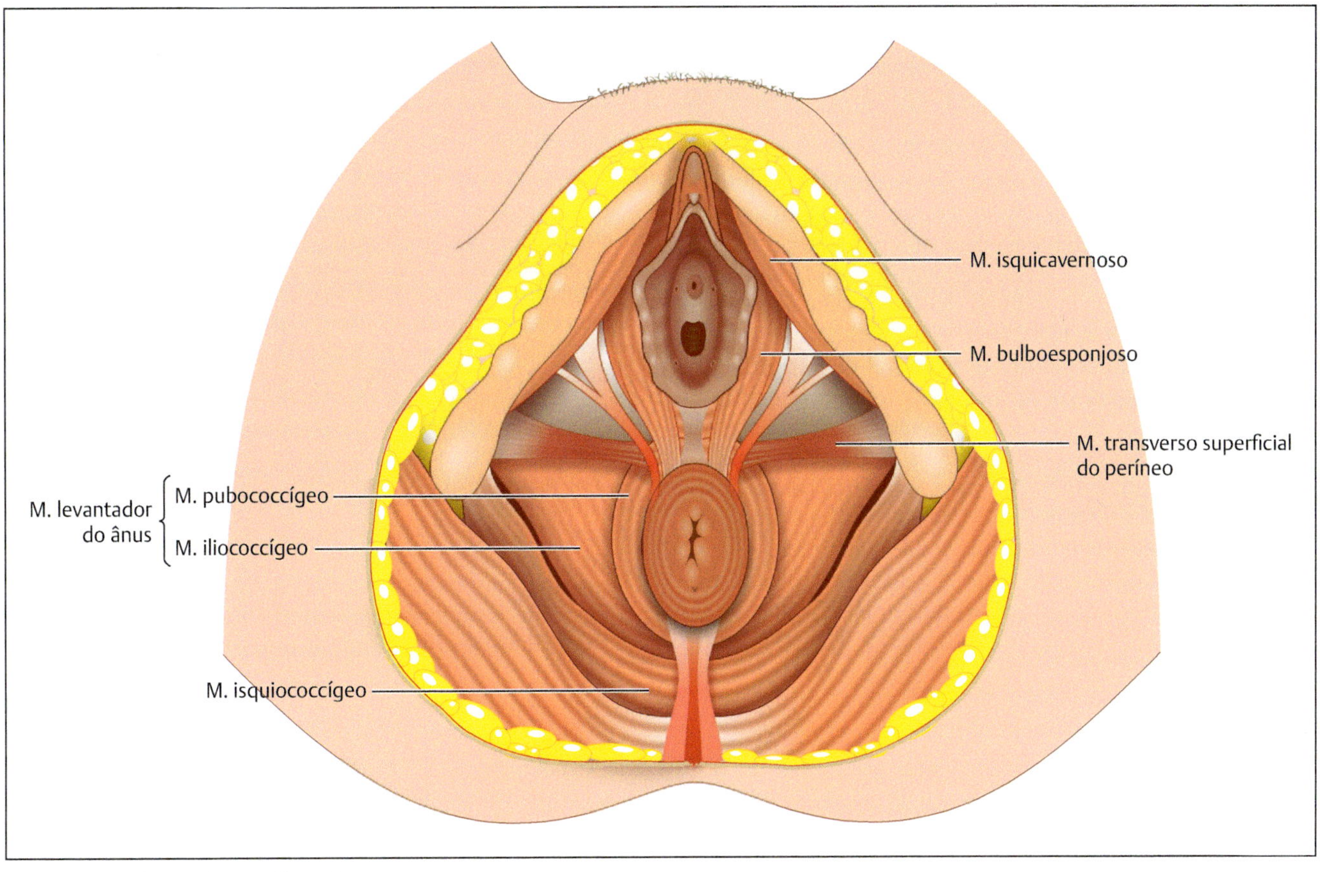

abdominal. A importância desse conhecimento anatômico é primordial principalmente ao optarmos por realizar a injeção de implantes nos grandes lábios, pois nos recorda da importância da técnica asséptica e da possibilidade de extensão abdominal de uma possível infecção do enxerto. A técnica asséptica é na verdade essencial, já que uma

Fig. 2-6. Musculatura do assoalho pélvico.

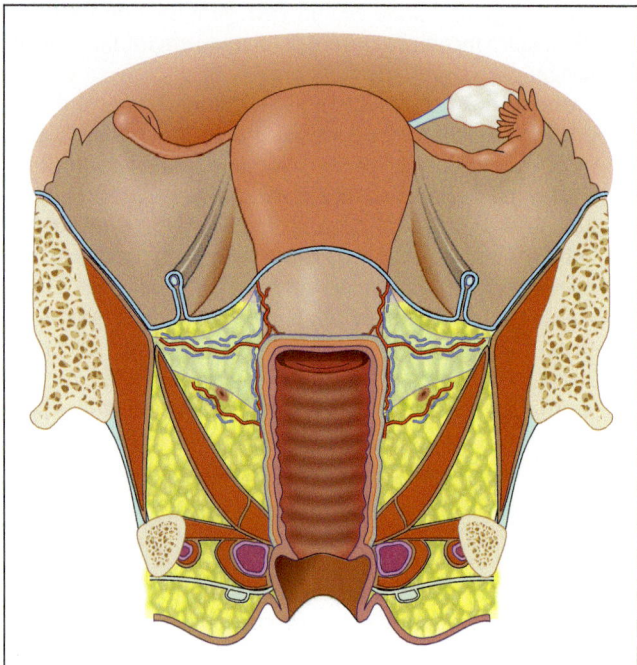

**Fig. 2-7.** Extenso plexo, circundando o canal vaginal.

considerado o músculo-alvo inicial quando se deseja relaxar a musculatura genital, para melhora do vaginismo. Sabendo da intrincada relação, e da proximidade entre as diversas musculaturas pélvicas e conhecendo que o halo de ação das mais diversas toxinas botulínicas fica em torno de 1 cm, sugerimos evitar a injeção na parede anterior da vagina, sob o risco de acometimento das musculaturas relacionadas a continência urinária. Sugerimos ainda que a toxina seja distribuída nos pontos correspondentes às 3 h, 5 h, 7 h e 9 h, buscando-se realizar a injeção na submucosa, seguindo o trajeto do músculo bulboesponjoso. Como a parede vaginal posterior tem espessura média de 4 mm e o halo de ação da toxina tem cerca de 1 cm, julgamos prudente não aprofundar as injeções, já que a injeção superficial permitirá que a toxina atinja o músculo bulboesponjoso, para evitar que a musculatura responsável pela continência fecal seja afetada. Há mulheres, entretanto, que musculaturas outras, como o músculo elevador do ânus, estão implicadas nos espasmos vaginais. Nesses casos, outros pontos de aplicação podem ser necessários para aumento da eficácia terapêutica. Maiores detalhes da técnica estão disponíveis no capítulo sobre esse tema.

4. A existência do plexo venoso vaginal, uma intrincada rede venosa, que circunda o canal vaginal e que, em última análise, drena em direção a veia cava inferior (Fig. 2-7), motivo pelo qual a injeção vaginal de ácido hialurônico em gel reticulado pode ser causa de embolia pulmonar não trombótica, conforme já relatado em literatura médica.[11-14] Esse conhecimento, nos deve levar a avaliar com muita cautela a injeção vaginal de ácido hialurônico em gel, principalmente na parede anterior, área da parede mais delgada, onde o plexo venoso seria mais acessível à injeção.

## REFERÊNCIAS BIBLIOGRÁFICAS

1. Chinthakanan O, Moore RD, Miklos JR. Anatomic Considerations - Chapter 3. In: Goodman MP, John Willey and Sons. Female Genital Plastic and Cosmetic Surgery. 2016.
2. El-Khalawany M, Fawzy S, Saied A, Al Said M, Amer A, Eassa B. Dermal filler complications: a clinicopathologic study with a spectrum of histologic reaction patterns. Ann Diagn Pathol. 2015 Feb;19(1):10-5.
3. Lloyd J, Crouch NS, Minto CL, Liao LM, Creighton SM. Female genital appearance: 'Normality' unfolds. BJOG: An International J Obstet Gynaecol. 2005;112:643–64.
4. Hamori CA. Cirurgia estética genital feminina: Conceitos, classificação e técnicas. Brasil: Thieme Revinter; 2018.
5. Puppo V. Anatomy and physiology of the clitoris vestibular bulbs and labia minora with a review of the female orgasm and the prevention of female sexual dysfunction. Clin Anat. 2013:26(1):134-52.
6. Krissi H, Ben-Shitrit G, Aviram A, Weintraub AY, From A, Wiznitzer A, et al. Anatomical diversity of the female external genitalia and its association to sexual function. Eur J Obstet Gynecol Reprod Biol. 2016 Jan;196:44-7.
7. Crouch NS. Female genital anatomy. In: Liao L-M, Creighton SM (Eds.). Female genital cosmetic surgery: Solution to what problem? Cambridge University Press. 2019.p. 11–22.
8. Huang YH, Lin YW, Ho MP. Fournier's gangrene in an older woman. Asian J Surg. 2023 Jul;46(7):2950-2951.
9. Ersan Y, Ozgültekin R, Cetinkale O, Celik V, Ayan F, Cerçel A. Fournier-Gangrän [Fournier gangrene]. Langenbecks Arch Chir. 1995;380(3):139-43.
10. Hirn M, Niinikoski J. Management of perineal necrotizing fasciitis (Fournier's gangrene). Ann Chir Gynaecol. 1989;78(4):277-81.
11. Kong J, Yang T, Yang X, Zhang F, Liao X, Li D. Death from Pulmonary Embolism Caused by Vaginal Injection of Hyaluronic Acid: a Case Report and a Literature Review. Aesthetic Plast Surg. 2023 Aug;47(4):1535-1541.
12. Park HJ, Jung KH, Kim SY, Lee JH, Jeong JY, Kim JH. Hyaluronic acid pulmonary embolism: a critical consequence of an illegal cosmetic vaginal procedure. Thorax. 2010 Apr;65(4):360-1.
13. Han SW, Park MJ, Lee SH. Hyaluronic acid-induced diffuse alveolar hemorrhage: unknown complication induced by a well-known injectable agent. Ann Transl Med. 2019 Jan;7(1):13.
14. Yang Yang, Hengwei Sheng, Qinmei Gu, Lei Su, Huasheng Tong, Jianwu Chen, Xiangdong Qi, Death Caused by Vaginal Injection of Hyaluronic Acid and Collagen: A Case Report, Aesthetic Surgery Journal, Volume 40, Issue 5, May 2020, Pages NP263-NP268, https://doi.org/10.1093/asj/sjz275

# ATROFIA VULVOVAGINAL

Ana Luiza Antunes Faria

## CONCEITO

A atrofia vulvovaginal (AVV), também conhecida como atrofia vaginal, atrofia urogenital ou vaginite atrófica, é um dos componentes da síndrome urogenital da menopausa (SGM), nova terminologia adotada, desde 2014, para abranger todos os sintomas atróficos genitais, sexuais, anatômicos e mudanças funcionais decorrentes do decréscimo de estrogênio nos tecidos da região pélvica feminina que ocorrem principalmente durante o envelhecimento e a menopausa.[1,2]

## IMPORTÂNCIA

A média etária para a ocorrência da menopausa é entre 48-52 anos e considerando o aumento da expectativa de vida teremos que o período pós-menopausa irá representar aproximadamente 40% da vida dessas mulheres.[3,4]

A atrofia urogenital pode acontecer em qualquer momento ou idade, porém ela se torna particularmente mais comum, conforme ocorre o decréscimo do estrogênio nos anos após a menopausa.[1] Os sintomas afetam entre 27%-84% das mulheres, mas estudos apontam que apenas 7% delas utilizam algum tratamento.[4,5]

A SGM e a AVV são condições crônicas que afetam negativamente a qualidade de vida (QoL), não apenas em seu aspecto físico, mas também psicológico e social, na intimidade e na vida sexual, piorando a autoestima.[4,5]

Infelizmente muitas mulheres com AVV não procuram atendimento médico por sentirem vergonha ou acharem que deveriam aceitar os sintomas que fazem parte do envelhecimento natural, situação que se agrava ainda mais nas sobreviventes de câncer ou nas que tiveram a menopausa cirúrgica.[4,6]

A persistência de sintomas de ressecamento vaginal e vulvar, sensação de ardência genital, irritação, sangramento após coito, dispareunia, disfunção sexual, infecções do trato urinário de repetição, disúria e piora da qualidade de vida tornam o tratamento dessa condição obrigatório, não apenas para alívio de sintomas, mas para melhora de qualidade de vida e prevenção de doenças relacionadas.[5,7]

## PRINCIPAIS SINTOMAS

Atrofia vulvovaginal (AVV):

- Diminuição de lubrificação/ressecamento da área genital.
- Sintomas irritativos locais.
- Sensação de queimação ou coceira.
- Fissuras recorrentes/fragilidade tecidual.
- Dispareunia ou desconforto no canal vaginal após o coito.
- Sangramento após coito.
- Dificuldade de penetração.
- Mudança do pH vaginal para pH alcalino.
- Aumento da secreção vaginal amarelada.
- Mudança do odor da área genital.
- Aumento das infecções genitais.
- Encurtamento do comprimento do canal vaginal.
- Diminuição da elasticidade vaginal.
- Diminuição do vestíbulo genital e hiato himenial/introito.
- Perda de tecido subcutâneo em grandes lábios e flacidez de pele.
- Diminuição dos pequenos lábios e desaparecimento dos mesmos.
- Pelos púbicos escassos e ralos.
- Palidez em mucosa vaginal, perda de rugosidade.

Síndrome genital da menopausa (SGM) engloba os sintomas acima e:

- Sensação de urgência miccional sem infecção.
- Piora da incontinência urinária.
- Infecção do trato urinário de repetição.
- Hematúria.
- Desconforto na uretra e aparecimento da carúncula uretral.
- Piora da qualidade sexual e orgasmo.
- Dificuldade em contrair a musculatura do assoalho pélvico.
- Diminuição da capacidade contrátil do esfíncter uretral e da bexiga.
- Jato urinário fraco e não direcional.
- Maior dificuldade em atingir orgasmo.

## MÉTODO DE AVALIAÇÃO DA AVV/SGM

É de extrema importância que o médico esteja atento aos sinais e sintomas da AVV durante sua anamnese e exame clínico, lembrando que se trata de uma condição subdiagnosticada causando estresse para a paciente, que está passando por outros sintomas relacionados ao decréscimo do estrogênio, como ondas de calor, alterações cardiovasculares e perda de massa óssea, deixando essa condição negligenciada e não tratada.[4,6] E ao contrário dos sintomas vasomotores que gradativamente se tornam mais leves com os anos, a atrofia se torna cada vez mais severa e sintomática se não tratada.[2,3]

A queda do estrogênio e androgênio local faz com que ocorra diminuição da espessura e umidade do tecido, diminuição do fluxo de sangue e nutrientes, queda da secreção de glicogênio vaginal, mudança da flora bacteriana local, redução da produção e aumento da fragmentação de ácido hialurônico e elastina locais, hialinizada das fibras de colágeno.[5,6]

Todas as mudanças macroscópicas no tecido genital reportadas anteriormente e vistas no exame clínico são consequências das profundas modificações que ocorrem na matriz extracelular, sendo o ácido hialurônico um dos glicosaminoglicanos mais afetados pela queda do hormônio.[7-9]

## TRATAMENTOS PARA AVV/SGM

Os tratamentos de primeira linha para a SGM/AVV são os hidratantes/lubrificantes vaginais não hormonais e/ou baixas doses de hormônios locais, quando não houver contraindicações.[10,11]

Outras modalidades de tratamento baseadas em tecnologias/energias e injetáveis locais vêm surgindo nos últimos anos para aquelas que permanecem refratárias ao tratamento convencional ou que preferem praticidade e comodidade e melhora da qualidade do tecido por atuarem na remodelação da matriz extracelular, na etiologia causadora dos principais sintomas da SGM.[12]

### Hidratantes e Lubrificantes

Os hidratantes vaginais são agentes que aumentam a umidade na parede vaginal, contendo polímeros biadesivos e/ou ácido hialurônico em sua composição. Devem ser utilizados de forma rotineira por 2-3 vezes por semana.[10,11]

Lubrificantes vaginais são geralmente feitos com base aquosa ou siliconada e utilizados apenas durante o intercurso sexual. Cuidado com as substâncias oleosas (como o óleo de coco), pois podem romper o látex da camisinha e ser fonte de alérgenos.[11,13]

Devemos enfatizar que esses tratamentos não hormonais possuem apenas a capacidade de causar alívio imediato a alguns sintomas de atrofia, mas não possuem ação na etiologia e não revertem as principais consequências teciduais do hipoestrogenismo, não apresentando melhora na qualidade do tecido em longo prazo, entretanto atenuam os sintomas de desconforto genital.[13]

### Estrogênio Vaginal

Sem dúvida o uso de estrogênio local em baixa dose é tratamento apropriado e adequado para alívio dos sintomas e da causa da atrofia urogenital, o hipoestrogenismo. Apesar de ser indicado para aquelas pacientes que não tiveram melhora dos seus sintomas com os hidratantes, e que não possuem contraindicações para o uso de hormônios, os autores acreditam que se trata de uma excelente terapêutica de primeira linha.[13]

Efeitos colaterais com a terapia são pequenos, podendo algumas pacientes queixarem-se de dor na mama, pequeno sangramento vaginal e irritação, porém os sintomas costumam melhorar ao longo da permanência do tratamento, pois provavelmente as concentrações absorvidas são maiores na mucosa mais atrófica, nas primeiras semanas de tratamento, e diminuem conforme ocorre a melhora tecidual.[14]

A absorção sistêmica dos estrogênios vaginais em baixa dose ocorre, porém são não mensuráveis devido a seu baixo valor. E as baixas doses de estradiol (< 50 mcg estradiol ou 0,3 mg de estrogênios conjugados) não necessitam de proteção endometrial.[13,14] Doses maiores das que as sugeridas podem causar maior absorção sistêmica e serão consideradas altas doses de estrogênio via vaginal, sendo indicada neste caso a terapia de proteção endometrial com progesterona nas portadoras de útero.[10,14]

Pacientes em uso de terapia hormonal sistêmica que apresentem sintomas de AVV devem ser tratadas com terapia local em conjunto com a terapia sistêmica para melhores resultados e alívio dos sintomas.[14]

### Estretol (E4)

Trata-se de um estrogênio naturalmente produzido durante o período gestacional. Estudos recentes estão avaliando o seu uso na terapia de reposição hormonal e parece ter papel promissor na restauração do epitélio vaginal, com melhora de funcionalidade quando usado entre 2-10 mg. Ainda está em estudo clínico.[10]

### DHEA Vaginal (Prasterone)

Tratamento hormonal alternativo ao uso do estrogênio no local. Estudado principalmente para as pacientes com dispareunia ou para aquelas que não desejam utilizar estrogênio.

A ação local na mucosa vaginal ocorre através dos receptores androgênicos e pela aromatização local nos estrogênios (ação intacrina). Pode ocorrer melhora dos sintomas sexuais de desejo hipoativo com seu uso.[10-12]

### Testosterona Vaginal

Para mulheres com desejo sexual hipoativo o uso de testosterona via vaginal pode ser uma boa alternativa. Dados apontam que, através dos receptores androgênicos presentes na mucosa vaginal, a testosterona pode melhorar a qualidade tecidual e os sintomas de atrofia genital.[11,12]

### Ospemifeno

Trata-se de um SERM utilizado por via oral, com efeito estrogênico em mucosa vaginal, com melhora da AVV. Pode ser utilizado por mulheres que apresentem sintomas e não desejam utilizar medicamentos pela via vaginal. Não tem ação estrogênica no endométrio. Apesar de aprovado pela FDA, desde 2013, esse medicamento ainda não foi liberado para comercialização no Brasil.[10-12]

### Bazedoxifeno (SERM)/Estrogênio Conjugado

Trata-se de um SERM utilizado por via oral junto com o estrogênio conjugado, com efeito estrogênico em mucosa vaginal, com melhora da AVV. Esse medicamento ainda não foi liberado para comercialização no Brasil.[12]

### Outros

- *Supositórios/Óvulos Vaginais de Vitamina E/Vitamina D:* a vitamina E parece aumentar a umectância e espessura da parede vaginal, e a vitamina D oral melhora a diferenciação e proliferação do epitélio. Entretanto faltam ainda estudos na literatura que apoiem seu uso.[11]

- *Probióticos:* devido à mudança do pH vaginal e da flora bacteriana local, os probióticos orais e vaginais são promessas para ajudar a equilibrar esse microbioma e melhora a homeostase, porém ainda carecemos de estudos adicionais.[11]

## TECNOLOGIAS E ENERGIAS

O uso de tecnologias na área genital para regeneração tecidual e remodelamento da MEC pode promover melhora dos sintomas e da qualidade tecidual, devolvendo a funcionalidade do assoalho pélvico. Inúmeras tecnologias estão sendo estudadas e utilizadas para este fim.[12,15]

### *Laser* $CO_2$ e *Erbium*(Er):Yag

Terapia microablativa fracionada com *laser* de $CO_2$ e não ablativa fototermal com *erbium:Yag* têm sido utilizadas para o tratamento da SGM/AVV. Eles apresentam dois tipos de comprimentos de onda e também diferem em absorção pela água e penetração tecidual.[15]

O *laser* de $CO_2$ tem comprimento de onda de 10.600 nm que possui um leve efeito microablativo superficial e um feixe de pulso que protege o tecido do superaquecimento.[16-18] O feixe de pulso é realizado de maneira fracionada, criando *Dots* pequenos (ponto ou poros ou *spots*), alternando áreas de tecido tratadas e não tratadas.[15] A tecnologia também permite o uso de Pulso D, que aplica uma rápida onda de alta energia que remove o epitélio atrófico superficial sem água, e permite a entrada de uma segunda onda de baixa energia e maior duração, possibilitando atuação do feixe em tecido mais profundo do epitélio vaginal.[15,16] Tudo isso promove a regeneração de parte da parede vaginal, com proteção de áreas de tecido saudável circunjacente. Alguns parâmetros do *Laser* de $CO_2$ podem ser ajustados para definir a quantidade de energia dispensada no tecido: a potência (0,5-60 W) o tempo de atuação (100-1.000 milissegundos), o espaçamento do *DOT* (100-1.000 mil milímetros) e a profundidade do estancamento (1-3).[15,16]

O *laser* Er:Yag tem um comprimento de onda de 2.940 nm e possui efeito térmico não ablativo no epitélio vaginal, usando um padrão de pulso único. Possuem ajustes de fluência na entrada da energia dispensada ao tecido, permitindo um controle da profundidade do dano térmico.[15]

Os estudos atuais disponíveis demonstram que ambas as tecnologias possuem eficácia no tratamento da AVV e na restauração da MEC, melhoram a qualidade do tecido e sintomas da SGM e, quando usados de forma adequada, podem ser alternativas segura ao uso de estrogênio local com maior comodidade na aplicação e duração de tratamento.[12,15] O tratamento consiste, geralmente, em 3-4 aplicações sequenciais do *laser*, seguidas de manutenções a cada 6-12 meses.[16]

Ainda carecemos de mais estudos comparativos de um *laser* sobre o outro, entretanto já temos estudos mostrando que ambos não são inferiores ao uso de estrogênio local e se mostram terapias muito promissoras para as mulheres [artigo Vera]. Entretanto ainda estamos aguardando a liberação de segurança pela FDA sobre essas tecnologias.[19]

### Radiofrequência Fracionada Microablativa (RDF FRAXX)

Outro tratamento para a SGM/AVV consiste em cortar e coagular o tecido utilizando uma corrente alternada de alta energia que instantaneamente aumenta a temperatura intracelular para 100 graus Celsius, causando a expansão e ruptura da membrana celular.[20]

Os efeitos térmicos da RDF incluem desnaturação do colágeno, promovendo efeito imediato na contração das fibras, ativação de fibroblastos, promovendo a neocolagênese, reorganização das fibras de colágeno e remodelamento tecidual.[20]

### Radiofrequência Não Ablativa

Desenvolvida para entregar energia de forma não ablativa, emitindo ondas de energia eletromagnéticas que aquecem a parede vaginal, atingindo temperaturas de 40-42°C no tecido conectivo. Tem como alvo a remodelação tecidual através da energia térmica sem causar lesões, como dano epidérmico, queimaduras ou fibroses. Promove contração das fibras de colágeno, ativação de fibroblastos, neocolagênese e remodelamento tecidual.[21]

A RDF não costuma ser absorvida pela melanina, sendo considerada um método seguro para diferentes fototipos.[20,21]

### *Laser* Não Ablativo – Terapia a *Laser* de Baixa Potência – LED

São formas de luzes que não causam destruição tecidual, apenas fotobioestímulo. São utilizados para melhorar a função mitocondrial do tecido, melhorar a síntese e liberação de óxido nítrico e aumento de ATP local, revitalizando tecidos atróficos, também exercem papel na remodelação das fibras de colágeno e na transcrição de fatores de crescimento local. Devido ao uso de energias inferiores a 10 W são considerados não ablativos e seguros e estão sendo estudados na AVV principalmente nas pacientes com dor e desconforto genital.[22]

### Ultrassonografia Intravaginal de Alta Intensidade Microfocada (HIFU)

As tecnologias anteriores descritas concentram a maior parte de sua energia na epiderme e derme, não atingindo os planos fasciais e musculares profundos.[16,23]

Diversos autores estão avaliando a utilização de dose terapêutica em tecidos mais profundos que possam melhorar o suporte do assoalho pélvico e quem sabe as patologias decorrentes de sua mobilidade.[23]

A energia térmica gerada pelas ondas de ultrassom provoca danos térmicos em tecidos mais profundos, focando em atuação entre 3-5 mm de profundidade na parede vaginal, causando cavitação, apoptose, microdano térmico por coagulação a uma temperatura de 60-70°C através de uma sonda intravaginal.[23]

Estudos preliminares demonstraram que, após o tratamento, houve melhora dos parâmetros de atrofia, sexualidade, regeneração relacionadas a todas as tecnologias, e além da atuação na mucosa tivemos melhora de elementos de suporte do assoalho pélvico.[23]

## TRATAMENTO COM INJETÁVEIS
### Plasma Rico em Plaquetas (PRP)

O PRP tem sido utilizado há mais de 20 anos para cicatrização e rejuvenescimento dos tecidos, levando células autólogas para a área a ser regenerada, inundando o tecido com fatores de crescimento e citocinas que naturalmente são secretadas quando há dano tecidual e necessidade de cicatrização.[24]

A sua utilização foi descrita principalmente pela técnica O-SHOT em que a injeção do PRP e feitas nas seguintes regiões da área genital: 2 cc na fáscia pubocervical (G-Spot), 0,5 cc em cada glândula de Skene e 1 cc na glande do clitóris. Acredita-se que o plasma ativado pelo cloridrato de cálcio e injetado nestes pontos específicos pode ativar fatores de crescimento locais e diferenciação celular, como neoangiogêneses, crescimento neural e melhora tecidual, melhora de irrigação, retorno da sensibilidade local com melhor resposta sexual e retorno do controle sensorial.[24,25]

Infelizmente os nossos órgãos regulatórios ainda não reconhecem o uso do PRP como tratamento médico no Brasil.

### Ácido Hialurônico Intravaginal (Intramucosa, Intracanal Vaginal)

O ácido hialurônico é um dos principais componentes da matriz extracelular. Polissacarídeo da família das glicosaminoglicanos tem importante papel na manutenção da água tissular, homeostase, diminuindo a inflamação e otimizando a resposta imunológica, promovendo regeneração e angiogênese.[26]

Seu efeito na mucosa vaginal é amplamente reconhecido principalmente nas manipulações de hidratantes vaginais. Porém trata-se de uma molécula endógena com melhor efeito se utilizada em aplicação intramucosa em parede posterior do canal vaginal para regeneração tecidual, evitando-se assim o plexo venoso suburetral.[27,28]

O uso de ácido hialurônico intracanal é uma alternativa às tecnologias para melhorar a qualidade tissular sem causar danos na mucosa.[27] Exige treinamento com o uso de injetáveis, conhecimento sobre os diferentes tipos de ácidos hialurônicos e anatomia da parede vaginal.[27,28]

As principais complicações em mãos não habilitadas são: reações locais de hiperemia, hematoma, edema, inflamação e hipersensibilidade, ativação de herpes genital, infecção, ondulações e protuberâncias, complicações vasculares, como isquemias, necroses, embolias pulmonares (injeção intravascular), reações tardias de granulosas/nódulos inflamatórios, biofilmes bacterianos e migração tardia do preenchedor.[27]

### Ácido Hialurônico Vulvar

Com a perda do tecido subcutâneo os grandes lábios vaginais perdem volume e tornam-se flácidos e pendentes e rugosos. Preenchedores com ácido hialurônico podem restaurar o tecido, devolvendo vitalidade e a hidratação, criando volume e melhorando a rugosidade da pele.[29]

O uso de ácidos hialurônicos de viscosidade diminuída, com maior poder de hidratação também pode ser usado no tratamento das fissuras crônicas acusadas pela atrofia do introito e vestíbulo.[29]

### Bioestimuladores: Hidroxiapatita de Cálcio e Ácido Poli-L-Láctico

A hidroxiapatita de cálcio é um volumizador leve biodegradável. Sua capacidade de volumização se deve à presença em seu interior de 70% do gel de carboxicelulose e 30% da hidroxiapatita. Utilizada principalmente quando queremos melhorar a rugosidade da pele, o tônus utilizando pouco volume de preenchimento. Serve de matriz para o crescimento de novo colágeno que acontece a parte de 4 semanas e permanece até 12 semanas de sua introdução (por isso também é conhecido como preenchedor bioestimulador). A volumização discreta associada à melhora da espessura e tônus da pele promove melhora da autoimagem, estima e consequentemente vida sexual.[30]

## REFERÊNCIAS BIBLIOGRÁFICAS

1. Portman DJ, Gass ML. Vulvovaginal Atrophy Terminology Consensus Conference Panel. Genitourinary syndrome of menopause: new terminology for vulvovaginal atrophy from International Society for the Study of Women's Sexual Health and the North American Menopause Society. Maturitas. 2014;79:349-54.
2. Angelou K, Grigoriadis T, Diakosavvas M, et al. (April 08,2020) The Genitourinary Syndrome of Menopause: An Overview of the Recent Data. Cureus 12(4):e7586.
3. McKinlay SM, Brambilla DJ, Posner JG. The normal menopause transition. Maturitas. 1992;14(2): 103-115.
4. Parish SJ, Nappi RE, Krychman ML, Kellogg-Spadt S, Simon JA, Goldstein JA, et al. Impact of Vulvovaginal health on postmenopausal women. A review of surveys on symptoms of vulvovaginal atrophy. Int J Womens Health. 2013;5:437-47.
5. Marino JM. Genitourinary Syndrome of Menopause. J Midwifery Women's Health 2021;00:1-11.
6. Cox P, Panay N. Vulvovaginal atrophy in women after cancer. Climateric. 2019;22:565-71.
7. Shifren JL. Genitourinary Syndrome of Menopause. Clin Obs Gynecol. 2018;61:508-16.
8. Nappi RE, Palacios S. Impact of vulvovaginal atrophy on sexual health and quality of life at postmenopause. Climateric. 2014;17:3-9.
9. Nappi RE, Martella S, Albani F, Cassani C, Martini E, Landoni F. Hyaluronic Acid: A Valid Therapeutic Option for Early Management of Genitourinary Syndrome of Menopause in Cancer Survivors? Healthcare. 2022;10:1528.
10. Kagan R, Kellogg-Spadt S, Parish SJ. Practical Treatment Considerations in the Management of Genitourinary Syndrome of Menopaus. Drugs and Aging. 2019;36:897-908.
11. Donders GGG, Ruban K, Bellen G, Grinceviciene S. Pharmacotherapy for the treatment of vaginal atrophy. Expert Opinion on Pharmacotherapy 2019.
12. Benini V, Ruffolo AF, Casiraghi A, Degliuomini RS, Frigerio M, Braga A, et al. New Innovations for the Treatment of Vulvovaginal Atrophy: An Up-to-date Rev Medicina. 2022;58:770.
13. Ilhan G, Aslan MM, Cevrioglu AS, Yıldırım M, Erkorkmaz U. Clinical Efficacy of Hormonal and Nonhormonal Agents in the Treatment of Vulvovaginal Atrophy. J Menopausal Med. 2021;27:15-23.
14. Lethaby A, Ayeleke RO, Roberts H. Local oestrogen for vaginal atrophy in postmenopausal women (review). Cochrane Database of Systematic Reviews. 2016.
15. Flint R, Cardozo L, Grigoriadis T, Rantell A, Pitsouni E, Athanasiou S. Rationale and design for fractional microablative $CO_2$ laser versus erbium: YAG for the management of

genitourinary syndrome of menopause: a non inferiority, single-blind randomized controlled trial. Climateric. 2019.
16. Woźniak A, Woźniak S, Poleszak E, Kluz T, Zapała Ł, Woźniak A, et al. CO2- Laser therapy and Genitourinary Syndrome of Menopause: A systematic Review and Meta- Analysis. J Sex Med. 2022:19:452-470.
17. Salvatore S, França K, Lotti T. Early Regenerative Modifications of Human Postmenopausal Atrophic Vaginal Mucosa Following Fractional $CO_2$ Laser Treatment. Open Acess Maced J Med Sci. 2018 Jan 25:6(1):6-14.
18. Dutra PFSP, Heinke T, Pinho SC, Focchi GRA, Tso FK, de Almeida BC, et al. Comparison of topical fractional CO2 laser and vaginal estrogen for the treatment of genitourinary syndrome in postmenopausal women: a randomized controlled trial. Menopause. 2021;17;28(7):756-763.
19. Garcia B, Pardo J. Academic cosmetic gynecology and energy-based therapies: ambiguities, explorations, and FDA advisories. Int Urogynecol J. 2019; 30:1-2.
20. Sarmento ACA, Lírio JF, Medeiros KS, Marconi C, Costa APF, Crispim JC, et al. Physical methods for the treatment of genitourinary syndrome of menopause: A systematic review. Int J Gynecol Obstet. 2021;153:200-19.
21. Karcher C, Sadick N. Vaginal rejuvenation using energy-based devices. International Journal of Women's Dermatology 2016:2:85-8.
22. Zipper R, Lamvu G. Vaginal laser therapy for gynecologic conditions: re-examining the controversy and where do we go from here. J Comp Eff Res. 2022;11(11):841-9.
23. Elias JA, Galich M, Corin G, Garcia PN, Sivo V, Nestor D, et al. Management of Vaginal Atrophy, Vaginal Hyperlaxity and Stress Urinary Incontinence with Intravaginal High-Intensity Focused Ultrasound (HIFU). IJOGR. 2019:6(2):735-65.
24. Prodromidou A, Zacharakis D, Athanasiou S, Protopapas A, Michala l, Kathopoulis, et al. The Emerging Role on the Use of Platelet- Rich Plasma Products in the Management of Urogynaecological Disorders. Sugical Innovation. 2021;(0):1-8.
25. Neto JB. O-Shot: Platelets Rich Plasma in Intimate Female Treatment. J Women's Health Care. 2017; 6:5.
26. Dos Santos CCM, Uggioni MLR, Colonetti T, Colonetti L, Grande AJ, Da Rosa MI. Hyaluronic Acid in Postmenopause Vaginal Atrophy: A Systematic Review. J Sex Med. 2021;18:156-66.
27. Zheng Z, Yin Junfeiyang, Cheng B. Materials Selection for the Injection into Vaginal Wall for the Treatment of Vaginal Atrophy. Aesth Plast Surg. 2020.
28. Berreni N, Salerno J, Chevalier T, Alonso S, Mares P. Evaluation of the effect of multipoint intra-mucosal vaginal injection of a specific cross-linked hyaluronic acid vulvovaginal atrophy: a prospective bi-centric pilot study. BMC Women's Health. 2021;21:322.
29. Zerbinati N, Haddad RG, Bader A, Rauso R, D'Este E, Cipolla G, et al. A New Hyaluronic Acid Polymer in the Augmentation and restoration of Labia Major. Journal of Biological Regulators and Homeostase Agents. 2017;31(2):153-61.
30. Van Loghem JAJ. Use of Calcium Hydroxylapatite for Augumentation of the Labia Major and Mons Pubis. Sc iJ C Lin Res Dermatol. 2017;2(1):010-013.

# ENERGIAS EM MEDICINA

CAPÍTULO 4

Paulo Guimarães

*"Disse Deus, haja luz e houve luz. E viu Deus que a luz é boa, e fez separação entre a luz e as trevas."*

Gêneses 1,3-4

## INTRODUÇÃO

Quando tudo era sem forma e em trevas, Deus por meio da palavra proferiu – Que haja Luz. A luz inicia assim formada por ondas eletromagnéticas e em todo o Universo tudo se corporificou desta maneira. A luz das estrelas, nas noites, são ondas eletromagnéticas viajando até nossos campos visuais, mesmo com seu ponto de partida não mais existindo. Durante a noite, ainda somos iluminados por luz lunar e ainda assim refletindo luz e ondas eletromagnéticas. No decorrer do dia, a luz solar veste-nos de luz e calor formados por ondas eletromagnéticas. Todas as cores que vislumbram nossos olhos e nossa sensibilidade são formadas por ondas eletromagnéticas. As feições das pessoas que amamos, do rosto de nossos filhos são formadas também por ondas eletromagnéticas. As músicas que embalam nossos sentimentos e as vozes que ouvimos e que nos inspiram também são formadas por ondas eletromagnéticas. Toda paisagem visual com suas cores e todos os nossos sentidos são atiçados por ondas eletromagnética. Somos um universo único de ondas eletromagnéticas numa orquestra sintonizada e vida. Nossas emoções produzem ondas eletromagnéticas que inundam nosso corpo e nossas mentes. Da ansiedade que nos faz tremer numa nova experiencia ao entrarmos numa primeira cirurgia, em que nossas mãos tremem e suam, o coração acelera taquicárdico, nada mais é que ondas eletromagnéticas que percorrem trilhões de células. O nosso primeiro olhar de amor, pela nossa retina, por cores, feições, perfumes e toques, incendeiam nossas mentes, aceleram nossos batimentos, que não conseguimos controlar ou frear e sentimos a energia fluindo por explosões de ondas eletromagnéticas, que expulsam hormônios tão diversos que correm pelos infinitos territórios banhados por veias, artérias e sangue puro, buscando oxigenar o ser apaixonado pela energia do Amor. Ondas eletromagnéticas dão forma, luz e cores a maior das energias que movem os seres humanos e transformam o mundo, a existência e o próprio mundo.

## UM POUCO DE HISTÓRIA E O COMEÇO DE TUDO

Em tempos passados as energias eram utilizadas para tratamentos de tecidos doentes. Em guerras do passado na Roma antiga, os Césares já recomendavam a utilização de barras de ferro incandescentes para tratar grandes hemorragias. Já em períodos medievais, com a utilização do calor como forma de tratamento de hemorragias e de tecidos adoecidos, passaram a utilizar as correntes elétricas com **Efeito Joule** que aqueciam os tecidos quando os atravessavam. Meios ainda, na atualidade, utilizados pelas correntes de radiofrequência. A lei de Ohm é aplicada pela corrente de elétrons que, ao encontrarem uma resistência nos tecidos, desenvolvem um aquecimento até vencer esta barreira para tornar a seguir até uma placa metálica e exercer seu efeito de calor suficiente para produzir corte, coagulação e calor tecidual. Assim, numa fórmula simples, o potencial elétrico (V) seria resultante da aplicação de uma corrente elétrica (I) e a resistência do tecido em (ohms) seria (R).

$$V = R \cdot I$$

Potencial elétrico = Intensidade (Amperes) × resistência (ohms)

Em todas as especialidades médicas, passou-se a utilizar este conceito aplicável levando em consideração os potenciais de energias e as resistências teciduais de cada órgão, destes os mais sensíveis, como pele, gordura, vasos, córneas, mucosas etc., e o mais importante é que pudessem produzir efeitos terapêuticos sem sequelas teciduais e funcionais. Esse é até hoje o desafio das indústrias de produção de tecnologias médicas.

Em 1889, Van't Hoff e Arrhenius observavam que, a cada 10 graus Celsius de elevação da temperatura corporal, havia um aumento de 200% do metabolismo orgânico, explicando assim os mecanismos da febre e aquecimento tecidual para tratamentos de processos inflamatório ou álgicos.

A utilização dos conceitos de eletrocirurgia e o uso aplicado em diversas práticas médicas ainda são de conhecimento muito superficial pela classe médica, sendo até os dias atuais, mesmo com tecnologias aprimoradas, causa de sequelas e insucessos terapêuticos, até mesmo funcionais e estéticos, e motivos de processos judiciais.

## CONCEITOS BÁSICOS

O conhecimento destes conceitos básicos em aplicação das energias em Medicina ajudariam muito as ampliações e os resultados satisfatórios aos pacientes que se submetem a procedimentos com tecnologias que usam diversas energias. Um entendimento da física aplicada e interação tecidual seriam fundamentais para aplicação e gerenciamento dos procedimentos médicos sem efeitos adversos.

Alguns conceitos e terminologias aplicáveis ajudariam a compreender toda dinâmica de energias eletromagnéticas adotadas em Medicina.

- *Circuito:* direção de elétrons.
- *Corrente (ampères):* número de elétrons que fluem num circuito.
- *Voltagem (volts):* força que impulsiona os elétrons.
- *Potência (watts):* energia produzida num intervalo de tempo.
- *Resistência (ohms):* resistência dos tecidos ao fluxo de elétrons.

> **1 watt** = 1 *joule*/segundo
> **Potência** (watts) = força que impulsiona os elétrons (volts) × corrente (ampères)
> **1 hertz** = 1 ciclo por segundo

## DEFINIÇÃO DAS ONDAS ELETROMAGNÉTICAS

As ondas eletromagnéticas têm uma ampla gama de comprimentos de onda e frequências, o que resulta em uma variedade de tipos diferentes de ondas eletromagnéticas. O espectro eletromagnético inclui (Fig. 4-1):

- *Luz visível:* é a faixa do espectro eletromagnético que os seres humanos podem ver. Inclui todas as cores do arco-íris, desde o vermelho até o violeta.
- *Raios infravermelhos:* são ondas com comprimentos de onda mais longos do que a luz visível. São usados em tecnologia de detecção de calor, como em controles remotos e câmeras térmicas.
- *Micro-ondas:* são usadas em fornos de micro-ondas, comunicações sem fio e em muitas tecnologias de radar.
- *Ondas de rádio:* são usadas em transmissões de rádio e televisão, bem como em comunicações sem fio, como *wi-fi* e telefones celulares.
- *Raios X:* têm alta energia e são usados em imagens médicas, como radiografias e tomografias computadorizadas.
- *Raios gama:* São as ondas eletromagnéticas mais energéticas usadas em Medicina para radioterapia e em pesquisa nuclear.

Para se ter uma noção das ondas eletromagnéticas no universo, existem pontos capazes de serem detectados pela sensibilidade visual, porém outros são invisíveis, podendo mesmo assim interagir nos tecidos produzindo alterações biológicas, eletrostáticas e enzimáticas.

## EFEITOS TECIDUAIS E BIOLÓGICOS

Quando um fluxo de elétrons interage num circuito tecidual, este percurso produz três efeitos:

- *Efeito farádico:* produz um efeito álgico e contração muscular, que oscila entre 100 Hz.
- *Efeito eletrolítico:* os íons intracelulares são submetidos ao campo eletromagnético, polarizando as células, e isto pode gerar alterações enzimáticas, ativação bioquímica de fármacos e, até mesmo, oxidação celular.
- *Efeito térmico:* com o fluxo de elétrons e as alternâncias de ciclos, a água intracelular aquece gradativamente podendo elevar-se ao ponto de efetiva, ebulição produzindo evaporação da água intracelular, coagulação proteica, inativação de DNA nuclear, de cadeias enzimáticas e retração tecidual. À medida que este aquecimento se eleva e pelo espaço de tempo que for aplicado, ocorrerá ruptura da membrana celular e a evaporação da água intracelular até a carbonização de todos os elementos intracelulares.

Estes acontecimentos dependerão do tempo, da potência e das oscilações destes fluxos para efetivarem modificações reversíveis, biomoduladoras ou irreversíveis sobre os tecidos-alvo. Assim, produtos, cortes, coagulações, biomodulações e suas variáveis serão observados frente a cada tecido e intenções terapêuticas ou estéticas.

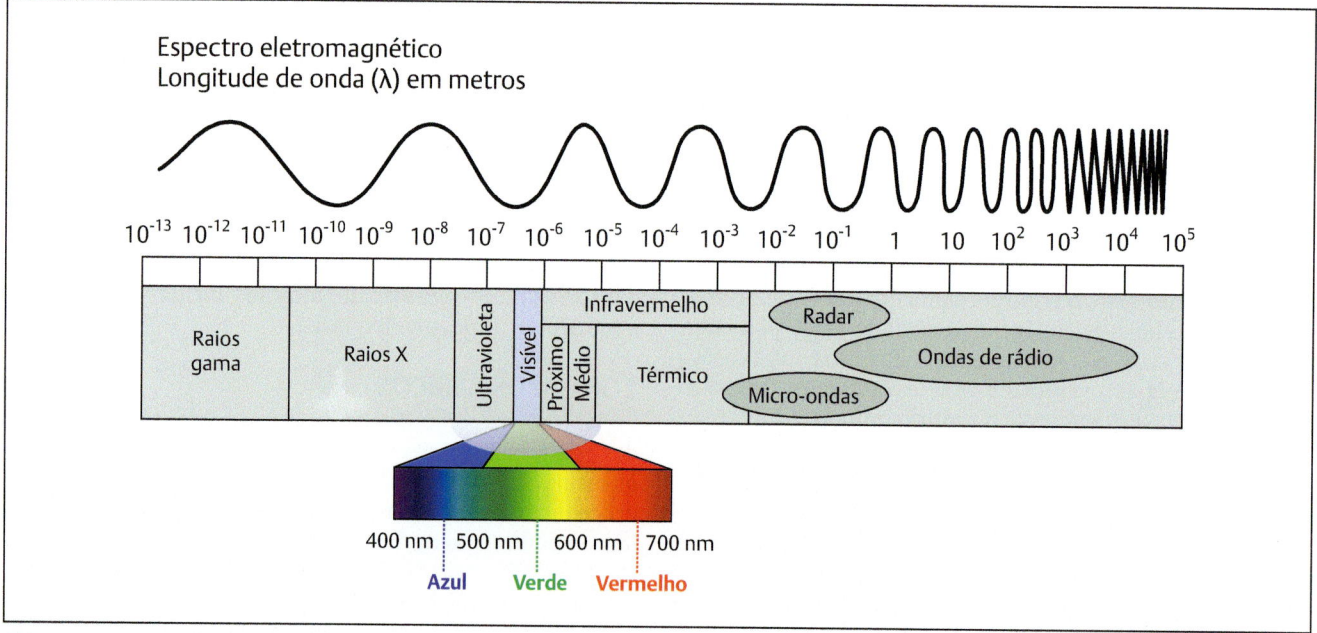

**Fig. 4-1.** Rádio AM – Eletrocirurgias.

## TIPOS DE ENERGIAS NA ATUALIDADE EM MEDICINA ESTÉTICA

### Laser de $CO_2$

O *laser* de $CO_2$ é amplamente utilizado na Medicina Estética para tratamento de rugas, cicatrizes, lesões pigmentadas e *resurfacing* da pele, aplicações em procedimentos íntimos, em cirurgias íntimas com amplas vantagens cicatriciais devido às suas propriedades precisas de corte, ablação e coagulação dos tecidos. Ele emite luz invisível com um comprimento de onda de cerca de 10.600 nanômetros e é altamente absorvido pela água presente nos tecidos biológicos, tornando-o adequado para várias aplicações médicas (Figs. 4-2 e 4-3).

- *Operacionalização:* os *lasers* de $CO_2$ podem operar em dois modos principais: contínuo (CW) e pulsado. O modo contínuo é usado principalmente para cirurgias de corte e ablação, enquanto o modo pulsado é usado para procedimentos de coagulação. Nas novas tecnologias aplicadas, é possível vários modos de aplicação pulsada para obter efeitos de corte com pouca coagulação, corte com muita coagulação e corte com média coagulação. Em alguns *lasers* de $CO_2$, os modos pulsados apresentam-se com opções.

- *Ablação de tecidos:* devido à sua alta absorção pela água, o *laser* de $CO_2$ é eficaz na ablação de tecidos biológicos. Ele vaporiza a água nos tecidos, removendo-os de forma controlada. Isso o torna valioso em procedimentos de ressecção, como a remoção de tumores, verrugas ou lesões benignas.
- *Coagulação:* o *laser* de $CO_2$ também é usado para coagulação de tecidos, em que a energia *laser* é ajustada para não vaporizar completamente o tecido, mas sim coagular os vasos sanguíneos e tecidos, minimizando o sangramento durante a cirurgia.
- *Precisão e mínimo dano aos tecidos circundantes:* devido à sua precisão e capacidade de corte e coagulação simultâneos, o *laser* de $CO_2$ é útil em cirurgias em que a preservação dos tecidos circundantes é crucial, como cirurgia plástica, oftalmológica e cirurgias íntimas minimamente invasivas.
- *Resurfacing da pele:* o *laser* de $CO_2$ é usado em procedimentos de *resurfacing* da pele para tratar rugas, cicatrizes e manchas. Ele remove camadas superficiais da pele, estimulando a produção de colágeno e resultando em uma pele mais lisa e rejuvenescida.
- *Segurança ocular:* é importante observar que o *laser* de $CO_2$ é absorvido pela córnea, o que o torna perigoso para os olhos. Portanto, medidas rigorosas de proteção ocular são necessárias durante procedimentos que envolvem o uso desse *laser*.
- *Variações e acessórios:* existem variações do *laser* de $CO_2$, como *lasers* fracionados, que emitem feixes de luz em padrões de pontos microscópicos, permitindo uma recuperação mais rápida da pele após procedimentos.

### Laser de Erbium YAG

O *laser* de *Erbium* YAG é usado para ablação da pele e tratamento de cicatrizes, rugas finas e lesões pigmentada, também para procedimentos íntimos como incontinências urinárias e síndrome urogenital da menopausa, como as atrofias e tantos outros procedimentos terapêuticos. É considerado *laser* não ablativo com ampla aplicação por atingir baixas temperaturas, não superando temperaturas superiores a 58 graus Celsius (Fig. 4-4).

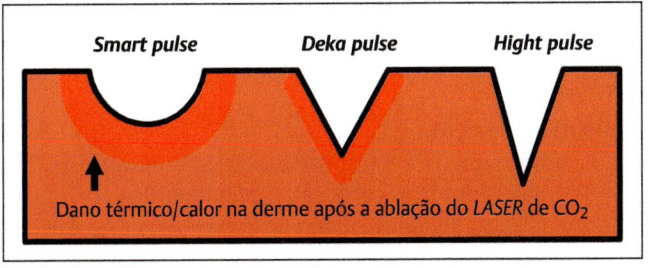

**Fig. 4-2.** *Deka Laser* Monalisa. Smart pulse: corte com coagulação maior; Deka pulse: corte com coagulação média; Hight pulse: corte com coagulação menor e dano térmico.

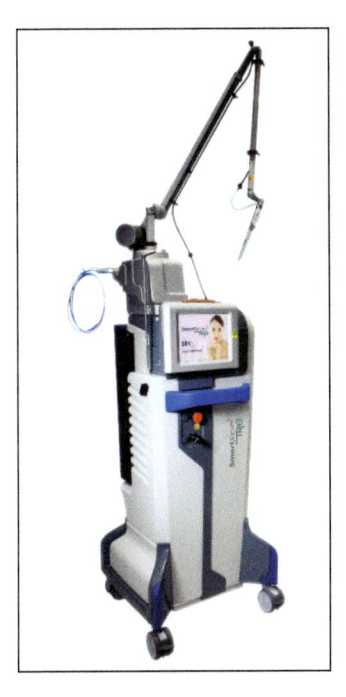

**Fig. 4-3.** *Laser* de $CO_2$ Deka Laser Monalisa (sob autorização).

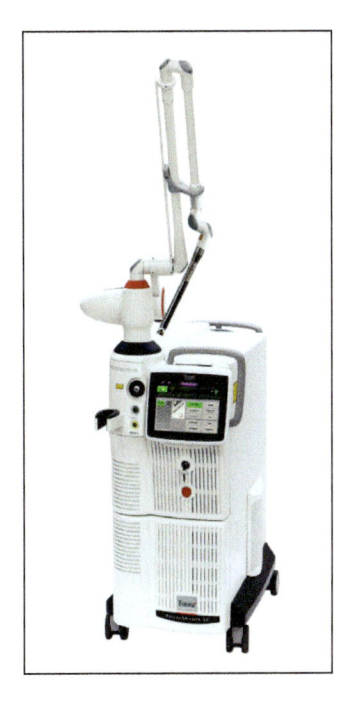

**Fig. 4-4.** *Laser* Fotona de *Erbium* YAG (sob autorização).

## Aplicações e Benefícios

- **Atrofia genital e síndrome geniturinária na menopausa:** o *laser* de *Erbium* YAG é usado para rejuvenescimento vaginal, tratando a atrofia genital e os sintomas associados à síndrome geniturinária na menopausa, como secura vaginal, desconforto durante o sexo e aumento da susceptibilidade a infecções.
- **Candidíase:** o *laser* pode ser aplicado para reduzir a frequência de infecções por *Candida*, por meio das correções do pH vaginal com aumento da produção do ácido láctico a partir do glicogênio e do aumento da celularidade da mucosa vaginal e da angiogênese com regularização da flora bacteriana.
- **Líquen escleroso:** o *laser* de *Erbium* YAG é usado para tratar o líquen escleroso, uma condição dermatológica que afeta a pele da área genital, proporcionando alívio dos sintomas e melhoria da qualidade de vida. Por ser uma doença autoimune de causa desconhecida, promove uma distrofia com alterações de atrofia e déficit de colágeno e celularidade levando a distorção da anatomia genital externa, com apagamento dos pequenos lábios e clitóris. Promove um prurido crônico com desconforto e perda de qualidade de vida, dispaurenia e está relacionado com neoplasias vulvares. O *laser* de *Erbium* YAG promove, em suas aplicações seriadas, recomposição celular, modulação tecidual com angiogênese e reposição de colágeno, elastina e reposição anatômica.
- **Cuidados pós-tratamento e complicações:** após o tratamento com *laser* de *Erbium* YAG, é importante seguir as orientações do profissional de saúde para cuidados pós-tratamento, que podem incluir evitar relações sexuais por um período determinado e utilizar lubrificação adequada para minimizar o desconforto. É fundamental manter uma boa higiene e seguir as instruções para evitar infecções.
  - Complicações são raras, mas podem incluir vermelhidão temporária, inchaço e sensibilidade na área tratada. Seguir as instruções do médico e manter um acompanhamento regular ajudará a minimizar o risco de complicações.
  - Cuidados pós-tratamento: o período pós-tratamento com *laser* de *Erbium* YAG requer a adesão rigorosa às orientações clínicas, que podem incluir a abstenção de atividade sexual durante um intervalo prescrito e a utilização apropriada de lubrificação para minimizar a inconveniência potencial. A observância de uma higiene adequada e o seguimento diligente das instruções direcionadas à prevenção de infecções são fundamentais.

Complicações são fenômenos raros, porém possíveis, que podem manifestar-se como eritema transitório, edema e sensibilidade na área submetida ao tratamento. Podem ocorrer uma hidrorreia pós-*laser* com duração de 6 a 12 horas e leve desconforto, como eritema e ardência discreta, por 6 a 12 horas. Os protocolos são em média de 3 sessões com intervalos de 4 a 6 semanas e com preparos prévios com cremes vaginais para elevar celularidade e hidratação local, importante meio de interação dos *lasers* a água, podendo ser utilizados cremes tópicos de estrogênios (Estriol ou Promestieno) e, nas pacientes que tenham alguma contraindicação, cremes com ácidos hialurônicos por 2 a 3 semanas prévias ao início da laserterapia.

## *Lasers* Mistos

É uma tendência mundial na agregação de tecnologias que também são recentemente utilizadas pelas indústrias do *laser* com associação de *lasers* ablativos, como o *laser* de $CO_2$, e *lasers* não ablativos, como *Erbium* YAG, com comprimento de onda de 1.640 nm e aplicações associadas simultaneamente proporcionado efeitos cumulativos de benefícios teciduais e angiogênicos. Recentemente lançado no mercado, o *laser* DuoGlide é a associação que trouxe um dos melhores resultados (Fig. 4-5).

## Laser de Diodo

*Laser* com afinidade à hemoglobina usado para tratamento de varizes, epilação e aplicações subdérmicas para laserlipólise e retração de pele simultaneamente. Utilizado e conduzido por fibras óticas de diâmetros variáveis entre 0,4 a 0,7 mm.

## Laser de Nd YAG

*Laser* com afinidade à hemoglobina usado para produzir retração de pele, tratamentos de varizes, tanto transdérmico como intravascular, também utilizado para epilações diversas, por meio de fibras óticas para laserlipólise e tratamentos para rejuvenescimento facial, corporal e genital. Atualmente divulgado como endolaser, porém sua utilização pelos cirurgiões plásticos já ultrapassa mais de uma década.

## Radiofrequência

A radiofrequência é utilizada para tratamentos de flacidez da pele, contorno corporal, procedimentos cirúrgicos em muitas especialidades, como cirurgias plásticas, ginecológicas, cirurgias íntimas e para procedimentos em cosmetoginecologia. Na atualidade, alguns recursos tecnológicos podem ser utilizados, como micro ou macroablativos, com intenção de potenciar procedimentos de rejuvenescimento,

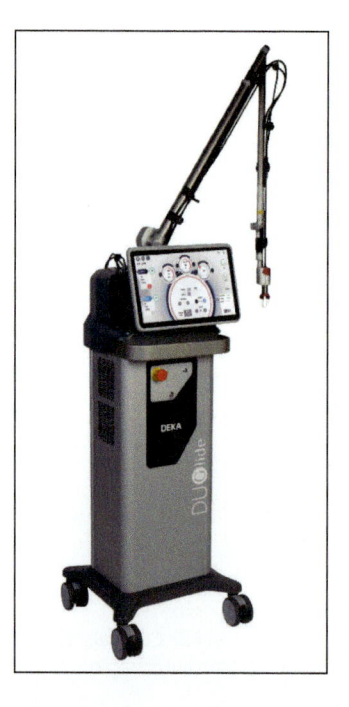

**Fig. 4-5.** *Laser* DuoGlide. *Laser* de $CO_2$ & *Erbium* 1.640. (Reproduzida com permissão de Deka Laser.)

retração de pele e bioestimulação de colágeno. Os avanços chegam a produzir radiofrequências não ablativas ampliando suas aplicações em área íntima com vantagens e menores sequelas teciduais.

### *Diferenças entre Radiofrequência Ablativa e Não Ablativa*

As tecnologias de radiofrequência têm desempenhado um papel significativo na Medicina Estética, oferecendo tratamentos não invasivos para rejuvenescimento da pele, redução de rugas e melhoria da textura da pele. As abordagens ablativas e não ablativas utilizam diferentes intensidades de energia de radiofrequência para alcançar seus objetivos. As diferenças entre essas duas abordagens trazem aplicações diversas com menores riscos de sequelas, hiperpigmentações e danos térmicos.

### Radiofrequência Ablativa

- *Mecanismo de ação:* a radiofrequência ablativa entrega altas doses de energia, aquecendo profundamente as camadas da pele ou mucosa para causar a vaporização ou remoção controlada de tecido.
- *Indicações:* usada para tratamento de condições mais profundas, como remoção de lesões, redução de cicatrizes profundas e rejuvenescimento mais intensivo na reposição do folheto urogenital do canal vaginal, intensificando produção e reposição de colágeno, melhorando elasticidade e sustentação e, por consequência, melhorando as distopias vaginais e as incontinências urinárias de esforço (IUE).

### Radiofrequência Não Ablativa

A radiofrequência não ablativa fornece energia de forma mais superficial, aquecendo a camada dérmica sem remover a epiderme, com menor temperatura e com intervalos pulsados de resfriamento proporcionado uma retração tecidual e estímulos de produção de colágenos, elastinas, redução de rugas finas e tratamento de condições superficiais e celularidade de mucosas atróficas. Proporciona resultados mais sutis, com um tempo de recuperação mais rápido, geralmente sem interrupção das atividades diárias.

A associação de diferentes tecnologias e energias em Medicina Estética é uma abordagem inovadora para melhorar os resultados de tratamentos. O uso de dispositivos como o "Morpheus" exemplifica essa tendência, sendo associações que beneficiam com melhores resultados sem vistos como terapêuticas e abordagens complementares. O Morpheus é um dispositivo que combina radiofrequência fracionada microagulhada com emissão de energia térmica. Ele é utilizado para tratar diversas preocupações estéticas, como rugas, flacidez da pele, cicatrizes de acne e textura irregular. Proporciona renovação epidérmica superficial e profunda.

### Ultrassom Microfocado HIFU

O ultrassom microfocado é empregado para o *lifting* não cirúrgico da pele, estimulando a produção de colágeno. Atinge temperaturas que não ultrapassam 54°C, promovendo efeito térmico em profundidades maiores, superiores a 6 até 9 mm, atingindo assim planos subdérmicos profundos, tecidos subcutâneos e tecido muscular, proporcionando então mioestimulação e atuando nos contornos faciais, corporais e efeitos funcionais em áreas ginecológicas, como mucosas, pele e tecidos musculares do assoalho pélvicos, tratando a flacidez e o alargamento do canal vaginal em diversas causas. O ultrassom microfocado, uma modalidade terapêutica que emprega ondas acústicas focalizadas de alta intensidade, tem ganhado destaque na esfera da estética genital. A aplicação precisa e direcionada dessas ondas acústicas permite atingir camadas específicas do tecido, desencadeando um processo bioestimulador que engendra remodelação e produção de colágeno (Fig. 4-6).

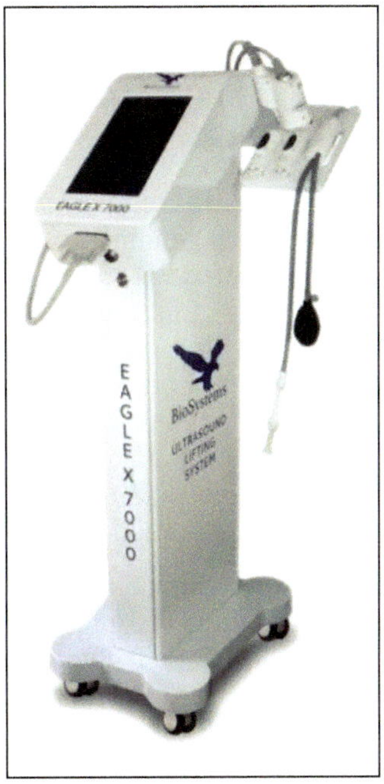

**Fig. 4-6.** Ultrassom microfocado Eagle X 7000. (Reproduzida com autorização de BioSystems.)

No contexto do rejuvenescimento vaginal, o ultrassom microfocado é empregado para revitalizar a região vulvovaginal, atenuando sinais de flacidez cutânea e melhorando o tônus muscular. Isso pode ser particularmente benéfico para mulheres que experimentaram mudanças anatômicas após gestações ou devido a fatores hormonais relacionados com o envelhecimento. A energia liberada pelas ondas acústicas induz a uma resposta inflamatória controlada por sua vez.

### Jato de Plasma

O jato de plasma envolve a utilização de um dispositivo que emite um jato controlado de gás ionizado, conhecido como plasma, em direção à superfície da pele. Esse jato de plasma não toca na pele diretamente, mas cria uma reação na camada superficial da pele.

- *Mecanismo de ação:* o jato de plasma estimula uma reação nas células da pele, levando à contração do tecido. Isso pode ser usado para tratar rugas, linhas finas, flacidez da pele e cicatrizes. O processo também ajuda a promover a produção de colágeno, que é essencial para a saúde e a firmeza da pele.
- *Aplicações clínicas:* as aplicações clínicas do jato de plasma incluem o rejuvenescimento facial não cirúrgico, tratamento de rugas periorais (rugas ao redor da boca), redução da flacidez da pálpebra superior e inferior, tratamento de cicatrizes de acne e melhoria da textura da pele.

- *Procedimento não invasivo:* o jato de plasma é considerado um procedimento não invasivo. Isso significa que ele não requer incisões na pele e geralmente não causa dor significativa. Algumas áreas podem ser levemente anestesiadas antes do procedimento.
- *Recuperação:* a recuperação após um procedimento de jato de plasma varia de pessoa para pessoa, mas geralmente envolve algum inchaço e crostas na área tratada. O tempo de recuperação pode variar de alguns dias a algumas semanas, dependendo da extensão do tratamento, idade do paciente e qualidade da pele no momento do procedimento.
- *Resultados graduais:* os resultados do jato de plasma não são imediatos. A melhoria na aparência da pele e a produção de colágeno acontecem ao longo do tempo e podem requerer múltiplas sessões para obter os melhores resultados.

É importante destacar que o jato de plasma é um procedimento médico e deve ser realizado por profissionais de saúde qualificados e experientes. Antes de optar por qualquer procedimento estético, é aconselhável consultar um médico especializado para discutir suas necessidades, expectativas e opções de tratamento.

O "jato de plasma" é uma tecnologia utilizada em procedimentos de Medicina Estética e dermatologia para tratar diversas condições de pele e melhorar a aparência da pele. Também é conhecido como "jato de plasma frio" ou "jato de plasma não ablativo". Esta técnica não envolve o uso de calor, como em *lasers* tradicionais, mas sim um jato de gás ionizado, chamado plasma, que é aplicado na superfície da pele.

O jato de plasma é usado para *resurfacing* da pele e tratamento de rugas, cicatrizes e lesões pigmentadas e aplicações faciais, cirurgias oftalmológicas (blefaroplastia sem corte) e aplicações na área íntima, como atrofia vaginal da menopausa e alargamentos do canal vaginal.

## LEDs

Os LEDs (diodos emissores de luz) têm encontrado uma ampla gama de aplicações na Medicina Estética devido à sua capacidade de estimular a regeneração celular, melhorar a saúde da pele e tratar várias condições estéticas. Essa técnica é conhecida como Terapia de Luz de LED ou Fototerapia de LED e é usada para tratar uma série de preocupações estéticas, incluindo acne, envelhecimento da pele, manchas e inflamação.

- *Espectro de luz:* os LEDs em Medicina Estética geralmente emitem luz em comprimentos de onda específicos, como luz vermelha (620-700 nm) e luz azul (400-470 nm). Cada comprimento de onda tem propriedades terapêuticas distintas.
- *Estimulação celular:* os LEDs são usados para estimular a produção de adenosina trifosfato (ATP) nas células, o que melhora a atividade metabólica e a síntese de proteínas. Isso resulta em regeneração celular, reparo tecidual e aumento da produção de colágeno.
- *Fotobiomodulação:* a fotobiomodulação é o processo pelo qual a luz dos LEDs afeta as funções celulares, incluindo a modulação de processos inflamatórios e a redução do estresse oxidativo. Isso pode ser útil em procedimentos pós-cirúrgicos e para melhorar a cicatrização.
- *Diferentes cores para diferentes aplicações:* a escolha da cor da luz de LED depende do tratamento desejado. Por exemplo, a luz azul é frequentemente usada para tratar a acne devido às suas propriedades antimicrobianas, enquanto a luz vermelha é preferida para estimular a produção de colágeno e tratar sinais de envelhecimento.
- *Protocolos de tratamento personalizados:* profissionais médicos podem personalizar protocolos de tratamento com base nas necessidades individuais do paciente, incluindo a duração da sessão e a frequência das sessões. Protocolos mais longos e frequentes podem ser necessários para condições crônicas.
- *Segurança e não invasividade:* a terapia com LEDs é não invasiva e é geralmente segura, com efeitos colaterais mínimos, como vermelhidão temporária. Isso a torna uma opção atraente para pacientes que desejam evitar procedimentos invasivos.
- *Monitoramento e avaliação:* o progresso do tratamento é frequentemente monitorado usando fotografia de antes e depois, bem como avaliações objetivas da condição da pele.
- *Combinação com outros tratamentos:* às vezes, a terapia com LEDs é usada em combinação com outros procedimentos estéticos, como *peelings* químicos ou tratamentos a *laser*, para melhorar os resultados globais.

## Indicações mais Comuns

- *Tratamento da acne:* a terapia de luz de LED é frequentemente usada para tratar a acne. A luz azul é usada para matar as bactérias responsáveis pela acne, enquanto a luz vermelha pode reduzir a inflamação e promover a cicatrização da pele.
- *Rejuvenescimento da pele:* a luz vermelha e infravermelha é usada para estimular a produção de colágeno e melhorar a elasticidade da pele, reduzindo linhas finas e rugas. Isso pode ser feito em tratamentos de pele, como terapia com máscara LED.
- *Redução de manchas e hiperpigmentação:* a fototerapia de LED pode ajudar a diminuir a aparência de manchas escuras e hiperpigmentação, uniformizando o tom da pele.
- *Cicatrização de feridas e lesões:* a luz de LED vermelha pode acelerar o processo de cicatrização, o que é benéfico após procedimentos estéticos, como *peelings* químicos ou tratamentos a *laser*.
- *Redução de inflamação:* a luz de LED também é usada para reduzir a inflamação e a vermelhidão na pele, tornando-a uma opção útil para tratar condições como rosácea.
- *Tratamento de olheiras e edemas periorbitais:* a fototerapia de LED pode ajudar a reduzir estas queixas.
- *Estimulação capilar:* além do uso na pele, a terapia de luz de LED pode ser usada para estimular o crescimento capilar em casos de queda de cabelo.

A fototerapia de LED é considerada segura e não invasiva, e os tratamentos geralmente não causam desconforto significativo. A terapia com LEDs é utilizada para estimulação da pele, tratamento de acne e rejuvenescimento. Atualmente sua utilização tem se ampliado para proporcionar tratamentos de bioestimulação e imunoestimulação, para tratamentos de candidíases recorrentes, processos inflamatórios pós-cirúrgicos, e amplificando efeitos de *peelings* químicos com ativos cromossensíveis.

## Ondas de Choque

As ondas de choque são empregadas para tratamentos de celulite e melhorias na textura da pele. Na urologia tem uma aplicação para as queixas de disfunção erétil e incontinência urinaria. Alguns serviços estão sendo aplicados nas disfunções clitorianas e incontinências urinárias femininas, e em tratamentos de dores crônicas e traumas musculares e articulares em clínicas de esportes modernas. As ondas de choque foram observadas ainda na Segunda Guerra Mundial, quando os efeitos de ondas de choque produzidos por mísseis subaquáticos explodiam próximos a submarinos, atingindo marinheiros com diversos efeitos, deste musculares, alterações de abdominais e desmaios. As causas de destruições em grandes raios são produzidas por ondas de choque que destroem por impactos de ondas sonoras. Foram também utilizadas para tratamentos de litíase renal extracorpórea, hoje abandonadas em desuso. Ressurgem agora com ótimos resultados com menores riscos de sequelas teciduais. A terapia por ondas de choque tem sido investigada como uma opção terapêutica para homens com disfunção erétil (DE) com incapacidade de manter uma ereção suficiente para a atividade sexual satisfatória. As ondas de choque de baixa intensidade são direcionadas para os tecidos penianos, estimulando a formação de novos vasos sanguíneos e melhorando o fluxo sanguíneo no pênis. Isso pode ajudar a restaurar a função erétil, melhorando a rigidez e a duração das ereções.

A incontinência urinária é um problema comum entre as mulheres, muitas vezes, associado à fraqueza dos músculos do assoalho pélvico. A terapia por ondas de choque pode ser utilizada para fortalecer esses músculos e melhorar a função da bexiga. As ondas de choque aplicadas na área do assoalho pélvico estimulam o tecido muscular e promovem a contração e fortalecimento dos músculos, reduzindo assim a ocorrência de escapes urinários involuntários.

É importante ressaltar que a eficácia da terapia por ondas de choque pode variar de pessoa para pessoa, e nem todos os indivíduos responderão da mesma maneira. Além disso, essa terapia pode não ser indicada para todos os casos, e a consulta com um profissional de saúde qualificado é fundamental antes de iniciar qualquer tratamento.

A terapia por ondas de choque para disfunção erétil e incontinência urinária feminina geralmente envolve uma série de sessões realizadas ao longo de várias semanas. A técnica é considerada não invasiva e geralmente bem tolerada, com poucos efeitos colaterais relatados (Fig. 4-7).

## Campos Eletromagnéticos HIFEM (*High-Intensity Focused Electromagnetic*)

HIFEM é uma abordagem inovadora que utiliza campos eletromagnéticos de alta intensidade para estimular contrações musculares supramáximas em determinadas áreas do corpo. Isso é especialmente aplicado para fortalecer os músculos do assoalho pélvico, abdômen, face e glúteos. As contrações musculares intensas podem resultar em tonificação e fortalecimento muscular, além de oferecer benefícios para diversas condições.

A cadeira Dr. Arnold é um dispositivo que utiliza campos eletromagnéticos focados para estimular os músculos do assoalho pélvico. Essa abordagem é empregada para tratar condições como incontinência urinária, proporcionando fortalecimento e tonificação dos músculos da região pélvica.

São utilizados campos eletromagnéticos para promover estímulo contrátil em musculatura em forma de cadeiras para tratamentos urológicos masculinos e femininos de incontinências urinárias, incontinências fecais, disfunções eréteis e dores crônicas. São utilizadas também com aplicações corporais e faciais para fortalecimento da musculatura recuperando tônus e normotrofias, e hipertrofias musculares. Em sessões de 28 minutos, são promovidas perto de 11.000 contrações dos músculos do assoalho pélvico, proporcionado as mulheres acometidas por IUE uma melhora sustentável, confortável e eficaz. Em média, são indicadas 8 sessões/2× por semana (Fig. 4-8).

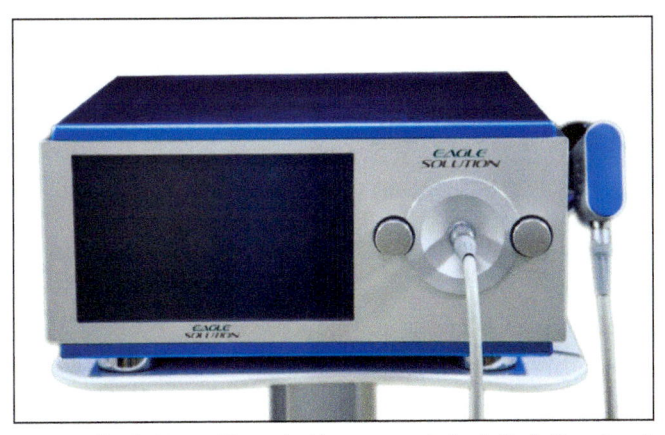

**Fig. 4-7.** Shock Waves. (Reproduzida com permissão de Eagle Biosystem.)

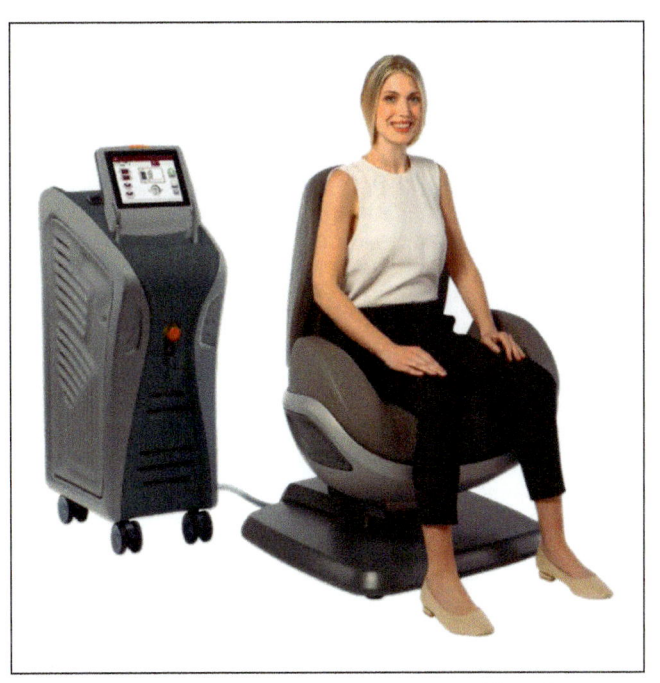

**Fig. 4-8.** Cadeira de campo eletromagnético Dr. Arnold – Deka *Laser*. (Reproduzida com autorização de Deka Laser.)

## COMENTÁRIOS FINAIS

Quando começamos a utilizar o *laser* de $CO_2$, em 1993, na aplicação das lesões de HPV, em patologia do trato genital inferior, acoplado ao videocolposcópio, foi apaixonante e percebemos que as áreas tratadas das lesões vulvares além da eficácia dos tratamentos tinham menos índices de recidivas. Também observamos os resultados estéticos fantásticos com uma epitelização com boa hidratação, celularidade e rico colágeno. Neste mesmo período, iniciava, no Brasil, a aplicação do *laser* facial, e, trocando experiências, aprimoramos sua aplicação para a estética íntima para tratar flacidez, realizar os clareamentos e a utilização para rejuvenescimento. Neste então, há 30 anos passados, os equipamentos de *laser* não disponham dos requintes agregados para minimizar os danos térmicos, como modo pulsátil e ultrapulsátil, *scanners* e fracionamentos dos feixes. Vislumbramos neste momento o futuro que nos reservava para utilização do *laser* em ginecologia estética. Tivemos oportunidade de atuar com *laser* em videolaparoscopia que utilizamos para cirurgias endoscópicas e endometrioses. Acompanhamos, neste tempo até os dias atuais, os *lasers* aprimorando-se e estendendo suas aplicações cada vez mais amplas. Vivenciamos com satisfação esta evolução e a adesão irreversível de médicos de diversas especialidades, além da Dermatologia, da Cirurgia Plástica da Ginecologia e Proctologia. Em 1996, participamos da Sociedade Brasileira de *Laser* em Medicina e Cirurgia (SBLMC), sendo o segundo vice-presidente na presidência de Dr. Wilson Andreoni e Dr. Charles Yamagushi. Estar hoje a frente de ensino de tecnologias aplicadas à cosmetoginecologia é o delicioso sabor de partilhar e estimular os novos médicos que chegam e contaminam-se com o **Lasercocos, em que não há cura para esta paixão por *laser* e tecnologias médicas**.

## BIBLIOGRAFIA

Alexiades M. (2019). Evaluation of safety and efficacy of a fractional 36-radiofrequency microneedling device in the treatment of acne scars. Dermatol Surg 2019;45(6):826-34.

Alexiades-Armenakas MR, Dover JS, Arndt KA. The spectrum of laser skin resurfacing: nonablative, fractional, and ablative laser resurfacing. J Am Academy Dermatol 2008;58(5):719-37.

Alexiades-Armenakas MR. (2013). Nonablative radiofrequency in the rejuvenation of the lower face and neck. Facial Plast Surg Clin North Am 2013;21(1):25-30.

Alster TS, Lupton JR. (2007). Nonablative cutaneous remodeling using radiofrequency devices. Clin Dermatol 2007;25(5):487-91.

Alster TS, Lupton JR. Nonablative cutaneous remodeling using radiofrequency devices. Clin Dermatol 2007;25(5):487-91.

Alster TS, Nanni CA. Review of fractional photothermolysis: Treatment Indications and efficacy. Dermatol Surg 2007;33(2):144-51.

Andikyan V, Reilly K, Reddy N, Chosich J, MacKay H. (2021). High-intensity focused electromagnetic (HIFEM) Therapy: A novel noninvasive treatment option for female stress urinary incontinence. Fem Pelvic Med Reconstruct Surg 2021;27(3):142-5.

Barolet D. Light-emitting diodes (LEDs) in dermatology. Sem Cutaneous Med Surg 2008;27(4):227-38.

Christ C, Brenke R, Sattler G, Siems W, Novak P. Repeated shock wave therapy for treating cellulite: a prospective controlled trial. Dermatol Surg 2008;34(5):700-6.

Feynman RP, Leighton RB, Sands M. The feynman lectures on physics, Vol. II: Electromagnetism and matter. Basic Books; 1963.

Filippini CA, Sammarini M, Pierangeli F, Di Nardo L, Pugliese E. A comprehensive review on the use of lasers in female urology. Minerva Urologica e Nefrologica 2019;71(1):66-82.

Fojecki GL, Tiessen S, Osther PJ. Extracorporeal shock wave therapy (ESWT) in urology: a systematic review of outcome in Peyronie's disease, erectile dysfunction and chronic pelvic pain. W J Urol 2017;35(3):1-7.

Gaspar A, Brandi H, Gomez V, Luque D, Monardes J. Vulvovaginal atrophy rejuvenation with CO2 laser and hyaluronic acid. Procedimentos em Laser em Medicina e Cirurgia 2015;33:57-8.

Gold MH, Bradshaw VL, Boring MM. Evaluation of a novel plasma skin regeneration device: a randomized controlled trial. Journal of Cosmetic Dermatology 2019;18(2):572-8.

Griffiths DJ. Introduction to electrodynamics. 3rd ed. Prentice Hall; 1998.

Guimaraes P. Journal of the Laser and Health Academy Vol. 2012, No.1; www.laserandhealth.com.

Guimaraes P. Laser vaginal rejuvenation, oral presentation on 5th World Congress of the International Society of Cosmetogynecology Las Vegas, USA, 17 January 2012.

Halliday D, Resnick R, Walker J. Fundamentals of physics. Wiley; 2013.

Hantash BM, Renton B. Skin resurfacing with the fractional carbon dioxide laser. Dermatologic Surgery 2010;36(8):1269-80.

Hecht E. Optics. Addison-Wesley 2001.

Hong SS, Kim JS, Lee DH, Kim MB, Shin SJ. (2020). 39-synergistic effect of combined microfocused ultrasound and radiofrequency for treating skin laxity. Dermatol Surg 2020;46(6):789-94.

Hong YK, Kim BJ, Cho SB. Comparison of non-ablative and ablative fractional lasers in a rabbit model. J Dermatol Science 2012;65(3):188-94.

Jenkins FA, White HE. Fundamentals of optics. 2nd ed. McGraw-Hill; 1957.

Kaminaka C, De Almeida Jr. HL, Carrinho A, De Almeida ARP. (2020). Evaluation of the efficacy of microneedling fractional radiofrequency in the treatment of striae. Dermatol Surg 2020;46(7):897-902.

Katz TM, Glaich AS, Goldberg LH, Firoz BF, Dai T. Ablative fractionated carbon dioxide laser combined with a novel topical regimen in the treatment of photodamaged skin: a pilot study. Dermatol Surg 2010;36(6):602-9.

Kegel AH. Progressive resistance exercise in the functional restoration of the perineal muscles. Am J Obstet Gynecol 1948;56(2):238-48.

Kilmer SL, Semchyshyn N. (2007). Safety and effectiveness of variable-pulsed light for the treatment of dyschromia and wrinkles. Lasers Surg Med 2007;39(5):343-9.

Lapidoth M, Adatto M, Cohen S, et al. Skin resurfacing using the CoolSkin with Microplasma technology: a histological study. Lasers Surg Med 2012;44(3):199-206.

Leng W, Liu L, Zhang Y, Wang L, Zhang L, Tian H. (2018). Efficacy and safety of non-invasive treatment using 1060-nm diode laser and 1601-nm fractionated bipolar radiofrequency for thigh circumference reduction. Lasers Surg Med 2018;50(7):738-45.

Manstein D, Herron GS, Sink RK, et al. Fractional photothermolysis: A new concept for cutaneous remodeling using microscopic patterns of thermal injury. 43-Lasers Surg Med. 2004;34(5):426-38.

Manstein D, Herron GS, Sink RK, Tanner H, Anderson RR. Fractional photothermolysis: a new concept for cutaneous remodeling using microscopic patterns of thermal injury. Lasers Surg Med 2004;34(5):426-38.

Mariappan P, Alhasso A, Ballantyne Z, Grant A. Serotonin and noradrenaline reuptake inhibitors (SNRIs) for stress urinary incontinence in adults. Cochr Database Systemat Rev 2007;2:CD004742.

Martin JW. Physics for radiation protection. 2nd ed. Wiley-VCH 2008.

Novel Minimally Invasive VSP Er:YAG Laser Treatments in Gynecology ISSN 1855-9913.

Omi T, Numano K. The role of lasers and intense pulsed light technology in dermatology. Clin Dermatol 2010;28(5):568-76.

Pedrotti FL., Pedrotti LS, Pedrotti L.M. Introduction to optics. Cambridge University Press; 2017.

Perera I. The combined use of microfocused ultrasound and a transdermal bipolar fractional radiofrequency system for treating facial wrinkles and laxity. J Cosmetic Dermatol 2017;16(3):418-24.

Peters KM, Carrico DJ, Perez-Marrero RA, Khan AU, Wooldridge LS, Davis GL, et al. Randomized trial of percutaneous tibial nerve stimulation versus Sham efficacy in the treatment of overactive bladder syndrome: results from the Summit trial. J Urol 2013;189(4):1415-21.

Rosenberg G, Tsiaras W. (2008). Efficacy and safety of a new bipolar radiofrequency device for treating facial rhytides. Dermatol Surg 2008;34(3):311-18.

Sadick NS. Update on non-ablative light therapy for rejuvenation: a review. Lasers Surg Med 2005;36(2):81-95.

Shamim F. High-intensity focused electromagnetic therapy evaluated in 50 patients. Lasers Surg Med 2019;51(S32):S11-13.

Suh DH, Shin MK. Non-invasive lifting devices for skin tightening: review of evidence and mechanism. Am J Clin Dermatol 2016;17(5):445-63.

Turner LA. Microwaves in medicine. Diathermy and microwave surgery. Biomedical Electronics, IEEE Transactions on Biomedical Engineering 1987;34(2):81-7.

Vardi Y, Appel B, Jacob G, Massarwi O, Gruenwald I. Can low-intensity extracorporeal shockwave therapy improve erectile function? A 6-month follow-up pilot study in patients with organic erectile dysfunction. Eur Urol 2012;61(4):834-41.

Wang G, Sun Q, Yin X, et al. Plasma skin regeneration technology and its medical applications. Skin Res Technol 2018;24(4):653-61.

# APLICAÇÃO DE *LASERS* VAGINAIS E URETRAIS EM GINECOLOGIA REGENERATIVA E FUNCIONAL

Adrian Gaspar

## INTRODUÇÃO

O que inicialmente conhecíamos como sintomas de atrofia vaginal e vaginite atrófica da menopausa mudou, em 2014, para a chamada "síndrome geniturinária da menopausa" (SGM), que representa um conjunto de sinais e sintomas de origem urogenital que entre aproximadamente 10% e 45% das mulheres sofrerão em algum momento de sua curva de envelhecimento após a menopausa.[1] Dependendo da presença de fatores de risco associados, a gravidade dos sintomas, bem como sua progressão, pode ser de leve a muito grave. Isso pode afetar significativamente o bem-estar sexual e a qualidade de vida das mulheres, o que, sem dúvida, sem tratamento, pode tornar-se um problema evolutivo e crônico.[2] Apesar da alta incidência dessa síndrome, apenas 25% das mulheres consultam seu médico por causa desses sintomas.[3]

## VAGINA NA PRÉ-MENOPAUSA

Antes da chegada da menopausa, a vagina é caracterizada pela presença de uma mucosa elástica com dobras, temperatura, umidade e lubrificação preservadas. Essa mucosa consiste na união de um epitélio plano estratificado não queratinizado, com capacidade de glicogenização, e um tecido conjuntivo subjacente, ou lâmina própria, com um componente fibrilar abundante representado por um grande número de fibras elásticas e colágenas (tipos I e III predominantes), além do componente celular clássico representado por células permanentes (p. ex., fibroblastos) e transitórias (p. ex., leucócitos). Não é uma mucosa verdadeira, pois não possui glândulas, uma muscular da mucosa e uma submucosa. Entretanto, ela tem as quatro funções básicas de todas as mucosas: proteção, absorção, secreção e capacidade de responder a estímulos.[4] A estimulação estrogênica é o fator regulador dominante em toda essa orquestra que representa a fisiologia vaginal. A intenção não é dar uma aula de histologia para estudantes de graduação, mas considero apropriado fazer uma breve introdução para que possamos entender melhor o mecanismo de ação da luz *laser* no nível da mucosa vaginal.

Durante o período de dominância estrogênica que antecede a menopausa, a mucosa vaginal apresenta boa integridade de seus dois tecidos (epitelial e conjuntivo) e isso se traduz em boa lubrificação, proteção e resposta a estímulos. Da mesma forma, o pH baixo é a regra, assim como uma boa espessura epitelial, garantida por uma boa vascularização.

## SÍNDROME GENITURINÁRIA DA MENOPAUSA (GSM)

A síndrome geniturinária da menopausa é a consequência final da diminuição do estímulo gerado pelos níveis de estrogênio (estradiol e estriol) que ocorre no processo de envelhecimento das mulheres após a menopausa.[1] Os níveis de estrogênio desempenham um papel muito importante na manutenção da elasticidade e da saúde dos tecidos genitais. De fato, o declínio dos níveis de estrogênio na menopausa é acompanhado por um aumento da fragilidade da mucosa e uma maior incidência de infecções vaginais e urinárias, bem como ardência vaginal, irritação, disúria, frequência, urgência urinária e dor com a relação sexual.[5] A GSM é então caracterizada por alterações na quantidade e na qualidade das secreções vaginais, diminuição do colágeno e da capacidade de retenção hídrica da mucosa vaginal, bem como de sua capacidade de responder a estímulos. A mucosa vaginal torna-se fina e frágil, o que, juntamente com a perda de sua elasticidade e lubrificação clássicas, pode desencadear dor e sangramento com a relação sexual.[6] A prevalência de sintomas urogenitais nesse grupo de pacientes inclui: secura vaginal (29%), irritação e ardência (21,3%), frequência e noctúria (16,4%), comprometimento da continência urinária (15,2%), dispareunia (14%), leucorreia crônica (13,5%) e disúria (7,2%).[5,6]

Como médicos, conhecemos as terapias consideradas "padrão-ouro" e,[7] é claro, as terapias alternativas e complementares, que, sem dúvida, oferecem respostas a esses problemas de saúde. Está fora do escopo deste capítulo analisar as indicações e contraindicações da terapia-padrão, bem como as desvantagens, os riscos futuros e as limitações que podem existir ao manter essas terapias de forma crônica para evitar a recorrência conhecida e menos conhecida dos sintomas.

## BASE DE TRATAMENTO DO *LASER* VAGINAL GSM

O tratamento à base de calor aplicado à mucosa vaginal usando um *laser* como fonte de emissão calórica representa uma nova opção no arsenal terapêutico para lidar com esse problema; ele representa uma alternativa à opção de tratamento padrão-ouro. Em 2011, nosso grupo de pesquisa (liderado por mim) foi o primeiro a demonstrar e publicar uma melhora histológica e clínica significativa em pacientes com atrofia vaginal sintomática,[8] usando um *laser* de $CO_2$ fracionado em combinação com o uso de fatores de crescimento de plasma rico em plaquetas (PRP). Nessa experiência, observamos uma regeneração completa da mucosa vaginal (epitélio e lâmina própria) como consequência do dano térmico residual causado pelo processo microablativo do *laser* de $CO_2$, em contraste com o grupo tratado com PRP (sem *laser*), no qual, embora tenham sido evidenciadas alterações no epitélio e na lâmina própria, a melhora clínica das pacientes foi menor do que a observada no grupo *laser*/PRP. Desde então, uma longa lista de artigos revisados por pares foi publicada, confirmando esses achados iniciais.[9-11]

## Objetivos

O principal objetivo do tratamento da GSM com *laser* é restaurar as condições fisiológicas normais da mucosa vaginal e, assim, possibilitar o alívio dos sintomas. Os efeitos da interação tecidual do *laser* na mucosa vaginal já foram bem estabelecidos e, como ocorre na aplicação da luz *laser* na pele, podemos citar três fenômenos claramente definidos: ablativo, bioquímico e térmico. Dependendo do tipo de fonte de luz *laser* (comprimento de onda), bem como do tipo e da duração do pulso, o efeito sobre a mucosa vaginal pode variar desde a destruição (efeito ablativo com coagulação periférica e hipertermia) até apenas um efeito térmico, no qual obteremos coagulação e reação fotoquímica sem destruição (ablação). Como a superfície vaginal é um tecido não uniforme para absorção de energia e também tem (no envelhecimento) uma retenção hídrica significativamente menor, podemos ter algumas pacientes (como em qualquer procedimento médico) mais receptivas do que outras à luz *laser*. Como os dois comprimentos de onda mais usados para esses tratamentos e com mais evidências são o *laser* de Erbium e o *laser* de $CO_2$, analisaremos em detalhes o mecanismo de ação de ambos. Quando a luz do *laser* atinge o tecido, ocorrem quatro fenômenos: reflexão, absorção, transmissão e dispersão. A absorção e a dispersão são os mais importantes na geração dos efeitos térmicos no tecido (Fig. 5-1).

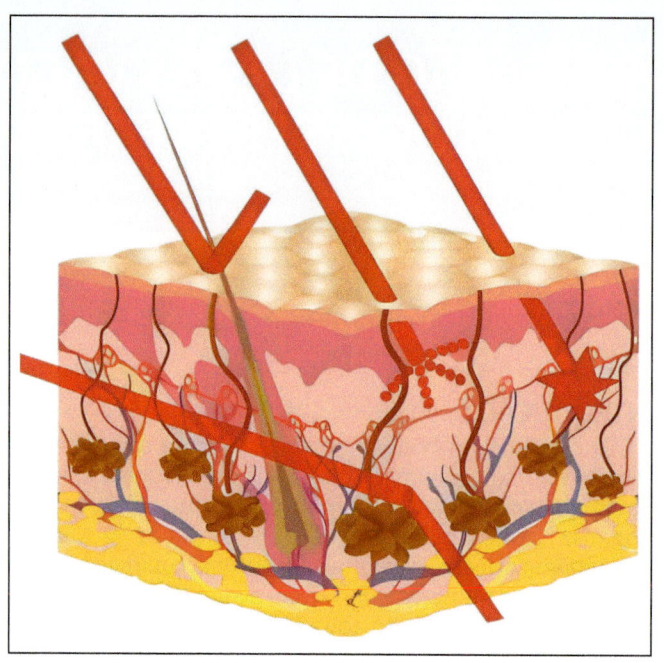

**Fig. 5-1.** Fenômenos térmicos da luz do *laser* no tecido. Quatro fenômenos: reflexão, absorção, transmissão e dispersão.

## Profundidade

A profundidade de penetração óptica para cada comprimento de onda depende da absorção; e o nível de absorção por um determinado cromóforo no tecido dependerá do comprimento de onda. No caso do Erbium e do $CO_2$, seu cromóforo (alvo) é a água intra e extracelular. Os comprimentos de onda da luz *laser* que são mais absorvidos pela água são: Erbium:YAG (Yittrium, Alluminium, Garnet), 2,94 *micra*, tem a absorção máxima na água dos tecidos humanos. Erbium:YSGG (Yittrium, Scandium, Galium, Garnet), de 2,78 *micra*, tem três vezes menos capacidade de ser absorvido pela água em comparação com o ER:YAG. Por fim, o $CO_2$ (9 a 10 *micra*) tem capacidade dez vezes menor de ser absorvido pela água. O $CO_2$ tem menos apetite pela água, pois tem maior poder de penetração óptica. Na Figura 5-2, é possível ver os diferentes níveis de penetração óptica de acordo com cada comprimento de onda, onde o Neodímio:YAG é claramente o comprimento de onda com a maior penetração de acordo com seu cromóforo (melanina e hemoglobina).

Existem basicamente dois modos de geração de calor com uma luz *laser*: interação ablativa e interação subablativa, mostradas na Figura 5-3.

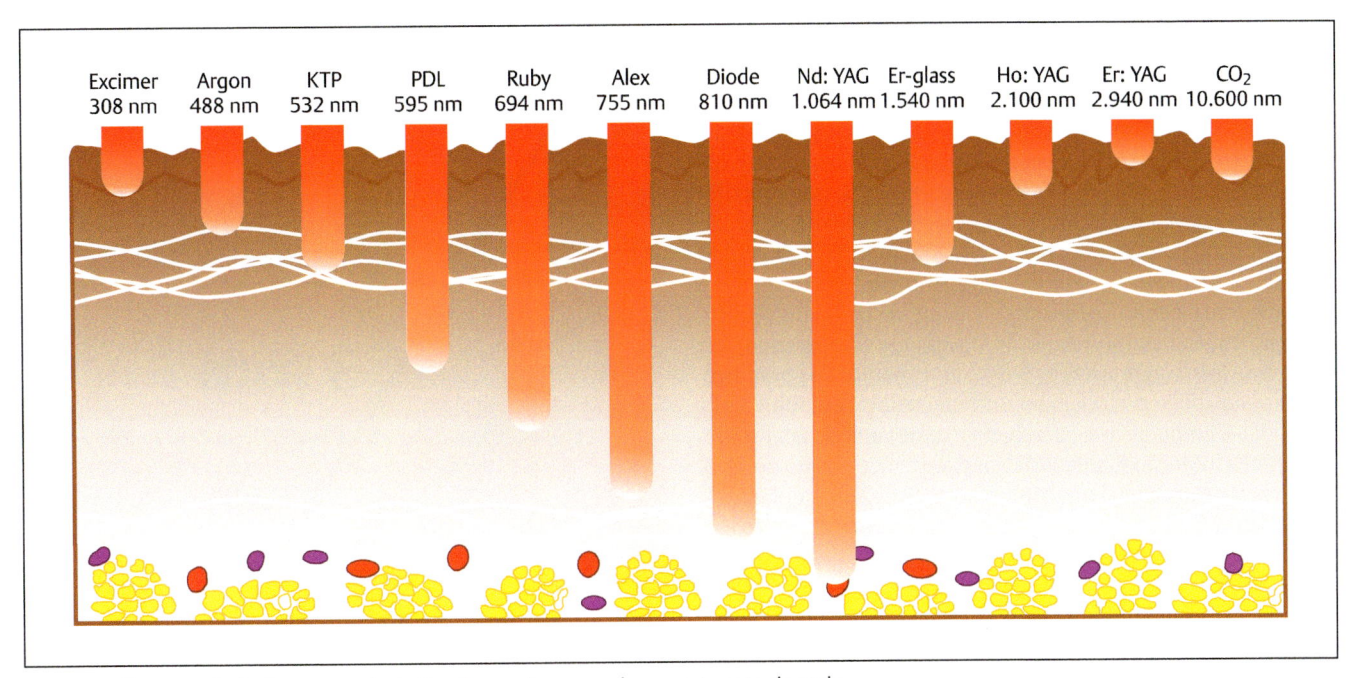

Fig. 5-2. Diferentes níveis de penetração óptica de acordo com cada comprimento de onda.

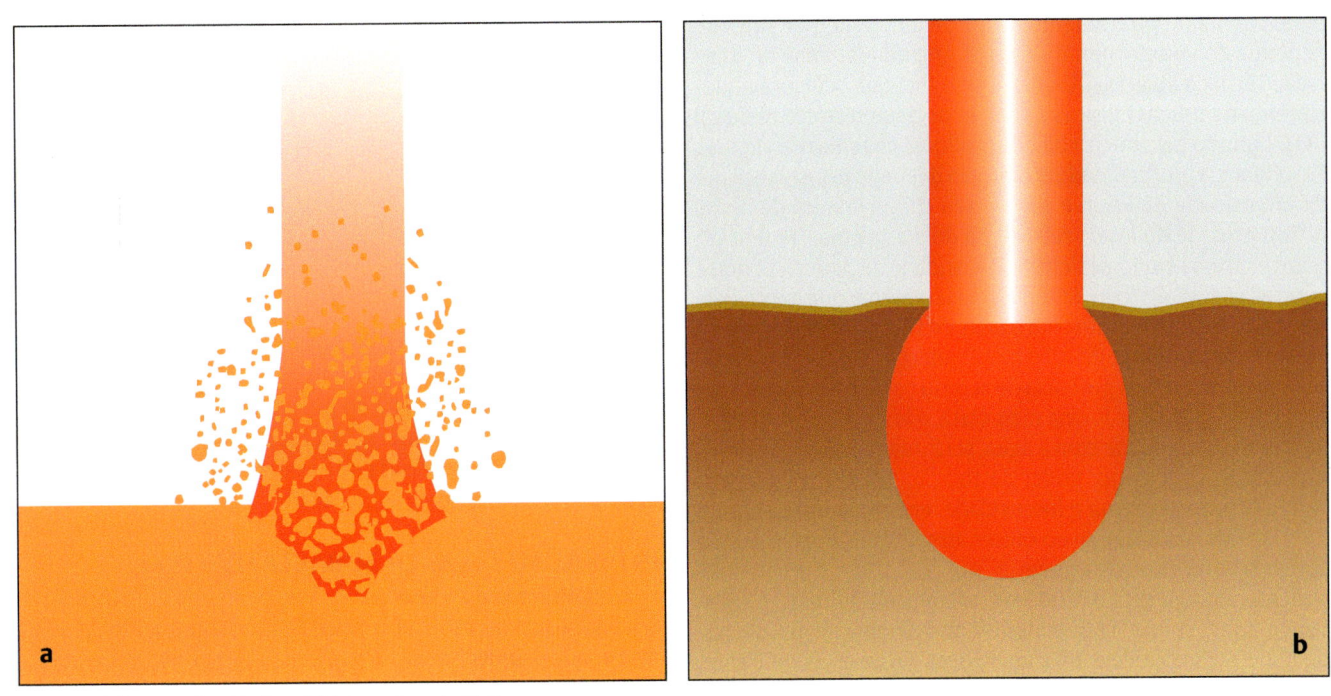

Fig. 5-3. (a) Interação ablativa. (b) Interação subablativa.

## SEGURANÇA DE AMBOS OS TIPOS DE *LASERS*

Ambas as interações (quando usadas de forma controlada) demonstraram ser eficazes na promoção de mudanças de regeneração e reparo, respectivamente, na mucosa vaginal. Neste ponto, quero fazer um esclarecimento para evitar confusão para o leitor. Após quase 16 anos de uso de *lasers* em nossa especialidade (para essa e outras finalidades), tive de assistir e participar ativamente de inúmeras conferências (não apenas em ginecologia, mas também em estética) em todo o mundo. Em uma grande porcentagem deles, vi que as empresas que vendem *lasers* praticamente travaram uma guerra, confrontando e comparando (até mesmo de forma agressiva) os dois comprimentos de onda, algo nunca visto antes com qualquer outra tecnologia em minha especialidade. Embora não seja o objetivo deste capítulo falar sobre isso, minha intenção é apenas deixar claro o mecanismo de ação e a eficácia de ambos, já que ambos demonstraram amplamente (como mencionei acima) sua segurança e eficácia. Pretendo que o leitor obtenha uma ideia científica completa de como e por que ambas as tecnologias são realmente seguras e eficazes, além de quaisquer limitações que os pulsos curtos possam ter.

## INTERAÇÃO TÉRMICA ABLATIVA (ATI)

Para interpretar isso sem confusão, é prioritário diferenciar dois fenômenos: 1. Absorção, 2. Penetração. A penetração óptica depende diretamente da absorção e esta, por sua vez, depende do comprimento de onda. Quando falamos de interação térmica ablativa (ATI), isso significa que ocorrerá aquecimento da mucosa graças à criação de dano térmico residual (RTD) gerado pela microablação produzida na mucosa vaginal. Entretanto, a profundidade da ablação depende principalmente da intensidade do *laser*, e não de seu comprimento de onda. A "intensidade do *laser*" refere-se a dois aspectos: "Fluência", que é expressa em Joules/cm$^2$, e "Densidade de potência", que é expressa em Watts/cm$^2$. Entende-se claramente que, tanto com o *laser* de Erbium quanto com o *laser* de $CO_2$, podemos atingir a mesma profundidade de ação na ATI (ablação e penetração óptica) se ajustarmos a potência de acordo com seu nível de apetite por água. Dito de forma mais clara, o *laser* de Erbium:YAG, por ter mais afinidade com a água, será mais absorvido por ela e, portanto, terá menor poder de ablação e penetração óptica com a mesma potência e intensidade, em comparação com o *laser* de $CO_2$. Portanto, se eu quiser atingir mais profundidade com o Erbium, terei de aumentar sua potência e, dessa forma, poderei interagir com o tecido em maior profundidade. A rigor, com o *laser* Erbium:YAG, podemos atingir uma profundidade de penetração óptica e ablação da pele de até mais de 3 mm, apenas ajustando os parâmetros mencionados anteriormente (Fig. 5-4). Não se esqueça desta máxima da fotomedicina: "A potência determina a profundidade da ablação".

É a isso que me refiro quando digo que já ouvi, em muitas conferências em todo o mundo, a comparação errada de ambos os *lasers* (Erbium e $CO_2$), dizendo que um é melhor que o outro porque penetra mais. Se você é usuário dessas tecnologias ou está pensando em começar a usá-las, quero que saiba que isso está totalmente errado e que é fundamental entender que, quando se trata de interação térmica ablativa (ATI), não é uma questão de comprimento de onda, mas de INTENSIDADE.

Um fator totalmente diferente é o "tempo de estimulação", que depende diretamente do tempo de permanência do

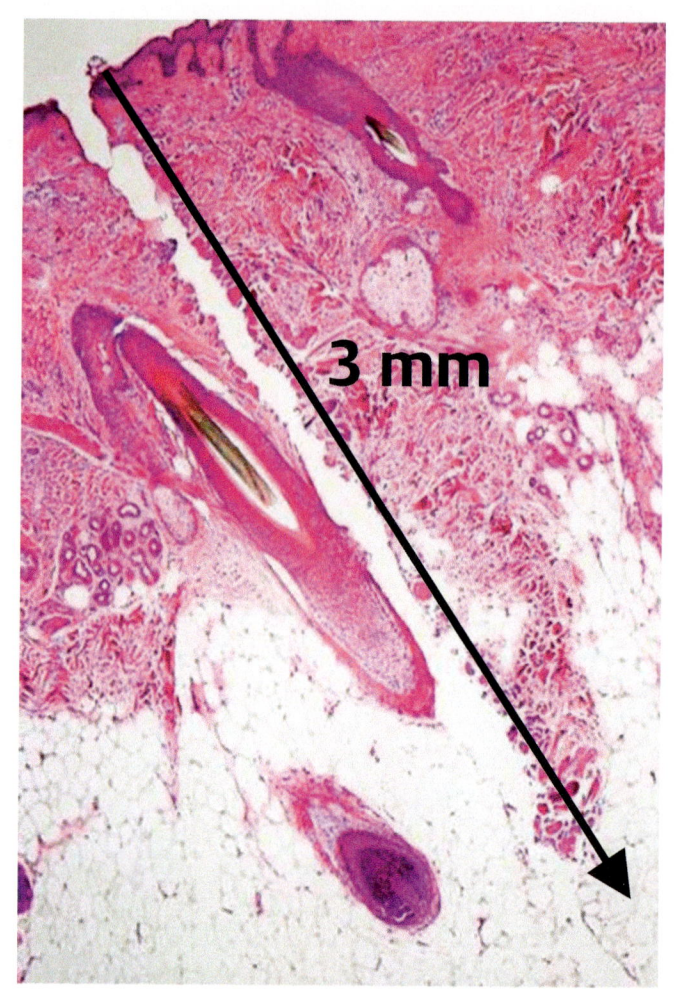

**Fig. 5-4.** Três milímetros de penetração óptica com Erbium:YAG.

estímulo, que, por sua vez, está diretamente relacionado com a duração ou a largura do pulso utilizado. Em outras palavras, quanto maior for a duração do pulso, maior será a duração do estímulo e, portanto, maior será a resposta gerada. Isso depende, como já mencionado, da intensidade (fluência e potência) usada, e não do comprimento de onda usado.

## INTERAÇÃO TÉRMICA SUBABLATIVA (SAI)

Analisaremos agora o que é a interação subablativa (SAI). A SAI é baseada em um mecanismo de ação totalmente diferente, em que o aquecimento da mucosa vaginal não depende da ablação (penetração óptica), mas da difusão térmica (penetração calórica), pois a forma de administrar o calor exerce uma subablação de menos de 5 *micra* de profundidade, mas com uma penetração calórica média entre 200 e 400 *micra*. Isso é possível graças à vantagem oferecida por esse método de poder elevar a temperatura do tecido acima de 60 graus Celsius sem causar danos. A energia do *laser* é fornecida à mucosa em uma sequência rápida de trens de pulsos longos de baixa fluência como pacotes de energia que formam um pulso superlongo chamado modo SMOOTH (veja a Fig. 5-5). Quando a separação temporal entre esses pulsos superlongos é maior do que o tempo de relaxamento térmico da mucosa, ela terá tempo suficiente para se resfriar entre os pulsos, dissipando o calor para

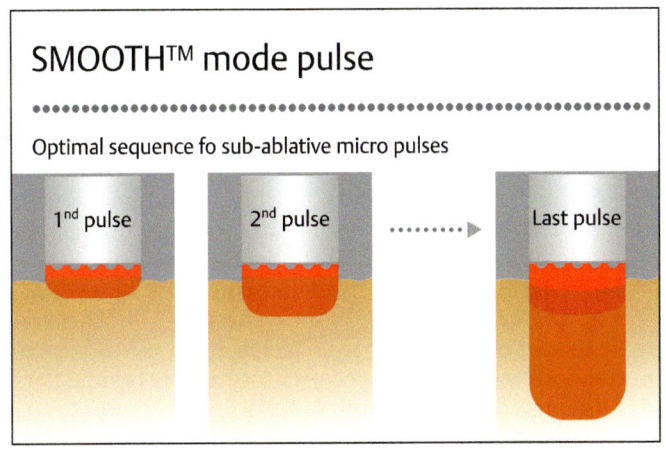

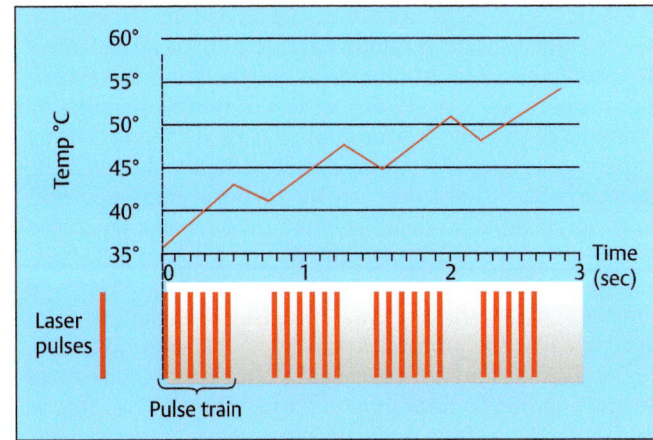

**Fig. 5-5.** Pulsos do modo SMOOTH ideal.

estruturas mais profundas; assim, a temperatura necessária para produzir danos será muito mais alta, o que proporciona uma janela terapêutica segura, pois não é necessário atingir temperaturas prejudiciais para obter a resposta desejada. A dissipação de calor em direção à profundidade alcançada entre esses pulsos, associada à manutenção da temperatura tecidual entre 41 e 45 graus Celsius, será responsável pela estimulação pretendida.[12] E também é importante lembrar que não é necessário apenas atingir a temperatura mencionada, mas também a manter para que o calor penetre. Além disso, se ao mesmo tempo a energia do *laser* for fornecida em um período menor do que o tempo de relaxamento térmico da mucosa total, as camadas mais profundas não terão tempo para se resfriar durante a sequência de pulsos do *laser*. Assim, a energia do *laser* fornecida resulta em um acúmulo geral de calor não ablativo e cria um aumento de temperatura na mucosa, fato que permitirá o aquecimento profundo (400 *micra*) da mucosa.

Assim, essa interação resultará em um rápido aquecimento não ablativo de toda a mucosa vaginal. Um mecanismo duplo de ação foi descrito ao usar o chamado pulso "ErbiumSmooth":[13]

Por um lado, um choque térmico rápido do epitélio (ação 1 do FHS). Por outro lado, uma estimulação térmica lenta do tecido conjuntivo (ação 2 da STS) (Fig. 5-6).

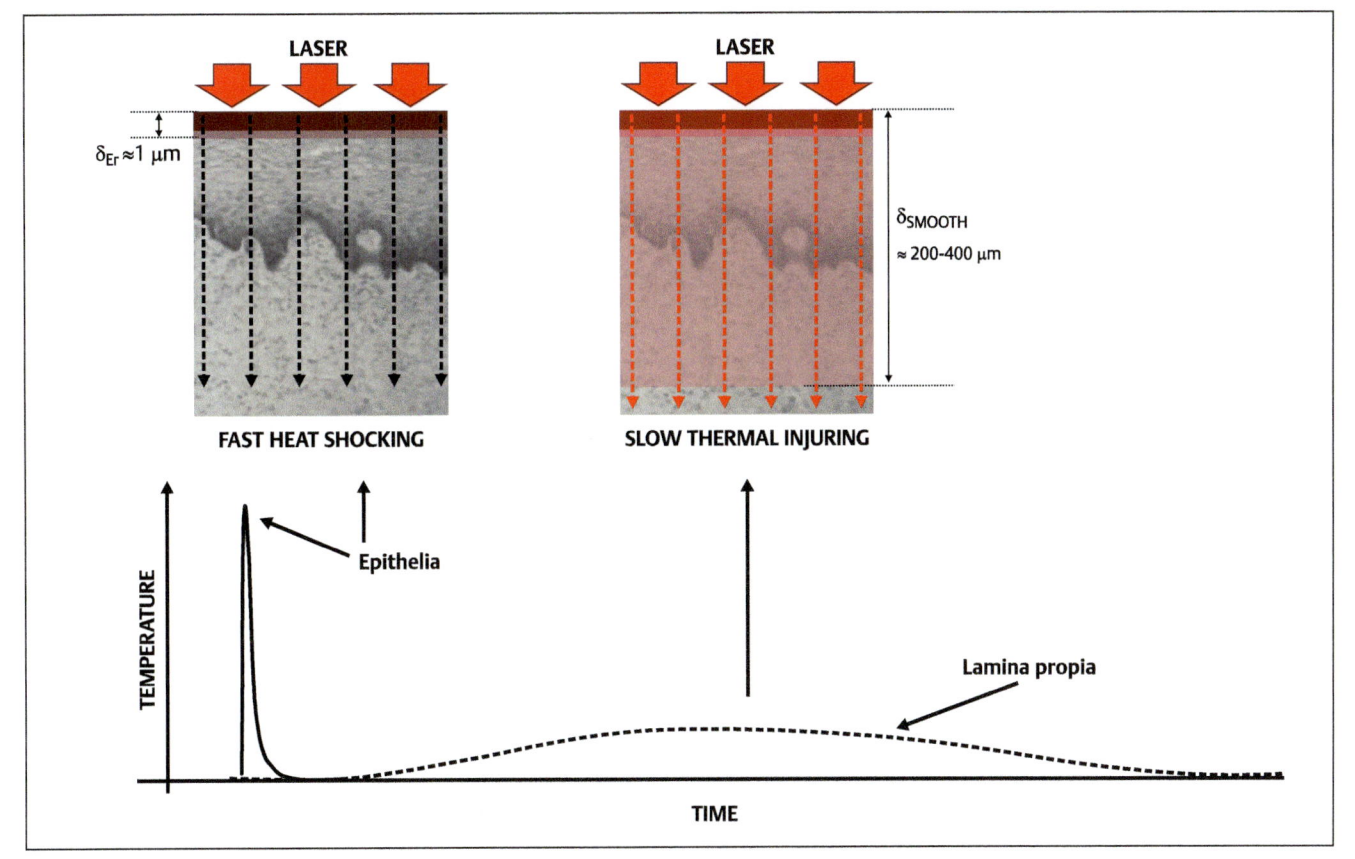

**Fig. 5-6.** Erbium: ação dupla suave: choque térmico do epitélio e estimulação térmica do tecido conjuntivo.

A FHS desencadeia a estimulação do epitélio, promovendo uma hiperplasia das células basais e a liberação de fatores de crescimento não inflamatórios que melhoram o revolvimento epidérmico. A STS dos tecidos conjuntivos resulta na estimulação convencional dos fibroblastos. A energia do *laser* é aplicada à mucosa em uma sequência rápida de pulsos de *laser* de baixa influência dentro de um pulso geral superlongo de várias centenas de milissegundos. Quando a separação temporal entre os pulsos é maior do que o tempo de relaxamento térmico do tecido da superfície, o tecido tem tempo suficiente para se resfriar entre os pulsos, dissipando o calor nas camadas mais profundas do tecido. Se, ao mesmo tempo, a energia do *laser* for fornecida em um período mais curto do que o tempo de relaxamento térmico da mucosa total, as camadas mais profundas não terão tempo para se resfriar durante a sequência de pulsos do *laser*. Assim, a energia do *laser* fornecida resulta em um acúmulo geral de calor não ablativo e cria um aumento de temperatura na mucosa.

Em conclusão, o uso de pulsos longos de luz *laser* com comprimento de onda de 2.940 nm (Erbium:YAG) emitidos abaixo do limiar ablativo gerará calor em profundidade sem dano térmico residual, inicialmente associado a uma estimulação superficial subablativa das células epiteliais basais (efeito FHS). Por sua vez, a penetração calórica gera um grau de aquecimento em profundidade que dependerá da intensidade (fluência), da largura ou da duração do pulso e do número de pulsos aplicados à mucosa vaginal. Em outras palavras, quanto maior o número de pulsos, maior a difusão calórica em profundidade.

Como já mencionei em várias ocasiões, não se trata de uma penetração óptica, mas de uma penetração calórica que causa o remodelamento desejado do tecido nessa profundidade.

De acordo com a lei de Van't Hoff Arrhenius, para cada 10 graus de aumento de temperatura, obteremos um aumento de até 200% na atividade metabólica do tecido. Isso se expressa em uma indução na produção de proteínas de choque térmico (HSP), que serão as promotoras da liberação de citocinas TGF, bFGF, entre outras,[13] responsáveis, em última instância, pela remodelação do componente fibrilar da matriz extracelular do tecido conjuntivo da mucosa, pelo efeito angiogênico acentuado, bem como por uma reestruturação completa da espessura epitelial e de sua carga glicogênica, juntamente com a papilomatose correspondente.

Como dito anteriormente no caso das terapias com *laser* de $CO_2$ (baseadas em ablação), esse efeito de remodelação e reestruturação será causado em resposta ao dano térmico residual produzido na mucosa vaginal. Neste ponto, é interessante mencionar dois fenômenos observados na mucosa vaginal na interação subablativa (SAI). O primeiro é o efeito fototérmico, que é a transformação da energia luminosa em energia calórica. Essa transformação produzirá um relaxamento dos esfíncteres arteriolares pré-capilares, mediado pela liberação de bradicinina e histamina, o que resultará em vasodilatação e edema, ambos necessários para o processo de remodelação e reestruturação do tecido. É esse efeito fototérmico inicial que é responsável pela melhora quase imediata dos sintomas de ressecamento vaginal, promovendo, por sua vez, uma vasodilatação sustentada na mucosa. O segundo fenômeno é a interação termomecânica, ou efeito termomecânico, que será responsável pelo enrijecimento observado na mucosa vaginal, como pode ser visto na imagem de um caso clínico típico de secura vaginal com relaxamento e prolapso na pós-menopausa. Gostaria de mencionar que, em minha experiência, esse efeito de termocontração pode estender-se até uma média de 12 meses após a realização de três sessões, como mostram as imagens a seguir (Fig. 5-7).

O efeito de termocontração deve-se ao fato de que o calor rompe as ligações peptídicas das mucoproteínas adesivas da matriz extracelular que mantêm a arquitetura do componente fibrilar. Quando isso ocorre, há uma desnaturação reversível do colágeno e, portanto, um encurtamento do comprimento inicial da fibra de colágeno de aproximadamente 300 nanômetros, equivalente a até um terço do seu comprimento. Esse encurtamento causará milhões de vetores de tração em toda a mucosa, o que resultará em uma força que será responsável pela elevação ou tensão observada com essa técnica. O efeito termomecânico sustentado e prolongado, em minha experiência (após ter realizado centenas de procedimentos com ambos os comprimentos de onda), não é possível quando se usam pulsos curtos, porque o que é necessário é tempo. Finalmente, e no momento em que o processo de remodelação tiver ocorrido, a mucosa vaginal terá uma aparência rejuvenescida, ou seja: mais tensa, elástica e hidratada. Assim, podemos dizer que teremos uma ação imediata (vasodilatação por efeito fototérmico e enrijecimento por efeito termomecânico) e uma ação mediata (reestruturação e remodelação com angiogênese e colagênese).

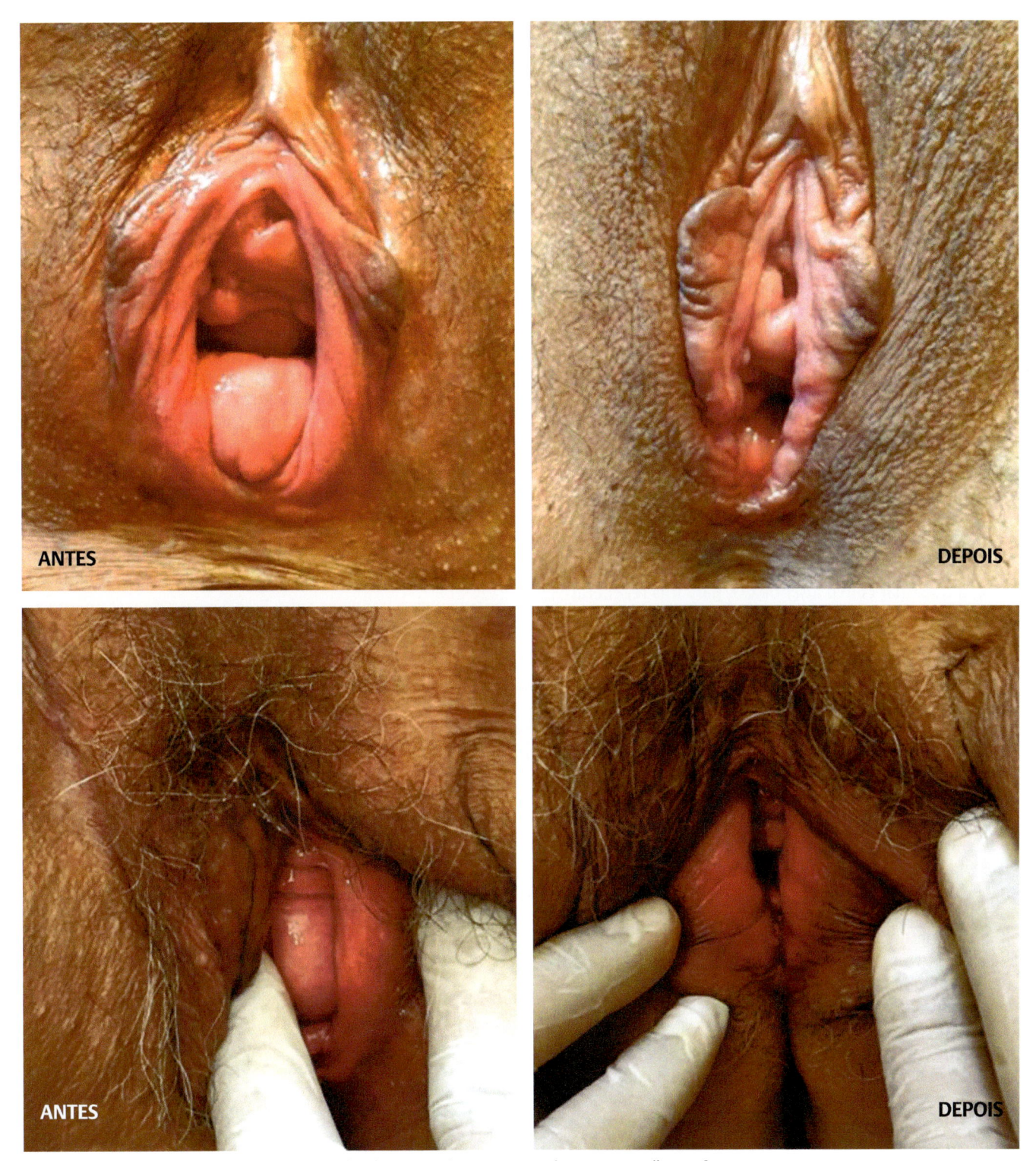

# APLICAÇÃO DE *LASERS* VAGINAIS E URETRAIS EM GINECOLOGIA REGENERATIVA E FUNCIONAL

**Fig. 5-7.** Efeito de termocontração: dois exemplos de antes e depois mostrando aperto e melhor trofismo.

## ATROFIA E PROCESSOS CELULARES

Voltando ao tema da atrofia vaginal, devemos lembrar que a atrofia (por definição) representa uma mudança adaptativa nas células (como hiperplasia, metaplasia e hipertrofia). Uma célula e, portanto, um tecido, pode sofrer atrofia devido à diminuição de seu estímulo hormonal, nervoso e nutricional, entre outras situações. No caso em questão, a responsável é a diminuição estrogênica. Há também uma diminuição da vascularização no envelhecimento, como consequência da perda do estímulo hormonal. Tendo compreendido os efeitos da interação *laser*-tecido, podemos entender facilmente por que o calor pode melhorar essa condição. Como, inicialmente, temos um efeito fototérmico ou um dano térmico residual (dependendo do mecanismo de ação), haverá vasodilatação e edema, um fenômeno que chamei de "reperfusão térmica". Isso aumentará o fluxo vascular para a área tratada, o que gerará o aumento de duas coisas: 1. Oxigênio, e 2. Nutrientes, ambos fundamentais para a conservação da vida celular e promoção do trabalho celular e do condrioma da célula (aparelho mitocondrial). Isso reverterá a atrofia histológica e será responsável pela melhora clínica.

## EXPERIÊNCIA INICIAL

Vou lhe contar um pouco sobre minha experiência. Comecei a trabalhar com o *laser* de $CO_2$ para fins regenerativos na mucosa vaginal em 2007. Já em 2008, apresentei nossos primeiros resultados animadores, trabalhando na época com meu mentor, o presidente do Departamento de Ginecologia da Faculdade de Medicina da Universidade de Mendoza, Dr. Hugo Brandi. O FLASOG (Congresso Latino-Americano de Ginecologia e Obstetrícia), em outubro de 2008, em Mendoza, Argentina (minha cidade natal), foi o primeiro estágio em que apresentei a terapia a *laser* como um procedimento regenerativo vaginal. Em 2009 e 2010, tentamos publicar essa experiência inédita em três revistas internacionais diferentes, onde, infelizmente, fui rejeitado por considerar esse trabalho sem evidências anteriores (logicamente, era o primeiro), e foi até considerado frívolo e sem sentido. Cito aqui as palavras do pai da medicina, Hipócrates, que costumava dizer a seus alunos: "A natureza fornece os quatro elementos básicos para aliviar os outros: ar, água, luz e frio". Bem, deixe-me dizer a você que não há nada mais regenerador e promotor da vida do que essas quatro coisas. Nesse caso, eu estava usando a energia do *laser* para obter um efeito regenerativo. Hipócrates estava certo.

Eu digo a mim mesmo: "Pouco se ensina na universidade sobre o que é a verdadeira medicina." O reducionismo cartesiano transformou a medicina em algo linear e analítico, onde parece que os números e as estatísticas importam mais do que a melhora do paciente e os resultados clínicos. Se não recuperarmos totalmente nossa visão, nunca entenderemos os benefícios das terapias regenerativas na medicina. Nosso desafio é recompor os sistemas, ou seja, ser capaz de considerar o corpo humano como um todo e não como algo divisível, como afirma a máxima aristotélica: "O todo é maior do que a soma das partes."

Felizmente, o American Journal of Cosmetic Surgery (AJCS) aceitou nosso trabalho para publicação (após várias revisões) em maio de 2011 e o publicou no mês de setembro do mesmo ano: "Vaginal fractional $CO_2$ Laser: A Minimally Invasive Option for Vaginal Rejuvenation" (*Laser* de $CO_2$ Fracionado Vaginal: Uma Opção Minimamente Invasiva para o Rejuvenescimento Vaginal) foi o título do trabalho. Devo admitir que nunca imaginei (digo isso com sinceridade) que essa pesquisa abriria, pela primeira vez e para sempre, uma porta para o mundo e para a ginecologia funcional e regenerativa.

Três anos após a publicação desse primeiro trabalho na literatura mundial sobre rejuvenescimento vaginal a *laser*, começou a surgir uma cascata de publicações de centros de todo o mundo que confirmaram nossos achados iniciais e também comprovaram que Hipócrates estava certo (que a luz acalma). Com o passar dos anos, a técnica foi sendo aprimorada para torná-la mais segura, no sentido de usar pulsos ablativos iniciais com menor intensidade (referindo-se ao *laser* de $CO_2$), já que a mucosa vaginal atrófica não é a pele.

Naquele mesmo ano de 2011, tomei conhecimento da tecnologia subablativa Erbium:YAG subablativo, e isso me impactou tanto que decidi, em março de 2012, começar a pesquisar sobre o assunto. Desde então, minha vida como médico especialista em *laser* mudou radicalmente para o bem de meus pacientes. Digo isso porque, naquela época, eu só conhecia os *lasers* ablativos. Então, comecei a usar esses trens de pulso de difusão calórica profunda subablativos, e isso me permitiu criar novas aplicações e protocolos, inexistentes mesmo naqueles anos. Esse é o caso do tratamento da síndrome geniturinária da menopausa (SGM) com trens de pulso suaves. Apresentamos essa experiência em 2013 no Congresso Colombiano de Menopausa e publicamos nosso primeiro estudo prospectivo de caso-controle em 2016 na revista Lasers in Surgery and Medicine.[11] Da mesma forma, não quero deixar de mencionar a criação de uma nova terapia a *laser* para a melhora dos sintomas urinários que consiste em realizar o mesmo tratamento regenerativo a *laser*, mas na mucosa uretral com aplicação por cânula intrauretral, apresentada pela primeira vez em 2015 na bela cidade do Rio de Janeiro no âmbito do Congresso da ICS (International Continence Society), e à qual me referirei em detalhes mais adiante.

Neste estudo de 2016, comparamos os resultados do *laser* Erbium:YAG *versus* o tratamento hormonal vaginal com estriol em 50 pacientes na menopausa divididas em dois grupos. Nossos resultados mostraram que o *laser* Erbium:YAG foi eficaz no alívio dos sintomas das pacientes tratadas (secura vaginal, ardência, dor durante a relação sexual e leucorreia crônica), bem como nos parâmetros avaliados, como o pH vaginal e o índice de maturação do epitélio. Por sua vez, esses resultados foram muito mais evidentes e mais sustentados ao longo do tempo do que os obtidos com o tratamento local com estriol vaginal, com um pH estatisticamente significativo em todos os casos.

Nesse mesmo sentido, os trabalhos do Dr. Gambaciani *et al.*[15-18] confirmam nossos achados que mostram os benefícios da técnica subablativa de Erbium:YAG com trens de pulso longos (modo Smooth) na melhora dos sintomas.

## TÉCNICA SUBABLATIVA DE *ERBIUM:YAG* COM TRENS DE PULSO LONGOS (MODO SUAVE)

O tratamento é não invasivo e indolor. Leva cerca de 10 a 12 minutos para ser realizado e pode ser feito sem anestesia, manual ou roboticamente com um *scanner* chamado G-Runner. Em nosso protocolo, recomendamos um tratamento de ataque e um tratamento de manutenção. O tratamento de ataque geralmente consiste em duas sessões com 30 dias de intervalo, embora às vezes possa ser necessária uma terceira. Sempre insisto com meus pacientes que o tratamento de ataque deve ser realizado de forma completa, ou seja, cumprindo todas as sessões. A melhora é claramente evidente desde os primeiros dias após a primeira sessão. O tratamento de manutenção é opcional, embora eu recomende que seja feito ao longo do tempo para dar continuidade ao estímulo regenerativo e funcional. Como o processo de envelhecimento e deterioração não para, é necessário planejar estrategicamente as sessões de manutenção ao longo do tempo para manter nossos pacientes saudáveis e sem riscos de sintomas ao longo do tempo.

Com relação à técnica e sem entrar em muitos detalhes, pois não é a finalidade deste capítulo, mencionarei apenas que, para o tratamento manual, temos peças de mão, extensões ginecológicas e sondas especiais (de metal e de vidro) para poder realizar o aquecimento não ablativo da mucosa vaginal. As peças de mão (PS03 - R11) são fixadas no braço do *laser* de Erbium e, da mesma forma, cada uma das extensões ginecológicas é fixada (Figs. 5-8 e 5-9).

O espéculo é introduzido no canal vaginal e, por meio dele, introduzimos a extensão ginecológica acoplada à peça de mão e ao *laser* (Fig. 5-10).

Os parâmetros a serem usados são pré-gravados no *software* do *laser*, portanto, não é necessário calcular fluências, tempo de relaxamento, potência ou largura de pulso, como costumávamos fazer quando nada disso existia. Há também um protocolo específico para cada patologia, de modo que o colega usuário não deve ter absolutamente nenhum problema para aplicar o tratamento. Pessoalmente, faço seis passagens completas por toda a extensão do cilindro vaginal, disparando em 360 graus, retirando a extensão do fundo da vagina e saindo em direção ao introito. Sobreponho sete disparos a cada 5 mm em um fluxo de 1,75 J/cm² para garantir a difusão do calor pelo vidro. Esse tratamento é conhecido pelo nome de Renovalase. Se o espéculo metálico for usado, apenas quatro disparos devem ser feitos a cada 5 mm da extensão ginecológica, guiados da mesma forma por sua barra milimétrica. No caso de pacientes que respondem mal (o que, em minha experiência, não ultrapassa 15% das pacientes tratadas), o que tem me dado resultados muito bons é duplicar a dosimetria calórica realizando o mesmo protocolo, mas, em vez de dar sete disparos a cada 5 mm, faço isso a cada 2,5 mm. Lembro a você que o *laser* Erbium:YAG, ao contrário de outros, pode efetivamente projetar e controlar o calor através do vidro. Se você tiver uma paciente com a mucosa vaginal gravemente comprometida, sugiro começar com fluências de energia mais baixas e combinar isso com uma ou duas aplicações de fatores de crescimento do PRP (plasma rico em plaquetas). Outra opção poderia ser a infiltração local na mucosa vaginal com uma preparação de silício orgânico, piruvato de sódio, gluconato de zinco e vitamina C com ou sem ácido hialurônico. Todos eles

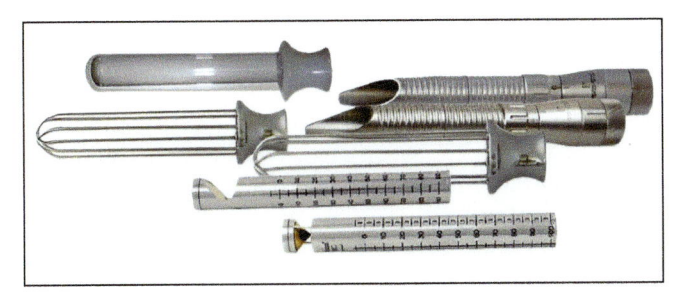

**Fig. 5-8.** Angular ou GA, circular ou GC.

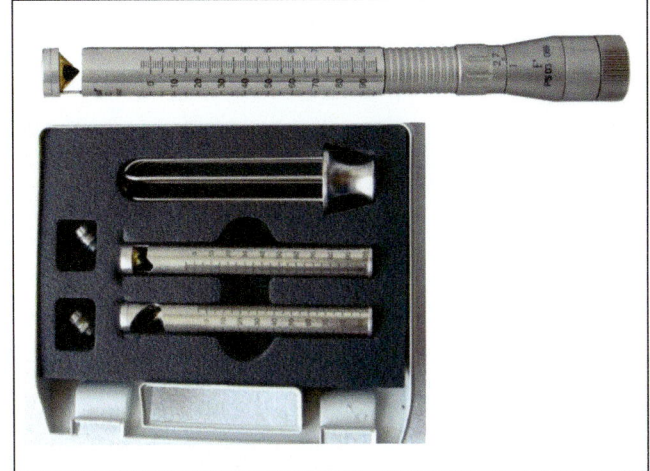

**Fig. 5-9.** "G set", ou conjunto ginecológico. Extensão circular (360 graus) acoplada à peça da alça R11.

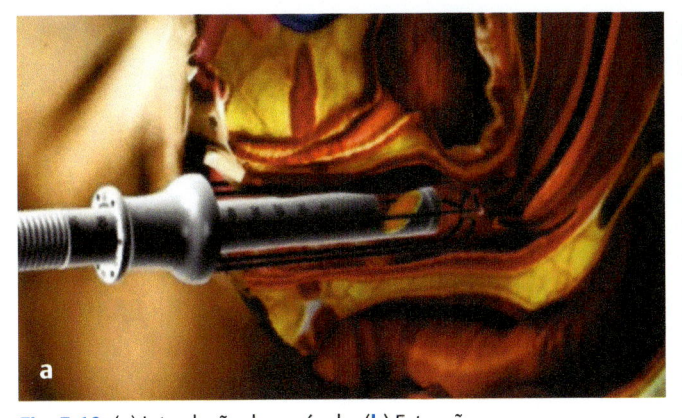

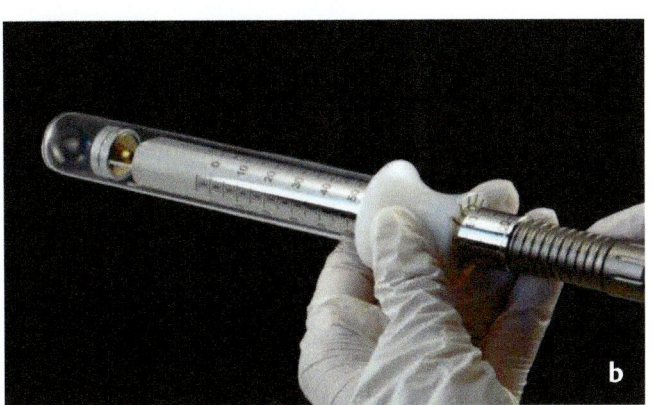

**Fig. 5-10. (a)** Introdução do espéculo. **(b)** Extensão.

exercem uma função sinérgica nutricional que consegue restaurar as qualidades da matriz extracelular (MEC). Na ginecologia regenerativa, isso significa agir de forma desintoxicante, antiglicante e antioxidante e, ao mesmo tempo, fornecer os cofatores necessários para a síntese de colágeno. Todos esses tratamentos aumentam a retenção hídrica da mucosa vaginal. Como o *laser* Erbium:YAG adora água, eu uso 2 cc dessa fabulosa combinação de nutrientes vaginais e aplico com uma agulha 30 G. Lembre-se de que nossas células são muito gratas a duas coisas: estímulo (o calor) e nutrientes (suas informações ou matéria-prima para poderem trabalhar). Tudo isso faz parte dos protocolos de medicina regenerativa que se aplicam à nossa especialidade, e tem sido chamada de ginecologia regenerativa e funcional.

Como também mencionei anteriormente, esse mesmo protocolo pode ser realizado de forma robótica. O G-Runner simplifica tudo, pois é o robô que executa o tratamento. Com a automatização do procedimento, ele é 100% reproduzível e fácil. Mas não quero deixar de esclarecer que os resultados obtidos com a técnica manual ou com a robótica são exatamente os mesmos. Nas Figuras 5-11 e 5-12 que selecionei cuidadosamente para este capítulo, o leitor poderá ver claramente a simplicidade das peças de mão e do robô.

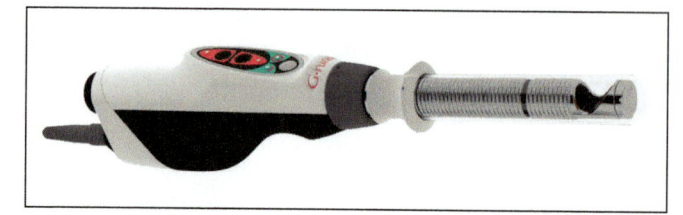

**Fig. 5-11.** "G-Runner", da empresa Fotona, da Eslovênia, para tratamento vaginal a *laser*.

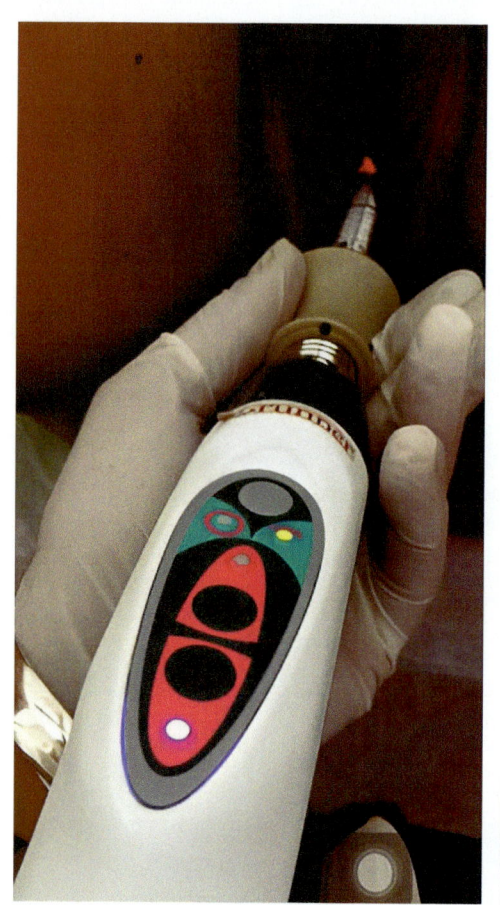

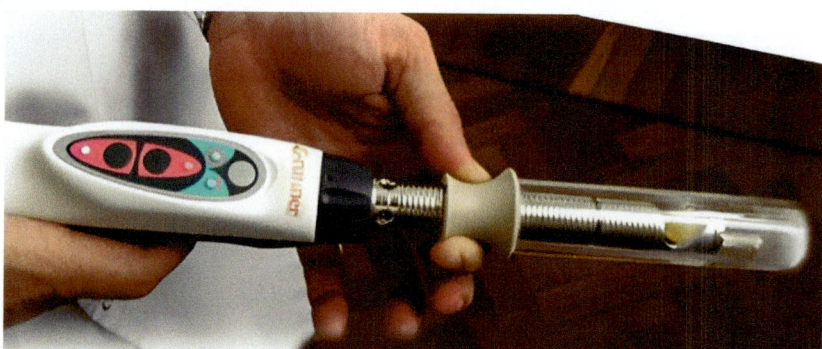

**Fig. 5-12.** "G-Runner", sendo preparado para o tratamento vaginal robótico a *laser*.

## MOMENTO DO TRATAMENTO, TORNANDO-SE PROATIVO

Em um trabalho recente, que ainda estou realizando e que espero poder enviar para publicação em breve, conseguimos realizar um acompanhamento clínico e histológico que nos permitiu fazer uma correlação a esse respeito para determinar quando e por que uma mulher deve começar a realizar essas terapias regenerativas a *laser*. Nesse estudo, tratamos pacientes saudáveis na menopausa e pacientes sintomáticas na menopausa e as separamos em dois grupos. Elas foram acompanhadas com biópsias para confirmar o efeito regenerativo de longo prazo já demonstrado em muitos outros estudos até o momento. Mas, na verdade, tínhamos outro objetivo. Pretendemos demonstrar que, mesmo em mulheres saudáveis, o efeito regenerativo as coloca em uma condição física muito melhor para enfrentar o processo de envelhecimento. Isso significa que, ao melhorar seu trofismo vaginal na curva de envelhecimento, reduzimos significativamente o risco de sofrer sintomas em algum momento de suas vidas, devido à síndrome da vulnerabilidade que representa a forma de envelhecer que os seres humanos têm hoje. É disso que trata o *Medicine for Healthy Longevity*. Estou me referindo à qualidade de vida. Não se trata de medicina preventiva, mas sim de medicina proativa, que significa agir antes que algo que sabemos que vai acontecer. Estou me referindo à deterioração causada pela passagem do tempo. De acordo com a Sociedade Norte-Americana de Menopausa (NAMS), 100% das mulheres terão atrofia vaginal com a chegada da menopausa e, dentre elas, quase 50% terão sintomas de SGB em algum momento de suas vidas.[19] Se compararmos essas porcentagens com a incidência de outras morbidades de nossas pacientes em sua curva de envelhecimento, elas perceberão o que quero dizer. A partir da chegada da menopausa, 1% delas sofrerá doença cardiovascular, 0,5% osteoporose grave, apenas 0,3% câncer de mama, 0,15% câncer de endométrio, mas todas sofrerão atrofia vaginal, é só uma questão de tempo. Eu pergunto: o leitor não justificaria um comportamento proativo? Bem, para mim é mais do que justificável, pois esse é um procedimento não invasivo, sem risco de complicações e praticamente sem contraindicações. Trata-se de Ginecologia Regenerativa e Funcional. Se você esperar para tratar pacientes sintomáticas, também terá sucesso, mas estará correndo atrás de uma doença e isso não é qualidade de vida. Qualidade de vida é estar bem e poder ter um envelhecimento saudável, e para isso (na área de ginecologia regenerativa) o *laser* é, na minha opinião, uma ferramenta essencial na consulta de um médico que queira oferecer ginecologia regenerativa. Além disso, quero confessar que percebi isso um pouco tarde, pois, quando comecei a trabalhar com um *laser* vaginal, era para tratar sintomas e condições. Hoje, não apenas aliviamos os sintomas, mas também tratamos pacientes saudáveis para melhorar sua condição atrófica e, assim, evitar possíveis problemas futuros. Nesse sentido, eu lhes digo, com base nessa experiência, que ao tratar pacientes com e sem sintomas de atrofia vaginal, observamos, em 100% delas, excelentes mudanças regenerativas, não apenas nas histologias, mas também nas citologias e no pH, e, é claro, ao mesmo tempo, o alívio do desconforto das pacientes sintomáticas na maioria delas. Nesse mesmo sentido, pudemos ver como o pH vaginal e o índice de maturação (IM) do epitélio vaginal foram corrigidos com apenas uma ou duas sessões de *laser* vaginal. Algo que realmente me chamou a atenção, e foi um dos motivos que me levaram a orientar esse estudo de pesquisa, foi o fato de que, com apenas uma sessão, eu poderia corrigir uma situação histológica de atrofia grave assintomática com base no aumento do IM. Isso significa que pacientes saudáveis com índice de maturação inferior a 25 (o que é compatível com atrofia) tiveram seu índice de maturação aumentado para mais de 60, o que significa que os tiramos do campo de vulnerabilidade de sofrer sintomas devido à perda de trofismo. Por fim, a possibilidade de sofrer sintomas devido a isso não depende apenas da atrofia, pois há fatores de risco que influenciam o desenvolvimento dos sintomas.

No entanto, uma coisa de que tenho certeza é que esses fatores de risco terão uma chance maior de causar doenças em uma mulher com atrofia vaginal do que em uma paciente com um bom trofismo. Espero que você tenha entendido o conceito proativo da ginecologia regenerativa.

Observe, na Figura 5-13, as fabulosas alterações histológicas antes e depois do tratamento em uma paciente saudável (sem absolutamente nenhum sintoma) com atrofia, cujo índice de maturação aumentou de 5 para 55 em apenas uma sessão. Mais uma vez, cito Hipócrates em suas próprias palavras: "A luz acalma e cura!" Preciso de mais alguma prova?

Esse é o caso típico de uma mulher que vem à minha consulta para seu *check-up* anual, sem sintomas, mas como eu digo: em posição de vulnerabilidade. Após o tratamento, o pH da mucosa vaginal diminuiu logicamente devido à grande quantidade de glicogênio que é o substrato para a produção de ácido lático pelos lactobacilos da flora local. Além disso, ela relatou uma melhora notável em sua lubrificação vaginal durante a relação sexual. Esse é um exemplo claro do que é a ginecologia regenerativa e funcional. Peço desculpas se eu repetir essas palavras inúmeras vezes, mas é simplesmente para destacar os benefícios claros desse tipo de tratamento. Convido você a começar a indicar um *laser* vaginal para melhorar o trofismo, em vez de um *laser* vaginal para tratar apenas doenças. Eles verão mudanças incríveis, e todas as pacientes ficarão felizes. Isso é entrar no mundo da ginecologia regenerativa.

Por outro lado, em minha prática diária, atendo mulheres que, após terem sido tratadas com terapias convencionais por anos, não obtiveram resposta em termos de melhora na qualidade de vida. Quero apenas destacar o fato de que devemos ser proativos para evitar chegar a situações que impactem negativamente a qualidade de vida. Esse é o caso da seguinte mulher de 59 anos que poderia ter evitado chegar a essa condição de não poder ter relações sexuais devido à dor e ao sangramento se tivesse recebido proativamente um tratamento regenerativo. Mesmo assim, o leitor poderá observar na Figura 5-14 as incríveis mudanças após uma única sessão de *laser* de Erbium no modo subablativo, que estão claramente correlacionadas com suas mudanças histológicas (Fig. 5-15).

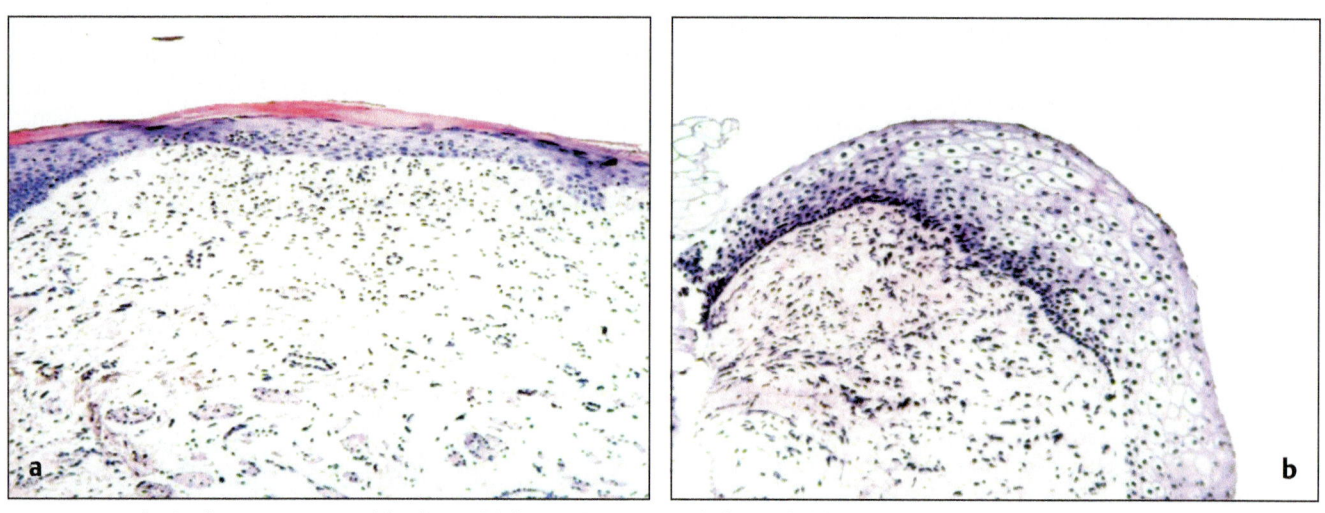

**Fig. 5-13.** Ampliação de 10×. H-E. Antes (**a**) e depois (**b**) de uma única sessão de *laser* subablativo Erbium:YAG. Aumento da espessura epitelial e da carga glicogênica com desaparecimento da queratinização observada devido à metapalasia adaptativa e atrofia grave. Aumento significativo da celularidade da lâmina própria.

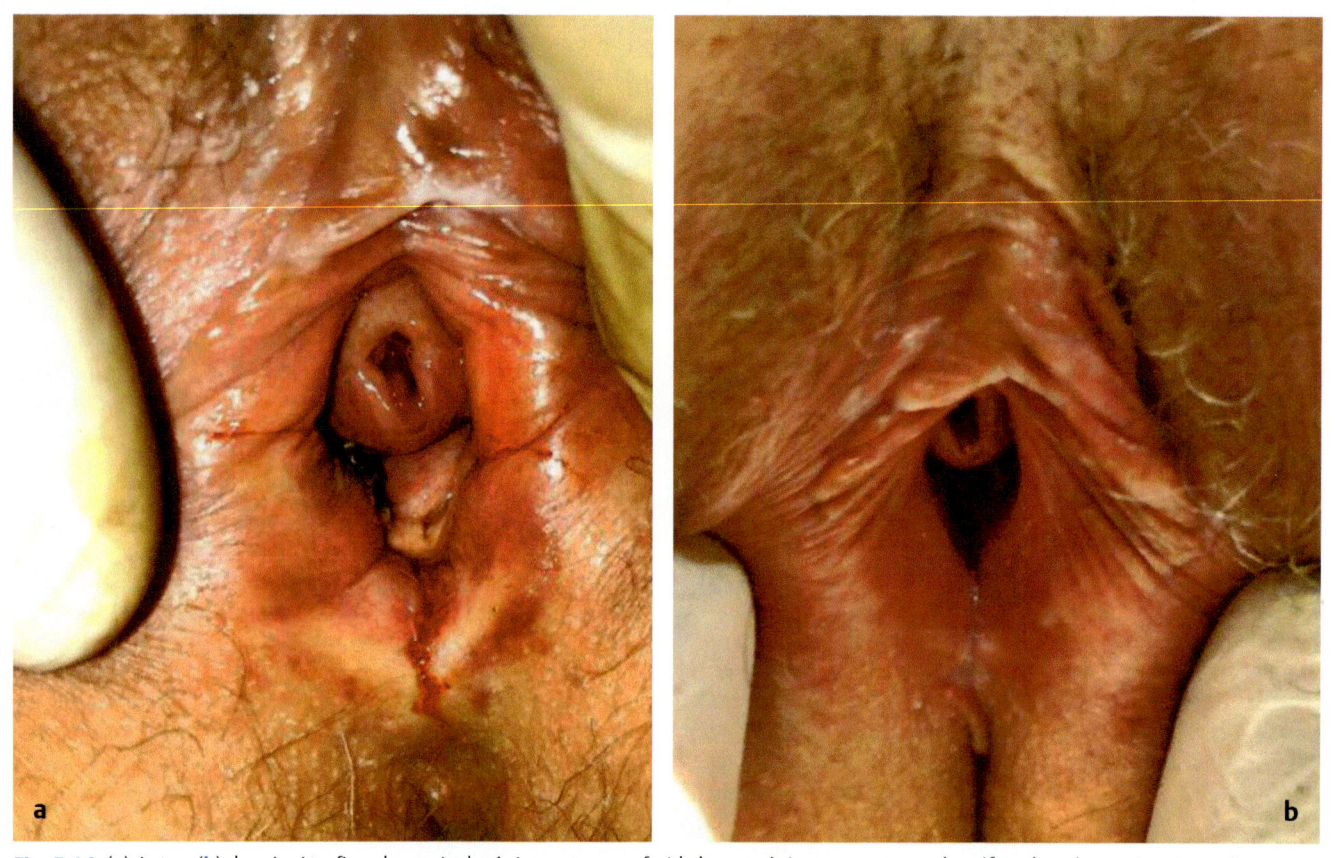

**Fig. 5-14.** (**a**) Antes, (**b**) depois. Atrofia vulvovaginal crônica grave com ferida hemorrágica no grampo vulvar (*fourchette*) que cicatriza após uma única sessão de *laser* Erbium:Smooth. Preste atenção às mudanças significativas observadas, não apenas no epitélio, mas também na lâmina própria no nível da mucosa vaginal em suas biópsias de controle antes e depois do tratamento.

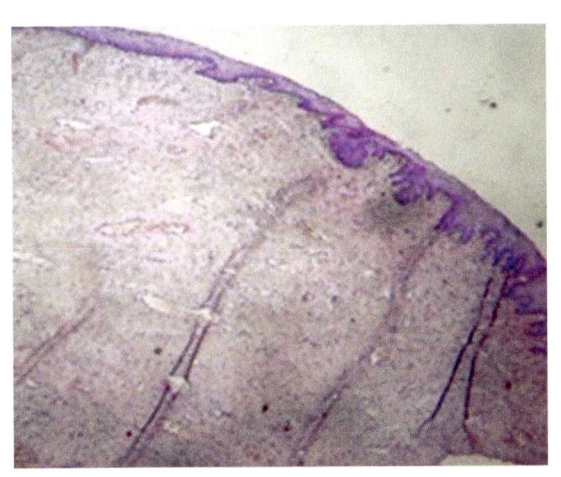

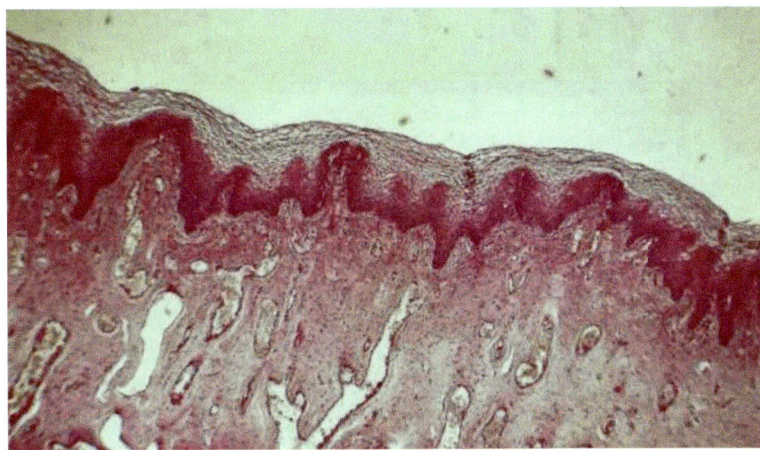

**Fig. 5-15.** Ampliação de 4× de uma biópsia vaginal H-E. Antes e depois de uma única sessão de *laser* (a mesma paciente na Figura 5-14). Aumento da espessura epitelial, hiperplasia de células basais e aumento da carga glicogênica com uma papilomatose visível.

## ACHADOS HISTOLÓGICOS

Depois de quase 15 anos trabalhando com *laser* na mucosa vaginal para fins regenerativos e realizando estudos histológicos para tentar interpretar quais seriam os principais pontos a serem considerados para garantir um efeito restaurador que possa ser mantido ao longo do tempo, chegamos a uma conclusão com base em nossa experiência acumulada ao longo dos anos de trabalho na Universidade. Quero compartilhar isso com vocês porque, embora não tenha utilidade prática, é útil para fins científicos, pois fala da clara correlação clínico-histológica que existe nesses tratamentos. Os três achados histológicos que andam de mãos dadas com a melhora clínica e o efeito restaurador ao longo do tempo são:

### Hiperplasia das Células Basais do Epitélio

Isso garantirá uma renovação epitelial ao longo do tempo, com um aumento sustentado da carga glicogênica do tecido. Isso também resulta em uma basofilia acentuada dessa camada celular (Fig. 5-16).

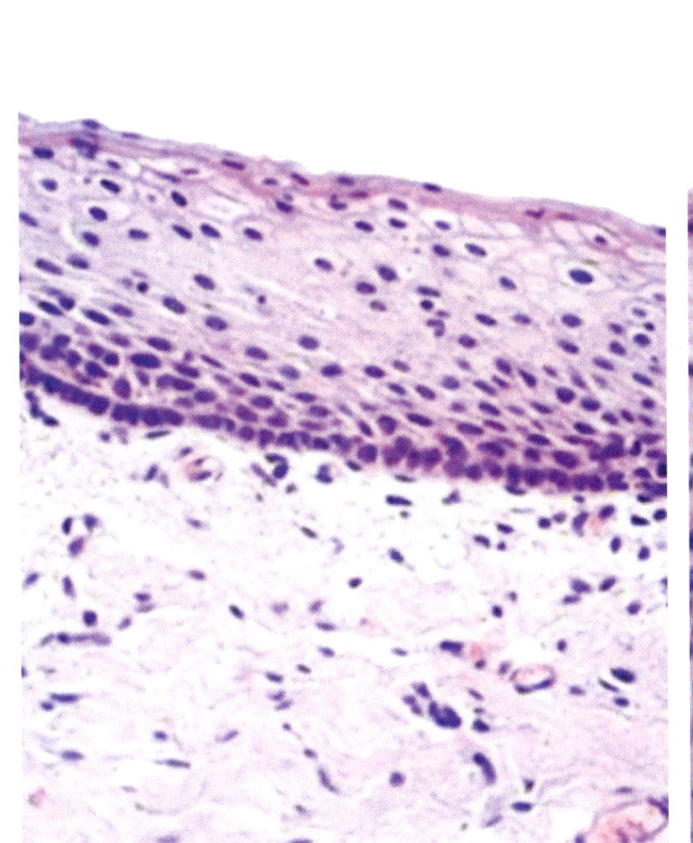

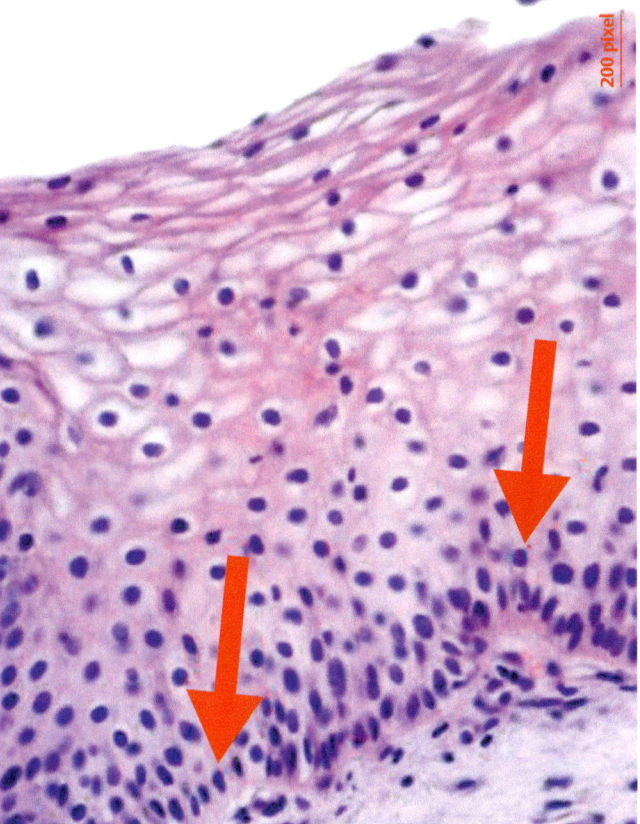

**Fig. 5-16.** H-E com ampliação de 40×. Antes e depois do tratamento. Após o *laser*. Melhora na espessura epitelial de 110 para 244 *micra*. Hiperplasia de células basais: Erbium:Smooth (setas vermelhas).

## Papilomatose

O aumento no número de papilas garantirá um efeito nutricional eficaz, não apenas para o epitélio, mas também para a lâmina própria, garantindo uma melhora na lubrificação e um resultado sustentado ao longo do tempo (Fig. 5-17).

## Aumento da Vascularização

É a consequência da vasodilatação inicial do efeito fototérmico, associada à liberação de fatores de crescimento, que provoca o fenômeno da neoangiogênese, que é crucial para manter o efeito trófico ao longo do tempo (Fig. 5-18).

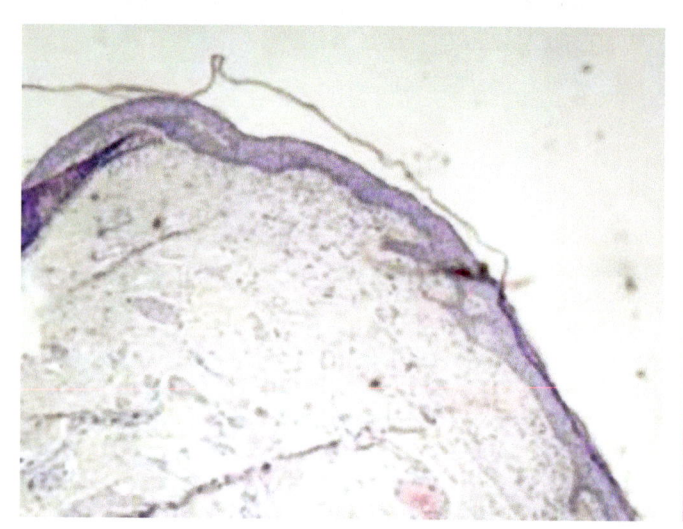

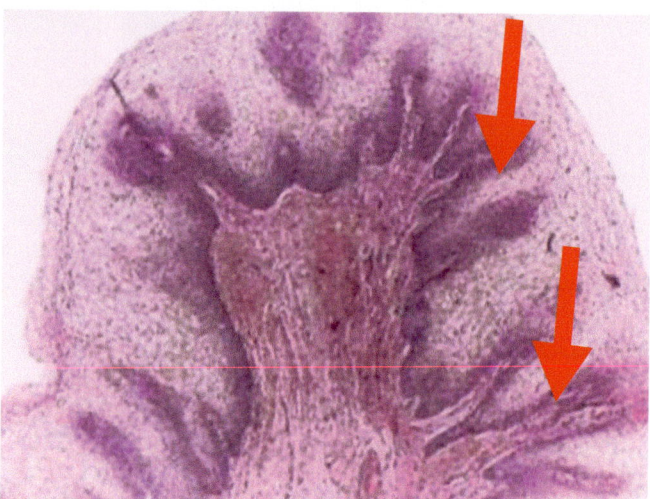

Fig. 5-17. H-E com ampliação de 4×. Antes e depois do tratamento. Papilomatose notável.

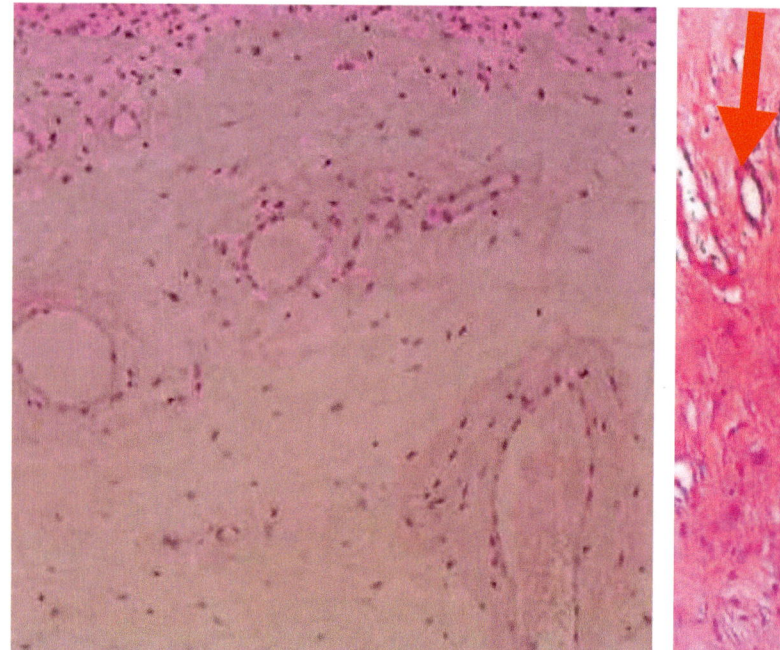

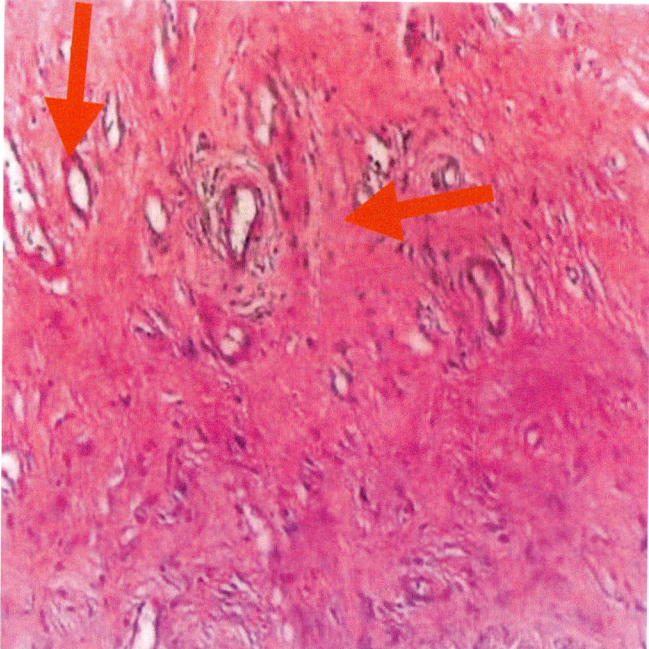

Fig. 5-18. H-E com ampliação de 10× antes e depois do tratamento. Neoangiogênese da lâmina própria.

## LASER INTRAURETRAL

Outro desenvolvimento pessoal que quero compartilhar com você neste capítulo é o uso do *laser* subablativo com emissão de pulso longo, mas através da uretra. Você provavelmente se perguntará: Em que sentido? Com base nos efeitos reestruturantes e reparadores que o *laser* de Erbium exerce e, ao mesmo tempo, podendo contar com pulsos subablativos, decidimos tentar melhorar o desempenho do mecanismo intrínseco de continência. Em 1976, o Dr. Edward McGuire, urologista da Universidade de Michigan, descreveu o componente esfincteriano da uretra e sua influência na continência. Embora o mecanismo exato da continência urinária feminina não tenha sido adequadamente esclarecido até hoje, o que sabemos é a clara importância que tanto o esfíncter muscular (rabdomiósfincter) quanto o esfíncter mucoso (intrínseco) têm na continência urinária e, ao mesmo tempo, a dependência que o esfíncter mucoso tem dos estrogênios.

Como bem sabemos, o esfíncter mucoso é composto pela mucosa uretral (epitélio e lâmina própria) e pela submucosa uretral, dotada de um rico plexo vascular. O lúmen da uretra tem uma aparência estrelada que confere à uretra a capacidade de coaptação e fechamento para que a urina não vaze. Logicamente, para que isso não aconteça, deve haver mais pressão dentro da uretra do que na bexiga. Com um aumento na pressão intravesical, ocorrerá uma contração do rabdomióstomo uretral que envolve o esfíncter mucoso. Isso causará um rápido aumento da pressão intrauretral e a coaptação do lúmen da uretra favorecida por sua aparência estrelada, em associação com uma espessura adequada do epitélio e da mucosa, bem como uma boa rede vascular do rico plexo vascular submucoso que é decisivo para esse fechamento oclusivo ou coaptação do continente. Em outras palavras, as fibras tônicas e fásicas da musculatura rabdomiossinusal fornecem a tensão necessária para o fechamento ou coaptação da uretra, que será muito mais eficiente se houver trofismo e vascularização adequados. O trofismo e a vascularização da mucosa e submucosa uretral também dependem dos estrogênios, e isso está relacionado com o aumento da prevalência de sintomas urinários após a menopausa. Por esse motivo, desde 2014, fala-se em GSM, uma vez que a falta de estimulação de estradiol/estriol/progesterona/testosterona leva a uma perda lenta e progressiva do trofismo tecidual da mucosa urogenital, entre outros tecidos. Os sintomas urinários da GSM consistem em disúria, frequência, urgência e até incontinência, que tendem a melhorar quando administramos terapia hormonal vaginal (estrogênios/testosterona/DHEA) devido à ação regional dos hormônios administrados na mucosa vaginal, que também atuarão no nível dos receptores presentes na uretra e no trígono vesical. Com esse mesmo critério, e conhecendo os efeitos que os pulsos longos do *laser* Erbium:YAG exibem (modo Smooth) na melhora do trofismo da mucosa, decidimos introduzir o *laser* por meio de uma cânula de 4 mm (Fig. 5-19) com irradiação do feixe de luz em 360 graus. Realizamos quatro passagens ao longo do comprimento da uretra (que normalmente mede entre 4 e 5 cm), fornecendo quatro pulsos a cada 2,5 mm (Fig. 5-20). Dessa forma, garantimos um aquecimento na mucosa e na submucosa (um efeito fototérmico), que produzirá vasodilatação, com aumento do fluxo plasmático no nível do plexo vascular submucoso e, posteriormente, uma reestruturação completa da mucosa (epitélio e lâmina própria).

Baseamos nossos estudos na lei de Laplace, que afirma que, em um cilindro, a parede do cilindro exerce uma força por unidade de comprimento que dependerá da espessura da parede, portanto, se o raio do cilindro diminuir, haverá maior pressão no lúmen do cilindro. Se o cilindro for a uretra, se melhorarmos o trofismo, teremos maior pressão concêntrica dentro do lúmen uretral, o que definitivamente favorecerá a continência do paciente.

Em conclusão, a eficácia do mecanismo do esfíncter intrínseco depende diretamente do trofismo da mucosa e do rico plexo vascular submucoso.[20] Em outras palavras, se tivermos um fechamento muscular adequado (esfíncter muscular), mas não houver trofismo, pode haver perda de urina. Um

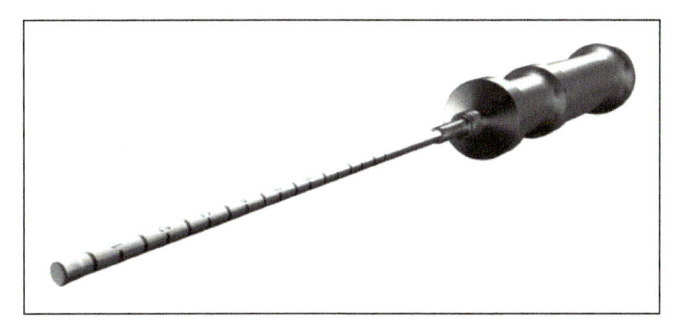

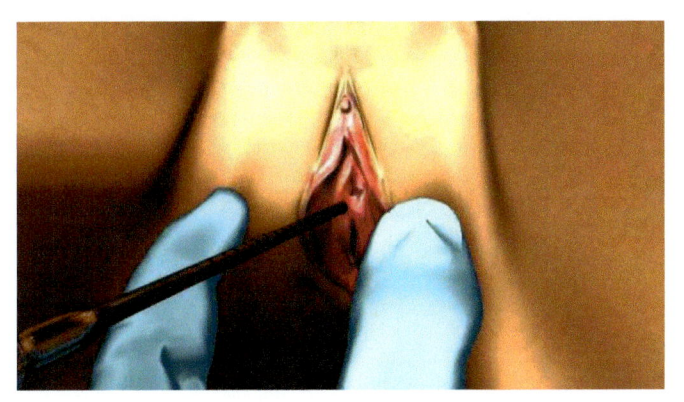

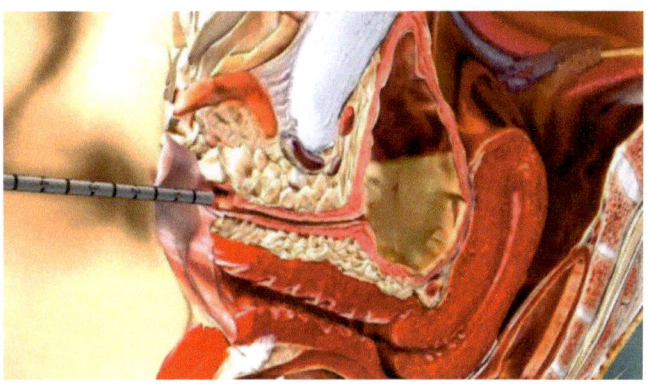

**Fig. 5-19.** Cânula para aplicação de *laser* subablativo de 8 french na mucosa uretral.

**Fig. 5-20.** Aplicação da cânula.

exemplo ilustrativo seria se eu tentasse pegar água na palma da minha mão com um punho – não importa a força que eu faça com a mão, a água escapa entre os dedos. Bem, o mesmo ocorre no nível uretral quando há uma boa contração do filtro de urina sem um bom trofismo da mucosa e da submucosa.

A primeira vez que apresentamos essa nova técnica foi (como mencionei anteriormente) em 2015, no Congresso da ICS (Sociedade Internacional de Continência) no Rio de Janeiro, mostrando nossa experiência no uso do *laser* intrauretral subablativo para o tratamento da incontinência urinária de esforço tipo III ou da deficiência intrínseca do esfíncter. Os resultados iniciais foram muito animadores (Quadro 5-1). A melhora subjetiva avaliada pelo questionário validado ICIQ-SF (*International Consultation Urinary Incontinence Questinaire Short Form*) é mostrada.

Decidimos publicar essa experiência,[21] tornando-se a primeira publicação médica sobre o uso de luz *laser* intrauretral para o tratamento de sintomas urinários. No entanto, os próprios achados histológicos foram mais do que eloquentes, como

**Quadro 5-1.** Resultados do Questionário ICIQ_UI

|  | 3 meses n = 22 (%) | 6 meses n = 22 (%) |
| --- | --- | --- |
| Cured | 14 (63,6) | 10 (45,5) |
| Improved | 4 (18,2) | 5 (22,7) |
| No improvement | 4 (18,2) | 7 (31,8) |

visto nas fotos de biópsia da uretra feminina de uma das pacientes no antes e depois, tratada com apenas duas sessões de *laser* intrauretral espaçadas por 3 semanas (Figs. 5-21 e 5-22).

A melhora objetiva pode ser avaliada com um teste de absorvente de 1 hora, no qual a melhora da continência pode ser claramente observada nos pacientes tratados. Nas fotos, podemos ver o caso do mesmo paciente biopsiado, onde a melhora clínica e uma correlação clínico-histológica pós-tratamento adequada podem ser claramente observadas (Figs. 5-23 e 5-24).

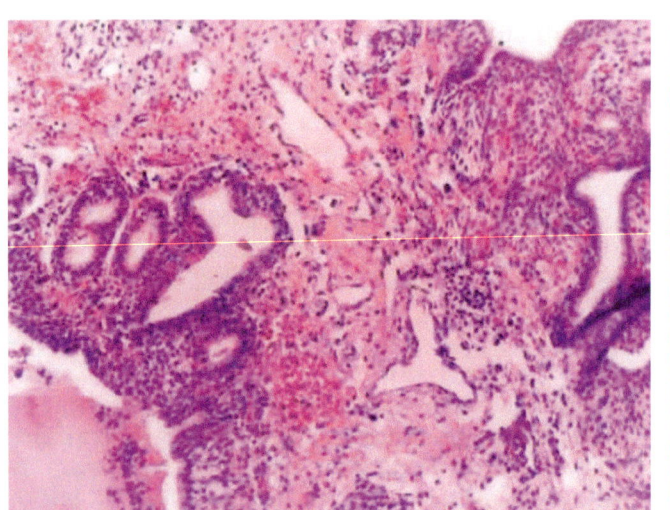

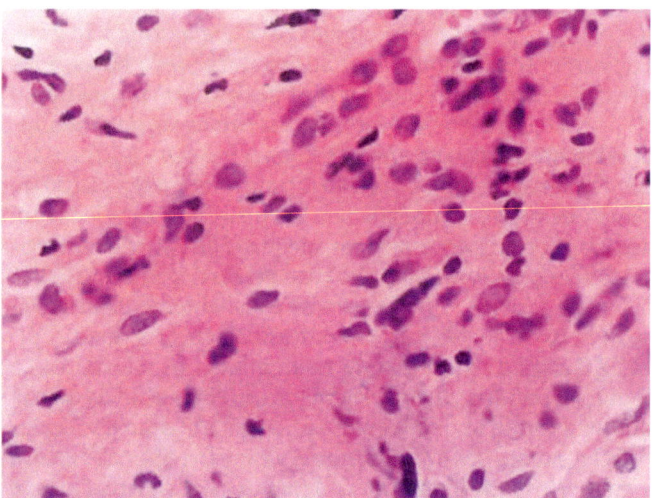

**Fig. 5-21.** Histologia uretral antes do tratamento. Epitélio cilíndrico mais fino, falta de vascularização. Falta de componente elástico e de colágeno. Falta de vasos e células na lâmina própria.

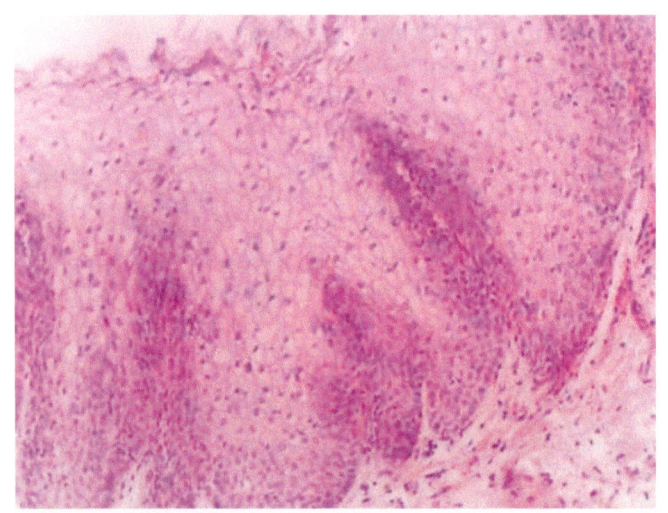

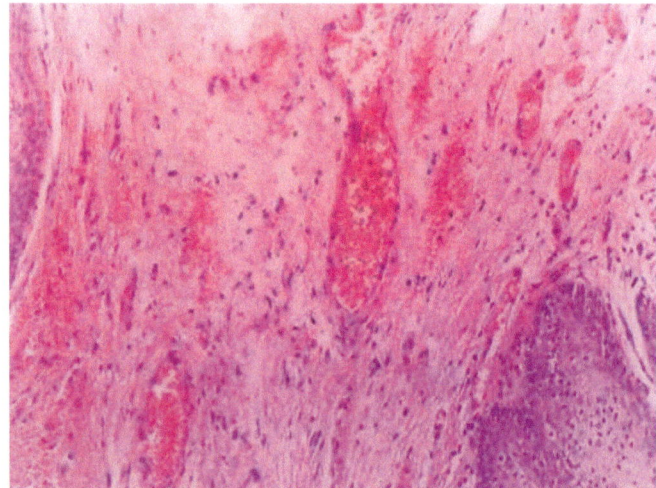

**Fig. 5-22.** Histologia uretral após o tratamento. Reação restauradora do epitélio de transição, o chamado "liso da parede interna" com melhora do plexo vascular da mucosa e da submucosa.

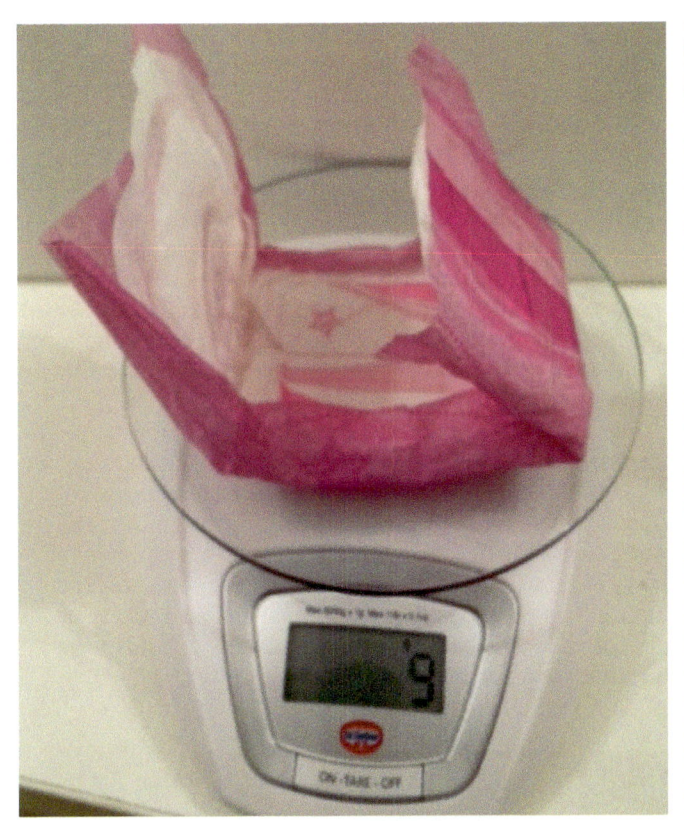

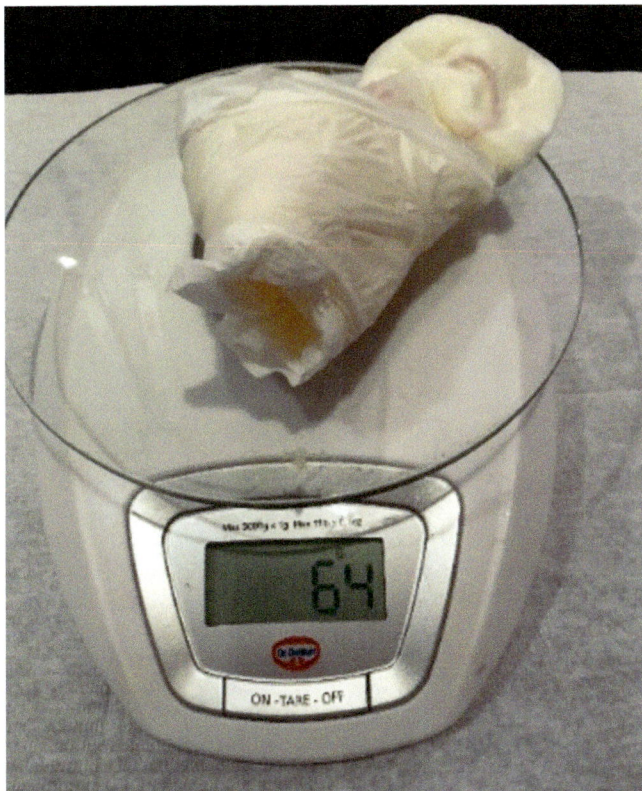

Fig. 5-23. Peso da almofada seca (a) e pós-esforço antes do tratamento (b).

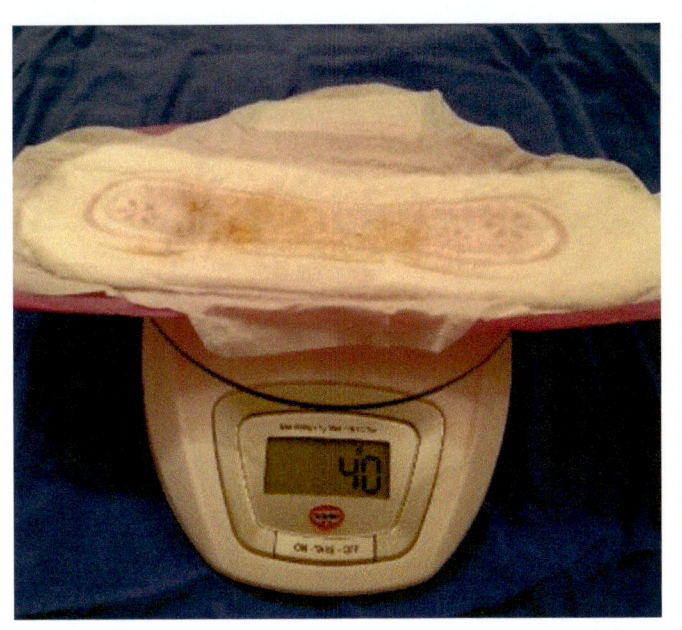

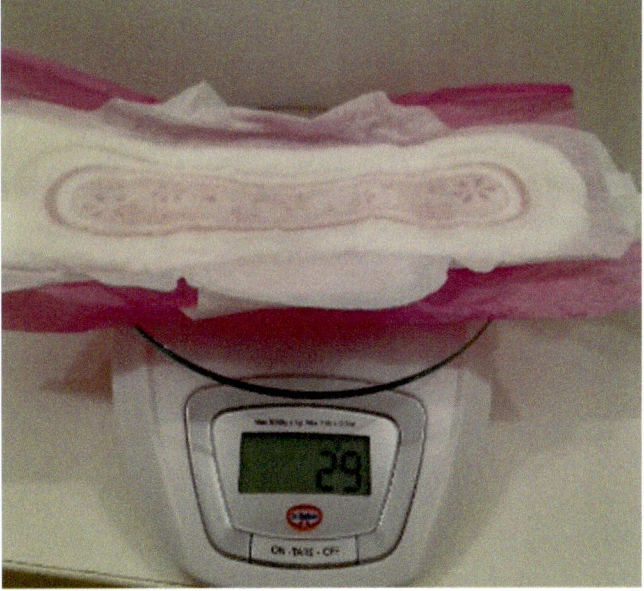

Fig. 5-24. Peso da almofada pós-esforço após a primeira sessão de *laser* intrauretral (a) e a segunda sessão (b)

Após 6 anos de experiência trabalhando com o *laser* intrauretral, realizamos várias linhas de pesquisa, duas das quais já foram publicadas. Como mencionado, a primeira foi essa breve experiência no manejo dos sintomas da IUE tipo III, e a segunda foi o uso dessa mesma técnica no manejo dos sintomas urinários da GSM, só que usando o *laser* uretral – esse trabalho foi premiado como o melhor trabalho apresentado na Sessão de Saúde da Mulher em 2017 pelo Congresso Americano da Academia Americana de *Laser* ASLMS.[22] A melhora foi estatisticamente significativa em todas as pacientes tratadas. Como também pode ser visto no gráfico da Figura 5-25, mostramos, por meio de nossa experiência, o uso bem-sucedido do *laser* intrauretral para melhorar a continência urinária nas pacientes que não têm desempenho adequado do esfíncter

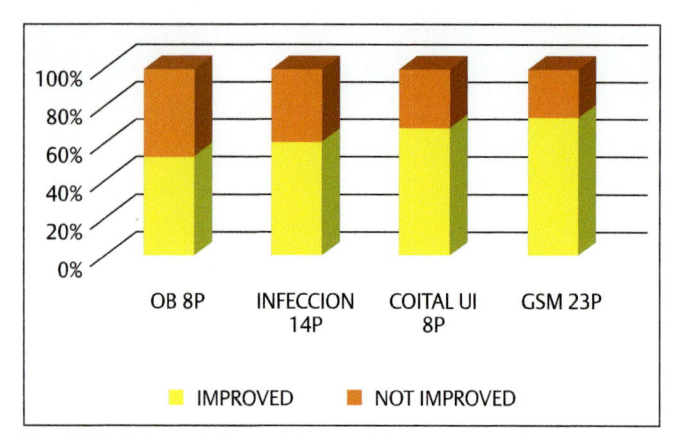

**Fig. 5-25.** Melhora da incontinência urinária após o uso do *laser* intrauretral.

da mucosa (pacientes na pós-menopausa) devido à atrofia da mucosa uretral. Esse é o exemplo de pacientes com bexiga hiperativa (OB), incontinência coital, que é a perda involuntária de urina durante a relação sexual ou o orgasmo, e também com sintomas urinários devido à uretrite infecciosa repetitiva.

Quero enfatizar aqui que, em todos esses casos, o que estamos buscando é melhorar a continência, tentando melhorar o trofismo da mucosa uretral. Digo isso para entender qual é o sentido de usar essa técnica no caso, por exemplo, de uma bexiga hiperativa, em que, logicamente, uma contração desinibida do detrusor causará sintomas de urgência e/ou incontinência, mais certamente em um cenário de continência deficiente devido a uma perda da função do esfíncter da mucosa. Em outras palavras, estamos tentando melhorar a capacidade de coaptação uretral da mulher. Podemos perfeitamente combinar isso com o uso de anticolinérgicos e, dessa forma, melhorar ainda mais a qualidade de vida de nossas pacientes.

A sequência fotográfica (Figs. 5-26 a 5-29) mostra o processo passo a passo do tratamento com *laser* intrauretral que é realizado sem anestesia no consultório e não leva mais de 10 minutos para ser feito. Os parâmetros que usamos para esse tratamento são de fluxo de baixa energia, apenas para realizar um aquecimento superficial da mucosa e da submucosa uretral. Usamos 1,5 J/cm² e, como mencionado, a sobreposição de pulsos longos para exercer o efeito desejado na mucosa e submucosa uretral.

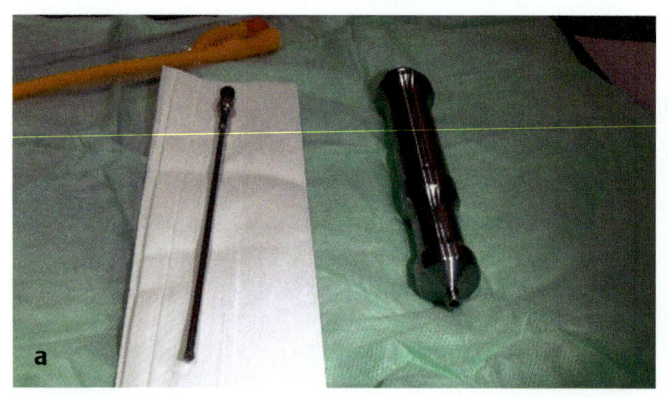

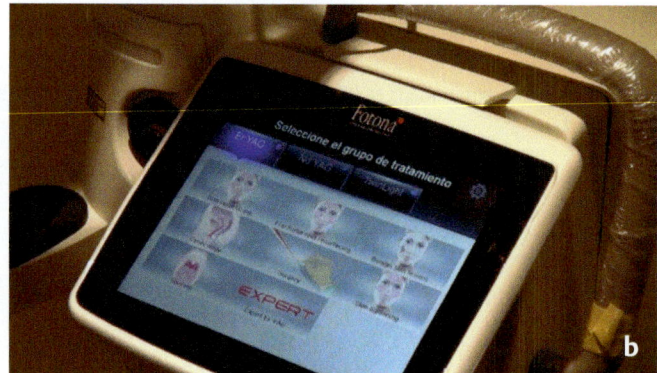

**Fig. 5-26.** (**a**) Cânula de 4 mm (8 french) com peça de mão para fixação no braço do *laser*. (**b**) Tela do *laser*.

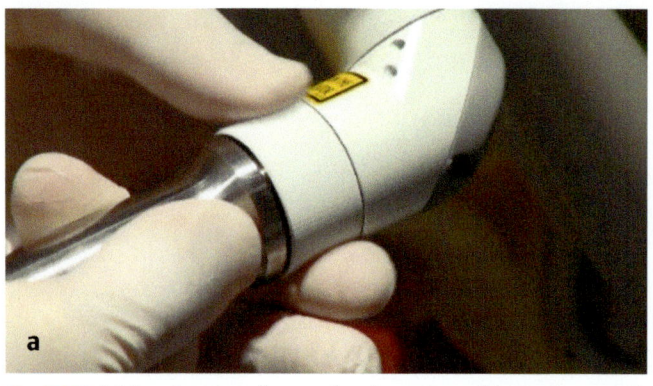

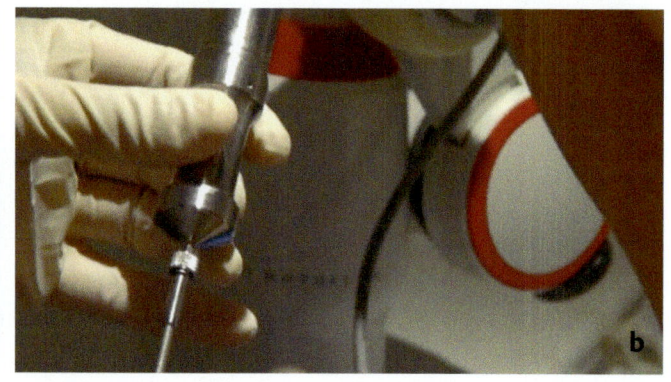

**Fig. 5-27.** (**a**) Acoplamento da peça de mão ao *laser*. (**b**) Cânula montada na peça de mão.

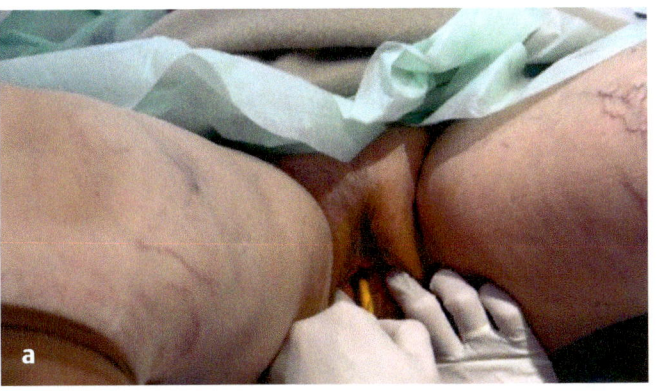

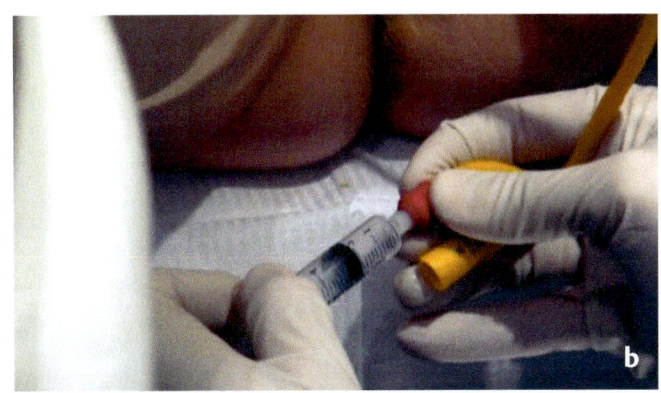

**Fig. 5-28.** (**a**) Evacuação da bexiga e medição da urina residual. (**b**) O cateter de Foley é inflado para a medição uretral.

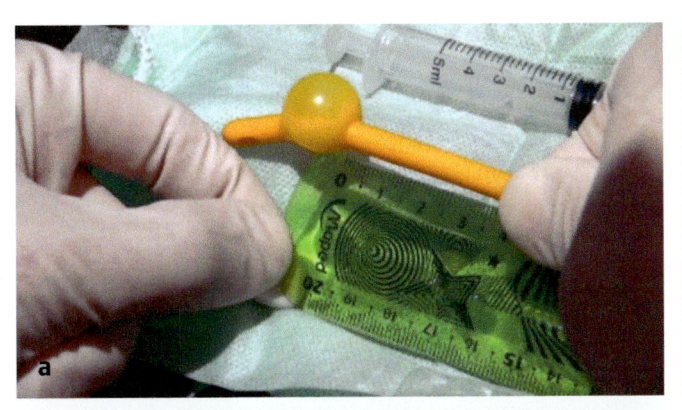

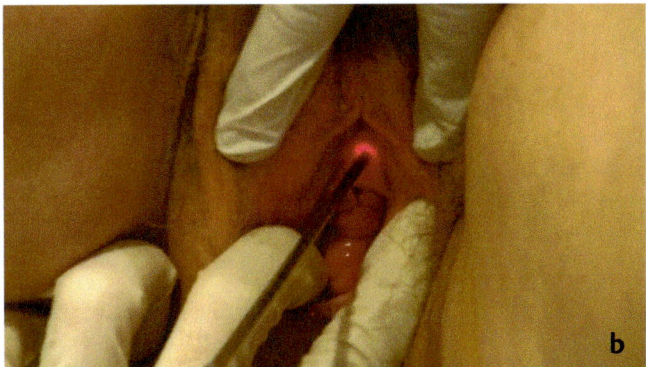

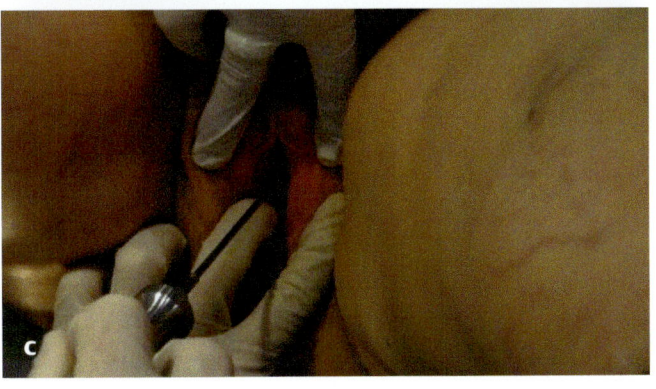

**Fig. 5-29.** (**a**) Medição do comprimento da uretra. (**b, c**) Introdução da cânula na uretra. São feitas quatro passagens ao longo de todo o comprimento da uretra, removendo a cânula e disparando quatro pulsos de *laser* a cada 2,5 mm da extensão da cânula de 8 polegadas.

## CONCLUSÃO

Para concluir, gostaria de destacar que, após quase 15 anos de uso da luz *laser* em minha especialidade, estou convencido de que, dentro da estrutura do que é conhecido sob o novo conceito de Ginecologia Regenerativa e Funcional, o uso de terapias a *laser* deu um importante impulso à nossa atividade profissional, em termos de melhora da qualidade de vida de nossas pacientes.

## REFERÊNCIAS BIBLIOGRÁFICAS

1. Portman DJ, Gass ML. Genitourinary syndrome of menopause: New terminology for vulvovaginal atrophy from the International Society for the Study of Women's Sexual Health and the North American Menopause Society. Vulvovaginal Atrophy Terminology Consensus Conference Panel. Menopause 2014;21(10):1063-1068.
2. Management of symptomatic vulvovaginal atrophy: 2013 position statement of the North American Menopause Society. Menopause 2013;20(9):888-902; quiz 903-904.
3. Santoro N, Komi J. Prevalence and impact of vaginal symptoms among postmenopausal women. J Sex Med. 2009;6(8):2133-2142.
4. Kaufman RH, Faro S. Benign diseases of the vulva and vagina. 4th ed. Mosby; 1994. p. 1-12.
5. Iosif CS, Bekassy Z. Prevalence of genito-urinary symptoms in the late menopause. Acta Obstet Gynecol Scand. 1984;63(3):257-260.
6. Portman DJ, Gass ML. Genitourinary syndrome of menopause: New terminology for vulvovaginal atrophy from the International Society for the Study of Women's Sexual Health and the North American Menopause Society. Vulvovaginal Atrophy Terminology Consensus Conference Panel. Menopause. 2014;21(10):1063-1068.

7. Cardozo L, Bachmann G, McClish D, Fonda D, Birgerson L. Meta-analysis of estrogen therapy in the management of urogenital atrophy in postmenopausal women: Second report of the Hormones and Urogenital Therapy Committee. Obstet Gynecol. 1998;92(4 Pt 2):722-727.
8. Gaspar A, Addamo G, Brandi H. Vaginal fractional $CO_2$ laser: A minimally invasive option for vaginal rejuvenation. Am J Cosmetic Surg. 2011;28(3):156-162.
9. Salvatore S, Leone Roberti Maggiore U, Athanasiou S, Origoni M, Candiani M, et al. Histological study on the effects of microablative fractional $CO_2$ laser on atrophic vaginal tissue: An ex vivo study. Menopause. 2015;22(8):845-849.
10. Gambacciani M, Levancini M, Cervigni M. Vaginal erbiumlaser: The second-generation thermotherapy for the genitourinary syndrome of menopause. Climacteric. 2015;18:757-763.
11. Gaspar A, Brandi H, Gomez V, Luque D. Efficacy of Erbium:YAG Laser Treatment Compared to Topical Estriol Treatment for Symptoms of Genitourinary Syndrome of Menopause. Lasers in Surg Med. July 2016.
12. Vizintin Z, Lukac M, Kazic M, Tettamanti M. Erbium laser in Gynecology. Climateric. Sep 14, 2015.
13. Tadir Y, Gaspar A, Lev-Sagie A, Alexiades M, Alinsod R, Bader A, et al. Light and Energy Based Therapeutics for Genitourinary Syndrome of Menopause: Consensus and Controversies. Laser Surg Med. 2017;49(2):137-159.
14. Gaspar A. Comparison of new minimally invasive Er:YAG laser treatment and hormonal replacement therapy in the treatment of vaginal atrophy. Climacteric 2014;17(Suppl 1):48-108, P 124 (Abstr).
15. Gambacciani M, Levancini M. Short term effect of Vaginal Erbium Laser on the Genitourinary Syndrome of Menopause, Minerva Ginecologica, March; 2015.
16. Gambacciani M, Levancini M. "Vaginal Erbium Laser: the Second Generation Thermotherapy for the Genitourinary Syndrome of Menopause (GSM) in Breast Cancer Survivors. A preliminary report of a pilot study". Italian J Gynecol Obstetric. 2015; 27:N1.
17. Gambacciani M, Levancini M, Cervini M. Vaginal erbium laser: the second-generation thermotherapy for the genitourinary syndrome of menopause". Climacteric. 2015;18:1-7.
18. Gambacciani M, Torelli MG, Martella L, Bracco GL, Casagrande AG, Albertin E, et al. Rationale and design for the Vaginal Erbium Laser Academy Study (VELAS): an international multicenter observational study on genitourinary syndrome of menopause and stress urinary incontinence. Climacteric. 2015;18(sup1):43-48.
19. Menopause society. Management of symptomatic vulvovaginal atrophy: 2013 position statement of The North American Menopause Society. Menopause. 2013;20(9):888-902, 904.
20. Bump RC, Coates KW, Cundiff GW, Harris RL, Weidner AC. Diagnosis intrinsic sphincteric deficiency: comparing urethral clousure pressure, urethral axis and valsalva leak point preassures. Am J Obstet Gynecol. 1997;177(2):303-10.
21. Gaspar A, Brandi H. Non-ablative erbium YAG laser for the treatment of type III stress urinary incontinence (intrinsic sphincter deficiency). Lasers Med Sci. 2017;32(3):685-691.
22. Gaspar A, Maestri S, Silva J, Brandi H, Luque D, Koron N, et al. Intraurethral Erbium:YAG Laser for the Management of Urinary Symptoms of Genitourinary Syndrome of Menopause: A Pilot Study. Lasers Med Sci 2018;(5).

# *LASER* ESCULTURA GENITAL PONTUAL COM *LASER* DE CO$_2$ (TÉCNICA LEGP.WB)

**CAPÍTULO 6**

Wildecir Barros de Oliveira Carneiro ■ Ana Karina Bartmann

## RESUMO

A estética vulvar e vaginal foi um tópico historicamente envolto em tabus. Atualmente, há uma crescente demanda por procedimentos estéticos íntimos, não apenas para elevar a autoestima, mas também para corrigir alterações anatômicas decorrentes de diversos fatores. Esses procedimentos não se limitam à estética, pois também oferecem benefícios regenerativos.

A utilização do *laser* de CO$_2$ na estética genital teve desafios iniciais, como cicatrizes e queimaduras, mas com a introdução do modelo fracionado obteve melhorias significativas.

Neste capítulo, apresentamos a técnica inovadora de *laser* escultura genital Pontual.WB, descrevendo suas aplicações e procedimentos. Essa abordagem demonstra eficácia na estimulação do colágeno e na minimização do tecido fibrótico, proporcionando resultados positivos e seguros.

Há diversas aplicações para a técnica, incluindo a correção de deformidades e sequelas de procedimentos anteriores.

A técnica de *laser* pontual (LEG.WB) é altamente eficaz desde que aplicada adequadamente por profissional capacitado, sendo de fácil replicação e segurança, promovendo um potencial significativo de melhoria na qualidade de vida das pacientes.

## INTRODUÇÃO

A estética vulvar e vaginal é um tema historicamente envolto em tabus. Muitas mulheres acreditam que sua genitália não é esteticamente agradável e, consequentemente, têm dificuldade em compartilhá-la com confiança. No entanto, atualmente, há uma crescente tendência em busca da satisfação estética não apenas para áreas, como mamas e rosto, mas também para a vulva e a vagina.

Procedimentos estéticos íntimos têm sido realizados por mulheres ao longo da história, com registros que datam desde o Egito Antigo, incluindo clareamentos, reduções e expansões dos lábios e da própria vagina. No entanto, foi apenas recentemente que esses procedimentos ganharam destaque. Pioneiros na área de Estética Genital, como Honore, O'Hara, Hodgkingson, Hait, Chavis, La Feria e Nicolini, emergiram, nas décadas de 1970 e 1980. Inicialmente, os termos utilizados eram "cirurgia plástica cosmética feminina (CPCF)" e "cirurgia estética vulvovaginal (CEVV)". Com o avanço das técnicas, esses termos evoluíram, e, atualmente, o mais apropriado é o termo "cosmetoginecologia regenerativa".

O aumento da busca por informações sobre cirurgias estéticas, incluindo faciais e corporais, naturalmente levou à procura por procedimentos que também aprimorem a estética das áreas íntimas. Isso não apenas para elevar a autoestima, mas também para corrigir possíveis alterações anatômicas decorrentes do envelhecimento, parto, doenças ou cirurgias anteriores. Vale ressaltar que esses procedimentos íntimos não se restringem apenas a fins estéticos, pois também possuem notáveis benefícios regenerativos.

No entanto, é importante destacar que as intervenções cirúrgicas, embora minimamente invasivas, são procedimentos médicos que, como todos os atos médicos, apresentam riscos potenciais que variam de desconforto leve a sérios impactos físicos e psicológicos. A literatura sobre Cosmetoginecologia Regenerativa ainda é limitada, dada a novidade dessa área. Da mesma forma, os procedimentos são recentes e requerem tempo para serem devidamente difundidos, com treinamentos técnicos específicos necessários para garantir sua prática segura.

Além disso, há a questão da curva de aprendizagem. Mesmo que os ginecologistas saiam de suas formações médicas com habilidades cirúrgicas sólidas, eles precisam se familiarizar com o campo da medicina fotônica, que desempenhou um papel crucial na evolução da Cosmetoginecologia. Sem essa tecnologia, estaríamos limitados aos métodos cirúrgicos tradicionais, que, ao longo dos anos, demonstraram resultados menos satisfatórios em termos de fibrose, dor e eficácia. Portanto, o treinamento em medicina fotônica é uma parte fundamental da formação para os ginecologistas que desejam atuar nessa área específica.

Nesse contexto, é imperativo que os ginecologistas estejam sensíveis a essa demanda e estejam preparados para oferecer tratamentos estéticos íntimos. O desconhecimento sobre os tratamentos disponíveis e as tecnologias utilizadas pode criar obstáculos na abordagem das pacientes. Os problemas estéticos genitais não devem ser desvalorizados, considerados secundários ou rotulados como modismos. Além disso, cabe aos médicos apoiarem e encorajarem as pacientes que buscam esses tratamentos, pois eles podem ser fundamentais para a recuperação da autoestima e da sexualidade das mulheres.

## LASER DE $CO_2$

O *laser* de $CO_2$ emergiu com grande entusiasmo, trazendo promessas e perspectivas notáveis. Inicialmente, essa tecnologia era vista como promissora devido à sua capacidade de tratar lesões cicatriciais inestéticas e reverter o envelhecimento tecidual. No entanto, sua primeira versão, que emitia energia de forma contínua para remover a epiderme e a derme, revelou-se problemática. A emissão contínua de energia era altamente ablativa e dependente de diversos fatores, como potência, fototipo, tipo de pele e experiência do profissional. Isso resultou em várias complicações e sequelas, como despigmentação, hiperpigmentação, cicatrizes e queimaduras por fulguração.

Devido a essas complicações e desafios no manuseio, o *laser* de $CO_2$ foi temporariamente esquecido, sendo substituído por outras tecnologias emergentes que não conseguiram igualar sua eficácia. No entanto, por volta de 2003, Huzaira introduziu a ideia do fracionamento de energia, e, em 2004, Manstein desenvolveu o primeiro protótipo fracionado, usando o *laser Erbium* 1550 (Fraxel *Laser*). Esse sistema trouxe uma abordagem mais segura e eficaz para a utilização do $CO_2$. O modelo fracionado permitiu minimizar ou eliminar as complicações associadas à emissão contínua.

O conceito fundamental do fracionamento envolvia a criação de múltiplos microfeixes de $CO_2$ com espaçamento entre eles. Isso tornou o procedimento menos agressivo e mais uniforme, visando ao tratamento em partes específicas da área-alvo. Em termos técnicos, o *laser* gerava pequenas lesões térmicas chamadas de *micro thermal zones*, que produziam vaporização tecidual de tamanhos e densidades variáveis e cicatrizavam rapidamente, resultando em um efeito de rejuvenescimento tecidual.

Apesar dessa genial transição do modelo contínuo para o fracionado, houve evoluções adicionais ao longo dos anos. Empresas europeias, especialmente na Itália, começaram a explorar energias que causassem danos térmicos mínimos, transformando o fracionamento em uma abordagem dinâmica. Isso envolveu ajustes na energia, diâmetro dos feixes, espaçamento entre os microfeixes e profundidades, culminando no desenvolvimento de equipamentos dinâmicos.

## TÉCNICA *LASER* ESCULTURA GENITAL PONTUAL. WB (LEGP.WB)

Com o avanço contínuo da tecnologia do *laser* de $CO_2$, desenvolvida pela empresa italiana DEKA Laser, surgiu uma busca incansável por aprimorar e explorar ainda mais essa tecnologia em busca de resultados terapêuticos mais eficazes e inovadores na região vulvovaginal. Foi nesse contexto que, entre 2011 e 2012, a técnica LEGP.WB começou a ser desenvolvida e, após dois anos de testes, foi aplicada com sucesso, utilizando uma ponteira cirúrgica de emissão contínua. Essa abordagem demonstrou resultados reais e surpreendentes, dando origem à técnica de *laser* escultura Pontual.WB.

A denominação "*laser* escultura" reflete a liberdade de ajustar a exposição da energia, inaugurando uma nova abordagem nos tratamentos onde a capacitação precisa e uma curva de aprendizado são cruciais para obter resultados efetivos. O período de recuperação após o procedimento varia de 7 a 30 dias, dependendo de fatores individuais, como resposta tecidual, área tratada, patologia e reações adversas.

## DESCRIÇÃO DA TÉCNICA LEGP.WB

A *Laser* Escultura Genital Pontual (LEGP.WB) é uma abordagem inovadora no uso do *laser* de $CO_2$ cirúrgico, desenvolvida pelo Dr. Wildecir Barros. Além de estimular a produção de colágeno na região genital tratada, essa técnica minimiza a formação de tecido fibrótico, reduzindo assim efeitos indesejados, como cicatrizes, dispareunia (dor durante o sexo) e perda de sensibilidade. Com a utilização do *laser* de $CO_2$ no protocolo LEGP.WB, é possível realizar procedimentos com alta precisão e efetividade, resultando na remoção de tecido em excesso e retração das estruturas. Isso permite um tratamento eficaz em áreas onde a cirurgia convencional é limitada, como a correção da hipertrofia do clitóris e seu reposicionamento anatômico.

A técnica é realizada com o uso de uma ponteira cirúrgica de 2 milímetros que emite energia de forma contínua. A energia pode ser ajustada em termos de potência, dependendo da patologia e da área tratada, variando de 1 a 10 Watts. Essa abordagem dinâmica permite uma otimização eficaz e criativa do *laser* de $CO_2$, adaptada às necessidades individuais de cada paciente.

## PROCEDIMENTO

1. Avaliação e planejamento personalizado para cada caso.
2. Marcação da área a ser tratada em uma visualização tridimensional.
3. Assepsia da região com clorexidina aquosa ou alcoólica.
4. Anestesia local ou regional, usando *xylocaina* com epinefrina a 2% ou anestésico tópico de alta concentração.
5. Aguardar o tempo de anestesia, geralmente de 10 a 20 minutos, antes de iniciar o procedimento.
6. Colocação da ponteira de 2 milímetros projetada para a técnica.
7. Configuração do aparelho de *laser* de $CO_2$ para emissão contínua, escolhendo entre energia UP (ultrapulso) ou HP (pulso alto).
8. Determinação da potência da energia a ser utilizada, adaptada à patologia e área tratada.

## REALIZAÇÃO DA TÉCNICA LEGP.WB

Para garantir a segurança máxima da técnica LEGP.WB, é fundamental:

- Utilizar o *laser* de $CO_2$ no modo contínuo.
- Empregar uma ponteira cirúrgica de 2 milímetros projetada para essa técnica.
- Utilizar energias de baixo dano térmico, como HP (pulso alto) e UP (ultrapulso).
- Conhecer e compreender o tempo de exposição da energia, variável conforme o tratamento proposto.
- Receber capacitação por meio de treinamento especializado.

# LASER ESCULTURA GENITAL PONTUAL COM LASER DE $CO_2$ (TÉCNICA LEGP.WB)

## INDICAÇÕES PARA LASER ESCULTURA GENITAL PONTUAL.WB

A técnica de Laser Escultura Genital Pontual.WB oferece uma ampla gama de aplicações, incluindo:

- Estimulação de tecido e mucosa genital.
- Remodelação.
- Retração.
- Volumização.
- Correção de deformidades iatrogênicas e genéticas, cirúrgicas ou não cirúrgicas.

É importante destacar que a técnica também é eficaz na correção de sequelas de procedimentos anteriores na região vulvovaginal, como eversão da mucosa vaginal após labioplastia excessiva, deformidades no capuz do clitóris, melhoria de cicatrizes inestéticas, redução e remodelação ou volumização dos pequenos e grandes lábios, bem como na recuperação da incontinência urinária de esforço e cistocele.

## COMPLICAÇÕES DA TÉCNICA LEGP.WB

Até o momento, apenas dois casos de despigmentação foram registrados durante o uso da técnica, devido à utilização de ponteiras de 4 e 7 milímetros e exposição inadequada de energia. Para solucionar essa questão, foi desenvolvida uma ponteira com diâmetro extremamente fino e energias com mínimo dano térmico, garantindo a segurança da LEGP.WB.

## FOTOS ANTES E DEPOIS (FIGS. 6-1 A 6-10)

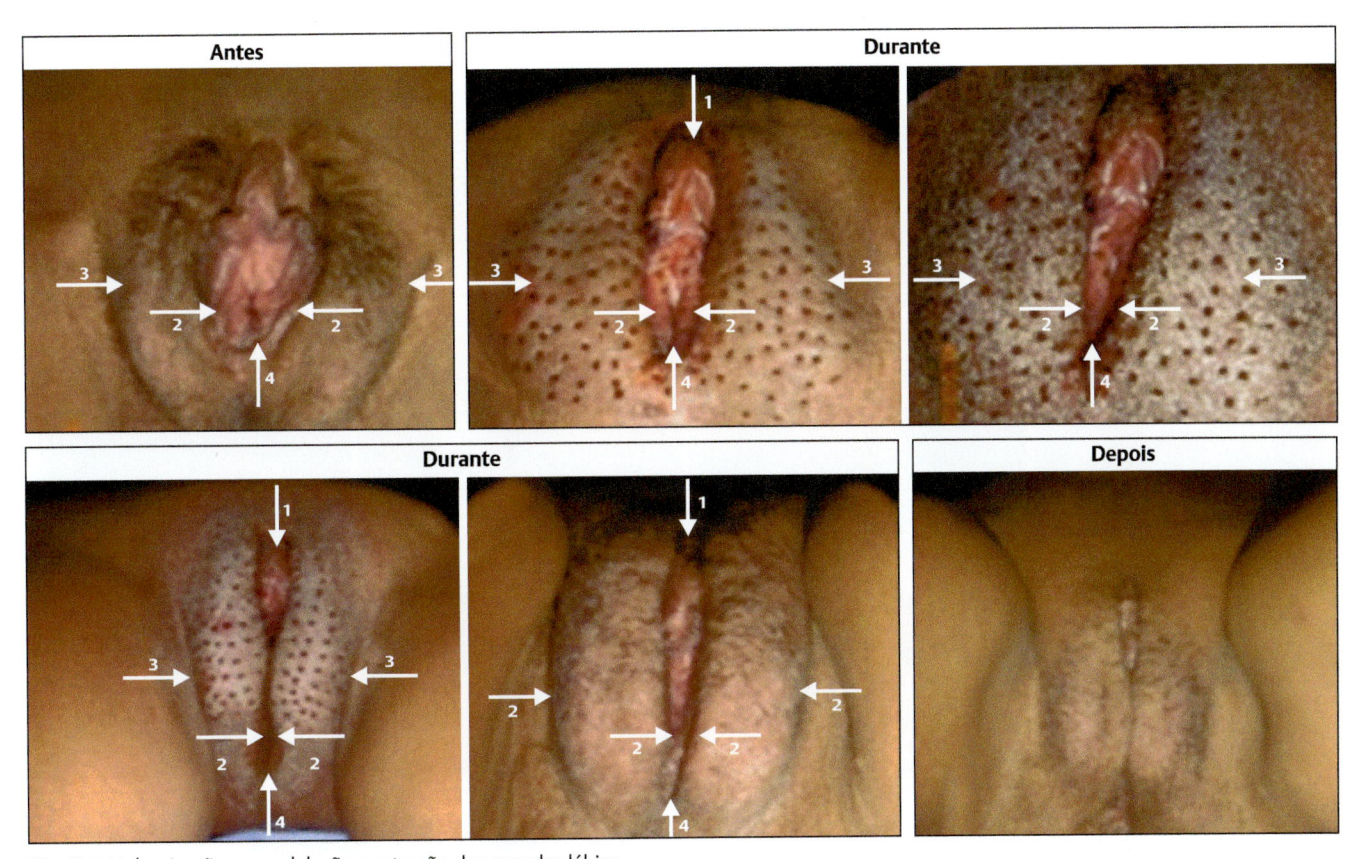

Fig. 6-1. Volumização, remodelação e retração dos grandes lábios.

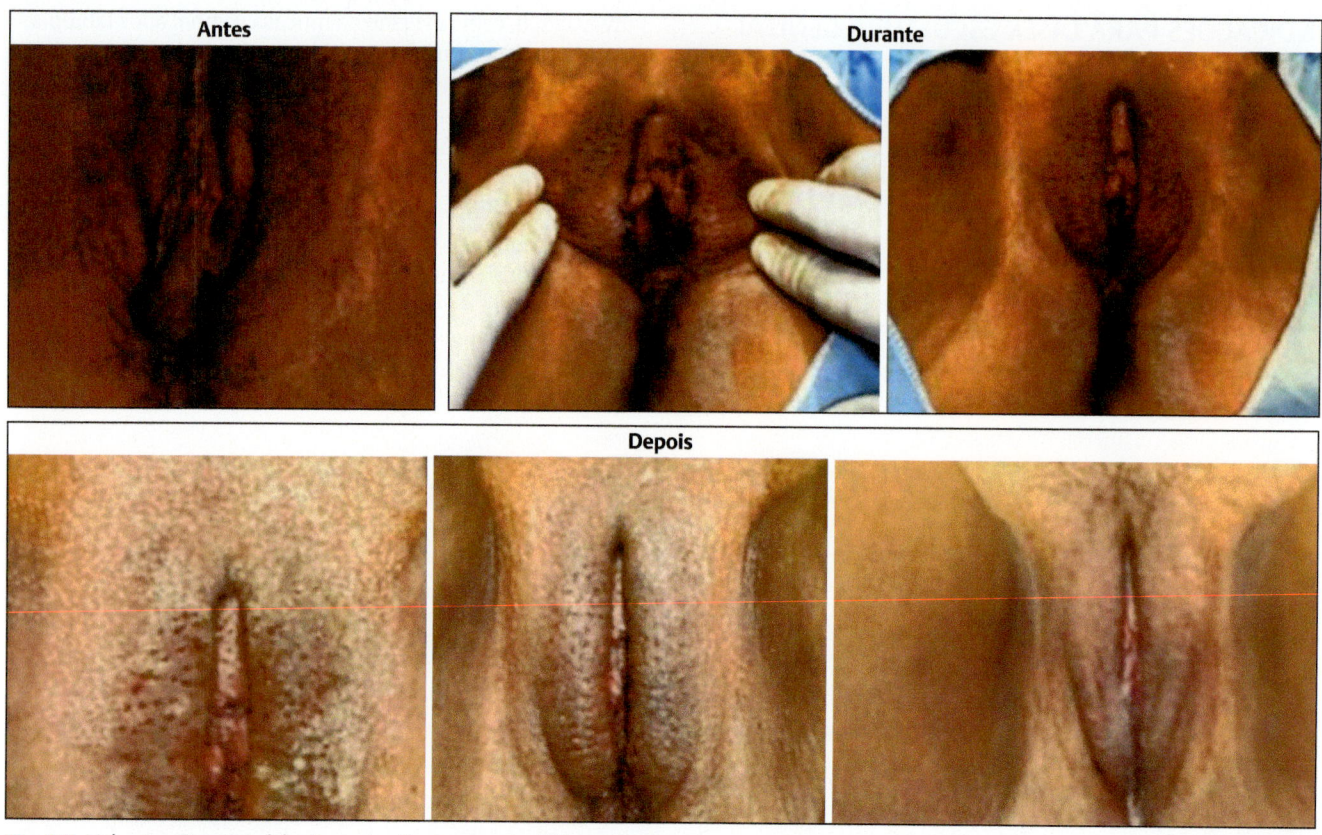

**Fig. 6-2.** Volumização, remodelação e retração dos grandes lábios.

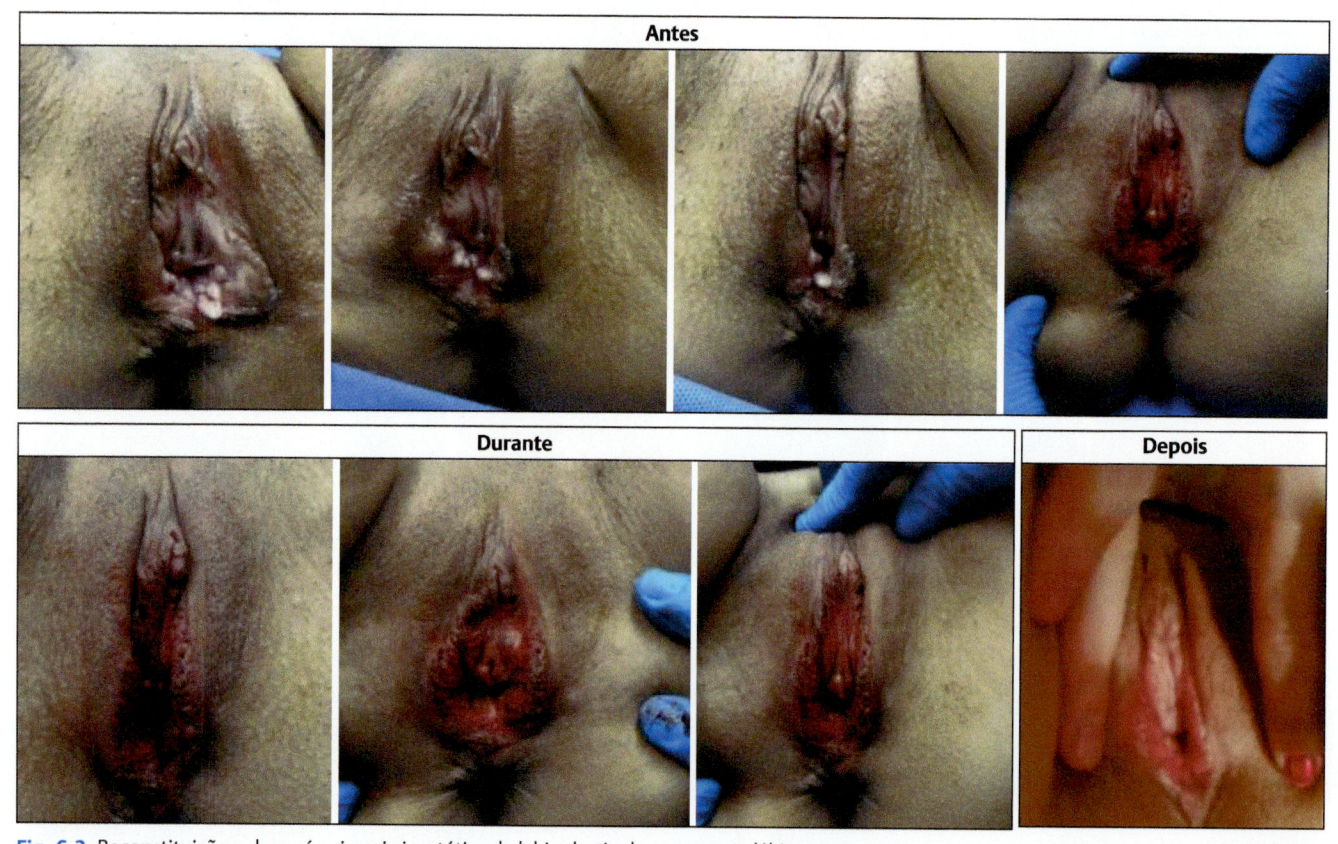

**Fig. 6-3.** Reconstituição vulvar pós-cirurgia inestética de labioplastia dos pequenos lábios.

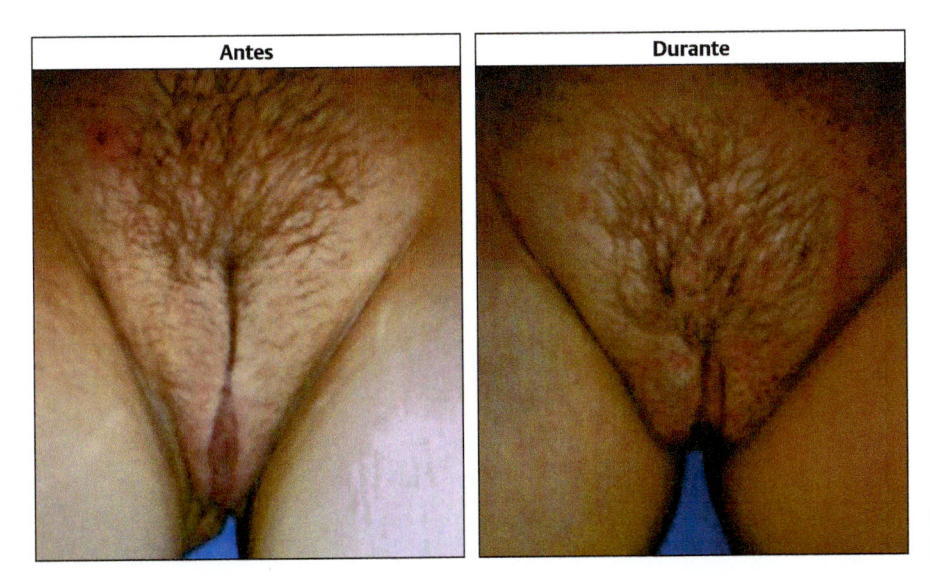

LASER ESCULTURA GENITAL PONTUAL COM LASER DE CO$_2$ (TÉCNICA LEGP.WB) 51

**Fig. 6-4.** Volumização e reposicionamento dos grandes lábios.

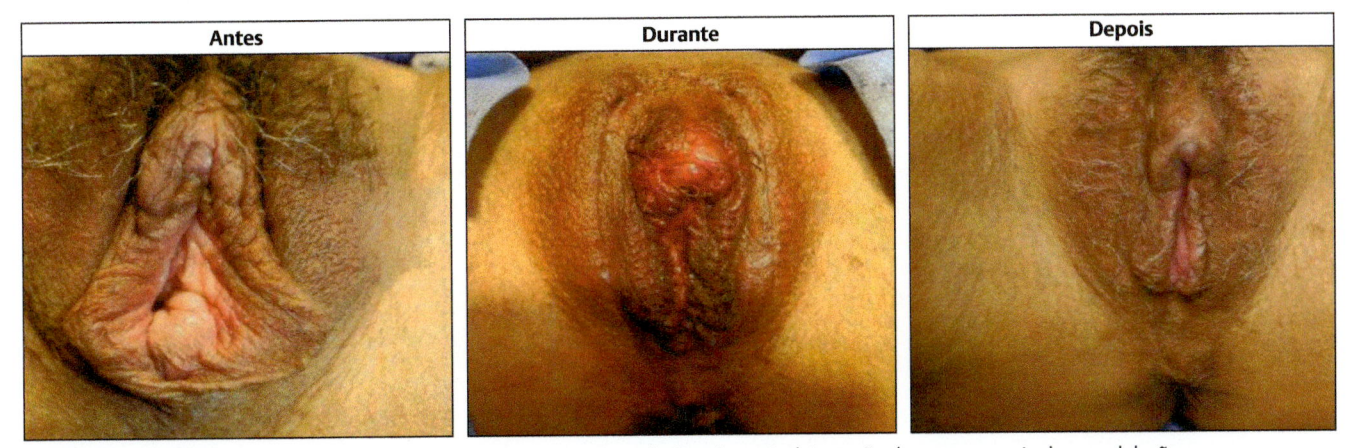

**Fig. 6-5.** Volumização dos grandes lábios, reconstrução do períneo e da fúrcula vaginal, inversão da mucosa vaginal, remodelação e reposicionamento do clitóris.

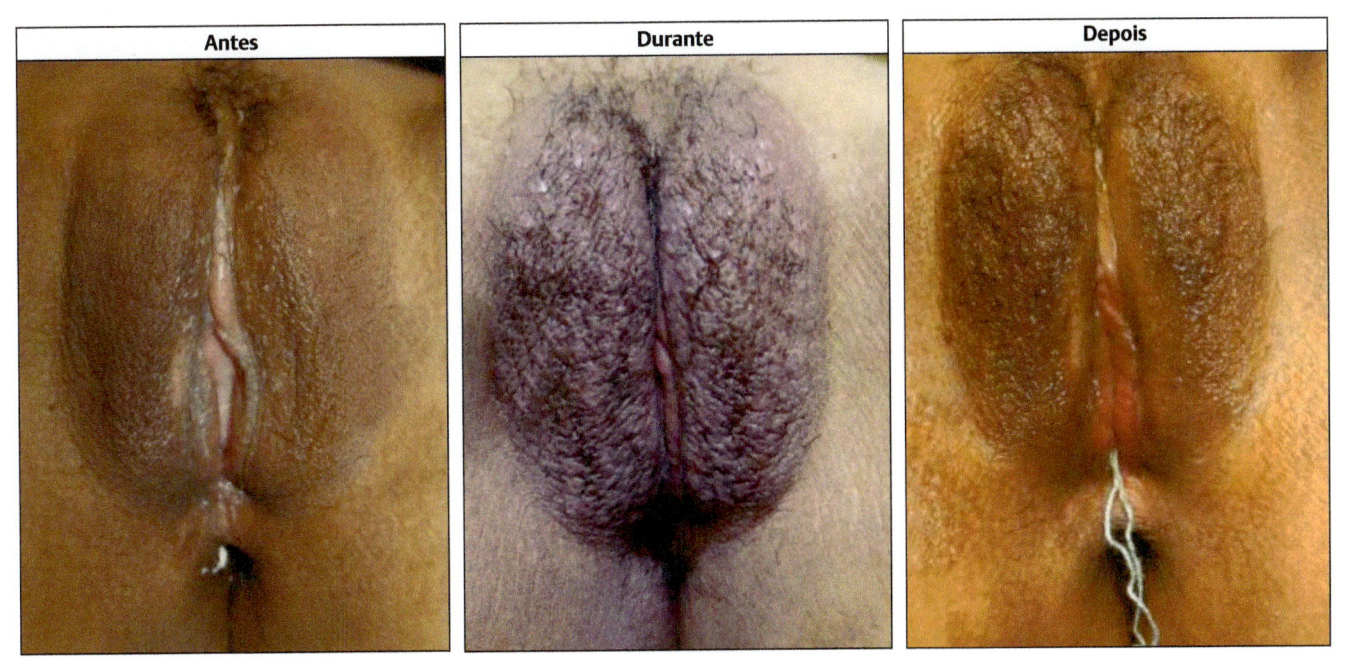

**Fig. 6-6.** Remodelação e volumização dos grandes lábios.

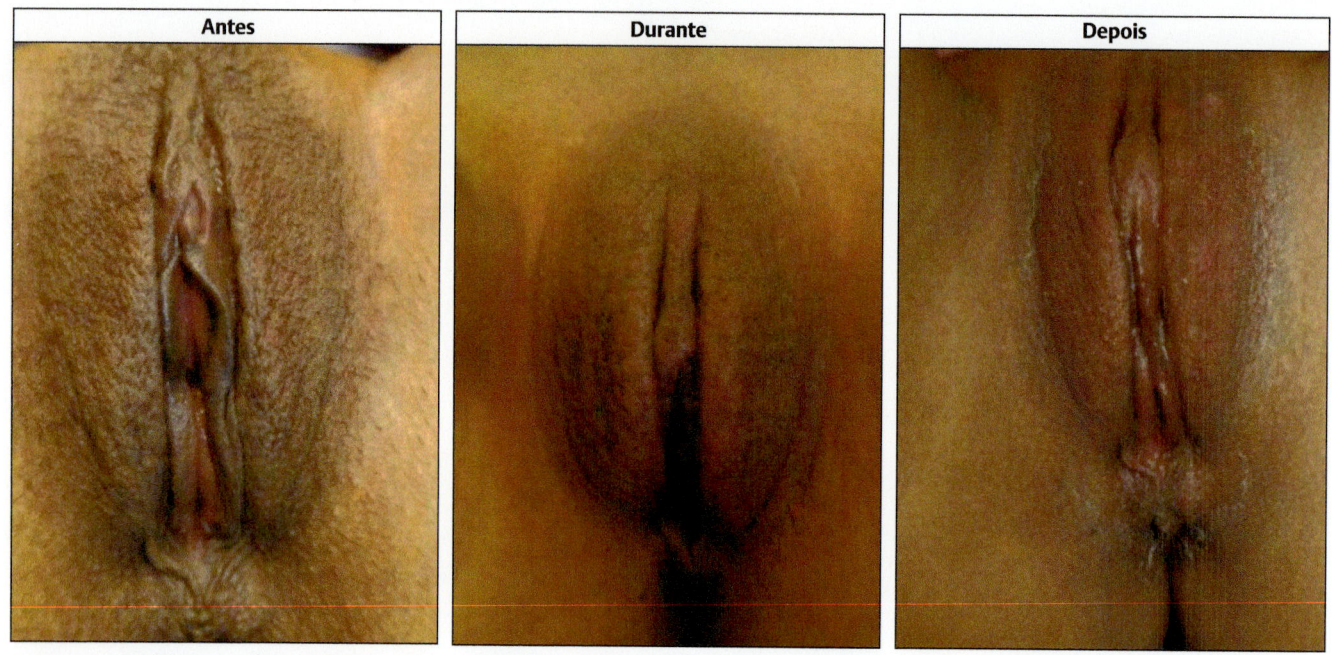

**Fig. 6-7.** Remodelação e volumização dos grandes lábios, redução dos pequenos lábios, inversão da mucosa vaginal e reconstituição da fúrcula vaginal.

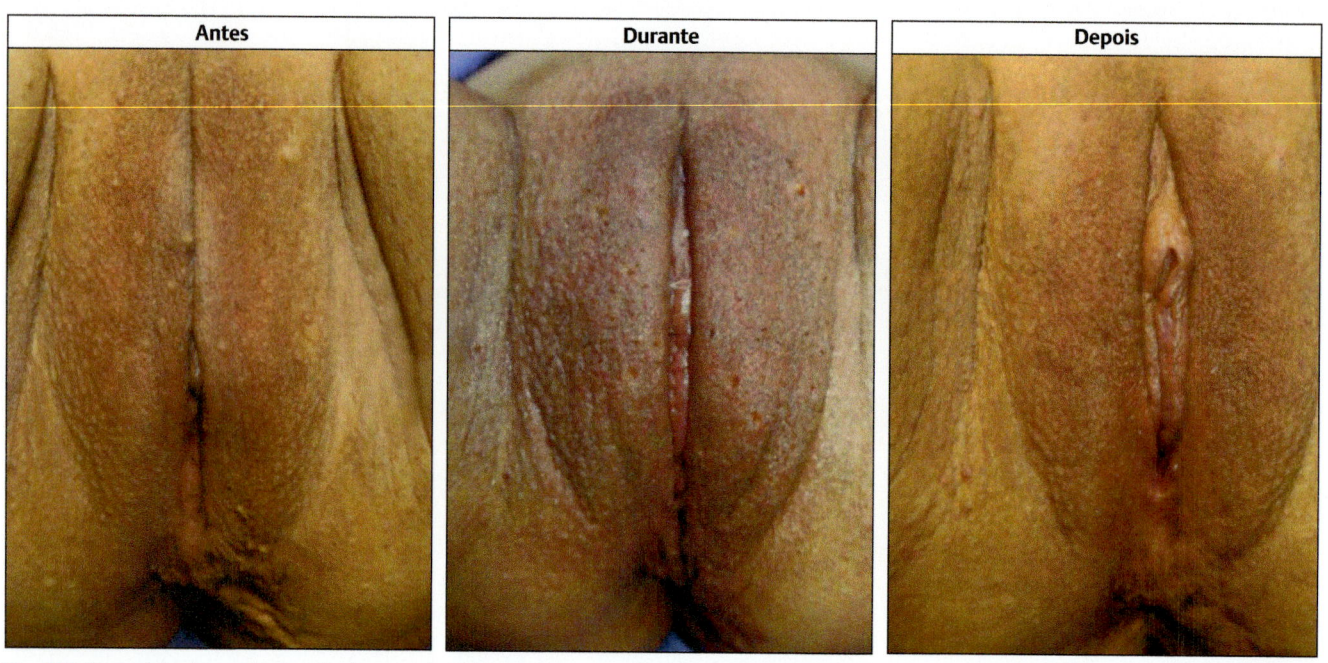

**Fig. 6-8.** Remodelação e volumização dos grandes lábios.

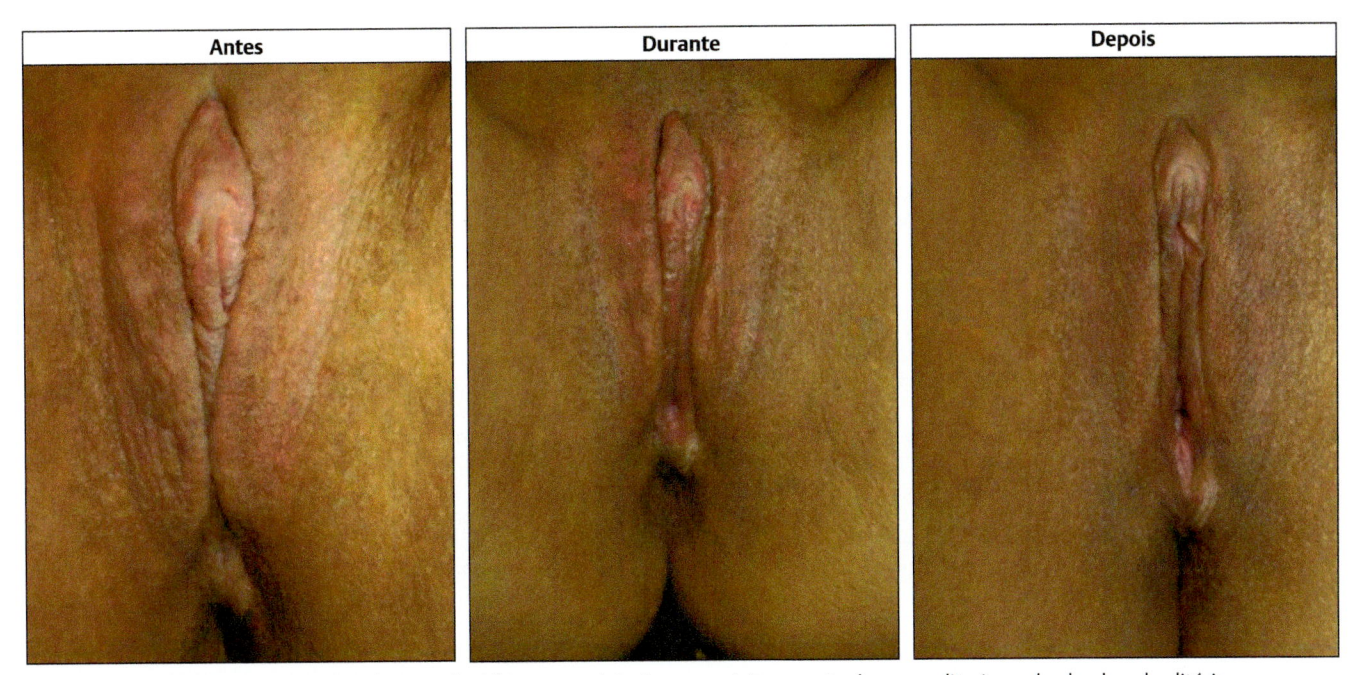

**Fig. 6-9.** Remodelação e volumização dos grandes lábios, remodelação e reposicionamento do capuz clitoriano, da glande e do clitóris.

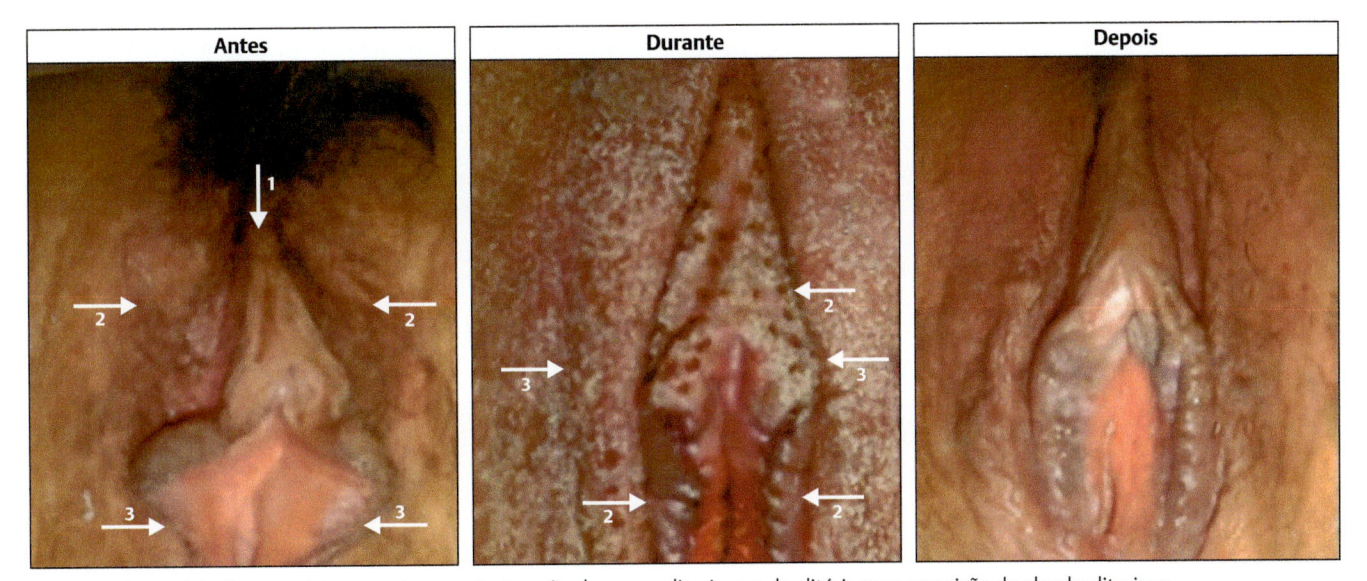

**Fig. 6-10.** Remodelação, reposicionamento e reestruturação do capuz clitoriano e do clitóris com exposição da glande clitoriana.

## CONCLUSÃO

A abordagem de utilização do *laser* pontual demonstrou eficácia notável quando aplicada de acordo com o protocolo técnico/teórico desenvolvido. É crucial enfatizar a importância da capacitação médica para a execução dessa técnica. Além disso, é fundamental orientar as pacientes sobre a forma correta de realização, destacando os possíveis riscos envolvidos e a possibilidade de necessidade de múltiplas sessões em alguns casos, visando aprimorar a eficácia e alcançar resultados ainda mais satisfatórios. Portanto, essa técnica é facilmente replicável, de manuseio acessível e oferece resultados notavelmente positivos, com um nível de segurança excepcional.

## BIBLIOGRAFIA

Adamo C, Corvi M. Cosmetic mucosal vaginal tightening (lateral colpopphaphy): improving sexual sensitivity in women with a sensation of wide vagina. Plast Reconstr Surg. 2009;123(6):212e-3e.

Aleem S, Adams EJ. Labiaplasty Obstet Gynaecol Reprod Med. 2012;22:50.

Alter GJ. Central Wedge(Alter) labia minora reduction. J Sex Med. 2015;12(7):1514-8.

Amin SP, Goldberg DJ. Clinical comparison of four hair removal lasers and light sources. J Cosmet Laser Ther. 2006 Jun;8(2):65-8.

Barbara G, Facchin F, Buggio L, Alberico D, Frattaruolo MP, Kustermann A. Vaginal rejuvenation: current perspectives. Internat J Women's Health. 2017;9:513-519.

Baugh WP, Trafeli JP, Barnette DJ Jr, Ross EV. Hair reduction using a scanning 800 nm diode laser. Dermatol Surg. 2001.

Benadiba L. [Labiaplasty: plastic or cosmetic surgery? Indications, techniques, results and complications]. Ann Chir Plast Esthétique. 2010;55(2):147-52.

Bouzari N, Tabatabai H, Abbasi Z, Firooz A, Dowlati Y. Laser hair removal: comparison of long-pulsed Nd:YAG, long-pulsed alexandrite, and long-pulsed diode lasers. Dermatol Surg. 2004.

Dickinson RL. Atlas of Human Sex Anatomy. Williams & Wilkins Co – 1949..

Dobbeleir JM, Landuyt KV, Monstrey SJ. Aesthetic surgery of the female genitália. Semin Plast Surg, 25:130, 2011.

Fonkalsrud EW, Kaplan S, Lippe B. Experience with reduction clitoroplasty for clitoral hypertrophy. Ann Surg. 1977;186(2):221-226.

Goodman MP, Placik OJ, Benson RH, Miklos JR, Moore RD, Jason RA, et al. A large multicenter outcome study of female genital plastic surgery. J Sex Med. 2010;7(4 Pt 1):1565-77.

Goodman MP. Female cosmetic genital surgery. Obstet Gynecol. 2009.

Goodman MP. Female genital cosmetic and plastic surgery: a review. J Sex Med. 2011;8(6):1813-25.

Graves KL, Wilson EA, Greene JW Jr. Surgical technique for clitoral reduction. Obstet Gynecol. 1982;59:758.

Hamori CA. Aesthetic surgery of the female genitália: labiaplasty and beyond. Plast Reconst Surg. 2014;134:661.

Hamori CA. Postoperative clitoral hood deformity after labiaplasty. Aesthet Surg J. 2013;33:1030.

Hunter JG. Labia minora, labia majora and clitoral hood alteration: Experience-Based Recommendations. Aesthet Surg J. 2016;36(1):71-9.

Iglesia CB, Yurteri-Kaplan L, Alinsod R. Female genital cosmetic surgery: a review of techniques and outcomes. Int Urogynecol J. 2013;24(12) 1997-2009.

Kaefer M, Rink RC. Treatment of the Enlarged Clitoris. Frontiers in Pediatrics. 2017; 5:125.

Khoury JG, Saluja R, Goldman MP. Comparative evaluation of long-pulse alexandrite and long-pulse Nd: YAG laser systems used individually and in combination for axillary hair removal. Dermatol Surg. 2008.

Lean WL, Hutson JM, Deshpande AV, Grover S. Clitoroplasty: past, present and future. Pediatr Surg Int. 2007;23:289.

Likes WM, Sideri M, Haefner H, Cunningham P, Albani F. Aesthetic Practice of Labial Reduction. J Low Genit Tract Dis. 2008;12(3):210-6.

Lloyd J, Crouch NS, Minto CL, Liao LM, Creighton SM. Female genital appearance: "normality" unfolds. BJOG. 2005;112:643.

Miklos JR, Moore RD. Labiaplasty of the labia minora: patients' indications for pursuing surgery. J Sex Med. 2008;5(6):1492-5.

Motakef S, Rodriguez-Feliz J, Chung MT, Ingargiola MJ, Wong VW, Patel A. Vaginal labiaplasty: current practices and a simplified classification system for labial protrusion. Plast Reconstr Surg. 2015. Mar; 135(3):774-88.

Ostrzenski A. Clitoral subdermal hoodoplasty for medical indications and aesthetic motives. A new technique. J Reprod Med. 2012;58:149.

Ostrzenski A. Selecting aesthetic gynecologic procedures for plastic surgeons: a review of target methodology. Aesthetic Plast Surg. 2013;37(2):256-65.

Placik OJ, Arkins JA. A prospective evaluation of female external genitalia sensitivity to pressure following labia minora reduction and clitoral hood reduction. Plast Reconstr Surg. 2015;136:442e.

Rogachefsky AS, Silapunt S, Goldberg DJ. Evaluation of a new super-long-pulsed 810 nm diode laser for the removal of unwanted hair: the concept of thermal damage time. Dermatol Surg. 2002.

Sperli AE, Freitas JOG, Mello ACA. Tratamento cirúrgico da hipertrofia clitoriana. Rev Bras Cir Plast. 2011; 26(2):314-320.

Vieira -Baptista P, Lima -Silva J, Beires J. Intimate surgery: what is done and under wich scientific bases? Acta Obstet Ginecol Port. 2015;9(5):393-399.

# RADIOFREQUÊNCIA E HIFEM NA GINECOLOGIA

Alexandra Patrícia Nunes Ongaratto ▪ Beatriz Bertoldi Renaux

## INTRODUÇÃO

Neste artigo, abordaremos o uso da radiofrequência (RF) e da estimulação eletromagnética focada de alta intensidade (HIFEM) na ginecologia. Para compreendermos melhor os benefícios da RF e da HIFEM na ginecologia, é essencial revisar a anatomia, fisiologia e patologia do trato geniturinário inferior.

A mucosa vaginal é composta por tecido escamoso estratificado não queratinizado com alta densidade de receptores hormonais. O epitélio é delimitado pela lâmina própria, estrutura de tecido conjuntivo denso que forma múltiplas projeções no epitélio, levando pequenos vasos que o nutrem. Abaixo da lâmina própria encontram-se duas camadas musculares, sendo a superficial composta por fibras circulares, e a profunda por fibras longitudinais. Por fim, a vagina possui uma camada de tecido conjuntivo frouxo, chamada adventícia.

Quando olhamos especificamente para o epitélio, vemos um processo de diferenciação celular. As células basais encontram-se na camada mais profunda do epitélio e, conforme se superficializam, acumulam glicogênio no seu interior. A lise e descamação das células superficiais liberam o glicogênio intracelular, que é convertido em ácido láctico pelos lactobacilos da flora vaginal, tornando o pH vaginal ácido. Na adventícia, a presença de fibras de colágeno dos tipos I, III e V e elastina confere resistência e elasticidade, respectivamente, ao tecido; a matriz extracelular é rica em glicosaminoglicanos, protoglicanos e glicoproteínas, que atraem moléculas de água, dando turgor à mucosa.

A queda dos níveis hormonais após a menopausa é extremamente prejudicial às estruturas do trato genital inferior, bem como do trato urinário inferior, alterando processos de formação (baixo *turnover*) e diferenciação celular do epitélio da vagina, uretra e trígono vesical – estruturas ricas em receptores hormonais. Por consequência, ocorre perda da estratificação e diferenciação celular do epitélio, diminuição dos níveis de glicogênio e a destruição da matriz extracelular. O aumento do pH vaginal infere grande impacto na flora, que assume uma flora bacteriana mista com diminuição de lactobacilos. Em conjunto, essas alterações levam ao afinamento, perda do turgor e da elasticidade da mucosa, além de uma disbiose. Os sinais e sintomas apresentados são secura vaginal, queimação, diminuição ou ausência de lubrificação, dor ao repouso (vulvodínea) ou durante a relação (dispareunia), maior propensão a infecções do trato urinário, alteração das características do conteúdo vaginal (odor, coloração e consistência). Em conjunto, nos referimos a essas alterações como síndrome geniturinária da menopausa (SGM), que pode estar associada a uma vulvovaginite atrófica.

A musculatura do assoalho pélvico (MAP) também possui alta densidade de receptores hormonais, sendo igualmente afetada com a queda nos níveis séricos pós-menopausa. Isso leva à atrofia e relaxamento da MAP, aumentando o risco de ocorrência de prolapsos genitais, hipermobilidade uretral, síndrome do relaxamento pélvico e disfunções sexuais.

Um problema frequentemente associado à SGM é a incontinência urinária (IU). Estima-se que 7% a 53% das mulheres apresentem certo grau de incontinência (com aumento expressivo relacionado ao envelhecimento), condição que impacta grandemente na qualidade de vida sob os aspectos físico (dermatites), psíquico (transtornos de humor) e social (isolamento). Sua classificação se baseia no fator predisponente à perda involuntária de urina – (a) incontinência urinária de esforço (IUE) quando ela decorre do aumento da pressão abdominal, (b) incontinência urinária de urgência (IUU) quando associada a sintomas de urgência ou (c) mista quando ambos os fatores estão presentes. A IUE pode ser decorrente da hipermobilidade uretral, quando ocorre a perda da sustentação desta estrutura, ou da incompetência do esfíncter superior. A SGM pode ser um fator agravante em todas estas condições e, portanto, o seu tratamento concomitante é imprescindível no sucesso do tratamento da IU.

Ao contrário dos fogachos, sintoma típico da perimenopausa e geralmente limitado aos primeiros anos pós-menopausa, a SMG e a IU se agravam com o passar dos anos. Seu tratamento é, portanto, essencial no atendimento da paciente pós-menopausa, gerando um grande impacto na sua qualidade de vida. O tratamento padrão-ouro da SMG atualmente é a estrogenoterapia local e, caso haja contraindicação, podemos recorrer a lubrificantes e hidratantes vaginais. Já a fisioterapia pélvica é indicada para todos os casos de IU sendo possível associar tratamentos farmacológicos para a IUU e cirúrgicos para a IUE. A baixa adesão aos tratamentos locais e fisioterapia pélvica, os efeitos colaterais das medicações e os riscos cirúrgicos são empecilhos ao sucesso do tratamento de tais condições, havendo uma demanda para novos tratamentos.

Disfunções da MAP podem decorrer do seu relaxamento ou contratura excessiva. O vaginismo, contratura involuntária da MAP, ocasiona dor e impossibilitar a penetração, seja na relação sexual seja no exame ginecológico. Entre os seus tratamentos, encontram-se exercícios de fisioterapia pélvica, uso de dilatadores vaginais, radiofrequência, toxina botulínica e psicoterapia. No outro extremo, a síndrome do relaxamento pélvico (SRP) é geralmente multifatorial, mas podemos destacar fatores hormonais, traumáticos ou atrofia muscular idiopática no desenvolvimento e agravamento desta condição.

> **Pontos-chave**
>
> - O epitélio do trato geniturinário inferior, bem como a fáscia e a MAP são grandemente dependentes dos níveis hormonais circulantes;
> - Alterações dos níveis hormonais influenciam no pH e microbiota vaginal, na lubrificação, elasticidade e espessura de epitélio e no tônus e eutrofia da musculatura;
> - Tanto o relaxamento quanto a contratura excessiva da MAP podem gerar distúrbios, estando a síndrome do relaxamento pélvico e a síndrome dolorosa miofascial em pontas opostas do espectro;
> - Os tratamentos padrão-ouro têm baixa adesão das pacientes, gerando uma demanda urgente para novas opções terapêuticas.

## RADIOFREQUÊNCIA

Ondas de radio são ondas eletromagnéticas formadas pela oscilação de uma corrente elétrica. Na frequência entre 3 quiloHertz (kHz) a 24 gigaHertz (GHz), tais ondas possuem efeito biológico, aquecendo os tecidos adjacentes a elas. Sendo assim, dispositivos que geram energia desta forma são denominados de dispositivos de radiofrequência (RF).

Seu efeito biológico se dá pela movimentação de moléculas e átomos com cargas elétricas e também pela rotação de moléculas polarizadas, como a água. Denomina-se dipolo uma molécula que apresenta naturalmente um campo elétrico pela diferença de carga elétrica dos seus átomos. Moléculas de água são dipolos permanentes devidos à carga positiva dos átomos de hidrogênio em contraponto à carga negativa do átomo de oxigênio.

O campo elétrico das moléculas de água não apresenta uma orientação definida nos tecidos, porém, ao serem expostas a um campo eletromagnético, como o gerado por dispositivos de RF, tais moléculas rotacionam e assumem a mesma orientação do campo. Esse movimento de rotação resulta em aquecimento do tecido. A corrente e o tempo de exposição ao campo eletromagnético nos permitem avaliar a profundidade atingida. O tempo necessário para o resfriamento do tecido após a emissão de uma onda de radio é chamado de tempo de relaxamento térmico. Diferentes tecidos possuem diferentes tempos de relaxamento térmico, sendo possível atingir diferentes temperaturas em diferentes tecidos-alvo com o mesmo estímulo. Os dispositivos de RF possuem de um a três eletrodos, sendo chamados de mono, bi ou tripolares. Na ginecologia usamos dispositivos monopolares, formados por um circuito de apenas um eletrodo e um fio terra.

O aumento da temperatura quebra as fibras de colágeno, levando a uma retração tecidual imediata e posteriormente à formação de colágeno por fibroblastos (neocolagênese), elastina (elastogênese) e vasos (angiogênese). A temperatura superficial desejada no uso intravaginal de RF é entre 40 e 45°C, uma vez que temperaturas acima de 45°C podem causar desconforto para a paciente e acima de 55°C podem causar queimaduras e bolhas. Entretanto, a desnaturação das fibras de colágeno ocorre entre 60 e 75°C, sendo 67°C a temperatura ideal para níveis ótimos de neocolagênese. Dispositivos que emitem RF de forma intermitente, em nanossegundos, permitem o resfriamento da camada superficial enquanto mantém o aquecimento das camadas mais profundas devido a maior tempo de relaxamento térmico. Assim, a temperatura superficial não ultrapassa o limite de 45°C enquanto acumula calor nas fibras colágenas e demais estruturas da derme.

O efeito no tecido pode ser ablativo (que lesiona estruturas superficiais) ou não ablativo (que entrega calor aos tecidos profundos, mantendo a integridade do epitélio). O modo ablativo consiste na formação de ilhas de necrose tecidual – de tamanho e profundidade controlados – cercadas por tecido saudável, gerando estímulo para a reparação tecidual. O modo não ablativo se utiliza da diferença no tempo de relaxamento térmico para aquecer suficientemente tecidos profundos, mantendo a integridade da superfície. O efeito da RF se dá pela neocolagênese e elastogênese, aumentando a espessura dérmica, a resistência e a elasticidade da parede vaginal.

Em 2018, Wilson *et al.* publicaram um estudo com 10 mulheres (idade média de 43 anos com queixa de frouxidão vulvovaginal submetidas à RF não ablativa intravaginal e vulvar, sendo aplicados questionários e coletadas biópsias vulvares e vaginais antes e depois do tratamento. Os pesquisadores e as participantes avaliaram uma melhora da frouxidão vulvovaginal pré e pós-tratamento. As participantes relataram também maior satisfação e interesse sexual, bem como maior excitação e lubrificação. As biópsias vaginais demonstraram espessamento e diferenciação celular, neocolagênese, elastogênese, angiogênese, aumento da quantidade de fibroblastos e da densidade estromal. Nenhuma das participantes apresentou efeitos adversos (queimaduras, bolhas, dor ou irritação).

Alinsod *et al.* avaliaram o efeito de um dispositivo de RF transcutânea nas disfunções sexuais. Após três sessões com intervalo de um mês entre elas a maioria das pacientes (23/25) referira redução do tempo para atingir o orgasmo e melhora da sensação de frouxidão e secura vaginal. Tais achados persistiram em média por 9 a 12 meses, sendo o efeito máximo avaliado de 18 meses.

Slongo *et al.* estudaram um grupo de 117 mulheres entre 45 e 65 anos com IUE e IU mista com predomínio de esforço, randomizando-as em três grupos de tratamento: RF microablativa isolada, fisioterapia pélvica isolada ou RF microablativa associada à fisioterapia pélvica. O estudo publicado, em 2022, demonstrou melhora da IU tanto por formulários, quanto na aplicação do teste do forro, com uma perda média de 7,72 g a menos de urina após os tratamentos (sem superioridade entre grupos). Também foi observada melhora dos sintomas vaginais e sexuais avaliados pelos questionários ICIQ-VS, VSA e FSFI (apenas no grupo de RF isolada), melhora da lubrificação e dor avaliados pelo FSFI (RF isolada e associada à fisioterapia pélvica) e na frouxidão vaginal (todos os grupos sem superioridade entre eles). Uma paciente apresentou queimadura leve e dispareunia leve, autolimitadas – tal participante referiu melhora espontânea após três meses e se declarou satisfeita com o tratamento.

Em 2020, Sarmento *et al.* avaliaram os efeitos da RF microablativa na SMG e sobre a microbiota vaginal. Foram avaliadas 55 mulheres que estavam, em média, 15 anos após a menopausa. Neste estudo, houve maturação celular (demonstrada pela diminuição relativa de células parabasais decorrente do aumento de células superficiais), aumento do número de *Lactobacillus sp.* e diminuição do pH vaginal.

A pontuação total avaliada pelo Vaginal Health Index (VHI) – elasticidade, quantidade de fluido, pH, integridade do epitélio e umidade – também aumentou (quanto maior a pontuação, menor a atrofia). Não houve descontinuidade por efeitos adversos e somente uma participante referiu hiperemia e sensação de queimação.

### Indicações

A RF não consta como opção terapêutica em diretrizes e recomendações das grandes sociedades de Ginecologia, Ginecologia Endócrina e Menopausa. Entretanto, possui literatura com resultados favoráveis para SGM, IUE/mista, disfunções do assoalho pélvico, disfunções sexuais, disbiose e vaginismo. No Quadro 7-1 podemos observar as particularidades de cada tipo de radiofrequência e seus protocolos validados por estudos.

### Contraindicações

Gestação, infecção de trato geniturinário ativa, lesões por herpes nos últimos 6 meses, resultados alterados em colpocitologia oncótica, sangramento via vaginal de causa indeterminada, suspeita de neoplasia em trato geniturinário, uso de DIU T de cobre, marca-passo e demais dispositivos médicos implantáveis na pelve e quadril.

### Uso Recomendado

Para a RF microablativa fracionada é necessário, antes do procedimento, aplicar *spray* de lidocaína 10% no introito vaginal por 3 minutos e então limpar com solução fisiológica 0,9%. Para a RF não ablativa, não é necessário preparo.

> **Pontos-chave**
> - Dispositivos de RF rotacionam as moléculas de água (dipolos permanentes), aquecendo os tecidos e desnaturando as fibras de colágeno;
> - O efeito imediato da desnaturação do colágeno é a retração das suas fibras, e o efeito tardio é a neocolagênese.
> - Os dispositivos de RF podem ser microablativos ou não ablativos, são realizados ao nível ambulatorial e apresentam nenhum a mínimo período de repouso (*downtime*).

## HIFEM

O estímulo eletromagnético focado de alta intensidade (*High-intensity Focused Electromagnetic* - HIFEM *stimulation*) é uma forma de tratamento baseada em energia que tem-se mostrado promissora no tratamento da incontinência urinária. Ela se baseia na formação de um campo eletromagnético que utiliza os nervos da MAP como condutores de corrente. Essa corrente é capaz de ativar as bombas de sódio e potássio, gerar potenciais de ação e despolarizar as membranas dos neurônios motores da MAP, gerando contrações supramáximas que levam ao fortalecimento e tonificação deste grupamento muscular.

Samuels *et al.* (2019) avaliaram um grupo de 75 mulheres com idade média de 55,45 anos com IU, O grupo foi avaliado antes do tratamento e após 6 sessões de HIFEM e, ao final, apresentou diminuição do uso de absorventes, menor volume de perda, menos situações desencadeadoras de perda e melhora da qualidade de vida.

Lim *et al.* (2015) fizeram um estudo piloto controlado por *sham*, em que 120 mulheres com IU foram randomizadas entre o grupo de tratamento e o grupo *sham*. Foram realizadas 16 sessões com um aumento gradual da energia entregue. Inicialmente as sessões utilizavam 20% da energia máxima sendo aumentadas gradativamente até 100%, chegando a 25.500 J de energia total a cada sessão. Resultados parciais publicados, em 2017, demonstraram redução dos sintomas de IU e melhora da qualidade de vida superior no grupo ativo que no grupo *sham*, sendo este resultado persistente até um ano após o tratamento.

### Indicações

Assim como a RF, a HIFEM não é endossada pelas diretrizes atuais. Contudo, demonstra eficácia em estudos no tratamento de IU e disfunções do assoalho pélvico. O Quadro 7-2 nos informa o protocolo validado para o uso de HIFEM.

### Contraindicações

Gestação, implantes metálicos (incluindo DIU de cobre e próteses de quadril), implantes cardíacos, cirurgias pélvicas/perineais recentes (<3 semanas), suspeita de fístula uretral ou vesical, infecção de trato geniturinário, hematúria, arritmia, doenças neurológicas, diabetes descompensada.

**Quadro 7-1.** Protocolos Validados para cada Tipo de Radiofrequência

| Dispositivo | Referência | Preparo | Número de sessões | Intervalo | Cuidados pós-procedimento |
| --- | --- | --- | --- | --- | --- |
| RF microablativa fracionada com 64 microagulhas de 200 micrômetros | Kamilos e Borelli, 2017 | Lidocaína 10% *spray* em introito vaginal, limpeza com SF após 3 minutos | 3 | 30 dias | Abstinência sexual por 10 dias Uso tópico de dexpantenol 5% 2-3 vezes ao dia por 2-5 dias |
| RF transcutânea com temperatura controlada (40-45°C) | Alinsod, 2016 | Não há | 3 | 30 dias | Não há |
| RF quadripolar dinâmica de baixa frequência | Vicariotto, 2016 | Não há | 4-5 | 10-14 dias | Não há |

**Quadro 7-2.** Protocolo Validado para HIFEM

| Dispositivo | Referência | Preparo | Número de sessões | Intervalo | Cuidados pós-procedimento |
| --- | --- | --- | --- | --- | --- |
| HIFEM | Lim, 2015 | Não há | 16 sessões de 20 min cada | 2x/semana | Não há |

## Uso Recomendado

A paciente deve ser posicionada sobre a cadeira por um profissional experiente para a correta distribuição do campo eletromagnético. Não é necessário se despir. Durante a sessão, não deve utilizar dispositivos que possam ser influenciados pelo campo (celulares, computadores, *tablets* etc.).

> **Pontos-chave**
>
> - A HIFEM é capaz de despolarizar os neurônios motores da MAP, gerando contrações supramáximas e assim fortalecendo e tonificando a MAP;
> - O HIFEM apresenta resultados promissores no tratamento da IU e por consequência impacta positivamente na qualidade de vida.

## BIBLIOGRAFIA

Alinsod RM. Transcutaneous temperature controlled radiofrequency for orgasmic dysfunction. Lasers Surg Med. 2016 Sep;48(7):641-5. doi: 10.1002/lsm.22537. Epub 2016 May 19. Erratum in: Lasers Surg Med. 2017 Sep;49(7):727.

Antić A, Pavčnik M, Lukanović A, Matjašič M, Lukanović D. Magnetic stimulation in the treatment of female urgency urinary incontinence: a systematic review. Int Urogynecol J. 2023;34:1669-1676.

He Q, Xiao K, Peng L, Lai J, Li H, Luo D, et al. An Effective Meta-analysis of Magnetic Stimulation Therapy for Urinary Incontinence. Sci Rep. 2019;9:9077.

Kamilos MF, Borrelli CL. New therapeutic option in genitourinary syndrome of menopause: pilot study using microablative fractional radiofrequency. Einstein (Sao Paulo). 2017 Oct-Dec;15(4):445-451.

Lim R, Liong ML, Leong WS, Khan NA, Yuen KH. Magnetic stimulation for stress urinary incontinence: study protocol for a randomized controlled trial. Trials. 2015;16:279.

Lim R, Liong ML, Leong WS, Khan NAK, Yuen KH. Effect of pulsed magnetic stimulation on quality of life of female patients with stress urinary incontinence: an IDEAL-D stage 2b study. Int Urogynecol J. 2018;29:547-554.

Photiou L, Lin MJ, Dubin DP, Lenskaya V, Khorasani H. Review of non-invasive vulvovaginal rejuvenation. J Eur Acad Dermatol Venereol. 2020 Apr;34(4):716-726.

Samuels JB, Pezzella A, Berenholz J, Alinsod R. Safety and Efficacy of a Non-Invasive High-Intensity Focused Electromagnetic Field (HIFEM) Device for Treatment of Urinary Incontinence and Enhancement of Quality of Life. Lasers Surg Med. 2019 Nov;51(9):760-766.

Sarmento AC, Fernandes FS, Marconi C, Giraldo PC, Eleutério-Júnior J, Crispim JC, et al. Impact of microablative fractional radiofrequency on the vaginal health, microbiota, and cellularity of postmenopausal women. Clinics (Sao Paulo). 2020;75:e1750.

Slongo H, Lunardi ALB, Riccetto CLZ, Machado HC, Juliato CRT. Microablative radiofrequency versus pelvic floor muscle training for stress urinary incontinence: a randomized controlled trial. Int Urogynecol J. 2022 Jan;33(1):53-64.

Tadir Y, Gaspar A, Lev-Sagie A, Alexiades M, Alinsod R, Bader A, et al. Light and energy based therapeutics for genitourinary syndrome of menopause: Consensus and controversies. Lasers Surg Med. 2017 Feb;49(2):137-159.

The NAMS 2020 GSM Position Statement Editorial Panel. The 2020 genitourinary syndrome of menopause position statement of The North American Menopause Society. Menopause. 2020 Sep;27(9):976-992.

Vanaman Wilson MJ, Bolton J, Jones IT, Wu DC, Calame A, Goldman MP. Histologic and Clinical Changes in Vulvovaginal Tissue After Treatment With a Transcutaneous Temperature-Controlled Radiofrequency Device. Dermatol Surg. 2018 May;44(5):705-713.

Vicariotto F, Raichi M. Technological evolution in the radiofrequency treatment of vaginal laxity and menopausal vulvo-vaginal atrophy and other genitourinary symptoms: first experiences with a novel dynamic quadripolar device. Minerva Ginecol. 2016 Jun;68(3):225-36.

# ULTRASSOM MICROFOCADO EM REJUVENESCIMENTO ÍNTIMO

Jorge Elias ▪ Vívian Amaral ▪ Giovanna Milhomem Ignácio

## TRATAMENTO DA ATROFIA E FROUXIDÃO VAGINAIS E INCONTINÊNCIA URINÁRIA DE ESFORÇO COM ULTRASSOM INTRAVAGINAL FOCALIZADO DE ALTA INTENSIDADE (HIFU)
*Jorge Elias*

A regeneração do tecido genital usando dispositivos com base em energia (EBD) é revolucionária em tratamentos ginecológicos aplicados à síndrome geniturinária da menopausa (GSM), incluindo incontinência urinária de esforço (IUE) leve a moderada. A GSM é uma condição com prevalência muito alta (75%) na qual as principais associações ginecológicas internacionais estão trabalhando e que foi recentemente redefinida e renomeada como tal (anteriormente chamada de atrofia urogenital).[1,2] Desde as primeiras publicações ousadas, porém inovadoras, sobre o uso de *lasers* na regeneração vaginal, como as de Gaspar Adrian *et al.*,[3] até as que iniciaram uma verdadeira mudança de paradigma em 2014, incluindo as de Stefano Salvatore, Nicola Zerbinati, Gambacciani, Palacios e outros,[4-9] que apresentaram evidências histológicas e clínicas, o valor do chamado efeito térmico no rejuvenescimento do tecido genital e na restauração funcional é indiscutível. Associações ginecológicas de prestígio, como a NAMS (North American Menopause Society), com seu relatório *Practice Pearl "Vulvar and Vaginal Fractional $CO_2$ Laser Treatments for GSM"*,[10] e até mesmo associações internacionais, como a IUGA (International Urogynecology Association) e FIGO (Federação Internacional de Ginecologia e Obstetrícia), abrem espaço para essas questões em suas conferências. Em julho de 2018, a FDA mostrou sua posição crítica,[11] solicitando mais estudos para comprovar sua eficácia e segurança, que é a jornada em que todos nós, pioneiros e pesquisadores, embarcamos. A discussão sobre quais dispositivos de luz e energia são adequados e/ou melhores para essas conquistas também foi realizada, acordada e publicada por Yona Tadir *et al.* em um estudo multicêntrico do qual fizemos parte.[12] No entanto, ainda são necessários mais estudos para que esses procedimentos sejam considerados Medicina Baseada em Evidências (MBE), pois sua probabilidade é "baixa" ou "muito baixa" do ponto de vista estatístico.[13]

Até agora, quase tudo o que foi publicado se baseia na regeneração e na recuperação funcional da mucosa vaginal, e pouco se fala sobre as possibilidades de buscar esses efeitos em tecidos profundos além da mucosa, onde a maioria dos problemas reais não relacionados à GSM, como a incontinência urinária de esforço (IUE) e os prolapsos (POP), está enraizada e em que a restauração da mucosa vaginal não é suficiente para oferecer soluções de longo prazo. Essa é a abordagem que seguimos para estudar outras tecnologias com possibilidades terapêuticas em tecidos mais profundos, buscando fortalecer as estruturas de suporte do assoalho pélvico descritas por John DeLancey e seguindo a moderna teoria da continência urinária de Petros e Ulmsten.[14-18] Devido ao seu comprimento de onda, os *lasers* de $CO_2$ e de érbio (com muitas publicações científicas indexadas) concentram toda a energia na mucosa e não têm ação nas áreas além dela. A natureza física da radiofrequência (RF) permite uma ação mais profunda do que a dos *lasers* de 10.600 nm e 2.940 nm, mas, embora estudos já tenham sido publicados em revistas importantes,[19-22] o efeito térmico profundo teoricamente adequado ainda está em discussão.

Por esse motivo, decidimos estudar a tecnologia de ultrassom focalizado de alta intensidade (HIFU), como equipamento de energia (nesse caso, energia térmica gerada por ondas de ultrassom), para proporcionar uma ação térmica adequada, controlada e regulada em uma profundidade conhecida em áreas onde os *lasers* não conseguem chegar e onde a RF não invasiva ainda está sendo estudada e analisada.[23] Com esse objetivo, e com base em nosso conhecimento derivado da HIFU em estética facial, apoiado por muitas publicações em mais de seis anos,[24-26] levamos esse dispositivo para a área de tratamento de regeneração intravaginal para avaliar seu efeito sobre a GSM e a instabilidade do assoalho pélvico, incluindo suas consequências na IUE.

### Material e Métodos

Um estudo-piloto prospectivo de tratamento de GSM e IUE em pacientes na pós-menopausa usando HIFU vaginal, foi realizado no Hospital Dr. Alberto Eurnekian, Serviço de Ginecologia, em Ezeiza, Província de Buenos Aires, e no Centro Ginestésico de Estudos e Tratamentos Regenerativos Ginecológicos entre 10 de novembro de 2017 e 30 de dezembro de 2018. O projeto do estudo e o protocolo de tratamento foram apresentados e aprovados pelo Comitê de Ética do Hospital Dr. Eurnekian com base em todos os padrões internacionais para estudos de pesquisa. Todos os pacientes assinaram o Termo de Consentimento Livre e Esclarecido, e o tratamento foi gratuito.

Amostra e critérios de inclusão:

- Trinta pacientes com GSM que visitaram as instalações para consulta foram incluídos aleatoriamente neste estudo, desde que preenchessem os rigorosos critérios de inclusão selecionados para sua execução.

- De um total de 30 pacientes estudadas e tratadas, 17 (56,66%) tinham sido diagnosticadas clinicamente com IUE. Idade: faixa de 50 a 67 anos (média: 59).
  Peso: faixa de 58 a 87 (média: 70) IMC: faixa de 23 a 29 (média: 26,3).
- **Diagnóstico clínico de GSM** de acordo com a descrição de sinais e sintomas aceita pelo IMS em 2015 (2).
- **O diagnóstico da IUE** foi clínico (não urodinâmico), compreendendo um exame físico e verbal para avaliar a lesão da parede vaginal anterior e a hipermobilidade uretral. Isso foi medido com o **teste Q-Tip** (ângulo do cotonete superior a 30 graus com Valsalva) e um **PAD de 1 hora teste**, com diagnóstico "leve", "moderado" ou "grave", de acordo com os critérios de O'Sullivan com base no aumento de peso do absorvente.[27] **Somente pacientes com incontinência leve e moderada foram admitidas.**
- As pacientes com **prolapsos (POP)** foram avaliadas de acordo com a classificação de Blaivas para determinar o grau de distopia e sua relação com a IUE:[28,29] **Limite estabelecido em Blaivas II.**
- Para a avaliação da **frouxidão vaginal**, seguimos as definições do Dr. Santiago Palacios.[30]

Pacientes na pós-menopausa com um mínimo de 3 anos desde a última menstruação e pelo menos dois dos sintomas de GSM: secura vaginal; queimação ou irritação vaginal; infecções recorrentes do trato vaginal ou urinário; corrimento vaginal; dispareunia; alta frequência urinária; urgência; incontinência de urgência e mais de dois episódios de micção noturna.

- **O peso e a massa gorda** das pacientes foram avaliados usando o índice de massa corporal (IMC), com margens de 18,5-29, ou seja, pacientes com peso normal e com sobrepeso (não obesos).
- O **pH vaginal** foi medido usando um testador eletrônico com resolução de 0,01 pH.

Análise de sinais e sintomas de acordo com questionários validados:

A) *ICIQ-SF:* Questionário da Consulta Internacional sobre Incontinência - Formulário Curto.[31]
B) *PISQ-12:* Questionário Sexual sobre Prolapso de Órgãos Pélvicos/Incontinência Urinária.[32]
C) *FSFI:* Índice de Função Sexual Feminina.[33]

- Avaliação clínica da mucosa vaginal com base no **VHI: Índice de Saúde Vaginal.**[34]
- Foi realizada uma **biópsia** da parede vaginal lateral direita a 3 cm do introito com um *punch* descartável de 3 mm sob anestesia com lidocaína. Os estudos histológicos realizados foram: **coloração com Hematoxilina e Eosina (H&E); coloração com tricrômico de Masson e imuno-histoquímica com a técnica Novocastra™ para receptores de hormônio estrogênico.** O mesmo citopatologista realizou todos os estudos histológicos.

Todas as avaliações foram realizadas antes da primeira terapia e 45 dias após a segunda para realizar os estudos comparativos e avaliar os resultados do estudo.

- A tolerância à dor da terapia foi avaliada por meio de uma escala visual analógica de dor.

## Protocolo de Tratamento

Duas sessões de terapia separadas por 30 a 45 dias foram realizadas seguindo o mesmo protocolo.

O equipamento utilizado foi o **Sveltia Feminine HIFU** (Fig. 8-1a). Fabricado na cidade de Córdoba, província de Córdoba, Argentina. Equipamento HIFU com o dispositivo vaginal, incluindo transdutores vaginais de 4 MHz, 3,0 e 4,5 mm de profundidade (Fig. 8-1b). Validado e autorizado pelo Ministério da Saúde, Secretaria de Regulação e Gestão da Saúde. ANMAT. República Argentina. MP# 2089-15. Modificação. Nº do arquivo: 1-0047-3110-000145-18-8 - Data: 7-24-2018.

O equipamento permite que todos os parâmetros para uso intravaginal sejam selecionados por *software* (Fig. 8-1c). Teste com diagnósticos "leve", "moderado" ou rotação intravaginal: 0-360°; ângulo: 3-20°; comprimento da linha de tratamento focal: 5-25 mm; passo: 1-5 mm; potência de saída: 0,20-2,0 J. Foram realizadas duas rodadas de tratamento de 340°, um deles a 7,5 cm de profundidade na vagina, de acordo com a marca de inserção no dispositivo de aplicação (Fig. 8-1d), e um segundo seguindo o mesmo protocolo a 5 cm de profundidade na parte externa da vagina, de acordo com a marcação do dispositivo vaginal. As rodadas começaram na posição de 11 horas e terminaram na posição de 1 hora, nunca disparando na área suburetral (12 horas) por motivos de biossegurança. As linhas de tratamento tinham 25 mm de comprimento, cada uma com uma densidade de um ponto focal por milímetro (*Pitch* 1). O ângulo de rotação intravaginal do dispositivo entre os disparos foi de 6° (*Angle* 6), o que produziu um total de 56 linhas disparadas após uma rotação completa na vagina (340° *Round*). O protocolo usou 1,5 Joules em cada disparo durante a primeira sessão e até 2 Joules durante a segunda sessão de tratamento, dependendo da tolerância à dor.

1. Todas as pacientes receberam um tratamento vaginal completo usando um transdutor com uma profundidade focal de 3 mm. O protocolo foi seguido conforme descrito anteriormente.
2. As pacientes com IUE receberam tratamento adicional com um transdutor de 4,5 mm de profundidade: Parauretral bilateral com uma rotação de 40° graus (*Round*) a cada 3° (*Angle*), evitando a área suburetral e completando, em cada lado, 13 linhas de tratamento com um comprimento de 20 mm, um passo de 1 mm e uma saída de energia total de 2 J em cada ponto focal.
3. As pacientes com hiperlaxidade vaginal receberam tratamento com a profundidade de 4,5 mm transdutor em toda a vagina usando os seguintes parâmetros: Arredondamento 340, Ângulo 6, Comprimento 25 mm, Passo 1 e Energia 2 J.

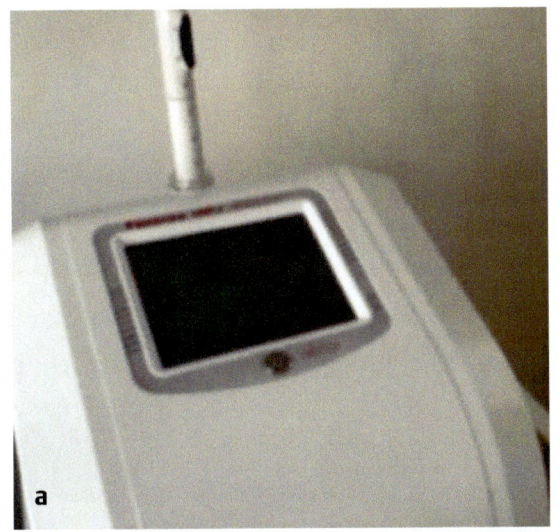

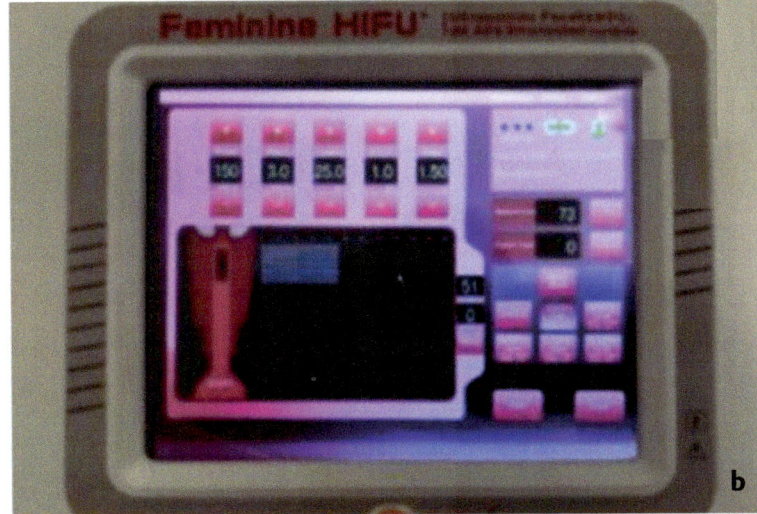

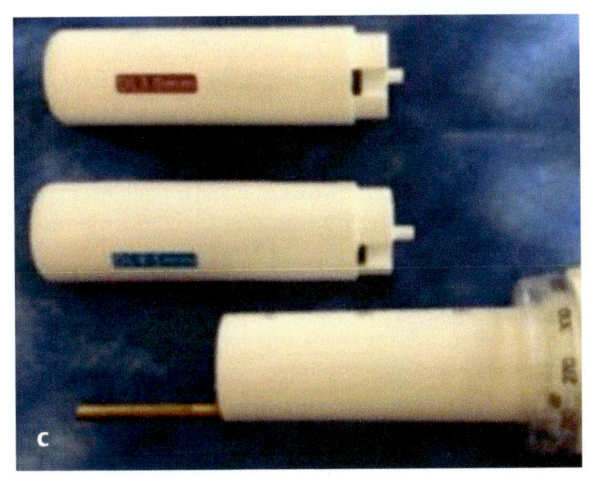

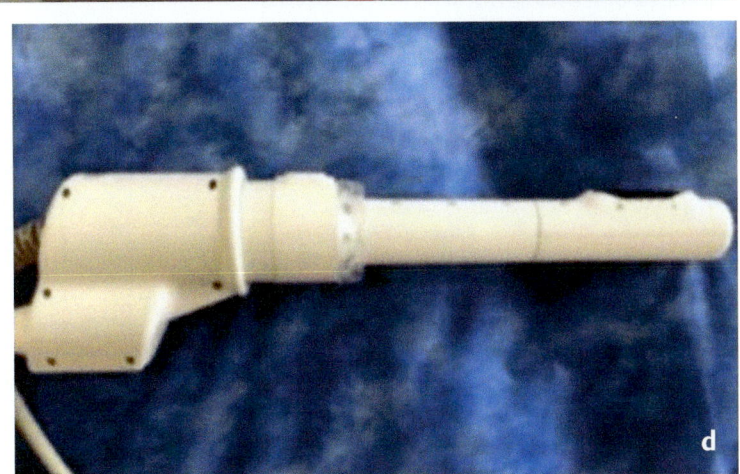

Fig. 8-1. (a-d) Equipamento Feminine HIFU.

## Controle Evolutivo da Terapia

Seis meses após a conclusão do tratamento e a realização da biópsia pós-tratamento, o acompanhamento e o controle evolutivo dos resultados foram realizados com controle clínico. O controle incluiu um exame verbal e físico.

## Anatomia Patológica

**Técnica de Hematoxilina-Eosina (H-E)**: 27 (90%) das 30 pacientes do estudo apresentaram hipotrofia histológica na biópsia. Apenas 2 (6,66%) apresentaram atrofia histológica. Uma paciente (3,33%) foi relatada como amostra insuficiente. As biópsias pós-tratamento mostraram alterações tróficas em 27 pacientes (90%). A Figura 8-2 pertence à mesma paciente (antes e depois). Na Figura 8-2a (antes), as setas mostram a baixa estratificação da epiderme e, na lâmina própria, a densidade de imagem típica do colágeno tipo I e a vascularização mínima. Na Figura 8-2b (depois), as setas mostram um aumento na estratificação da epiderme com uma grande quantidade de glicogênio intracelular e algumas áreas vacuolares na parte mais profunda da epiderme (perto da lâmina própria), que podem ser apreciadas nas imagens dos pontos de cavitação produzidos pelo efeito térmico da HIFU. A seta na lâmina própria indica o aumento da vascularização, que foi uma das imagens histológicas mais visíveis em todas as amostras. Na Figura 8-3, depois das evidências às alterações tróficas mais claramente: estratificação e glicogênio nas células epidérmicas, vacuolização na área antes da derme papilar e uma lâmina própria apresentam alta vascularização, bem como vacuolização em determinadas áreas. Com a técnica Mason (Fig. 8-4), todas as amostras mostram a resposta ao tratamento na epiderme, na derme papilar e na lâmina própria, o que é típico da recuperação do trofismo após o uso da HIFU (estratificação, glicogênio, derme papilar mais espessa, vacuolização e lâmina própria com alta vascularização e imagem de colágeno elástico). A Figura 8-5 mostra os efeitos do tratamento na mesma paciente com o Tricrômico de Masson. As setas apontando para a lâmina própria (Fig. 8-5b) marcam o aspecto característico das fibras colágenas elásticas (colágeno III) que, além da tonalidade azul clara, têm um padrão de algodão ou de fio enrolado/não enrolado, uma epiderme

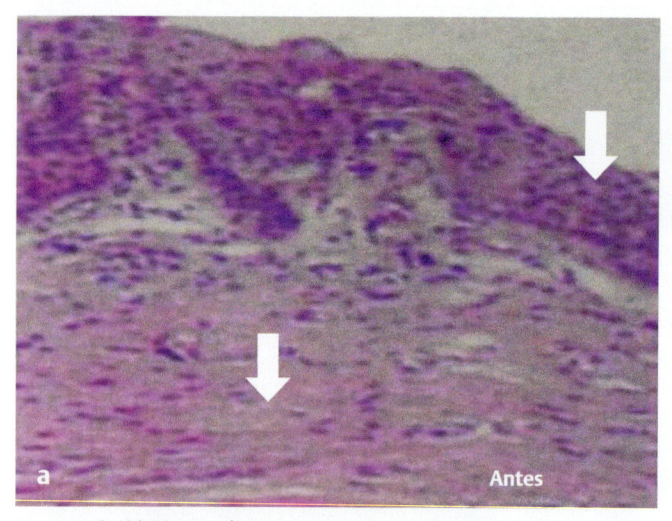

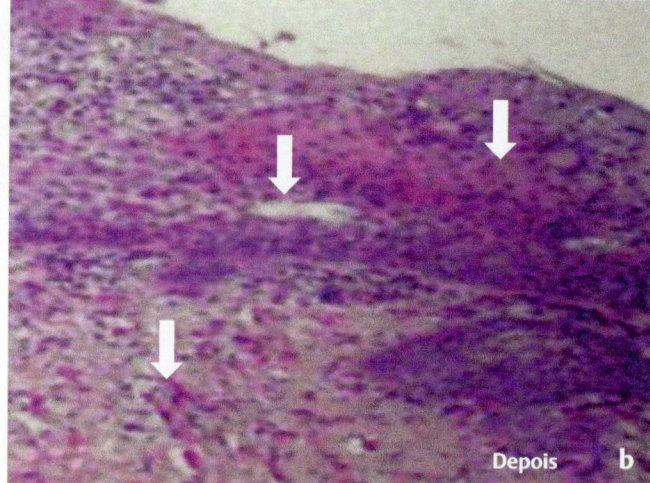

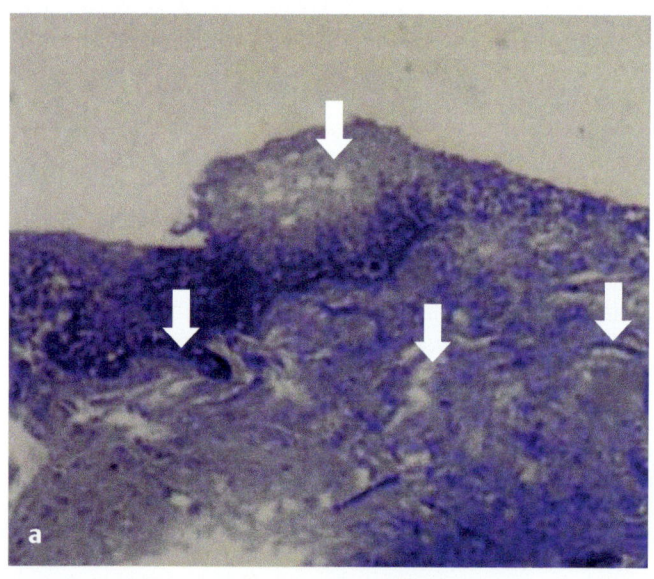

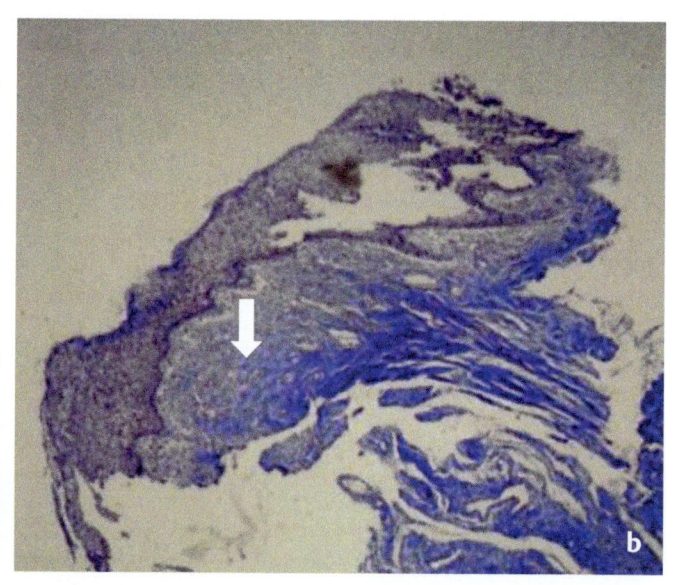

**Fig. 8-2.** (a, b) Técnica de H-E, antes e depois da HIFU.

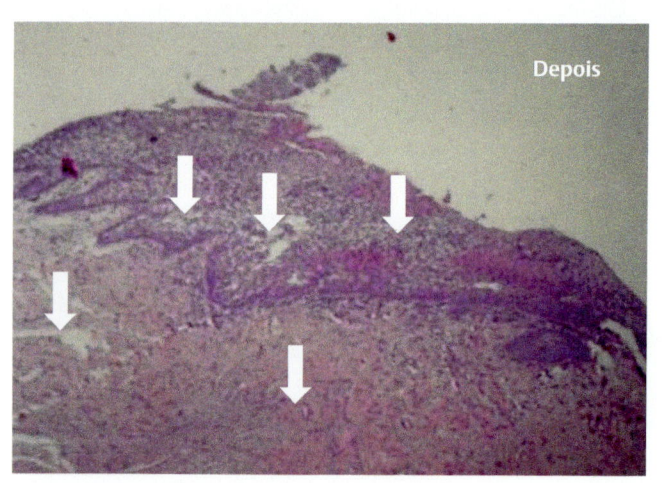

**Fig. 8-3.** Técnica de H-E. Depois da HIFU.

multiestratificada e uma derme papilar mais espessa. A Figura 8-5a mostra a coloração azul brilhante e as barras grossas e lineares típicas do colágeno fibroso (colágeno I). O estudo imuno-histoquímico (Novacastra Technique) mostrou receptores de estrogênio (ER) positivos em 20% (6 pacientes) das pacientes hipotróficas antes do tratamento, conforme mostrado na Figura 8-6a. Após a terapia, a expressão de ER usando essa técnica aumentou para 63% (19 pacientes), e foram feitas alterações histológicas regenerativas profundas, conforme evidenciado na Figura 8-6b.

Acompanhamento - *status* clínico 6 meses após a terapia:

- As pacientes foram chamadas para exames verbal e físico seis meses após a realização da segunda biópsia. Vinte e sete pacientes compareceram à visita de controle de acompanhamento. Todos os benefícios obtidos no final do tratamento persistiram em 100% dos casos analisados.

**Fig. 8-4.** (a, b) Técnica de Masson. Depois da HIFU.

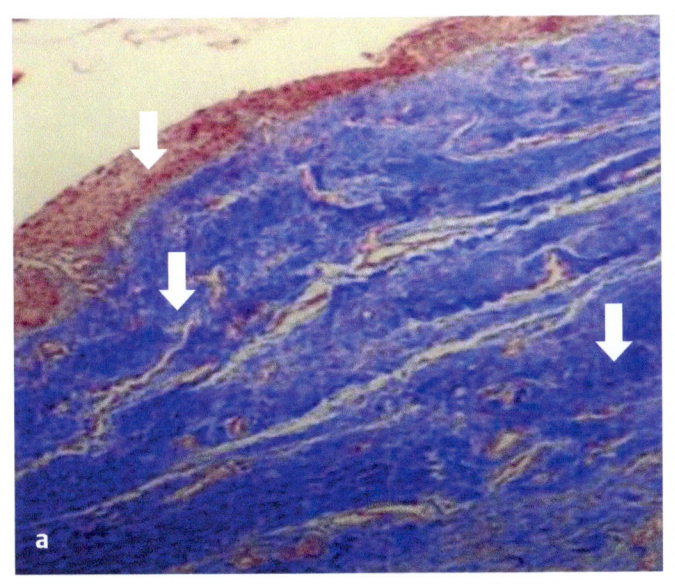

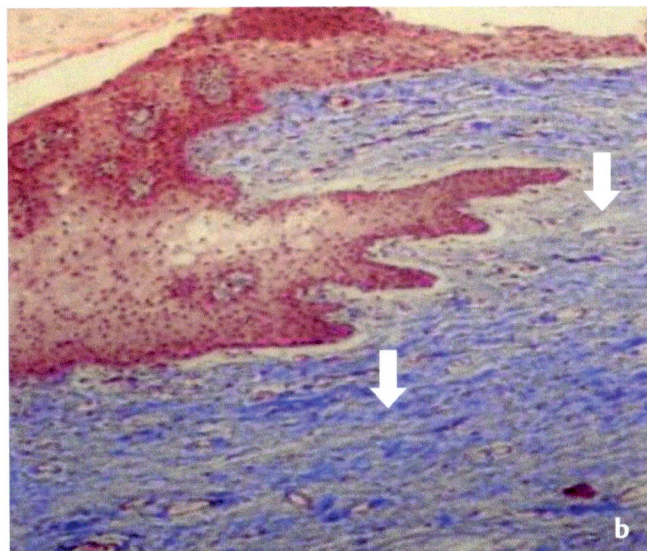

**Fig. 8-5.** (**a**, **b**) Tricrômico de Masson antes e depois da HIFU.

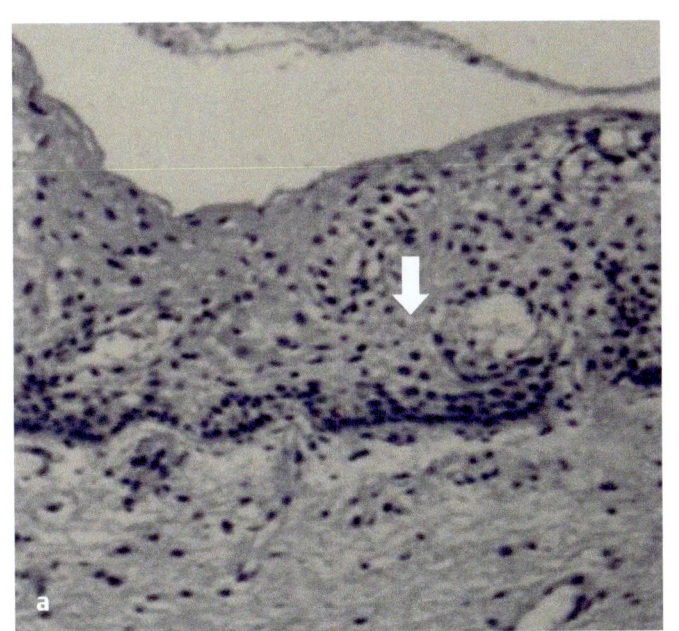

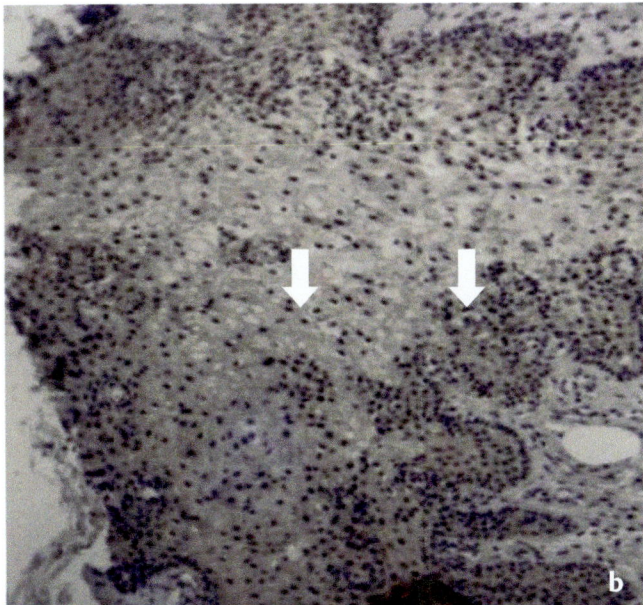

**Fig. 8-6.** (**a**, **b**) Novacastra technique receptores de estrogênio. Antes e depois da HIFU.

## Discussão

A HIFU baseia sua ação em um efeito térmico focalizado em uma determinada profundidade, produzindo cavitação e apoptose, e microdanos coagulativos térmicos causados por uma temperatura de 60-70°C, uma técnica originalmente usada em oncologia para remoção de tumores.[35,36] Essa ação, agora levada para a área estética e regenerativa, é determinada pela concentração de energia emitida por um transdutor de ultrassom redondo e côncavo de 20 mm de diâmetro que direciona as ondas ultrassônicas convergentes para uma profundidade focal específica de acordo com a posição do cristal do transdutor, ou seja, mais perto ou mais longe da placa de emissão que entra em contato com a mucosa vaginal, uma vez que a faixa do cone de energia produzida pelo cristal é sempre a mesma (Fig. 8-7).

Essas ondas mecânicas convergentes produzem a vibração molecular da água, que aumenta a temperatura do tecido e produz suas modificações físicas.

O equipamento gera essas ondas ultrassônicas em forma de cone de forma pulsada, e o operador move o cristal do transdutor ao longo de um eixo longitudinal (Fig. 8-8) para deslocar o ponto de convergência (o ponto focal) e, por fim, produzir linhas de regeneração baseadas em pontos de energia térmica ablativa. Cada foto tirada com o equipamento é uma linha mais longa ou mais curta de pontos (*Length*) que são mais ou menos separados uns dos outros (*Pitch*), de acordo com uma série de parâmetros inseridos em um *software*. Outros pontos de ajuste incluem a proximidade e o número de linhas disparadas contra o tecido com a rotação do dispositivo vaginal (*Angle*).

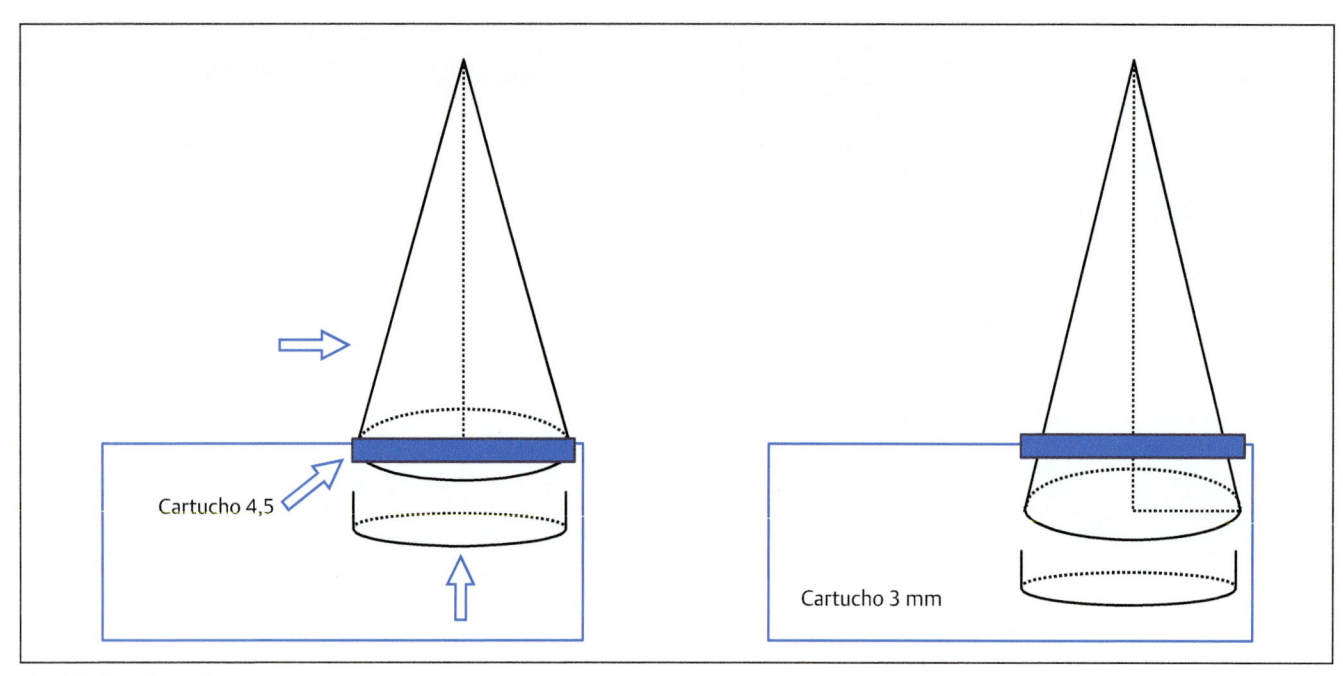

**Fig. 8-7.** Função gráfica.

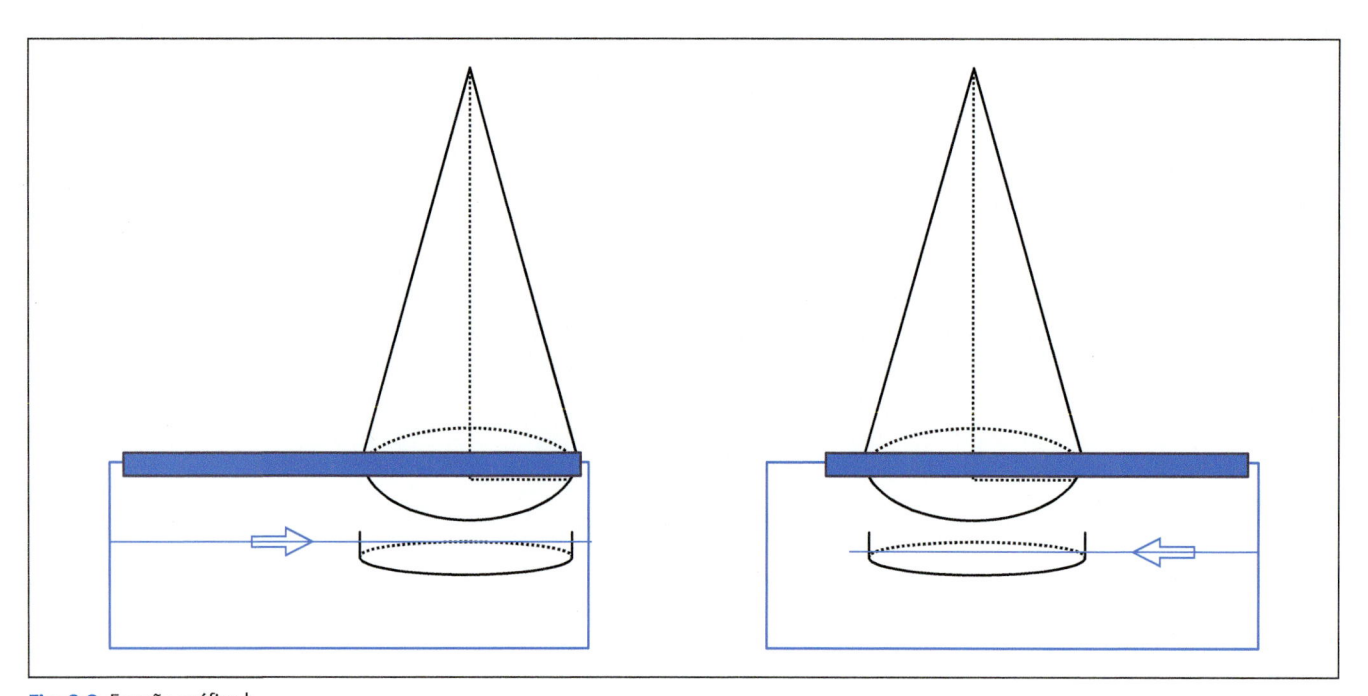

**Fig. 8-8.** Função gráfica b.

Como mencionado anteriormente, o protótipo desse mecanismo de fornecimento de energia foi usado em oncologia e patologia ginecológica e urológica benigna.[37,38] No entanto, a tecnologia foi prontamente levada para a estética, com o primeiro equipamento de HIFU para *lifting* facial surgindo há quase dez anos (2009 Ultherapy®; Ulthera Inc., Mesa, AZ, EUA). Esse equipamento usava esses pontos de energia térmica para produzir microqueimaduras regenerativas controladas e levantar o SMAS. À medida que a tecnologia evoluiu, vimos as primeiras máquinas para lipólise e contorno corporal, e os dispositivos vaginais foram finalmente desenvolvidos para regenerar o tecido genital em profundidades que não podem ser alcançadas com a tecnologia fotônica que temos usado há mais de uma década.

Os dispositivos vaginais são fabricados com o mesmo tipo de transdutor (Fig. 8-1b) usado em equipamentos estéticos, incluindo uma placa de contato de 25 mm de comprimento e 10 mm de largura para emissão – só que, nesse caso, seu formato é cilíndrico para permitir o tratamento intravaginal. O dispositivo vaginal (Fig. 8-1d) permite que o transdutor alcance o interior da vagina e trate todo o seu comprimento e circunferência, disparando automaticamente linhas de tratamento pontilhadas, enquanto gira até 360°.

O objetivo do estudo foi testar essa tecnologia de regeneração na mucosa, nas fáscias e no tecido muscular mais profundo, para avaliar seus efeitos na GSM e na IUE simultaneamente. **Nossos resultados são conclusivos em relação ao efeito positivo da HIFU em pacientes com GSM e IUE.**

Com base em nosso conhecimento da física da luz e dos equipamentos de energia, os sistemas HIFU são os que podem produzir o efeito térmico regenerativo mais profundo de forma segura, conhecida e programável.

O mecanismo de regeneração é explicado na Figura 8-9. A vibração mecânica produzida pelas ondas convergentes emitidas pelo transdutor *(2)* causa um efeito térmico regenerativo em seu caminho para o ponto focal *(3)*, onde a temperatura atinge 60-70°C e produz o ponto de cavitação. Em seguida, por difusão térmica, o calor é irradiado novamente na zona de tratamento primário que recebeu as ondas sonoras (seta marcada com o número 4).

As mudanças epiteliais na mucosa (estratificação e aumento do glicogênio nos queratinócitos superficiais) explicam totalmente a variação do pH mostrada no estudo e a melhora na microbiota e na condição vaginal. Essa mudança está relacionada com muitos dos efeitos positivos obtidos no GSM devido ao efeito térmico que, como já sabemos, produz um estímulo ainda maior no epitélio do que os estrogênios tópicos.[39,40]

**A sexualidade de todas as pacientes melhorou significativamente.** A avaliação dos questionários (PISQ-12 e FSFI) é indiscutível, e as pacientes do grupo expressaram um grau extraordinário de satisfação na consulta médica, entrevista e no *feedback*. O fato de muitas delas terem recuperado o orgasmo e a satisfação sexual é outro sinal de que muitas pacientes não perdem a libido, mas se afastam do sexo por causa da dor e da consequente incapacidade de sentir satisfação. A recuperação do tecido da mucosa e a restauração da lubrificação, elasticidade e complacência vaginal pela neocolagênese e angiogênese, que são característica do efeito térmico, somada à restauração anatômica, melhoram a confiança e a autoestima da paciente.

As alterações histológicas que conseguimos demonstrar não diferem em nada daquelas já publicadas sobre outras tecnologias térmicas, como o *laser*. O maior número de receptores hormonais que encontramos no tecido tratado, nos leva a sugerir o uso de estimulação local intermitente com estriol para manter a regeneração tecidual obtida.

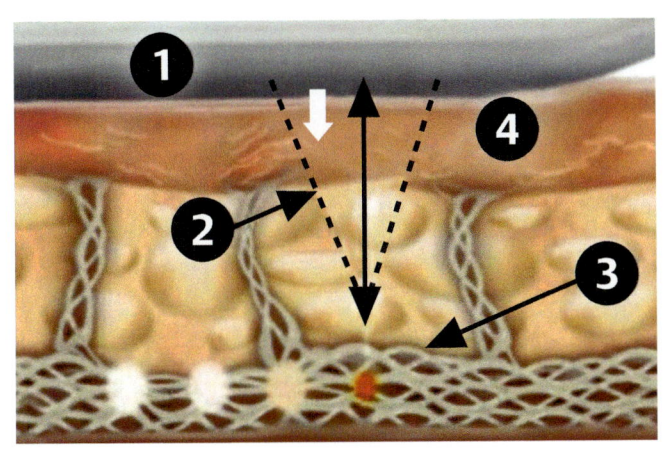

**Fig. 8-9.** Gráfico da ação da energia HIFU.

A regeneração da mucosa vaginal e vulvar com o uso da HIFU é visualmente evidente e é apoiada pelo Índice de Saúde Vaginal (VHI), que apresenta uma melhora clara e significativa do ponto de vista estatístico.

As fotos de um dos casos dessa amostra (antes e depois do tratamento) falam por si só. O efeito regenerativo é notável, e somente após duas sessões de tratamento (Fig. 8-10).

O foco do estudo dessa tecnologia foi produzir um efeito térmico regenerativo em profundidades que não poderiam ser alcançadas com *lasers* como o $CO_2$ e o *Erbium*, ou seja, **além da mucosa**, onde encontramos os elementos de suporte que determinam a saúde do assoalho pélvico e que são afetados pela gravidez, pelo parto e pela deficiência hormonal. Isso, por sua vez, possibilitou a avaliação dos efeitos sobre a IUE e o prolapso, bem como os resultados da frouxidão vaginal.

**Os questionários com foco na incontinência mostraram uma melhora estatística do sintoma.** As pacientes relataram cura ou redução de vazamentos, portanto, usando menos absorventes e percebendo uma melhora na qualidade de vida. O teste PAD confirmou os relatos clínicos e as análises do questionário ICIQ-SF dos pacientes. **Todas as pacientes diagnosticadas com IUE leve usando o teste PAD (vazamento de -10 mL de acordo com o teste) foram curadas**, o que foi um achado muito importante, dado o valor preditivo implícito nesse conceito. Apenas três pacientes (17%) não relataram mudanças favoráveis com a terapia, deixando uma taxa de impacto favorável (cura ou melhora) de mais de 80%. Essa porcentagem torna interessante continuar com o desenvolvimento desse estudo, envolvendo mais pacientes e avaliando a persistência da correção dos sintomas ao longo do tempo.

Com relação à **distopia**, o exame clínico revelou **uma clara melhora da descida**, com 50% das pacientes passando de Blaivas II para Blaivas I. Isso está relacionado com a melhora da elasticidade dos tecidos submucosos que foram tratados.

Toda a nova descrição da anatomia topográfica e cirúrgica feita por John DeLancey estabelece um novo curso para todas as terapias e patologias do assoalho pélvico.[18,41,42] O nível apical (Nível I na classificação de DeLancey) não pode ser tratado com a tecnologia HIFU, mas **os feixes mais centrais dos músculos pubococcígeo e puborretal (Nível II) no hiato urogenital podem ser alcançados com a tecnologia** HIFU.

Transdutor de 4,5 mm de profundidade e, portanto, regenerado e retraído, o que explica a melhora de alguns prolapsos e incontinência, devido à redução da hipermobilidade uretral. No caso de prolapsos de grau I-II ou IUE leve a moderada, isso pode melhorar ou eliminar os sintomas, mas não substitui a cirurgia em casos graves ou prolapsos superiores a grau II. No entanto, vimos e tratamos quatro casos de prolapso mais graves do que o Blaivas II (fora dessa série), obtendo uma melhora significativa no suporte como consequência da resposta inflamatória à terapia. Esse procedimento não cura o prolapso, mas reduz sua exposição, oferecendo uma nova opção no caso de pacientes que não podem ou não querem ser operadas; as melhorias no colágeno, na vascularização e na elasticidade podem ajudar a paciente a perceber o problema e evitar que ela seja levada à sala de cirurgia. A Figura 8-11 ilustra um dos casos descritos aqui: a imagem à esquerda mostra a condição de prolapso total antes da primeira sessão de terapia com HIFU, enquanto a imagem à direita mostra claramente a condição melhorada antes da segunda sessão 45 dias depois. Esses prolapsos **não são**

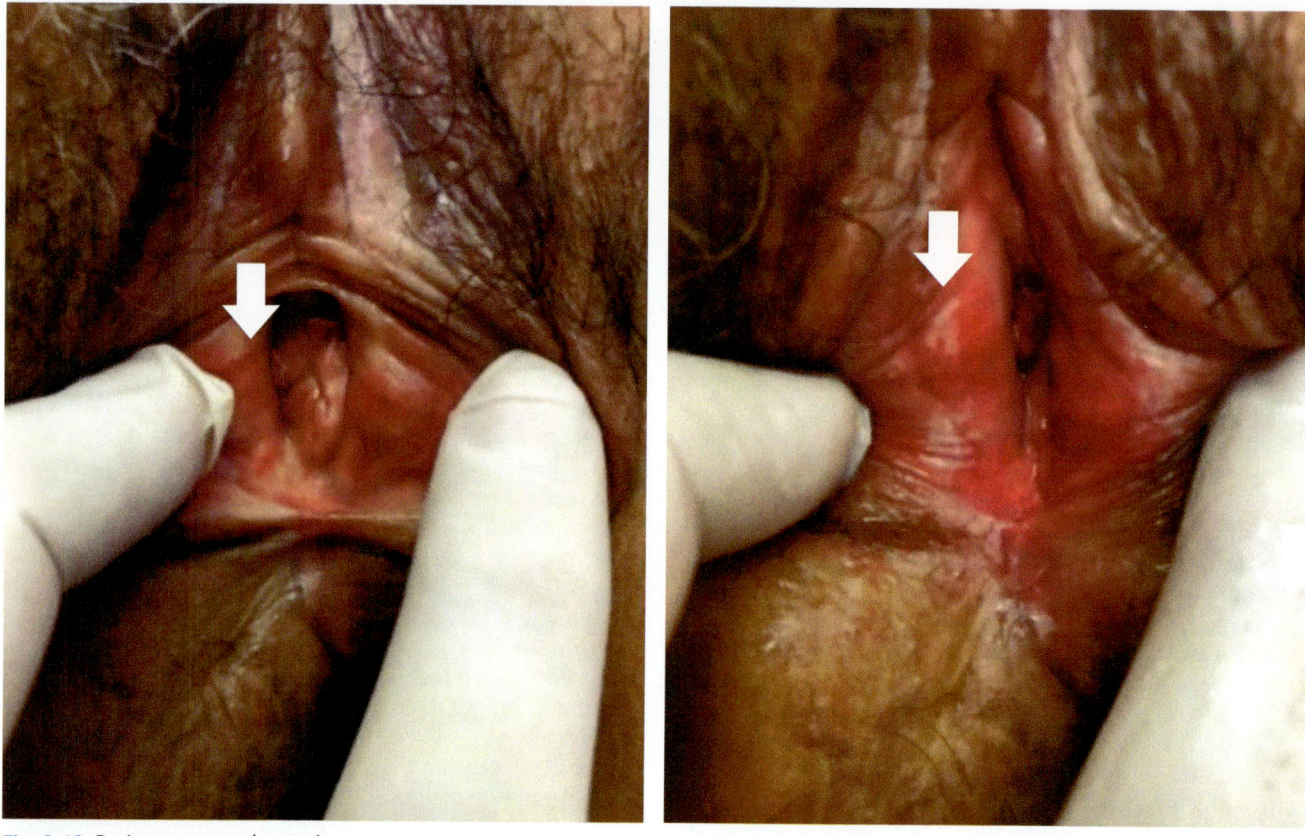

**Fig. 8-10.** Paciente antes e depois do tratamento.

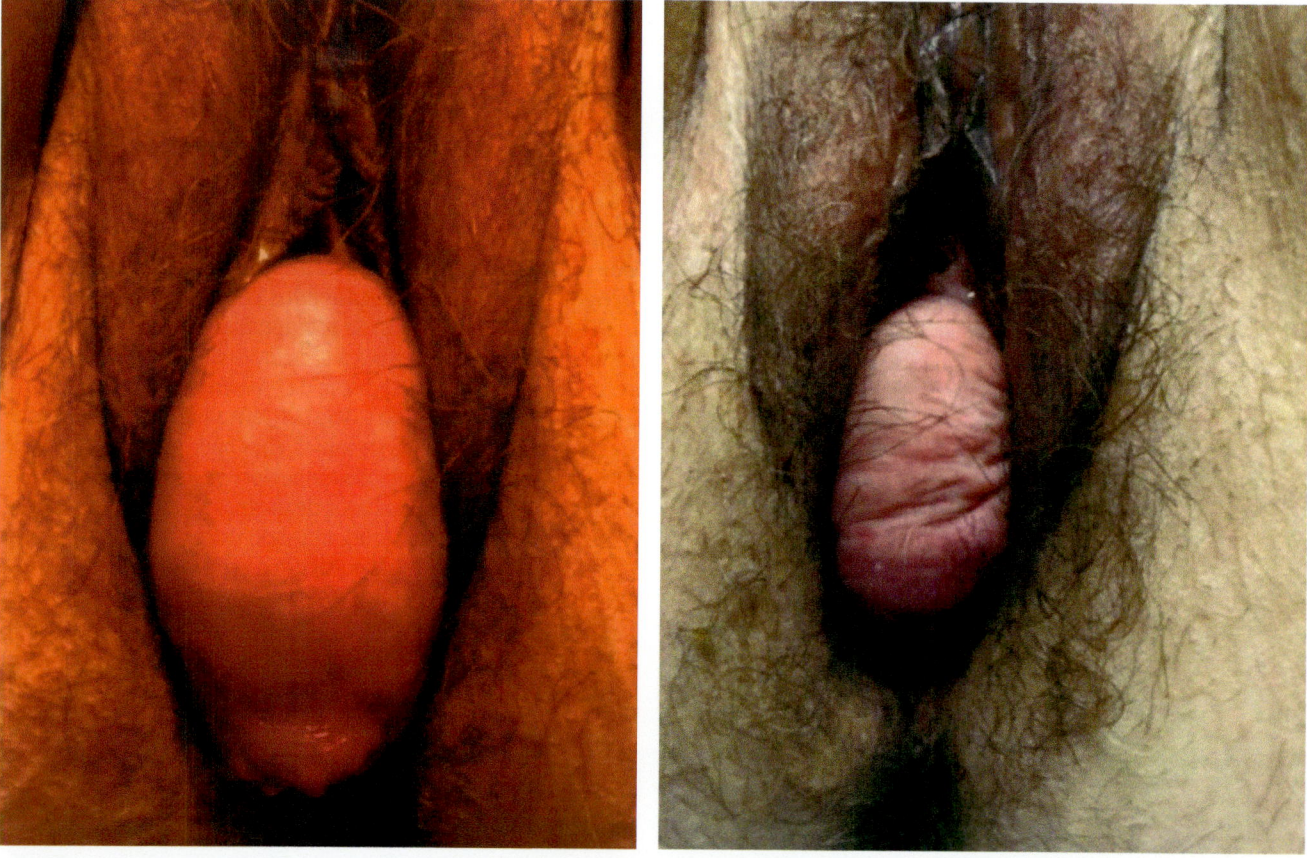

**Fig. 8-11.** Paciente com prolapso – antes e depois do tratamento.

**curados**, mas as pacientes que tratamos apresentaram melhora clínica, e apenas uma delas acabou decidindo se submeter à cirurgia. Afirmamos que a terapia prévia com HIFU pode ser muito útil para o resultado da cirurgia de suspensão porque, mesmo quando a patologia não é curada, a regeneração trófica funcional do tecido profundo deixa a paciente na melhor condição possível para a operação.

Em nossa ampla experiência (mais de 100 casos), não tivemos complicações ou efeitos adversos significativos, o que está de acordo com os estudos publicados até o momento sobre as terapias faciais e corporais usando a HIFU.[43] Todos os participantes demonstraram uma firme adesão ao tratamento e sua continuidade, e a maioria deles ainda está em acompanhamento e controle evolutivo da terapia.

**O acompanhamento seis meses após o tratamento** possibilitou uma avaliação evolutiva exaustiva de 27 pacientes que atenderam ao chamado e mantiveram sua consulta para um exame físico. **As 17 pacientes com IUE e as seis pacientes com Hiperlaxidez Vaginal estavam todas presentes na visita de acompanhamento. A melhora obtida após a terapia persistiu em todas elas.** O tratamento com metformina por períodos mais longos ou doses mais altas pode ter causado uma redução significativa no IMC. Esses resultados são apoiados pela conclusão de uma metanálise que estudou o efeito da terapia com metformina nos níveis de PCP e interleucina-6 (IL-6) em mulheres com SOP. Essa metanálise constatou que o efeito da terapia com metformina nos níveis de PCP era dependente da dose e da duração; também observou um efeito mais benéfico na SOP obesa, um achado que é consistente com os resultados deste estudo.[31] Por ser um estudo controlado, randomizado e cego, esse estudo fornece uma boa evidência de que o uso da metformina tem um papel benéfico na redução dos níveis séricos de PCP em mulheres com SOP, especialmente em mulheres com SOP obesas, diminuindo, assim, a condição crônica de baixa inflamação associada a essas mulheres, o que pode ter um papel importante na prevenção de sequelas de longo prazo da SOP, como diabetes e lesões cardiovasculares. Ainda assim, uma das desvantagens desse estudo é que ele não abordou a relação entre a PCR e a resistência à insulina, nem investigou o efeito da terapia com metformina em outros marcadores inflamatórios relacionados, como a IL-6. São necessários mais estudos para investigar a dose e a duração ideais da terapia com metformina para a prevenção de complicações de longo prazo da SOP e para investigar se seu papel se limita apenas à SOP obesa ou também à SOP magra. Além disso, são necessários estudos de acompanhamento de longo prazo para estudar a função benéfica real da terapia com metformina na redução do risco de complicações de longo prazo da SOP e não apenas a função teórica assumida pela crescente dos marcadores inflamatórios crônicos associados à SOP.

## Conclusão

A terapia HIFU é eficaz para estimular a regeneração dos tecidos vaginais, visando a resolver patologias relacionadas com a atrofia da mucosa (GSM) e defeitos de suporte pélvico (IUE e frouxidão vaginal). Os resultados em pacientes com GSM colocam a HIFU em pé de igualdade com o *laser* e outras terapias indiscutíveis para a regeneração da mucosa. Os efeitos no tecido profundo e as soluções resultantes ou melhorias significativas obtidas na IUE e na frouxidão vaginal nos fazem continuar a estudar a terapia HIFU, pois acreditamos que ela pode superar os benefícios indiscutíveis da terapia fotônica.

## TRATAMENTO DA FLACIDEZ VULVAR COM ULTRASSOM FOCADO DE ALTA INTENSIDADE

*Giovana Milhomem* ▪ *Vívian Amaral*

A flacidez corporal é uma das grandes queixas da mulher que vive o climatério e a menopausa. Sabemos que o processo de envelhecimento, por si só, leva a uma degradação do colágeno e adelgaçamento cutâneo importantes, que, somado ao estado hipoestrogênico e hipoandrogênico, torna a flacidez uma preocupação importante para as mulheres nessa fase.

A região genital feminina passa pelo mesmo processo de envelhecimento que as demais regiões do corpo, como a face e o colo, por exemplo, porém, até pouco tempo, não era dada a devida importância para essa área naturalmente cercada de tabus. Com a expansão do autoconhecimento feminino, a mulher passou a se empoderar da sua sexualidade e perceber que o processo de envelhecimento da genitália influenciava de forma negativa na manutenção da sua vida sexual saudável, além claro dos impactos na autoestima.

Por muito tempo a única opção para tratamento da flacidez dos grandes lábios era a cirurgia cosmética genital feminina (FGCS), em específico o "*labia majora lifting*", procedimento esse que removia a flacidez dos grandes lábios por meio de uma excisão elíptica de pele, podendo deixar cicatrizes disfuncionais, além de exigir tempo de recuperação pós-operatória.

### Tecnologia

O ultrassom focado de alta intensidade, ou HIFU, é uma tecnologia baseada na emissão de ondas sonoras não audíveis, capazes de levar a pequenos pontos focais de coagulação cutânea, quando aplicado sobre a pele, estimulando o processo de cicatrização e reparação teciduais e, em última análise, induzindo a produção de colágeno.

O ultrassom microfocado é aplicado diretamente na pele, atingindo o tecido escolhido pelo operador, a depender da profundidade de entrega da energia, definida a partir do *hand-piece* escolhido.

O disparo aplicado faz com que a temperatura, naquele ponto de coagulação, atinja brevemente mais de 60°C, produzindo pequenos pontos de coagulação térmica que vão desnaturar as proteínas locais, desencadear uma resposta inflamatória, obrigando a migração celular de fibroblastos e demais células para regeneração desta microlesão, construindo assim um novo colágeno em volta dos pontos de coagulação.

### Anatomia Aplicada

A vulva é um órgão único e altamente especializado que possui uma anatomia bem peculiar. É uma região de transição cutaneomucosa, revestida por epitélio escamoso estratificado e queratinizado, exceto na zona do vestíbulo. Os grandes lábios apresentam fibras musculares com fáscia entremeada (*dartos mulliebris*) e tecido adiposo, e os pequenos lábios são ricos em fibras elásticas e vasos sanguíneos. Os pequenos lábios não contêm elementos glandulares, exceto na união com o sulco interlabial.

A vulva – como todo o aparelho reprodutor feminino – apresenta inúmeras mudanças durante a puberdade, a menacme e a menopausa. O aumento do tamanho do monte pubiano e dos lábios maiores deve-se a um incremento do tecido gorduroso, e há um crescimento dos folículos pilosos. Isso declina na menopausa, fazendo com que os grandes lábios tenham uma subtração do coxim gorduroso perdendo parte de seu preenchimento.

A drenagem linfática da vulva flui para os gânglios linfáticos inguinais e femorais, a maior cadeia linfática do corpo humano, o que faz com que o edema nessa região seja espontaneamente drenado. A irrigação sanguínea é provida da artéria pudenda externa – ramo da artéria femoral – e da artéria pudenda interna – ramo da ilíaca interna, vasos absolutamente profundos que vão se ramificando em vasos mais finos até a derme. Os nervos ílio-hipogástricos, ilioinguinais e genitofemorais são responsáveis pela inervação do monte de Vênus e da parte anterior dos grandes lábios. Os ramos perineais e o ramo superficial do nervo perineal – ramos do pudendo – tomam conta da inervação da parte posterior dos grandes lábios. Os nervos principais também são muito profundos, e, conforme vão se superficializando, tornam-se fibrilas terminais muito menos sensíveis ao estímulo mecânico e térmico.

## Técnica

Embora o rejuvenescimento vulvar com HIFU seja um tratamento corporal, as ponteiras usadas são as 2,0, 3,0 e 4,5, comumente de uso facial. Sobre o capuz clitoriano recomendamos apenas o uso da ponteira de 2,0 mm, pelo risco de o aprofundamento da energia ser capaz de promover alguma lesão neural.

A aplicação é feita em vetores ascendentes e médio-laterais, com a paciente posicionada em decúbito dorsal e pernas afastadas em losango. O procedimento é absolutamente confortável para a paciente, mais ainda do que os protocolos faciais, pois, como vimos em anatomia, esta região possui inervação superficial em fibrilas terminais.

As sessões podem ser realizadas a cada 30 dias e é indicada uma média de três sessões. O tratamento pode ser associado a bioestimuladores de colágeno injetáveis, assim como preenchedores de ácido hialurônico, prezando sempre por fazer os injetáveis após a conclusão das sessões de HIFU (Figs. 8-12 a 8-16).

A título de ilustração, o protocolo Ultra Intimi, desenvolvido pela Dra. Giovanna Milhomen para o tratamento da flacidez vulvar com Ultraformer 3, é realizado, em três sessões com intervalos mensais, utilizando-se os seguintes parâmetros (Quadro 8-1).

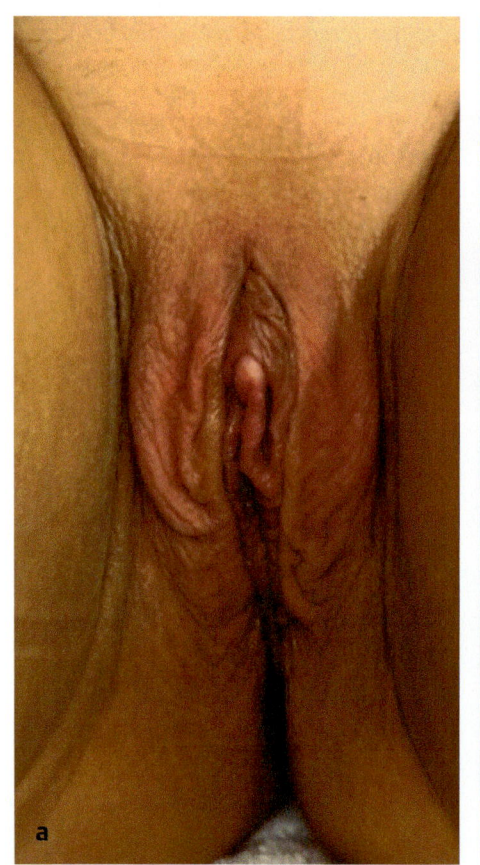

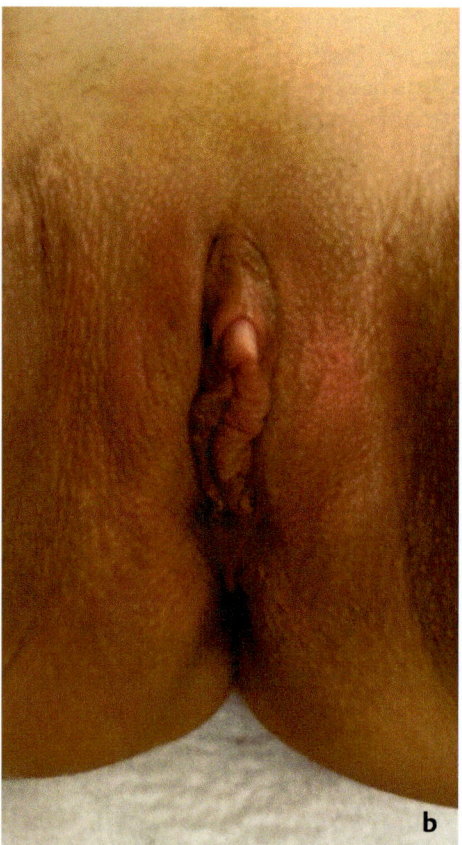

**Fig. 8-12.** (**a**) Antes e (**b**) imediatamente após a 3ª sessão.

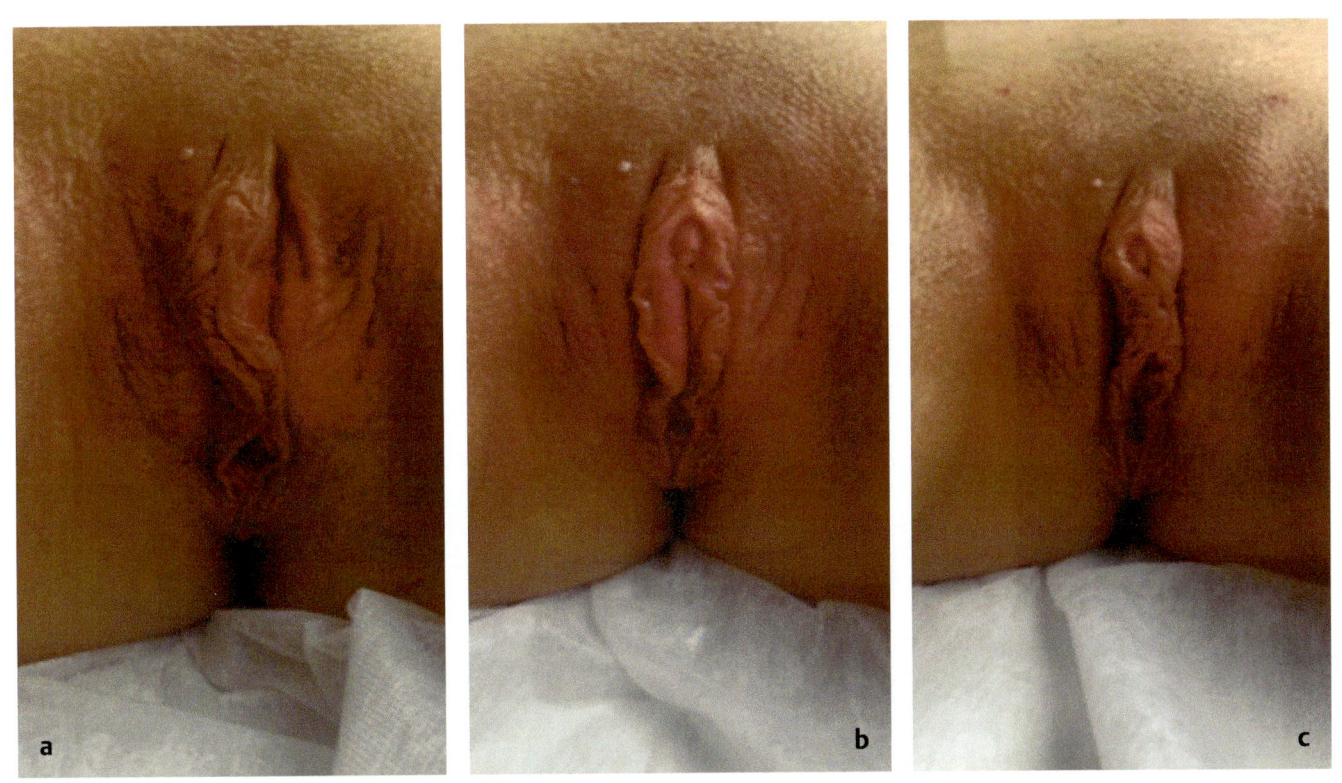

## ULTRASSOM MICROFOCADO EM REJUVENESCIMENTO ÍNTIMO

**Fig. 8-13.** (a) Antes, (b) 1 mês após a 2ª sessão e (c) logo depois do preenchimento com ácido hialurônico.

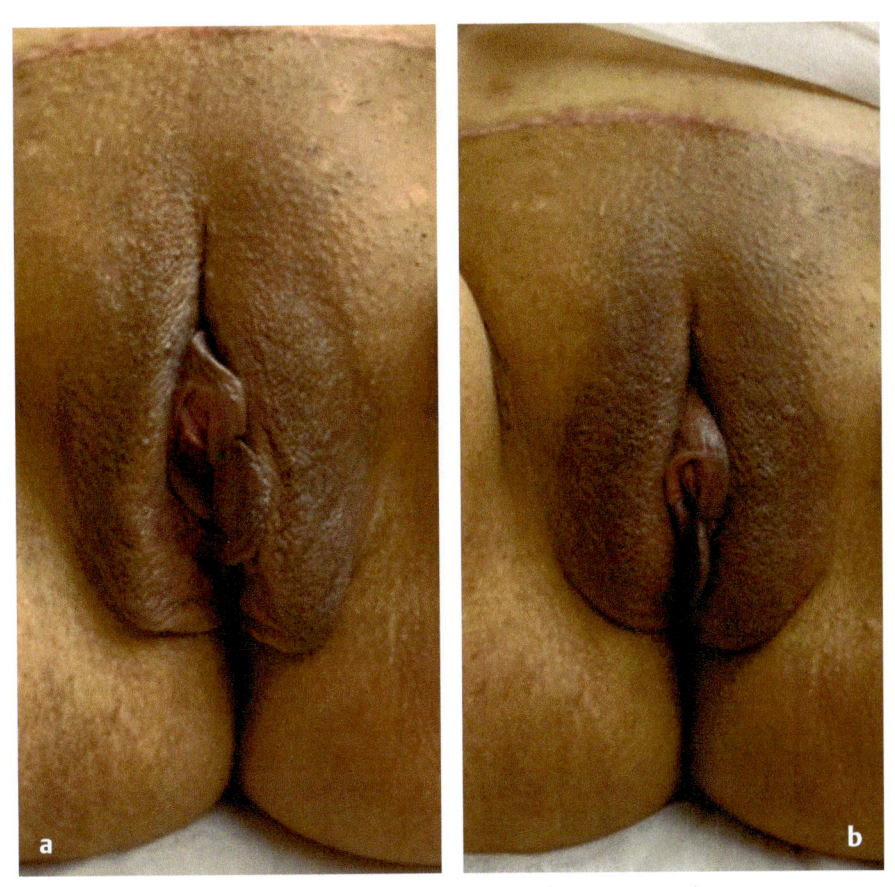

**Fig. 8-14.** Paciente pós-bariátrica. (a) Antes e (b) 1 mês após a terceira sessão.

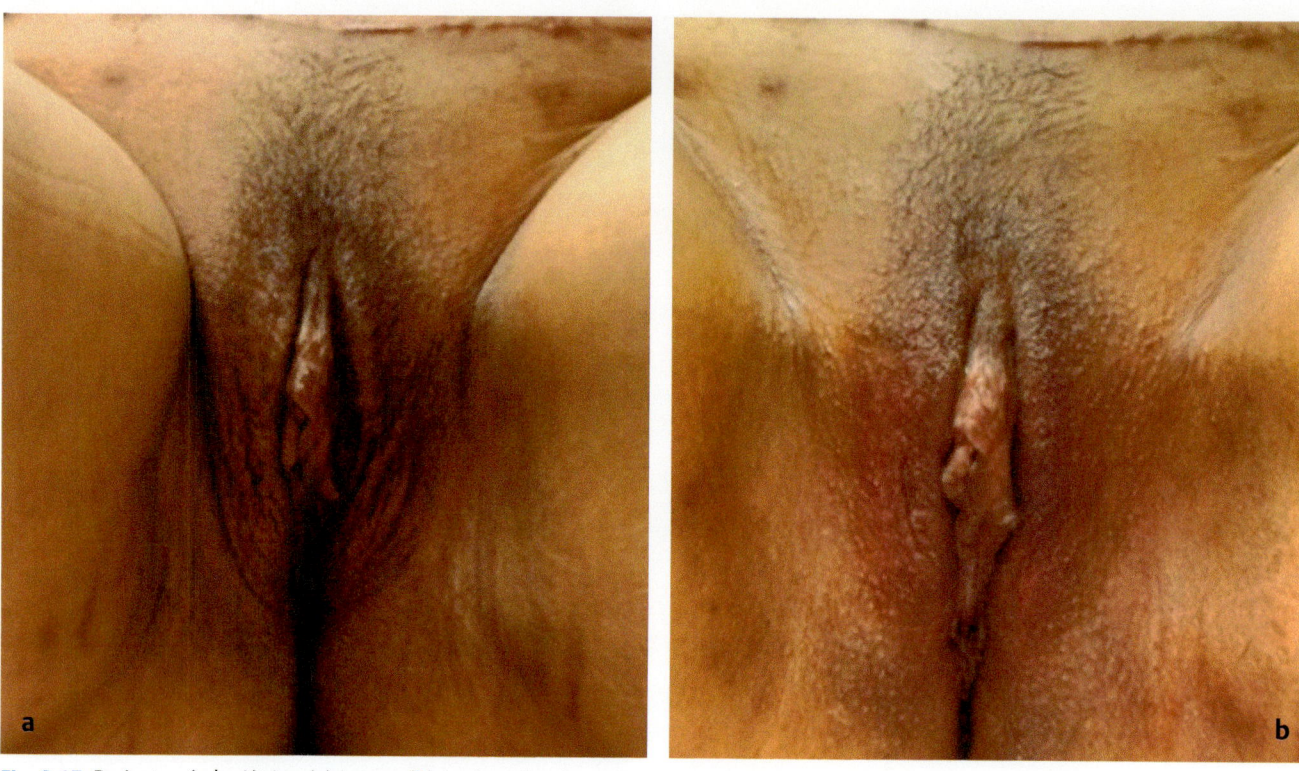

**Fig. 8-15.** Paciente pós-bariátrica. (**a**) Antes e (**b**) 1 mês após a 2ª sessão.

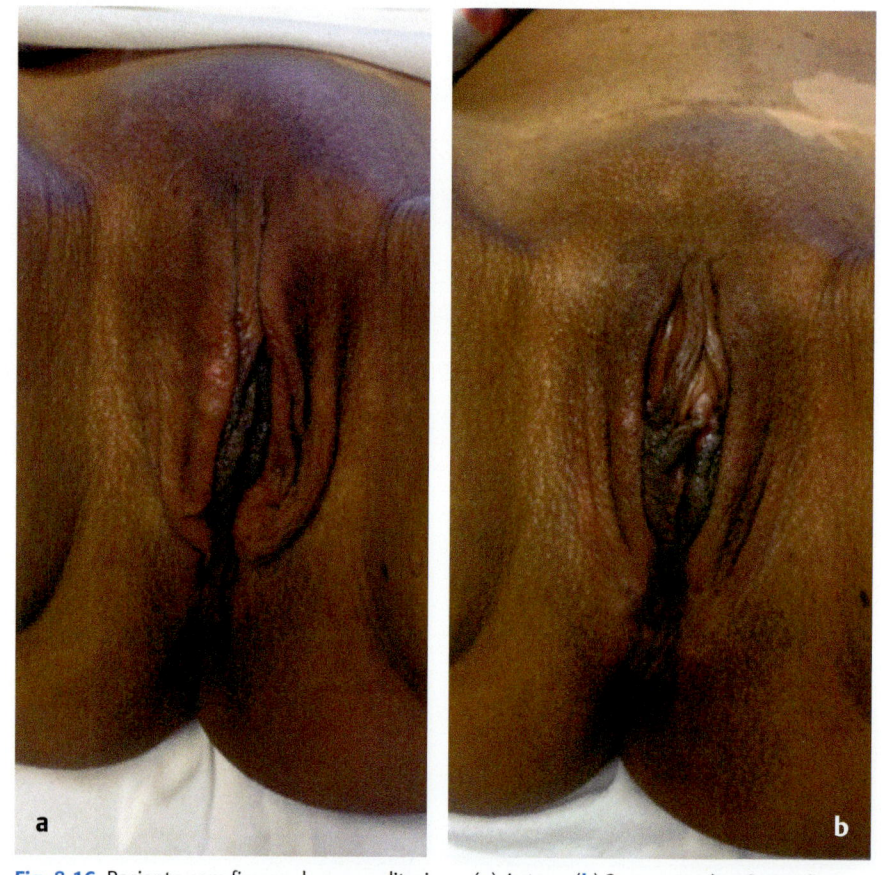

**Fig. 8-16.** Paciente com fimose de capuz clitoriano. (**a**) Antes e (**b**) 3 meses após a 3ª sessão.

**Quadro 8-1.** Protocolo Ultra Intimi

| Ponteiras | Disparos | Energia | Pitch |
|---|---|---|---|
| 4,5 mm | 30 | 1,2 | 1,2 |
| 3,0 mm | 40 | 0,9 | 1,2 |
| 2,0 mm | 30 | 0,5 | 1,4 |

## Conclusão

O HIFU é uma técnica bem indicada para casos de flacidez dos grandes lábios e fimose de capuz clitoriano, podendo ser aproveitado por mulheres jovens que querem construir sua poupança de colágeno, assim como por aquelas que já sofrem com a flacidez e atrofia acentuada da região genital. O protocolo de rejuvenescimento íntimo com HIFU proporciona segurança e conforto para a mulher, entregando longevidade de resultados. A melhoria da autoimagem que esse tratamento proporciona torna a mulher muito mais autoconfiante com sua vida sexual, impactando positivamente em seus relacionamentos, na sua libido, e, mais importante, aumentando a satisfação pessoal.

## REFERÊNCIAS BIBLIOGRÁFICAS

1. Management of symptomatic vulvovaginal atrophy: 2013 position statement of the North American Menopause Society. Menopause 2013;20(9):888-902; quiz 903-4.
2. Portman DJ, Gass ML. Genitourinary syndrome of menopause: New terminology for vulvovaginal atrophy from the International Society for the Study of Women's Sexual Health and the North American Menopause Society. Vulvovaginal Atrophy Terminology Consensus Conference Panel. Menopause 2014;21(10):1063-8.
3. Gaspar A, Addamo G, Brandi H. Vaginal fractional CO2 laser: A minimally invasive option for vaginal rejuvenation. Am J Cosmetic Surg 2011;28(3):156-62.
4. Salvatore S, Pitsouni E, Del Deo F,-Parma M, Athanasiou S, Candiani M. Sexual function in women suffering from genitourinary syndrome of menopause treated with fractionated CO2 laser. Sexual Medicine Reviews 2017;5:486
5. Salvatore S, Maggiore U, Zerbinati N, Calligaro A, Ferrero S, Origoni M, et al. Microablative fractional CO2 laser improves dyspareunia related to vulvovaginal atrophy: a pilot study. J Endometr 2014;6:150-6.
6. Salvatore S, Nappi RE, Parma M, Chionna R, Lagona F, Zerbinati N, et al. Sexual function after fractional microablative CO2 laser in women with vulvovaginal atrophy. Climacteric 2015;18:219-25.
7. Zerbinati N, Serati M, Origoni M, Candiani M, Iannitti T, Salvatore S, et al. Microscopic and ultrastructural modifications of postmenopausal atrophic vaginal mucosa after fractional carbon dioxide laser treatment. Lasers Med Sci 2015;30:429-36.
8. Gambacciani M, Palacios S. Laser therapy for the restoration of vaginal function. Maturitas 2017;99:10-15.
9. Vizintin Z, Rivera M, Fistonić I, Saraçoğlu F, Guimares P, Gaviria J, et al. Novel minimally invasive VSP Er:YAG laser treatments in gynecology. J Laser Health Acad 2012;1:46-58.
10. Streicher Lauren MD. NAMS (North American Menopause Society). Practice pearl. "Vulvar and vaginal fractional CO2 laser treatments for GSM". Chicago, Illinois, USA 2017 Oct 31.
11. FDA News release – Statement from FDA Commissioner Scott Gottlieb, M.D., on efforts to safeguard women's health from deceptive health claims and significant risks related to devices marketed for use in medical procedures for "vaginal rejuvenation". https://www.fda.gov/news- events/comunicados-de-prensa/declaracion- del-dr-scott-gottlieb-comisionado-de-la-fda- sobre-los-esfuerzos-por-proteger-la-salud-de.
12. Tadir Y, Gaspar A, Lev-Sagie A, Alexiades M, Alinsod R, Bader A, et al. Light and energy based therapeutics for genitourinary syndrome of menopause: consensus and controversies. Lasers Surg Med 2017;49:137-59.
13. Pitsouni E, Grigoriadis T, Falagas ME, Salvatore S, Athanasiou S. Laser therapy for the genitourinary syndrome of menopause. A systematic review and meta-analysis. Maturitas 2017;103:78-88.
14. Petros P. The integral system. Cen Eur J Urol 2011;64:110-19.
15. DeLancey JO. Structural support of the urethra as it relates to stress urinary incontinence: the hammock hypothesis. [Comment in] Am J Obstet Gynecol. 1994;170:1713.
16. DeLancey JO. Structural anatomy of the posterior pelvic compartment as it relates to rectocele. [Comment in] Am J Obstet Gynecol. 1999;180:815.
17. DeLancey JO, Kearney R, Chou Q, Speights S, Binno S. The appearance of levator ani muscle abnormalities in magnetic resonance images after vaginal delivery. Obstet Gynecol. 2003;101:46-53
18. DeLancey JO. Functional anatomy of the pelvic floor and lower urinary tract. Available from: https://www.researchgate.net/publication/2259 10365_Functional_Anatomy_of_the_Pelvic_Floor_and_Lower_Urinary_Tract [accessed Oct 08 2018]. Magon N, Alinsod R. ThermiVa: The revolutionary technology for vulvovaginal rejuvenation and noninvasive management of female SUI. J Obstet Gynecol India. 2016;66:300-2.
19. Sadick N, Rothaus KO. Aesthetic applications of radiofrequency devices. Clinics in Plastic Surgery. 2016;43:557–65.
20. Dillon B, Dmochowski R. Radiofrequency for the treatment of stress urinary incontinence in women. Curr Urol Rep. 2009;10:369-74.
21. Krychman M, Rowan CG, Allan BB, et al. Effect of single-treatment, surface-cooled radiofrequency therapy on vaginal laxity and female sexual function: The VIVEVE I Randomized Controlled Trial. J Sex Med. 2017;14:215-25.
22. Krychman M, Rowan CG, Allan BB, DeRogatis L, Durbin S, Yacoubian A, et al. Effect of Single-Treatment, Surface-Cooled Radiofrequency Therapy on Vaginal Laxity and Female Sexual Function: The VIVEVE I Randomized Controlled Trial. The J Sex Med. 2017;14:215- 25.
23. Chilukuri S, Lupton J. "Deep Heating" noninvasive skin tightening devices: Review of effectiveness and patient satisfaction. J Drug Dermatol. 2017 Dec 1;16(12):1262-6
24. Fabi SG. Noninvasive skin tightening: Focus on new ultrasound techniques. Clin Cosmet Investig Dermatol. 2015 Feb 5;8:47-52.
25. Hyunchul Park, Eunjin Kim, Ro Y, Ko J. High-intensity focused ultrasound for the treatment of wrinkles and skin laxity in seven different facial areas. J Cosmetic Laser Ther. 2012 Dec;14(6):290-5.
26. Lee HS, Jang WS, Cha YJ, Choi YH, Tak Y, Hwang E, et al. Multiple pass ultrasound tightening of skin laxity of the lower face and neck. Dermatol Surg. 2012 Jan;38(1):20-7.
27. O'Sullivan R, Karantanis E, Stevermuer TL, Allen W, Moore KH. Definition of mild, moderate and severe incontinence on the 24- hour pad test. BJOG 2004;111:859-62.
28. Blaivas JG. Classification of stress urinary incontinence. Neurourology and Urodynamics 1983;2:103-4.
29. Blaivas JG, Olsson CA. Classification of stress urinary incontinence. J Urol 1988;139:727-31.
30. Palacios S. Vaginal hyperlaxity syndrome: a new concept and challenge. Gynecol Endocrinol. 2017 Dec. Editorial.
31. Espuña Pons M, Rebollo Alvarez P, Puig Clota M. Validation of the Spanish version of the International Consultation on

Incontinence Questionnaire-Short Form. A questionnaire for assessing the urinary incontinence (ICIQ-SF). Medicina Clínica, Elsevier 2004 Mar;122(8):310-20.
32. Espuña Pons M, Puig Clota M, González M, Zardain P, Rebollo P. Questionnaire for evaluation of sexual function in women with genital prolapse and/or incontinence. Validation of the Spanish version of "Pelvic Organ Prolapse/Urinary Incontinence Sexual Questionnaire (PISQ- 12)". Actas Urológicas Españolas 2008 Feb;32(2).
33. Blümel JE, Binfa L, Cataldo P, Carrasco A, Izaguirre H, Sarrá S. Índice de función sexual femenina: Un test para valorar la sexualidad de la mujer (FSFI). Revista Chilena de Obstetricia y Ginecología 2004;69(2):118-25.
34. Bachmann G. Urogenital ageing: an old problem newly recognized. Maturitas 1995 Dec;22 Suppl:S1-S5.
35. Haar GT, Coussios C. High intensity focused ultrasound: Past, present and future. Internat J Hyperther 2007 Mar;23(2):85-7.
36. Haar GT, Coussios C. High intensity focused ultrasound: Physical principles and devices. International Journal of Hyperthermia 2007;23(2):89-104.
37. He M, Jacobson H, Zhang C, Setzen R, Zhang L. A retrospective study of ultrasound-guided high intensity focused ultrasound ablation for multiple uterine fibroids. International Journal of Hyperthermia 2018 Dec;34(8):1304-10.
38. Hübner N, Shariat SF, Remzi M. Focal therapy of prostate cancer. Current Opinion in Urology 2018 Nov;28(6):550-4.
39. Archer DF. Efficacy and tolerability of local estrogen therapy for urogenital atrophy. Menopause 2010 Jan-Feb;17(1):194-203.
40. Gaspar A, Brandi H, Gomez V, Luque D. Efficacy of Erbium:YAG laser treatment compared to topical estriol treatment for symptoms of genitourinary syndrome of menopause. Laser Surg Med 2017 Feb;49(2):160-8.
41. DeLancey JO. Correlative study of paraurethral anatomy. Obstet Gynecol 1986;68:91-7.
42. DeLancey JO. Structural aspects of the extrinsic continence mechanism. Obstet Gynecol 1988;72:296-301.
43. Friedmann DP, Bourgeois GP, Chan HHL, Zedlitz AC, Butterwick KJ. Complications from microfocused transcutaneous ultrasound: Case series and review of the literature. Lasers Surg Med 2018 Jan;50(1):13-19.

# COSMÉTICOS GENITAIS

Paula Cavalcante

## INTRODUÇÃO

O tratamento estético da genitália feminina externa, através do uso de formulações de uso diário e de sessões de *peelings* químicos, pode trazer um grande benefício à paciente tanto como terapia única, como também como terapia coadjuvante de tratamentos íntimos mais amplos, especialmente para as queixas de envelhecimento intrínseco e de hiperpigmentação da região íntima.

Com o envelhecimento natural ocorrem alterações bioquímicas, moleculares e hormonais que levam a uma pele mais delgada à perda de elasticidade, menor firmeza e o ressecamento da região. Já o uso de roupas justas, o atrito constante decorrente de alguns esportes, procedimentos de depilação, o sobrepeso, além do envelhecimento levam à hiperpigmentação da região íntima.

A cor saudável da pele da região íntima resulta da regulação da transferência de melanossomas ricos em melanina para os queratinócitos epidérmicos. Em muitos casos, as mudanças hormonais e inflamações modificam a resposta dos melanócitos, tornando a pele hiperpigmentada, com manchas distribuídas irregularmente. A pele firme é resultado da abundante produção de colágeno e elastina pelos fibroblastos, responsável por gerar uma matriz extracelular hidratada.

O tratamento tópico de uso diário, assim como a aplicação de *peelings* em consultório, visa tornar a pele mais saudável, traçando um protocolo de rejuvenescimento que procura corrigir os problemas existentes por meio da regulação da produção de queratinócitos, regulação do sistema de pigmentação e gerenciamento do processo de deterioração das fibras de colágeno e elastina. Além da restauração da função de barreira da pele, visando a uma pele mais hidratada, macia e uniforme.

Os protocolos de tratamento precisam ser práticos para facilitar a adesão do paciente à rotina de cuidados na região, por isso formulações multibenefícios são bem-vindas. Quando se faz necessário incluir no tratamento uma etapa de renovação mais intensa, a associação de *peelings* com aplicação intervalada deve ser considerada como relevante para atingir o resultado esperado. É importante, neste caso, que a aplicação do *peeling* seja seguida do uso de formulações S.O.S e protetoras, além do uso de roupas de algodão e elásticos mais frouxos, evitando o uso de calças justas, priorizando saias e roupas mais largas durante o período. Na etapa de renovação mais intensa é importante também evitar exposição ao sol, praia, piscina e sauna.

Em relação aos princípios ativos, temos atualmente disponível um arsenal importante que pode ser utilizado com segurança na região. Atenção e cuidado maior devem ser sempre para a escolha dos agentes renovadores, evitando ácidos em concentrações que causem muita descamação e ressecamento, assim como ativos que possam ser irritantes ou que alterem a microbiota local. O objetivo deve ser sempre um estímulo à renovação natural da pele da região, de forma delicada.

## COSMÉTICOS GENITAIS – PREMISSAS E CONSIDERAÇÕES

O pH fisiológico da região íntima varia em torno de 3,8 a 4,5, e a manutenção deste pH é importante para a manutenção da microbiota e do bom funcionamento da região. Assim, os produtos direcionados para o cuidado íntimo devem ser formulados em pH próximo a esta faixa, entre 4 e 5, enriquecidos com princípios ativos não irritantes e que não causem ressecamento.

A escolha da base dermatológica deve priorizar um sensorial suave, refrescante e não oleoso. É importante ser hipoalergênica, *tacky free* e ter boa espalhabilidade. Idealmente, a formulação deve ser livre de fragrâncias.

O uso das formulações para o tratamento tópico da região é limitado à região externa, virilha, monte de Vênus e grandes lábios, preservando pequenos lábios, clitóris e entrada da vagina. Também não devem ser aplicadas dentro do canal vaginal. No caso da escolha por formulações magistrais, é importante que o uso íntimo seja sinalizado no receituário de forma que a manipulação atenda aos requisitos descritos anteriormente.

## COSMÉTICOS GENITAIS – ETAPAS DE TRATAMENTO

### Limpeza

A etapa de limpeza deve ser iniciada com a adaptação de formulações mais emolientes, hidratantes e calmantes. É importante priorizar o uso de sabonetes líquidos com pH mais próximo ao neutro, em torno de 5, evitando sabonetes em barra que tendem a ter pH alcalino. Formulações delicadas, com pouca espuma, sem fragrância e com ação refrescante devem ser priorizadas. O uso de formulações de limpeza com ácidos, que tendem a ter pH mais ácido, pode ser interessante quando se deseja renovar e melhorar a textura da região, mas deve ser seguido da aplicação de formulações mais emolientes. A lavagem com sabonete deve ser feita uma a duas vezes ao dia, evitando a limpeza excessiva que pode levar ao desequilíbrio da microbiota vaginal. Em seguida, a paciente deve ser orientada a secar bem a região para remover todos os vestígios de sabonete líquido e evitar a proliferação de fungos.

### Renovação Celular – Agentes Esfoliantes

A renovação celular é a etapa que pode ser feita pelo uso de esfoliantes químicos (ácidos), físicos (mecânica) e enzimáticos. A esfoliação química consiste na aplicação de agentes químicos esfoliantes, como os ácidos glicólico, láctico e retinoico, que atuam removendo as células mortas e favorecem a epitelização.

A esfoliação física ou mecânica consiste na utilização de produtos que possuem microsferas que lhes conferem uma textura abrasiva e através do atrito agem na renovação da pele. Ela deve ser feita de forma suave para não agredir e sensibilizar a pele, uma a duas vezes por semana.

Na esfoliação enzimática são utilizadas enzimas proteolíticas que hidrolisam a queratina, diminuindo a espessura da camada córnea.

Na escolha de qualquer esfoliante para a região íntima deve-se optar preferencialmente por faixas de concentrações mais baixas, priorizando a terapêutica de longo prazo associada a agentes hidratantes e emolientes. O uso de faixas mais altas de concentração deve ser feito em protocolos de *peelings*, com aplicação em consultório.

### Uniformização – Ação Despigmentante

Existe uma ampla gama de despigmentantes que podem ser utilizados na região e a eles é possível associar o uso de ácidos. Despigmentantes que possuam como alvos receptores ou elementos mediadores da inflamação, assim como os que atuem na restauração da função de barreira, devem ser priorizados. Exemplos interessantes são o Belides®, o Mediatone® e a Niacinamida.

### Hidratação

O ressecamento íntimo ocasiona um grande desconforto, além de acarretar danos estéticos à região íntima. A melhoria da hidratação da região pode ser feita pela terapia hormonal e, também, a partir do uso de hidratantes de uso tópico na região. O uso de formulações hidratantes deve ser direcionado apenas à área mais externa da vulva. Caso o objetivo seja maior lubrificação, recomendam-se utilizar formulações com esse apelo específico, que podem e devem ser utilizadas na área interna da vagina. No entanto, quando a escolha do hidratante buscar também a lubrificação íntima, a escolha dos ativos deve ser limitada a substâncias com estudos de segurança para uso interno.

### Elasticidade e Firmeza

Em mulheres ocorre uma correlação negativa entre a idade e as propriedades elásticas da pele. A elastina, responsável pela elasticidade cutânea, tende a perder sua qualidade elástica, enquanto as fibras de colágeno diminuem de acordo com o passar dos anos e passam a ter sua organização alterada. Essas modificações podem ser facilmente reconhecidas por meio do aparecimento de flacidez, enrugamento, desidratação e manchas. A associação de retinoides, peptídeos, fatores de crescimento e algumas outras classes de ativos capazes de estimular fibroblastos, além de mecanismos que estimulem a firmeza e elasticidade, são alternativas interessantes para serem priorizadas em fórmulas de usos diário e contínuo.

## COSMÉTICOS GENITAIS – FORMULAÇÕES
### Limpeza
#### *Sabonete Regenerador Suave*

| | |
|---|---|
| Ácido láctico | 4% |
| Extrato de hortelã | 2% |
| Alfa-bisabolol | 0,5% |
| Sabonete líquido pH controlado qsp | 140 mL |

**Modo de uso:** com a região já úmida, aplicar com movimentos suaves. Enxaguar.

#### *Sabonete Prebio Clareador*

| | |
|---|---|
| Romã | 2% |
| Licorice | 2% |
| Ecodermine™ | 2% |
| Óleo ess. de lavanda | 0,2% |
| Sabonete íntimo pH controlado qsp | 30 mL |

**Modo de uso:** com a região já úmida, aplicar com movimentos suaves. Enxaguar.

#### *Sabonete Antimicrobiano*

| | |
|---|---|
| Óleo de melaleuca | 3% |
| Extrato de barbatimão | 3% |
| Camomila | 2% |
| Sabonete líquido pH controlado qsp | 30 mL |

**Modo de uso:** com a região já úmida, aplicar com movimentos suaves. Enxaguar.

### Renovação
#### *Esfoliação Delicada*

| | |
|---|---|
| Pool AHA | 5% |
| Semente de nozes | 2,5% |
| Rice exfoliator N | 4% |
| Gel de amigel pH controlado qsp | 30 g |

**Modo de uso:** aplicar na área de tratamento com movimentos circulares suaves, deixando agir por 3 minutos, retirando com água corrente.

#### *Renovação Enzimática*

| | |
|---|---|
| Renew zyme® | 10% |
| Óleo de aveia | 2% |
| Gel *soft* pH controlado qsp | 30 g |

**Modo de uso:** aplicar na área de tratamento com movimentos circulares suaves, deixando agir de 15 a 20 minutos, retirando com água corrente. Pode ser utilizado diariamente por 7 a 10 dias ou em dias alternados por um período maior para acelerar a melhoria de textura e qualidade da pele.

#### *Renovação com Ácidos*

| | |
|---|---|
| Ácido mandélico | 8% |
| Ácido glicólico | 4% |

Gluconolactona ................................................................. 5%
Alfa-bisabolol ................................................................ 0,5%
Gel pH Controlado qsp ................................................. 30 g

**Modo de uso:** aplicar na área de tratamento com movimentos circulares suaves, deixando agir de 15 a 20 minutos, retirando com água corrente. Pode ser utilizado diariamente por 7 a 10 dias ou em dias alternados por um período maior para acelerar a melhoria de textura e qualidade da pele.

## Uniformização
### Clareamento Íntimo com Alfa-Hidroxiácidos
Pool AHA ........................................................................... 8%
Alfa-arbutin ...................................................................... 4%
Nano kójico ...................................................................... 2%
Belides® ............................................................................ 3%
Nano tranexâmico ........................................................... 3%
TGP–2 peptídeo® ............................................................ 2%
Ácido hialurônico ............................................................ 2%
Alfa-bisabolol .................................................................. 1%
Sensi gel pH Controlado qsp ...................................... 30 g

**Modo de uso:** aplicar 1 vez ao dia e aguardar secar. O uso deve ser feito, preferencialmente à noite. Pela manhã, lavar a região e aplicar uma formulação hidratante.

### Claremanto Íntimo com Vitamina C
Ascorbosilane® C ............................................................ 5%
Biowhite® ......................................................................... 3%
Pomc block ...................................................................... 3%
Phloretin ........................................................................... 1%
Nano retinol ................................................................. 0,5%
Azeloglicina ..................................................................... 5%
Ceramidas ........................................................................ 2%
Calêndula ......................................................................... 2%
Creme pH Controlado qsp .......................................... 30 g

**Modo de uso:** aplicar 1 vez ao dia e aguardar secar. O uso deve ser feito, preferencialmente, à noite. Pela manhã, lavar a região e aplicar uma formulação hidratante.

## Firmeza e Hidratação
### Firmeza e Hidratação
Matrixyl™ ......................................................................... 5%
Adipofil® .......................................................................... 2%
Raffermine® ..................................................................... 5%
Silicium P® ....................................................................... 3%
Retinol .............................................................................. 2%
Hyaxel® ............................................................................ 3%
Aveia Coloidal ................................................................. 2%
Creme pH Controlado qsp. ......................................... 30 g

**Modo de uso:** aplicar 1 ou 2 vezes ao dia.

### Booster de Hidratação Íntima
D.S.H CN® ........................................................................ 2%
Hyaxel® ............................................................................ 2%
Hydroxyprolisilane CN ................................................... 2%
Base Íntima hidratante qsp ...................................... 60 mL

**Modo de uso:** aplicar 1 ou 2 vezes ao dia, ou quantas for necessário para hidratar a região.

## Formulações de Multibenefícios
### Renovação e Clareamento
Ácido retinoico ........................................................... 0,01%
Ácido dioico .................................................................... 3%
Nicotinamida ................................................................... 2%
DensiSkin® D+ ................................................................ 4%
Nutripeptides .................................................................. 3%
Óleo de macadâmia ....................................................... 2%
Ácido hialurônico ............................................................ 2%
Creme qsp ..................................................................... 40 g

**Modo de uso:** aplicar 1 vez ao dia e aguardar secar. O uso deve ser feito, preferencialmente, à noite. Pela manhã, lavar a região e aplicar uma formulação hidratante.

### Renovação, Melhora de Textura e Maciez
Pumpkin enzyme ............................................................ 2%
Algowhite ........................................................................ 2%
Ácido lactobiônico .......................................................... 2%
Matrixyl™ ......................................................................... 5%
Syn®-Coll ......................................................................... 2%
Ceramidas ........................................................................ 2%
Óleo de aveia .................................................................. 2%
Creme qsp ..................................................................... 40 g

**Modo de uso:** aplicar 1 vez ao dia e aguardar secar. O uso deve ser feito, preferencialmente, à noite. Pela manhã, lavar a região e aplicar uma formulação hidratante.

## Calmantes e Regeneradores
### Creme Hidratante e Regenerador
Actiglucan ........................................................................ 2%
Óleo de macadâmia ....................................................... 2%
Óleo de framboesa ......................................................... 2%
D Pantenol ....................................................................... 3%
Alantoína ......................................................................... 1%
Extrato de portulaca ...................................................... 1%
Creme siliconado pH Controlado qsp ...................... 30 g

**Modo de uso:** aplicar 1 ou 2 vezes ao dia, ou quantas for necessário para acalmar a região.

### Creme Calmante com Corticoide
Desonida ...................................................................... 0,1%
Hydroxyprolisilane CN ................................................... 3%
Ceramidas ........................................................................ 2%
D Pantenol ....................................................................... 2%
Belides® ........................................................................... 5%
Creme siliconado pH Controlado qsp ...................... 30 g

**Modo de uso:** aplicar 1 ou 2 vezes ao dia, ou quantas for necessário para acalmar a região.

# ATIVOS EM DESTAQUE PARA REGIÃO ÍNTIMA (QUADROS 9-1 A 9-5)

Quadro 9-1. Agentes Renovadores

| Ativo | Concentração usual (uso diário) | Características | Benefícios do ativo |
|---|---|---|---|
| Ácido retinoico | 0,01% a 0,1% | Derivado da vitamina A | Combate os sinais de envelhecimento pela renovação celular e pelo estímulo à produção de colágeno. Apesar do grande benefício deste ácido para a qualidade da pele, a inclusão dele em formulações de uso íntimo deve ser feita com cautela em relação à concentração, pois pode causar ressecamento na região, especialmente na fase da menopausa |
| Ácido glicólico | 1% a 10% | Alfa-hidroxiácido derivado da cana de açúcar | Reduz a coesão entre os corneócitos, acelerando o processo de renovação da capa córnea. Em formulações de uso íntimo, a correção do pH da fórmula diminui a ação renovadora deste ácido que ocorre em faixa de pH mais baixa |
| Ácido láctico | 0,5% a 15% | Produzido por fermentação a partir de uma fonte de carboidrato | Proporciona renovação celular mais suave enquanto atua retendo a umidade da pele. Pela presença dos íons lactato, contribui como agente antimicrobiano |
| Ácido mandélico | 2% a 10% | Obtido pela hidrólise do extrato de amêndoa amarga | É recomendado tanto no fotoenvelhecimento, como na hiperpigmentação. É um AHA menos irritativo. Ação inflamatória |
| Mixed Fruit Acid (Pool de AHA) | 2% a 10% | Associação equilibrada de alfa-hidroxiácidos (ácido cítrico, málico e láctico), extraídos da cana-de-açúcar, frutas cítricas e maçãs | Tem ação hidratante, antienvelhecimento e regeneradora da pele. Promove renovação suave |
| Ácido lactobiônico | 2% a 10% | Obtido a partir da junção de gluconolactona e galactose | Confere efeito rejuvenescedor e cicatrizante |
| Gluconalactona | 4% a 10% | Poli-hidroxiácido de elevado peso molecular, é uma delta-lactona do ácido glutâmico obtido pela oxidação da glicose do milho | Otimiza a função de barreira do estrato córneo, proporcionando a hidratação da pele e ação anti-inflamatória. Promove renovação celular similar aos AHA's, com menor potencial irritativo |
| Pumpkin enzyme | 1% a 10% | Obtida pela fermentação do fruto da abóbora com Lactobacillus lactis | Promove renovação celular, hidratação intensa e leve clareamento. Não é fotossensível, nem sensibilizante |
| Renew zyme® | 2% a 10% | Ativo natural, extraído da romã macerada com proteínas chaperones | Atua na renovação celular, promove hidratação imediata e manutenção do equilíbrio hídrico da pele. Tem ação anti-inflamatória e estimula a produção de colágeno |

Quadro 9-2. Agentes Esfoliantes

| Ativo | Concentração usual (uso diário) | Características | Benefícios do ativo |
|---|---|---|---|
| Rice exfoliator | 0,5% a 8% | Derivado da casca do arroz, espécie Oryza sativa L. | Esfoliante natural de abrasividade suave. Favorece a remoção das células mortas da superfície da pele, promove maciez, suavidade e renovação da epiderme |
| Sementes de nozes | 2% a 10% | Obtida da moagem da casca de nozes | Esfoliante natural de abrasividade moderada. Promove ação esfoliante, contribuindo para uma maior maciez e luminosidade da pele |

Quadro 9-3. Hidratantes, Calmantes e Anti-inflamatório

| Ativo | Concentração usual (uso diário) | Características | Benefícios do ativo |
|---|---|---|---|
| Actiglucan® | 1% a 10% | Composto por aloe vera, betaglucano, glicerina e ácido hialurônico | Ação anti-inflamatória e supressora da produção de citocinas. Mantém a maciez e umidade da pele, auxilia o reparo e a cicatrização das lesões cutâneas |
| Alfa-bisabolol | 0,1% a 1,% | Substância obtida por destilação direta de alguns óleos naturais | Inibe a ciclo-oxigenase e a lipoxigenase, consequentemente impedindo a formação de citocinas pró-inflamatórias. Atua também como cicatrizante |
| Aveia coloidal | 3% a 10% | Obtido a partir da farinha de aveia (Avena sativa), complexo rico em lipídeos essenciais, ácidos graxos e antioxidantes naturais | Ajuda a manter o equilíbrio cutâneo, tem ação emoliente, hidratante, anti-irritante, imunorreguladora e cicatrizante |
| Barbatimão | Até 5% | Planta da família das leguminosas, também conhecida como paricarana, ibatimô, verna, picarana e uabatimô. Árvore nativa do cerrado, podendo ser encontrada em vários estados do Brasil, desde o Amapá até o Paraná | As atividades farmacológicas do barbatimão estão diretamente relacionadas aos teores de taninos condensados. O decocto e o infuso preparados a partir da casca têm sido utilizados na medicina popular para o tratamento de distúrbios gastrointestinais, cicatrização de feridas, como anti-inflamatório, antimicrobiano e antioxidante |
| Ceramidas | 0,05% a 0,5% | Ativo sintético que mimetiza as ceramidas presentes na pele | Auxilia no reparo de peles secas e desidratadas. Função essencial na manutenção da estrutura da barreira lipídica |
| D.S.H.CN® (Dimethylsilanol Hyaluronate) | 4% a 6% | Ácido hialurônico de alto peso molecular associado ao silício orgânico | Atua como hidratante biológico, regulador do teor de água na pele e regenerador do sistema de auto-hidratação. Preserva a estrutura dos mucopolissacarídeos e protege as fibras elásticas |
| D-Pantenol (Vitamina B5) | 0,5% a 5% | Obtida pela redução do ácido pantotênico | Atua como hidratante e reduz a formação de eritema. Acelera a regeneração, auxiliando a cicatrização de lesões superficiais |
| Ecodermine | 2% a 5% | Prebiótico de uso tópico – glycerin-lactitol-xylitol | Proporciona a preservação e restauração da microflora cutânea. Auxilia no controle do desenvolvimento de patógenos e preserva a atividade de probióticos locais |
| Extrato de hortelã | 2% a 5% | Extrato glicólico obtido da planta Mentha piperita L., rico em flavonoides e óleos essenciais das folhas de hortelã | Ação adstringente, antisséptica, rubefaciente e estimulante da circulação periférica |
| Extrato de portulaca | 3% a 5% | Extrato glicólico obtido da planta Portulaca oleracea, rico em vitaminas, flavonoides e ácidos graxos, como o ômega 3 | Reduz a liberação de mediadores pró-inflamatórios, além de promover resposta analgésica e anti-irritante. Age inibindo edemas |
| Hyaxel® (Ác. Hialurônico fracionado) | 5% a 10% | Ácido hialurônico de baixo peso moleculcar associado ao silício | Melhora a matriz extracelular dérmica, com aumento da densidade da rede de colágeno e acúmulo de GAGs. Promove a hidratação cutânea, combate as reações inflamatórias e estimula a renovação celular, proporcionando efeito preenchedor |
| Hidro bio® | 3,% a 5% | Complexo de materiais composto por substâncias moderadamente higroscópicas | Possui uma capacidade de retenção de umidade próxima ao do "Fator Hidratante Natural", devido a seus componentes terem constituição química semelhante ao biológico. Melhora a elasticidade cutânea com sensação de toque suave e agradável, tem o poder de proteger a pele na perda de elasticidade e revitalizar o tecido |
| Óleo de aveia | 1% a 5% | Óleo de aveia orgânico, possui grandes quantidades de lipídeos semelhantes aos encontrados na pele, como triglicerídeos, ácidos graxos livres, glicolipídeos, esteróis e ésteres | Promove um filme molecular na pele, atua na manutenção da função de barreira, protegendo contra as agressões externas, possui potente ação emoliente proporcionando conforto à pele e alta ação hidratante em curto e longo prazos |

(Continua)

**Quadro 9-3.** *(Cont.)* Hidratantes, Calmantes e Anti-inflamatório

| Ativo | Concentração usual (uso diário) | Características | Benefícios do ativo |
|---|---|---|---|
| Óleo de framboesa | 5% a 20% | É obtido pela prensagem a frio das sementes da *Rubus idaeus*. Possui ácidos graxos essenciais, como o ômega 3, 6 e 9; sendo este a fonte vegetal mais rica de ácidos graxos essenciais | Possui diversos mecanismos de proteção à pele, seja pela ação anti-inflamatória do ômega 3, de melhora da função de barreira do ômega 6 ou ainda da ação regeneradora de ômega 9 |
| Óleo de macadâmia | Até 5% | Óleo obtido pelo processo de prensagem da noz da *Macadamia ternifolia L.* | É emoliente, hidratante e antienvelhecimento |

**Quadro 9-4.** Clareadores

| Ativo | Concentração usual (uso diário) | Características | Benefícios do ativo |
|---|---|---|---|
| Ácido dioico | 2,5 a 4% | Ácido dicarboxílico monoinsaturado derivado da biofermentação do ácido oleico de origem vegetal | Interfere na síntese da melanina por agir como um agonista do complexo proteico da tirosinase PPARg, que regula a transcrição do gene e inibe a transferência dos melanossomas |
| Ácido fítico | 0,5% a 2% | Quelante de ferro e cobre, age como inibidor da tirosinase | Possui ação anti-inflamatória, antioxidante e hidratante |
| Algowhite | 2% a 5% | Obtido a partir do extrato concentrado da alga marrom *Ascophyllum nodosum* | Despigmentante de ação global, atua em todas as etapas da melanogênese. Inibe a ligação específica entre a endotelina-1 e seu receptor, reduzindo a atividade dendrítica dos melanócitos, inibe a tirosinase e acelera a renovação celular |
| Alfa arbutin | 0,5% a 7% | Isômero mais ativo do arbutin, um glicosídeo da hidroquinona, ou seja, é um derivado dela | Inibe a tirosinase e, consequentemente, a produção de melanina. É um ativo altamente estável e não irritante, além de apresentar alta afinidade com a pele |
| Ascorbosilane C® | 3% a 5% | Ácido ascórbico puro vetorizado pelo silício orgânico | Potente antioxidante com ação inibidora da tirosinase. Proporciona hidratação, clareamento e estimula a biossíntese de colágeno |
| Belides® | 2% a 5% | Clareador natural obtido das flores da margarida *Bellis perenis* | Atua inibindo a liberação da ET-1 e reduz a capacidade de ligação do α-MSH a seus receptores. Durante a síntese de melanina, reduz a atividade da tirosinase e a transferência dos melanossomas dos melanócitos para os queratinócitos |
| Biowhite® | 1% a 4% | *Blend* vegetal composto por: extrato de Saxifraga, extrato de Uva, extrato de Amora e extrato de Baicalin | Inibe a síntese de melanina e possui ação anti-inflamatória, reduzindo as irritações da pele e minimizando eczemas e descamações |
| Licorice ou Extrato de alcaçuz | 0,5% a 3% | Obtido da raiz *Glycyrrhiza glabra*, seu principal componente é a glabridina | Previne a pigmentação induzida pela radiação UVB. Atua como despigmentante, pois tem capacidade de inibir a tirosinase e possui ação anti-inflamatória |
| Nano kójico | 3% a 5% | Ácido kójico nanosferizado, garantindo maior estabilidade e permeação na pele | Potente ação inibidora da Tirosinase por quelar os íons de cobre |
| Nano tranexâmico | 1% a 10% | Ácido tranexâmico nanovetorizado, com melhor perfil de permeação | Inibe a síntese da melanina por bloquear a conversão do plasminogênio em plasmina. Sua ação resulta em menor quantidade de ácido araquidônico livre e em menor capacidade de produzir precursores melanogênicos, como prostaglandinas e leucotrienos |
| Nicotinamida (niacina) | 2a 10% | Forma ativa da vitamina B3 | Apresenta potente ação anti-inflamatória, regula a secreção sebácea, aumenta a síntese epidérmica dos esfingolipídeos e a proliferação dérmica. Tem efeito despigmentante, decorrente da capacidade de inibir a transferência de melanossomas dos melanócitos para os queratinócitos |

*(Continua)*

## Quadro 9-4. *(Cont.)* Clareadores

| Ativo | Concentração usual (uso diário) | Características | Benefícios do ativo |
|---|---|---|---|
| Phloretin® | 0,2% a 2% | Um composto flavonoide potente, extraído da casca de maçã, chamado de deidrocalona | Tem potente ação inibidora da peroxidação lipídica e inibe a atividade da enzima tirosinase em melanócitos |
| Pomc block | 1,5% a 3% | *Fitoblend* com combinação exclusiva dos fitocompostos de Punica Granatum e Pancratium Maritimima | Possui capacidade de inibir a síntese de melanina através da inibição da POMC, α-MSH, cAMP, PKA e MITF e a transferência da melanina dos melanócitos para os queratinócitos |
| TGP-2 Peptídeo® | 1% a 3% | Peptídeo ativo e concentrado obtido do Fator de Crescimento Transformador | Com ação anti-MITF e anti-inflamatória, diminui a expressão da melanogênese devido à ação inibitória da síntese de melanina. Retarda o crescimento de pelos por induzir à fase catágena do crescimento capilar |

## Quadro 9-5. Firmeza e Elasticidade

| Ativo | Concentração usual (uso diário) | Características | Benefícios do ativo |
|---|---|---|---|
| Adipofil® | 0,5% a 2% | Composto pela L-ornitina, um aminoácido obtido por biotecnologia a partir da fécula vegetal, em sua forma encapsulada | Atua estimulando a densificação do tecido adiposo por ativar a lipogênese e a adipogênese, além de inibir a lipólise |
| Densiskin® | 1% a 6% | Complexo biológico composto por polipeptídeos de colágeno marinho/silanetriol, biopeptídeos derivados do ácido glutâmico, oligossacarídeos de frutose e polissacarídeos de *phyto-plancton* | Promove notável síntese de colágeno, atenua a inflamação cutânea (aumenta os níveis de IL-10), diminui a expressão de metaloproteinases (colagenases, elastases e gelatinases), além de apresentar ação hidratante |
| Hydroxyprolisilane® | 3% a 4% | Dermosilanol combinado com a hidroxiprolina e o ácido aspártico | Atua como regenerador de colágeno e elastina, favorecendo a recuperação da espessura, densidade e hidratação da pele |
| Matrixyl® | 3% a 8% | Pentapeptídeo | Aumenta a resposta celular ao TGF-β, estimula a síntese de tecido conjuntivo composto por proteínas glicosaminoglicanas e ácido hialurônico |
| Nano Retinol | 1% a 10% | O retinol é a vitamina A na forma livre, não esterificada | É responsável por estimular a renovação celular. Promove o aumento da elasticidade cutânea, a hidratação e o aumento da concentração de glicosaminoglicanas. Tem menor irritação na pele quando comparado ao ácido retinoico |
| Nutripeptides | 1 a 4% | Composto de peptídeos extraído do arroz (oryza sativa) | Estimula a síntese de colágenos (I, III e VII) e fibra estima pelos fibroblastos, revitaliza o metabolismo celular e reforça o potencial de defesa da pele |
| Raffermine® | 2% a 5% | Agente firmador derivado de frações especiais da soja que contém alto teor de glicoproteínas e polissacarídeos | Reforça a estrutura molecular da derme e aumenta a firmeza, elasticidade e tonicidade da pele. Protege as fibras elásticas da degradação enzimática pelas elastases |
| Silicium P® | 3% a 8% | Silício orgânico vetorizado | Estimula a viabilidade celular e ativa a biossíntese de colágeno. Protege contra a glicação do colágeno e alterações do tecido conjuntivo. Possui ação anti-inflamatória e calmante e proporciona hidratação |
| Syn-Coll® | 1% a 3% | Tripeptídeo sintético molecular que imita o próprio mecanismo do corpo humano, para produzir colágeno via TGF-β | Ativa o fator de transformação de crescimento beta-latente, TGF-β (Fator de crescimento tecidual). Também protege o colágeno da degradação por meio da inibição das metaloproteinases da matriz (MMP) |

## BIBLIOGRAFIA

Bezerra PX, Souza JBP, Carmo ES, Luiz JAS. Avaliação de Rotulagem e Parâmetros de Qualidade de Sabonetes Íntimos – Revista Brasileira de Ciência de Saúde. Volume 1. 2016.

Costa A. Tratado Internacional de Cosmecêuticos – Rio de Janeiro: Guanabara Koogan; 2012.

Fabbrocini G, De Padova MP, Tosti A. Chemical peels: what's new and what isn't new but still works well. Facial Plast Surg. 2009 Dec;25(5):329-36.

Flynn TC, Coleman WP. Topical revitalization of body skin. J Eur Acad Dermatol Venereol. 2000 Jul;14(4):280-4.

Garcia CC, Germano C, Osti NM, Chorilli M. Desenvolvimento e avaliação da estabilidade físico-química de formulações de sabonete líquido íntimo acrescidas de óleo de melaleuca. Revista Brasileira Farmácia. 2009;3.

Guia para Avaliação de Segurança de Produtos Cosméticos / Agência Nacional de Vigilância Sanitária l ANVISA. 2. ed. Brasília. 2012.

Hofmeister H. Cuidados da pele na menopausa. São Paulo: Di Livros; 2023. p. 225-31.

Kede MP, Sabatovich O. Dermatologia Estética. 4. ed. Rio de Janeiro: Atheneu; 2021.

Lee KC, Wambier CG, Soon SL, Sterling JB, Landau M, Rullan P, et al. International Peeling Society. Basic chemical peeling: Superficial and medium-depth peels. J Am Acad Dermatol. 2019 Aug;81(2):313-24.

Schuler K. Aplicabilidade do Peeling de Ácido Mandélico Associado com Home Care de Puricys® (Cysteamina) no Tratamento de Clareamento Íntimo. Santa Cruz do Sul. 2020.

Steiner D, Ribeiro F. Peeling químico manual prático do dia a dia. Peeling íntimo. Rio de Janeiro: Di Livros; 2020. p. 179-83.

Truchelo M, Cerdá P, Fernández LF. Chemical peeling: a useful tool in the office. Actas Dermosifiliogr. 2017;108:315-22.

# PEELINGS QUÍMICOS GENITAIS

Valéria Parejo Guerra ▪ Paula Cavalcante ▪ Vívian Amaral

*Tudo que é verdadeiro, tudo que é honesto, tudo o que é justo, tudo o que é puro, tudo o que é amável, tudo o que é de boa fama, se há alguma virtude e se há algum louvor, nisso pensai.*

Filipenses 4-8 Bíblia Sagrada

## CONSIDERAÇÕES

"Com apenas 20 anos, recém-casada, sua primeira vez na intimidade com seu marido, as luzes estavam semiapagadas, ele gentilmente pede a ela para ir se limpar, menstruada ela pensou, vai ao banheiro e descobre que o que ele vira eram, na sua pele, manchas escuras que possuía na sua área genital, resultado de muitos anos pedalando para trabalhar."

É nisso que eu penso. É isso que devemos pensar sempre que recebermos pacientes com histórias verídicas como essa que relatei. Pensar obsessivamente em como ajudar essa pessoa e aos profissionais da área a reduzirem o impacto emocional de experiências como essa.

O *peeling* químico ainda é um dos procedimentos mais realizados na prática dermatológica e é uma ferramenta muito versátil e extremamente útil, tanto para o profissional que não possui tecnologias quanto em associação a elas. O uso de *peelings* em monoterapia e, principalmente, em formulações combinadas, consegue tratar as diferentes queixas de envelhecimento e hiperpigmentação dependendo, basicamente, da escolha do ácido e da sua concentração.

O *peeling* químico consiste na aplicação de um ou mais agentes esfoliantes químicos na superfície da pele, resultando na destruição de partes da epiderme e/ou derme, seguida de regeneração dos tecidos epidérmicos e dérmicos. É um procedimento que leva à destruição controlada e programada do tecido, seguida da etapa de recuperação e melhora da aparência e textura da pele tratada.

Os peelings são classificados de acordo com seu nível de profundidade de penetração, em:

- Muito superficial (estrato córneo).
- Superficial (epidérmico).
- Médio (dérmico papilar).
- Profundos (dérmico reticular).

Localização anatômica, integridade epidérmica, espessura de pele, número de aplicações, pressão aplicada durante o procedimento e limpeza prévia da pele à aplicação são algumas das variáveis que influenciam na profundidade do *peeling*.

Os *peelings* superficiais estimulam a renovação dos queratinócitos da camada basal da epiderme. Também produzem inflamação reativa na derme superior estimulando colagenase pela ativação de fibroblastos que sintetizam novo colágeno tipos 1 e 4 e fibras elásticas. Promovem, assim, renovação celular, melhorando a elasticidade e a hidratação, aumentando a produção de colágeno, com um bom resultado no que se refere ao clareamento e à uniformização da pele. Estes são os *peelings* usualmente utilizados para aplicação em região íntima, por se tratar de uma região mais sensível e de reepitelização desafiadora. Sua potência pode ser otimizada através de aplicações seriadas quinzenais ou mensais.

Apesar de os *peelings* genitais ajudarem em múltiplas queixas, não apenas no clareamento da área, mas também no tratamento de foliculites e na suavização de cicatrizes, rugas e outras imperfeições, sua principal indicação, em nossa prática clínica, tem sido o clareamento de lábios e virilhas, atendimento que pode representar até 6,8% dos pacientes que consultam uma clínica de estética ginecológica.

As opções de locais de aplicação do *peeling* na região íntima são virilha, monte de vênus, parte exterior dos grandes lábios e área perianal. O clareamento da área interna de coxas com *peelings* é contraindicado, pois essa pigmentação normalmente é secundária ao atrito, que sendo mantido em vigência de uma pele inflamada, como ocorre no pós-*peeling*, pode evoluir com hiperpigmentação pós-inflamatória, piorando o escurecimento da área.

## AGENTES ESFOLIANTES DISPONÍVEIS

Os *peelings* mais frequentemente utilizados como superficiais incluem os alfa e beta-hidroxiácidos e o ácido retinoico. A associação de alguns ativos clareadores, como o ácido kójico, ácido fítico, Belides™, ácido azelaico, e antioxidantes como a vitamina C, pode ser usada concomitantemente, na mesma formulação, a fim de potencializar o tratamento, seja ele rejuvenescedor ou uniformizador.

### Alfa-Hidroxiácidos

São ácidos naturais derivados de algumas frutas e produtos naturais e incluem o ácido glicólico, ácido lático e ácido mandélico. Esses ácidos atuam induzindo epidermólise seguida de descamação. Dentre eles, o ácido glicólico é o mais utilizado. A concentração do ácido glicólico para *peeling* químico superficial facial varia de 30 a 50%, com concentrações mais altas (70%) para *peelings* médios. No entanto, para *peelings* íntimos utilizamos, em média, concentrações de 20 a 30%. O mesmo ajuste ocorre para os ácidos lático e mandélico, que na face são utilizados em maior concentração, mas em região íntima somente até 30%.

A epidermólise ocorre em cerca de 3 a 10 minutos, dependendo do tipo de pele. O médico deve permanecer ao lado da paciente, observando a pele, para definir o momento ideal de remoção do ácido, que seria quando a pele apresenta eritema e edema discretos. A presença de "pontos brancos" indica que ocorreu o "*frost*", ou seja, a coagulação pontual da pele, o que define que o ácido seja imediatamente removido para evitar complicações como manchas e cicatrizes locais. A parada do processo pode ser feita através da neutralização com bicarbonato de sódio a 10% ou por remoção com água.

A penetração do ácido glicólico pode variar conforme o pH da formulação. Quanto mais baixo o pH, maior é a chance de o ácido glicólico penetrar, podendo aprofundar-se muito em áreas mais sensíveis. Em *peelings* faciais, um pH entre 2,5 e 2,75 é considerado seguro, já para área íntima o pH deve ficar em 3,5. O veículo mais indicado para a região é o gel, já que facilita a aplicação, evitando que o produto escorra para áreas não desejadas.

Consideramos o ácido mandélico, derivado das amêndoas amargas, como agente para *peeling* nas concentrações entre 10 a 30% uma opção especialmente interessante, principalmente para fototipos mais elevados, pois é menos irritante, promovendo uma renovação celular suave, com menores riscos de complicação. Além disso, tem ação anti-inflamatória e antimicrobiana, sendo uma excelente opção a ser associada ao ácido salicílico no tratamento de hipercromia secundária a foliculites.

No caso dos alfa-hidroxiácidos podemos perceber melhora, principalmente na uniformidade da pele, textura e flacidez.

## Beta-Hidroxiácidos

O ácido salicílico é o membro da família dos beta-hidroxiácidos, muito usado para *peelings* químicos faciais em concentrações que vão, em média, até 30%. No entanto, para *peelings* íntimos utilizamos concentrações de 3 a 5% para atuar como agente queratolítico otimizador, potencializando a penetração de outros agentes esfoliantes, ou seja, é utilizado previamente a outros *peelings*, principalmente os de ácido retinoico, para otimizar sua penetração.

Pode ser utilizado, ainda, de forma isolada, para o tratamento de foliculites, já que o ácido salicílico é anti-inflamatório e secativo. Nesses casos, temos utilizado o ácido salicílico na concentração de 10%, sem complicações.

É importante ressaltar que a aplicação do ácido salicílico pode evoluir com a deposição do sal sobre a pele, deixando-a esbranquiçada, o que poderia apavorar um médico desavisado ao perceber um pseudo-*frost*. Esse branqueamento é natural, não ocorre por coagulação e os sais depositados serão gradativamente removidos com a lavagem.

A aplicação do ácido salicílico é seguida por ardor local temporário e eritema, por cerca de 3 a 5 minutos. Passados 10 minutos, o *peeling* pode ser removido com água.

Recomendamos cautela em se utilizar esse agente em pacientes alérgicos ao ácido acetilsalicílico, pelo risco de "hipersensibilidade cruzada".

## Ácido Retinoico

Conhecido também como tretinoína, o ácido retinoico é um derivado da vitamina A, que também pode ser usado no *peeling* íntimo, na concentração de até 5%, mas normalmente é usado entre 1 e 2%. A orientação é removê-lo depois de 2 horas, com lavagem com água e sabonete íntimo. É utilizado pelo seu potencial rejuvenescedor e é uma opção segura quando se usa uma concentração relativamente baixa, quando comparada aos *peelings* faciais.

No caso do ácido retinoico, podemos perceber melhora, principalmente, na uniformidade da pele, sobretudo quando associado a ativos clareadores.

## PROTOCOLOS

A pergunta mais frequente quando o tema é clareamento é: quantas sessões vamos precisar? A resposta correta é: quantas forem necessárias. Em nossa prática, recomendamos protocolos iniciais de 4 sessões, com intervalos entre 3 a 4 semanas entre as sessões. Realizadas as 4 sessões iniciais, novo *pool* de 4 sessões deve ser avaliado. Terminado o tratamento, sessões de manutenção a cada 3 meses devem ser realizadas. Quando se usa o *peeling* de salicílico isoladamente para foliculite, o intervalo entre as sessões pode ser de 2 semanas.

É essencial que se conheça o tipo de pele a ser tratada: não subestime a área íntima, não a compare com outras áreas do corpo – conheça o seu alvo de tratamento.

Valorize a seguinte informação:

A região genital apresenta a maior proporção entre melanócitos e queratinócitos. Proporção 1/4 enquanto em outras regiões é de 1/10. Ou seja, maior número de melanócitos, gera maior risco de hiperpigmentação. Pense no clareamento vulvar como uma terapia a longo prazo e ajuste as suas expectativas e as expectativas de resultados das suas pacientes. Programe sessões de manutenção a cada 3 meses após "encerrado" o tratamento inicial e mantenha despigmentantes orais e tópicos domiciliares. O ativo oral que mais utilizamos é o ácido tranexâmico, na dosagem de 250 mg, 2×/dia. Veja mais informações sobre despigmentantes tópicos no capítulo de Cosméticos Genitais dessa obra.

Esteja ciente que, assim como ocorre no melasma, o retorno da pigmentação vulvar é a regra e a hipercromia flutuará de acordo com os hábitos de vida (depilação, uso de roupas justas e ásperas etc..) e ambiente hormonal da paciente.

## Passo a Passo da Aplicação

Algumas fórmulas têm sua própria forma de aplicação, no entanto, na maioria dos *peelings* íntimos podemos utilizar o passo a passo a seguir:

1. Lavar gentilmente a região com sabonete íntimo ou espuma íntima e secar com tecido absorvente.
2. Proteger a região da mucosa vaginal (mucosa vaginal e pequenos lábios) com vaselina ou creme de barreira para mucosa.
3. Etapa opcional de esfoliação suave. A esfoliação suave pode ser feita com abrasivos físicos delicados ou com esfoliantes enzimáticos. Após a aplicação, massagear suavemente a região com movimentos circulares e, em seguida, remover com auxílio de gaze e água.

4. Com auxílio de uma gaze e dedo enluvado, aplica-se uma camada fina e uniforme por toda a região da vulva, poupando o introito vaginal e pequenos lábios, ou seja, aplicar desde os grandes lábios até a raiz da coxa, sem pressão exagerada.
5. Manter pelo tempo recomendado para cada *peeling* e, em seguida, remover com auxílio de gaze e água. No caso de *peeling* com alfa hidroxiácidos, especialmente o ácido glicólico, neutralizar com solução de bicarbonato de potássio, antes da remoção.

## Orientações Pós-*Peeling*

Garanta que sua paciente siga as seguintes orientações:

1. Evitar exposição solar direta.
2. Manter o despigmentante domiciliar noturno. Suspender seu uso apenas 2 dias antes e 7 dias após o *peeling*, ou até que a pele fique íntegra.
3. Aplicar hidratante regenerador 2 vezes ao dia, nos 7 dias que se seguem ao *peeling*. Não aplicar o ácido noturno próximo à entrada da vagina e clitóris.
4. Não retirar a pele proveniente da descamação (casquinhas) – deixar que as "escamas" se soltem naturalmente.
5. Lavar a região íntima apenas com água fria e sabonete líquido ou espuma de limpeza de pH neutro ou adaptado a genitália.
6. Evitar o uso de perfume nas áreas tratadas, assim como cremes, ou produtos que contenham álcool na fórmula.
7. Muito importante: no caso de *peelings* com ácido retinoico, orientar que a paciente não se esqueça de remover o produto na hora correta indicada pelo médico.
8. Em caso de anormalidades, informar imediatamente o profissional.
9. Não realizar exame ginecológico por 7 dias após o *peeling*.
10. Aguardar 7 dias para ter relações sexuais.

## SUGESTÃO DE FÓRMULAS
### Pré-*Peeling*
#### Sabonete Íntimo

| | |
|---|---|
| Clorexidina | 0,2% |
| Barbatimão | 2,0% |
| Sabonete íntimo qsp | 100 mL |

**Modo de uso:** com a região já úmida, aplicar com movimentos suaves. Enxaguar com água corrente ou remover com auxílio de compressa umedecida em água.

#### Esfoliação Delicada

| | |
|---|---|
| *Pool* de AHA | 10% |
| Gluconolactona | 5,0% |
| Esfoliante de arroz | 5,0% |
| Gel de Amigel qsp | 30 g |

**Modo de uso:** aplicar na área de tratamento com movimentos circulares suaves, deixando agir por 3 minutos. Enxaguar com água corrente ou remover com auxílio de compressa umedecida em água.

#### Esfoliação Enzimática

| | |
|---|---|
| Enzima do romã | 10% |
| Extrato de aveia | 2,0% |
| Gel Soft qsp | 30 g |

**Modo de uso:** aplicar na área de tratamento com movimentos circulares suaves, deixando agir por 3 minutos. Enxaguar com água corrente ou remover com o auxílio de compressa umedecida em água.

### "Peelings"
#### Renovador e Iluminador

| | |
|---|---|
| Ácido Glicólico | 20% |
| Ácido Lático | 15% |
| Ácido Mandélico | 15% |
| Super Ox C | 5,0% |
| Peeling Gel pH 3,5 qsp | 30 g |

**Modo de uso:** Deixar agir por 5 a 15 minutos, até eritema leve, neutralizar e, em seguida, remover com água.

#### Renovador e Uniformizador

| | |
|---|---|
| Ácido Mandélico | 30% |
| Gluconolactona | 10% |
| Belides | 4,0% |
| Ácido fítico | 2,0% |
| Ácido kójico | 2,0% |
| *Peeling* Gel pH 3,5 qsp | 30 g |

**Modo de uso:** deixar agir por 5 a 15 minutos, até eritema leve, neutralizar e, em seguida, remover com água.

#### Renovador e Melhoria de Elasticidade e Viço

| | |
|---|---|
| Ácido lático | 20% |
| Ácido azelaico | 20% |
| Nanotranexâmico | 10% |
| Ácido retinoico | 1,0% |
| *Yellow Peel* qsp | 30 g |

**Modo de uso:** deixar agir por 1 a 2 horas e retirar com água.

#### Renovador Suave, Ideal para Fototipos Elevados

| | |
|---|---|
| Ph | 3.50 |
| Ácido mandélico | 20% |
| Gluconolactona | 10% |
| Enzima de romã | 5% |
| Nanokójico | 3% |
| Ácido fítico | 5% |
| Alfabisabolol | 0,5% |
| *Aquaserum* qsp | 30 g |

**Modo de uso:** deixar agir por 2 horas e remover com água.

## PRECAUÇÕES

Evitar a realização dos *peelings* nas seguintes condições:

- Contraindicações absolutas:
  - Gestantes e lactantes.
  - Infecções locais, incluindo herpes ou sistêmicas em atividade.
  - Alergia a algum componente da formulação.

- Contraindicações relativas:
  - Expectativas irreais.
  - Pessoas que tenham hábito de exposição solar ou depilação com métodos traumáticos como cera, linha ou lâmina.
  - Fototipos 5 ou 6.

Saiba que muitas vezes se consegue resultado modesto até as 4 sessões iniciais, dependendo do fototipo ou do *peeling* escolhido. Nunca prometa, muito especialmente se estiver tratando queimadura de *lasers* ou tecnologias.

Fotografe antes, durante e 30 dias após a última sessão. Incidência frontal e obíqua são importantes e sempre na mesma iluminação, se possível, no mesmo horário.

Tenha termos de consentimento assinados.

## COMPLICAÇÕES E GESTÃO DE RISCOS

Interrompa o protocolo se estiver surgindo sinais de hipercromia inflamatória.

Em caso de história de infecções recorrentes, prescrever medicamentos para prevenir fungos e herpes genital.

## CONCLUSÃO

*Peelings* íntimos são procedimentos que contemplam alterações de cor e envelhecimento da pele, seguros se realizados por mãos habilidosas, de custo relativamente baixo, sem tempo de inatividade prolongada, que podem ser associados ou não a outros procedimentos, com excelentes resultados (Figs. 10-1 a 10-4).

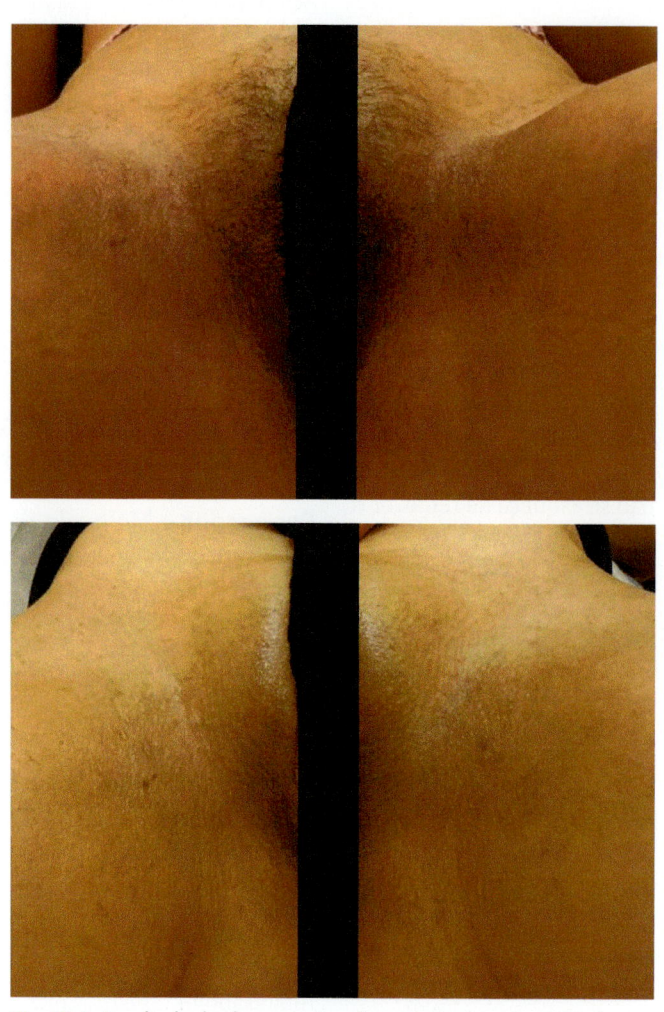

**Fig. 10-1.** Resultado de clareamento vulvar com apenas 1 sessão de *peeling* químico em paciente jovem, com pele fina.

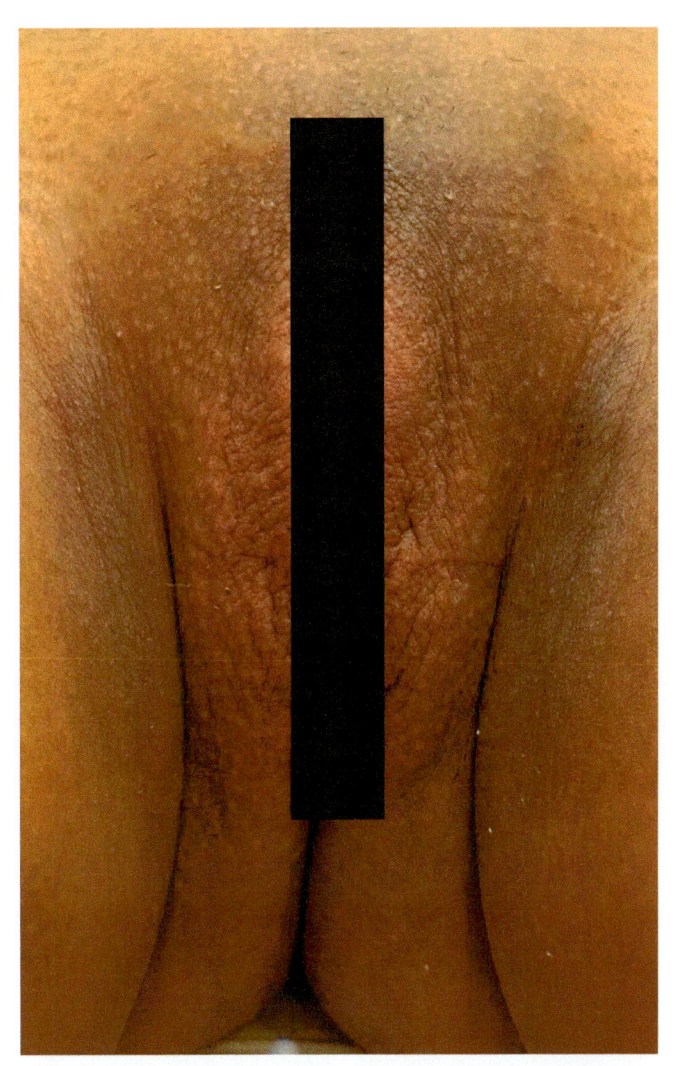

**Fig. 10-2.** Clareamento de hemivulva, isoladamente, com *peeling* químico, em paciente fototipo V, de pele espessa. Perceba que, ainda que tenha ocorrido clareamento na área em que o *peeling* foi aplicado, ele não é comparável ao da imagem anterior (Fig. 10-1). Pacientes de pele espessa, para melhores resultados, precisam ser submetidas a alguma terapia que aumente a permeação cutânea, antes da aplicação do *peeling*.

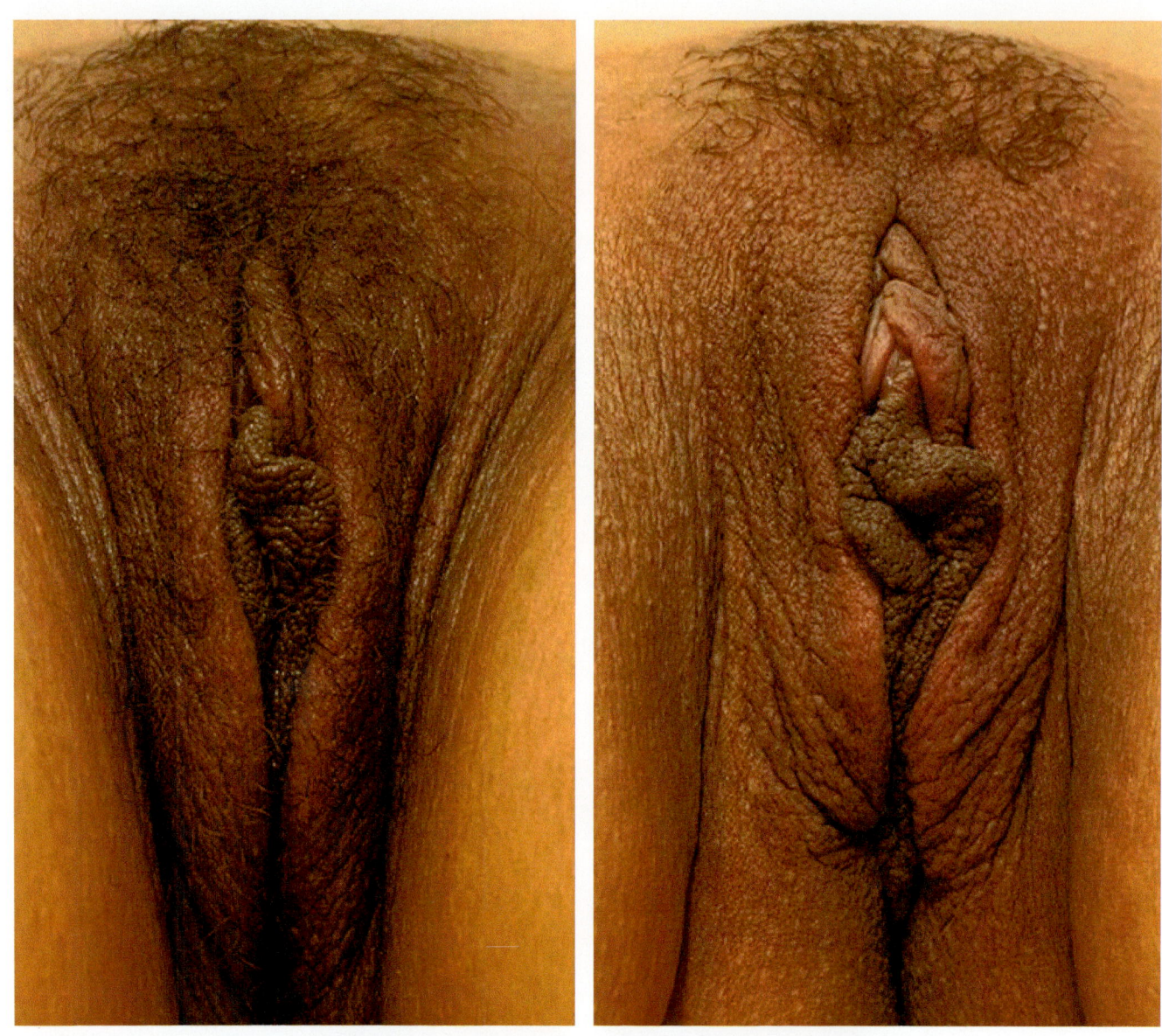

**Fig. 10-3.** Microagulhamento associado a *drug dellivery* e *peeling* químico: resultado obtido após uma única sessão.

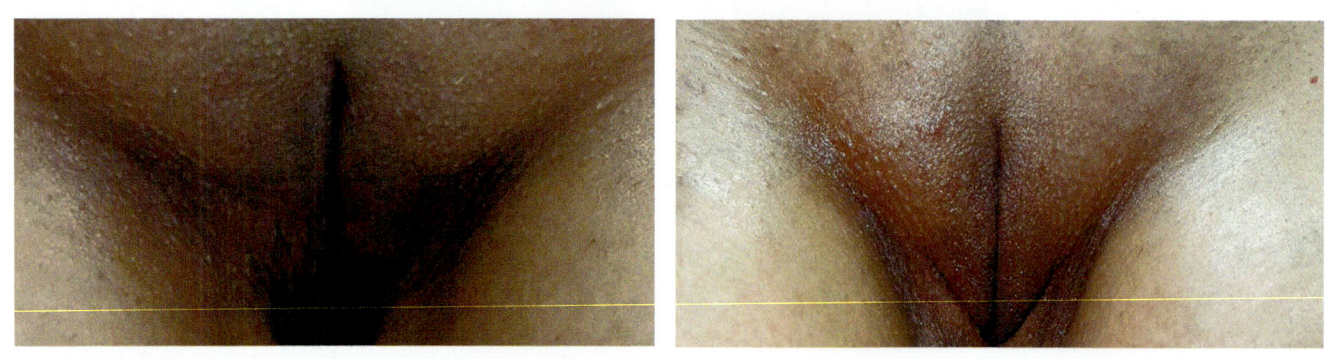

**Fig. 10-4.** Clareamento vulvar com QS NDYag, associado a *peeling* químico – resultado após 14 dias de uma única sessão. Perceba que, apesar de o clareamento já ser perceptível, ainda há discreto eritema na área tratada.

## TERMO DE CONSENTIMENTO PARA PROCEDIMENTOS DE APLICAÇÃO DE *PEELINGS* GENITAIS

Eu _____, declaro ter sido informado(a) claramente e estar ciente sobre os benefícios, riscos, indicações, contraindicações, principais efeitos colaterais e advertências gerais, relacionados com o tratamento cosmético com aplicação de ácido estético.

Os termos técnicos foram explicados e todas as minhas dúvidas foram esclarecidas pela Dra. Valeria do Lago Pareja Guerra, que é a profissional que conduzirá todo o tratamento estético.

Estou ciente de que aplicações de ácidos estético na pele podem promover sensibilidade durante 2-3 dias depois da aplicação, sendo que neste período a pele pode apresentar sensação de ardor, ressecamento e repuxamento, e logo após esse tempo pode ocorrer ou não descamação leve à moderada. Estou ciente, ainda, que possa ocorrer formação *frost*, uma reação de precipitação do ácido com as proteínas da pele. Após alguns dias, a região onde ocorre o *frost* pode ficar escurecida e formar crostas; essas crostas não devem ser retiradas, pois costumam cair naturalmente após 7-10 dias, e a pele que aparece por baixo da crosta é uma pele renovada.

Comprometo-me a seguir corretamente todas as orientações e a fazer uso dos produtos da minha prescrição domiciliar, respeitando os horários, a quantidade e o prazo para utilização dos mesmos, isentando, neste ato, os profissionais de estética envolvidos de qualquer culpa, caso o tratamento não dê certo por minha culpa exclusiva em caso de uso incorreto, pois tenho ciência de que esta obrigação de resultado está subordinada ao meu comportamento e disciplina durante e após o tratamento estético.

Concordo espontaneamente em submeter-me ao referido tratamento, assumindo a responsabilidade e os riscos pelos eventuais efeitos indesejáveis decorrentes de indisciplina ou omissão de intolerância particular de minha pele às substâncias contidas nos produtos e que neste momento me foram informadas.

Estou ciente de que posso suspender este tratamento a qualquer momento, sem que este fato implique em qualquer forma de constrangimento entre eu e meu/minha esteticista, que se dispõe a continuar me tratando em quaisquer circunstâncias relacionadas com sua categoria profissional. Assim, o faço por livre e espontânea vontade.

Nome do/a Paciente_____

Data:____ de _____2024.

_____
Assinatura do paciente ou responsável legal

## BIBLIOGRAFIA

Auger S, Poujade N, Duteil L, Mengeaud V. "Mandelic acid; a review of its pharmaceutical properties and clinical uses". Journal of the European Academy of Dermatology and Venereology. 2019.

Barbara G, Facchin F, Buggio L, Alberico D, Frattaruolo MP, Kustermann A. Vaginal rejuvenation: curretn perspecitves. Journal Womens Health. 2017;9:513-9.

Igbal Z, Dilnawaz F. Nanocarries for genital drug delivery. Pat Drug Deliv Formul. 2019;13(1):3-15.

Preti M, Vieira-Baptista P, Digesu GA, Bretschneider CE, Damaser M, Demirkesen O, et al. The clinical role of LASER for vulvar and vaginal treatments in gynaecology and female urology: a best practice document. J Low Genit Tract Dis. 2019 Apr;23(2):151-60.

# MICROAGULHAMENTO E *DRUG DELIVERY* NO REJUVENESCIMENTO ÍNTIMO

CAPÍTULO 11

Larissa Mitraud ▪ Vívian Amaral

## INTRODUÇÃO

A pele é o maior órgão do corpo com uma superfície de aproximadamente 20.000 cm².[1] Fornece proteção aos órgãos internos, protege contra agentes infecciosos, alérgenos, produtos químicos, drogas e contra a saída de substâncias endógenas, como a água, são suas funções primordiais. Uma outra função é regular a temperatura do corpo.[1,2]

O extrato córneo, que é a camada mais superficial da pele, é a principal barreira para a penetração de ativos, sendo uma camada hidrofóbica, constituída por corneócitos, células mortas queratinizadas, que são envolvidos por uma matriz lipídica como se fosse uma parede de tijolos com argamassa. Contém apenas 13% de água, uma vez que o restante da sua composição é formada por lipídeos, como fosfolipídeos, glicoesfingolipídeos, colesterol e proteínas, sendo a principal delas a queratina. Logo abaixo da camada córnea, encontramos uma camada hidrofílica do epitélio que contém 70% de água.[2]

Um eficiente mecanismo para ultrapassar a barreira cutânea é o microagulhamento, também denominado de indução percutânea de colágeno (IPC), que é um procedimento relativamente novo, minimamente invasivo, seguro, simples e efetivo.[3,4]

O emprego de agulhas para tratar cicatrizes por meio do estímulo de colágeno foi descrito pela primeira vez, em 1995, por Orentreich e Orentreich, que usaram a técnica de subcisão.[5] Desmond Fernandes, em 1996, utilizou agulhas para tratar rugas perilabiais. Outros autores empregaram agulhas de outras formas. Camirand e Doucet em 1997, por exemplo, utilizaram uma máquina de tatuagem para fazer abrasão na pele em cicatrizes.[6] Nesse mesmo ano, Desmond Fernandes começa a realizar a técnica que nomeou de indução percutânea de colágeno, por meio da aplicação de um dispositivo com agulhas acopladas (*roller*).[7-9] Esse autor apresentou essa técnica pela primeira vez, em 1999, em uma conferência em São Francisco, porém só publicou, em 2002, um artigo sobre a indução percutânea de colágeno como uma alternativa menos agressiva do que o *laser resurfacing* que, na época, era o tratamento padrão para cicatrizes e rejuvenescimento.[9,10] Desde então, inúmeros trabalhos sobre microagulhamento foram publicados e, atualmente, eles são muito associados ao *drug delivery*.

*A priori*, é possível observar que o tratamento via microagulhamento e *drug delivery* concentrava-se especialmente na região facial e em algumas partes do corpo, sendo uma de suas principais indicações o combate à acne, à flacidez e às estrias.

Vale ressaltar que, após o microagulhamento, as microlesões cutâneas deixam a pele muito mais permeável e, por isso, usamos a técnica de *drug delivery* associada a esse procedimento.[3,8] O que antes era somente uma terapia para induzir o colágeno, rejuvenescer e tratar cicatrizes, agora é amplamente utilizado como um sistema de entrega transdérmica de nutrientes (que potencializam os resultados no caso de rejuvenescimento, clareamento e cicatrizes), drogas terapêuticas e vacinas.[8]

Além disso, trata-se de uma técnica rara em complicações e de cicatrização relativamente rápida,[3] e, associado ao seu baixo custo, o microagulhamento e o *drug delivery* vem ganhando cada vez mais adeptos e mercado, podendo ser realizados em várias partes do corpo.

Atualmente, com o ato de se depilar, a mulher passou a observar a região da vulva e notar modificações resultantes do processo de envelhecimento, como: alteração na cor da pele, flacidez e cicatrizes, que ficaram visíveis, criando o desejo de um tratamento estético para melhorar a aparência dessa área. Tratamentos com *peelings* e *laser* foram utilizados inicialmente, porém o microagulhamento associado ao *drug delivery* vem sendo empregado ficando cada vez mais popular, sendo realmente uma excelente opção para queixas como flacidez e escurecimento da região íntima. O aumento da pigmentação genital é um fenômeno de origem multifatorial estreitamente relacionado com o envelhecimento e outros fatores que afetam as mulheres em distintas etapas da sua vida, por exemplo, nas alterações hormonais (gestação, uso de contraceptivos, hiperinsulinismo etc.), na exposição solar, na fricção mecânica e na depilação. Contudo, é fato que a atividade melanocítica nessa área é maior do que no resto do corpo.[11]

A literatura sobre o tema é escassa, apesar de encontrarmos muitos estudos sobre microagulhamento e *drug delivery*, porém, na região da vulva especificamente, existem pouquíssimos artigos sobre esse procedimento para clareamento da região genital. Moro e Guidoni usaram, em 10 pacientes com hiperpigmentação na região íntima, uma associação entre *peeling* de ácido mandélico e lático seguida de microagulhamento com *drug delivery* de ácido tranexâmico,[12] TGF beta, vitamina C e acetonido de fluocinolona. Além disso, tratamento domiciliar por uma semana com cremes contendo vitamina A 2%, vitamina E 2%, EGF 1%, hidrocortisona 2%, óxido de zinco 10% e óleo de framboesa 2%. Após esse período, foi mantido o tratamento tópico com ácido tranexâmico lipossomado 3%, TGF beta 3 1,5%, ácido mandélico 6%, alfa arbutin 5%, dipalmitato de ácido kójico 3% e fluocinolona acetonido 0,1% estabilizados em pH 4 por 30 dias, com o objetivo de prevenir a ativação, síntese e deposição de melanina na pele.[12] O protocolo descrito acima obteve como efeitos positivos uma melhora na flacidez e na pigmentação da pele.

A seguir, destacaremos as indicações e contraindicações que podem ser seguidas, com a finalidade de obter os melhores resultados e menores índices de complicações e de reações adversas.

## INDICAÇÕES E CONTRAINDICAÇÕES

Hodiernamente, existe uma gama variada de tratamentos que podem ser ofertados para o rejuvenescimento da região íntima feminina. Eles podem englobar:

1. Clareamento da região íntima (grandes lábios e virilha).
2. Flacidez dos grandes lábios e outras zonas corporais.
3. Facilitar a entrega de ativos na pele.
4. Cicatrizes (cirúrgicas-episiotomia, acne, queimaduras).
5. Rejuvenescimento.
6. Estrias.

Além das indicações, é preciso conhecer e respeitar as contraindicações, que podem ser variadas, entre elas:

1. Presença de verrugas genitais, ou qualquer infecção ativa, pois as agulhas podem disseminar células anormais por implantação.
2. Pacientes em uso de terapia anticoagulante.
3. Pacientes com histórico de cicatrizes queloides.

A partir do conhecimento desses diferentes contextos, é possível indicar ou não o tratamento por microagulhamento e *drug delivery*.

## MECANISMOS DE AÇÃO E FASES DA CICATRIZAÇÃO

O microagulhamento pode ser realizado por meio de um cilindro de polietileno encravado por agulhas de aço inoxidável e estéreis, alinhadas simetricamente, *Roller®*, que variam em número de 192 a 1.074, com 0,1 mm de diâmetro e com comprimento variando de 0,25 a 3 mm. Outro aparato que também pode ser utilizado é a *Dermapen®*, um dispositivo elétrico em forma de caneta que vibra e pode variar a penetração das agulhas situadas na ponta do dispositivo de 0,5 a 2,5 mm de profundidade.[7,8,13,14]

O microagulhamento cria mais de 500.000 canais em 5 minutos até a derme. O dispositivo pode ser passado na área tratada de 10 a 15 vezes em quatro direções (vertical, horizontal e duas diagonais), até o surgimento de sangramento e exsudação pontual.[3] O tempo de surgimento das petéquias varia de acordo com a espessura da pele tratada e o comprimento da agulha utilizada. A intensidade dessas reações é proporcional ao comprimento da agulha utilizada.[15]

A técnica baseia-se em estimular a produção de colágeno, preservando a epiderme ao contrário das técnicas ablativas,[15] visto que o objetivo é gerar múltiplas puncturas levando a um sangramento mínimo superficial que rompe a integridade da barreira cutânea. Em outras palavras, o procedimento tem como alvo a dissociação de células epiteliais, que estimula a liberação de citocinas e fatores de crescimento, resultando em vasodilatação dérmica e migração de queratinócitos para restaurar o dano epidérmico, levando ao espessamento da epiderme.[9] Os fibroblastos e queratinócitos ativados produzem colágeno tipo III, elastina, glicosaminoglicanos e proteoglicanos, além da formação da matriz de fibronectina.[8,13,15]

É uma técnica capaz de regular a pigmentação anormal, alterando o padrão de secreção do hormônio estimulador de melanócitos (MSH) e da interleucina 10 (IL-10), sendo ela uma citoquina anti-inflamatória, que é liberada por leucócitos da pele, duas semanas após o procedimento e torna-se indetectável em 4 a 8 semanas.[3]

Esse processo de cicatrização após o trauma com agulhas possui três fases, pontuadas a seguir.[10]

### Fase 1: Inflamatória

A primeira fase ocorre imediatamente após o trauma, quando as plaquetas liberam fatores de crescimento, atraindo leucócitos e ativando fibroblastos. Também ocorre um aumento da permeabilidade vascular para que essas células cheguem ao local da injúria. Quanto mais longa essa fase inicial, melhor será a produção de colágeno tipo III.[10] Alguns dos fatores de crescimento liberados são:

A) *Fator de crescimento de fibroblasto:* promove a proliferação de fibroblastos e estimula a neoangiogênese, como também a produção de queratinócitos. Para isso, é necessário um correto aporte de vitamina A, que é um regulador essencial da diferenciação dessas células, fundamental neste estágio.
B) *Fator de crescimento derivado de plaquetas:* faz quimiotaxia de fibroblasto e promove sua proliferação, assim como a produção de colágeno e elastina. Nesse momento, a vitamina C, lisina e prolina são cruciais para a formação das novas fibras de colágeno.
C) *Fator de crescimento transformador α (TGF-α):* promove a reepitelização.
D) *Fator de crescimento transformador β (TGF-β):* é um potente agente de quimiotaxia de fibroblastos que migram para o local da injúria após 48 horas e iniciam a produção de colágeno tipo I e III, elastina, glicosaminoglicanos e proteoglicanos. O colágeno tipo III é o que domina nas fases iniciais da cicatrização, e, ao mesmo tempo, inibe as proteases que desmembra a matriz intercelular. A Vitamina C nessa fase é essencial.
E) *Peptídeo III ativador de tecido conectivo:* promove a produção de matriz intercelular. Vitamina A e C são importantes mediadores dessa ação.
F) *Peptídeo II ativador de neutrófilo:* atua na quimiotaxia de neutrófilos que são importantes na eliminação das bactérias e na eliminação dos *debris*, além de estimular a liberação de citoquinas como fator de crescimento plaquetário.

### Fase 2: Proliferação Tecidual

A segunda fase inicia-se 5 dias após a injúria e estende-se por dois meses, quando os neutrófilos são substituídos por monócitos que são importantes no processo de cicatrização para remover *debris* celulares e liberar fatores de crescimento listados anteriormente que estimulam a migração e a proliferação de fibroblastos e a produção e a modulação da matriz extracelular. O colágeno novo é depositado na derme superior logo abaixo da camada basal da epiderme.[9,10]

## Fase 3: Remodelação Tecidual

A remodelação tecidual ocorre entre dois meses até 12 meses após a injúria.[10] O colágeno tipo III é gradualmente trocado pelo colágeno tipo I dentro do período de um ano ou mais o que leva a uma maior tensão da área.[9,10] As matrizes metaloproteinases (MMPs) são essenciais nesse processo de conversão.[10]

Após essas fases, o mais importante é que a epiderme não é danificada, permanecendo intacta, pois a maioria dos riscos e efeitos adversos negativos dos *peelings* químicos e *lasers* ablativos são eliminados com a técnica descrita anteriormente.[16]

Além disso, outra teoria importante, aventada por Liebl et al.;[17] é como o microagulhamento funciona a partir da bioeletricidade. Foi visto que o potencial elétrico de repouso da membrana das células é de aproximadamente -70 mV, sendo dependente dos mecanismos de transporte. Quando uma agulha penetra na pele, cria um pequeno circuito no campo elétrico endógeno (matriz extracelular), aumentando o potencial de ação das membranas das células ao redor da agulha em um raio de 2 a 3 mm por volta de -100 mV. Após o dano, a bomba de sódio e potássio é ativada estabilizando o potencial elétrico intra e extracelular.

Uma proteína transmembrana, ATPase é responsável pela liberação de sódio para o meio intercelular e de potássio para dentro da célula. Carregar e descarregar a célula leva de 2-3 milissegundos. Quando esse campo elétrico endógeno criado é restaurado, as células ativadas retomam seu potencial de repouso.[8,16,17] As células ao redor dos canais formados pelas agulhas com o estímulo das penetrações recorrentes são induzidas a ficar ativadas permanentemente, formando um campo eletromagnético polarizado no meio intercelular. Esse campo eletromagnético induz a expressão do DNA das células ao redor. Essa informação epigenética ao DNA por meio da eletrotaxia leva a uma melhora da mobilidade das células epiteliais e endoteliais da área tratada e, subsequentemente, a expressão genética de fatores de crescimento que induzem a cicatrização. A expressão das enzimas matriz metaloproteinases parece desempenhar um papel vital na proliferação celular. Podemos concluir que o microagulhamento é um procedimento no qual sinais elétricos criados estimulam a proliferação celular induzindo uma melhora na qualidade da pele tratada.[17]

## DRUG DELIVERY

A Figura 11-1 mostra os possíveis caminhos no qual as moléculas penetram através da pele e suas camadas. Duas são as rotas principais transepidérmica e dos anexos cutâneos. Essa última consiste na penetração através dos folículos pilosos e glândulas sebáceas e sudoríparas (Fig. 11-1[B]), levando a alta penetração de ativos inclusive os de maior tamanho. A rota transepidérmica é a mais importante e pode se dar por duas vias, a intracelular (Fig. 11-1[A]) ou transcelular (Fig. 11-1[C]). A rota transcelular envolve difusão através da matriz lipídica que ocupa o espaço intercelular dos queratinócitos, enquanto a rota intracelular envolve a permeação pelos queratinócitos. No último percurso (Fig. 11-1[D]), ocorre o acúmulo do ativo nos micro-orifícios formados pelas agulhas.[1,18]

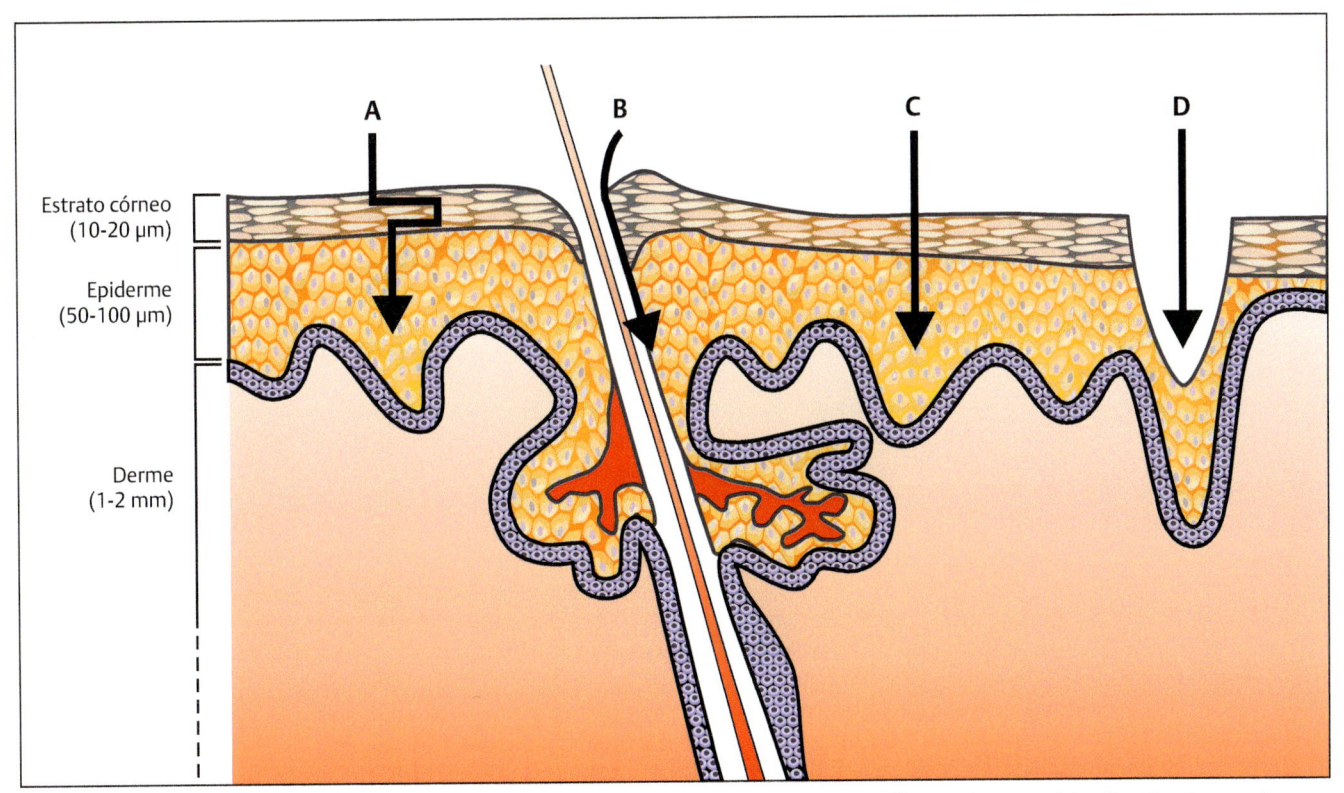

**Fig. 11-1.** *A.* Rota1: transepidérmica via intracelular, *B.* rota dos anexos cutâneos, *C.* rota transepidérmica via transcelular, *D.* acúmulo nos micro-orifícios formado pelas agulhas.

Os canais abertos na pele após o microagulhamento podem aumentar em até 80 vezes a penetração de ativos na derme, e os objetivos desse procedimento na região íntima são: potencializar o rejuvenescimento, melhorando a flacidez, e o clareamento da região tratada. O uso do ativo pode ser feito antes, durante ou após o microagulhamento. Em geral, moléculas maiores que 500 KDA e hidrofílicas não conseguem penetrar no extrato córneo a menos que se abram canais.[3,4]

Os principais ativos usados são:

- *Vitamina A (Retinol):* protege a pele contra a degradação do colágeno e aumenta sua síntese; promove a angiogênese e estimula a renovação celular; diminui imperfeições e manchas; possui função de regulação no crescimento e na atividade das células epiteliais; favorece a síntese de glicosaminoglicanos (GAG) e, portanto, a hidratação da pele. Acredita-se que ela controla entre 350 e 1.000 genes que determinam a função normal, proliferação e diferenciação das células.[10]
- *Vitamina C (Ácido ascórbico):* estimula a formação de colágeno por meio da biossíntese de fibras colágenas; é um cofator fundamental na hidroxilação da prolina e lisina, aminoácidos essenciais para estrutura, manutenção e função do colágeno; reduz a síntese de melanina; é um poderoso antioxidante que aumenta os níveis de RNA mensageiro pró-colágeno tipo I e III.
- *Vitamina E (Tocoferol):* é um antioxidante lipossolúvel; reduz a ação da enzima metaloproteinase responsável pela degradação das fibras colágenas.
- *Nicotinamida (Vitamina B3):* é um ativo multifuncional que aumenta a hidratação da pele e a síntese de queratina; estimula proteínas filagrina e involucrina, que são de extrema importância para a barreira epidérmica; estimula a síntese de colágeno; reduz lesões causadas pela acne melhorando a aparência da pele e regula a produção sebácea; possui efeito despigmentante decorrente da capacidade de inibir a transferência de melanossomas dos melanócitos para os queratinócitos.
- *Vitamina B5:* age como hidratante, melhorando a hidratação do estrato córneo, reduzindo a perda de água transepidérmica e mantendo a pele macia e elástica.
- *Manganês*: é essencial para a assimilação do mecanismo dos glicídios e lipídeos. Atua na proteção da barreira lipídica e controla a elaboração de várias enzimas para o metabolismo das vitaminas B1 e B3 e vitamina C.
- *Silício:* atua na manutenção e na conservação da estrutura da derme; promove uma recuperação dos tecidos danificados.
- *Zinco:* é fundamental para a oxigenação celular e reconstituição da membrana celular; protege os ácidos nucleicos (RNA-DNA) das células e, ao mesmo tempo, garante integridade molecular.
- *Ácido hialurônico:* é um glicosaminoglicano que mantém a pele em equilíbrio; tem alta capacidade de atrair e manter grandes quantidades de água na pele aumentando a hidratação superficial e profunda; cicatrizante; redensificante; antioxidante.
- *Fatores de crescimento:* são produzidos naturalmente pelas células e responsáveis pela comunicação entre elas. Podemos dizer que é a linguagem por meio da qual as células do nosso corpo se comunicam.[3]

Estudos demonstram uma ação benéfica no processo de formação do colágeno e no controle da pigmentação da aplicação tópica de fatores de crescimento, como: EGF (fator de crescimento epidermal), IGF (fator de crescimento insulínico) e o TGFβ3 (fator de crescimento transformador).[10,14]

Outro novo agente despigmentante é o ácido tranexâmico, diferente de outros tratamentos cujo objetivo é diminuir a melanogênese ou eliminar a melanina preexistente, visto que ele trata de prevenir a ativação do melanócito bloqueando a união do plasminogênio aos queratinócitos.[19]

## FATORES QUE INFLUENCIAM NA PENETRAÇÃO DOS ATIVOS

O *drug delivery* é muito utilizado após o microagulhamento devido à criação de um meio de transporte acessível de macromoléculas e outras substâncias hidrofílicas para a pele, o que é um grande desafio devido à característica hidrofóbica e carga negativa da camada mais superficial.[4]

As substâncias usadas na formulação e seus componentes vão influenciar no grau de penetração e irritação da pele. O ácido hialurônico é indicado para aumentar o tempo de abertura do poro. Sistemas de liberação controlada, como os lipossomas, ajudam os ativos a penetrarem mais profundamente na pele, aumentando sua concentração e biodisponibilidade. Outra escolha que determina um bom desempenho da fórmula é a escolha do veículo ideal.[4]

Nanopartículas são aquelas com dimensão entre 1 e 100 nm, possuem propriedades físico-químicas individuais e podem ser constituídas de uma grande variedade de componentes, como lipídios, açúcares, polímeros degradáveis ou não, metais e componentes orgânicos e inorgânicos. Esse sistema apresenta muitas vantagens em comparação ao *drug delivery* tradicional, sendo as principais: a liberação sustentada do medicamento por um período prolongado e a proteção para materiais encapsulados contra degradação química e proteolítica.[18]

## TÉCNICA DE APLICAÇÃO E CUIDADOS PRÉ E PÓS-PROCEDIMENTO

Apesar dos relatos do microagulhamento ser capaz de induzir a produção de colágeno, na nossa prática clínica, temos o utilizado primordialmente para clareamento vulvar, já que vemos na injeção de bioestimuladores e fios técnicas mais eficazes para a indução de colágeno e firmeza local. Essas técnicas estão amplamente descritas em outros capítulos nessa obra.

Para melhores resultados em clareamento, temos associado ao microagulhamento a aplicação de substâncias despigmentantes e *peelings* químicos, cuja absorção transepidérmica é otimizada pelos poros cutâneos formados pelo agulhamento.

As microagulhas penetram o estrato córneo com invasividade mínima, aumentando a difusão transepidérmica dos ativos, ao que chamamos *drug dellivery*, sem que se deflagre um processo inflamatório importante, o que diminui os riscos de hipercromia pós-inflamatória.

Em nossa prática, utilizamos a Dermapen, um dispositivo de baixo custo e de curva de aprendizado curta para os profissionais de saúde. Outros dispositivos disponíveis incluem os Dermarollers e os Dermastamps (Fig. 11-2).

# MICROAGULHAMENTO E *DRUG DELIVERY* NO REJUVENESCIMENTO ÍNTIMO

Independentemente do dispositivo, utilizamos a profundidade das agulhas entre 0,5 e 1,5 mm, de acordo com a espessura da pele. Em relação ao Dermapen, utilizamos cartuchos com 24 a 36 microagulhas (Fig. 11-3).

Após anestesia tópica da área por 20 minutos e desinfecção com clorexidina aquosa, aplicamos um *blend* de clareadores e antioxidantes e procedemos ao microagulhamento até que a pele fique eritematosa e com pontos esparsos de orvalho sanguíneo. Terminado esse processo, fazemos nova aplicação do *blend* despigmentante e finalizamos com a aplicação do *peeling* químico.

Utilizamos para *drug dellivery* as seguintes substâncias: ácido fítico, ácido kójico, ácido tranexâmico, glutationa, vitamina C e fatores de crescimento sintéticos.

Temos conseguido excelentes resultados, aplicando um protocolo inicial de 4 sessões, com intervalos a cada 3 a 4 semanas. Sessões de manutenção a cada 2 meses e o uso de despigmentantes domiciliares orais e tópicos são recomendados, pois a recorrência da hipercromia é comum (Fig. 11-4).

Após o tratamento, a paciente deve ser orientada a evitar esfoliação, atrito, exposição solar e depilação até que a pele se recupere. Sugerimos manter o uso de hidratantes 1×/dia, pela manhã, e despigmentantes 1×/dia, à noite. Caso a pele esteja muito sensibilizada, o despigmentante deve ser temporariamente suspenso até que ela cicatrize. De maneira geral, as pacientes suportam o hidratante e o despigmentante durante todo o processo.

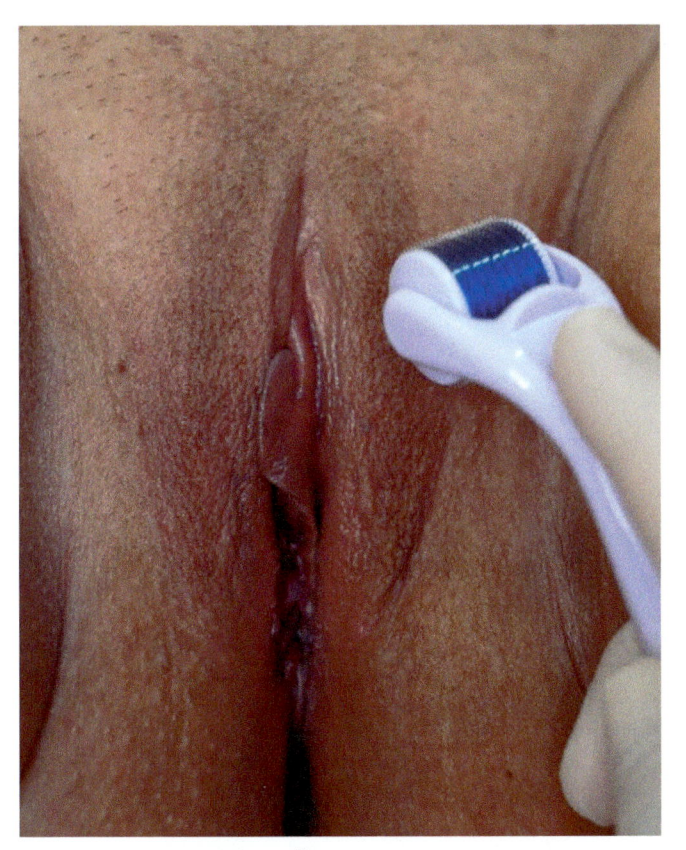

**Fig. 11-2.** Dispositivo Dermaroller.

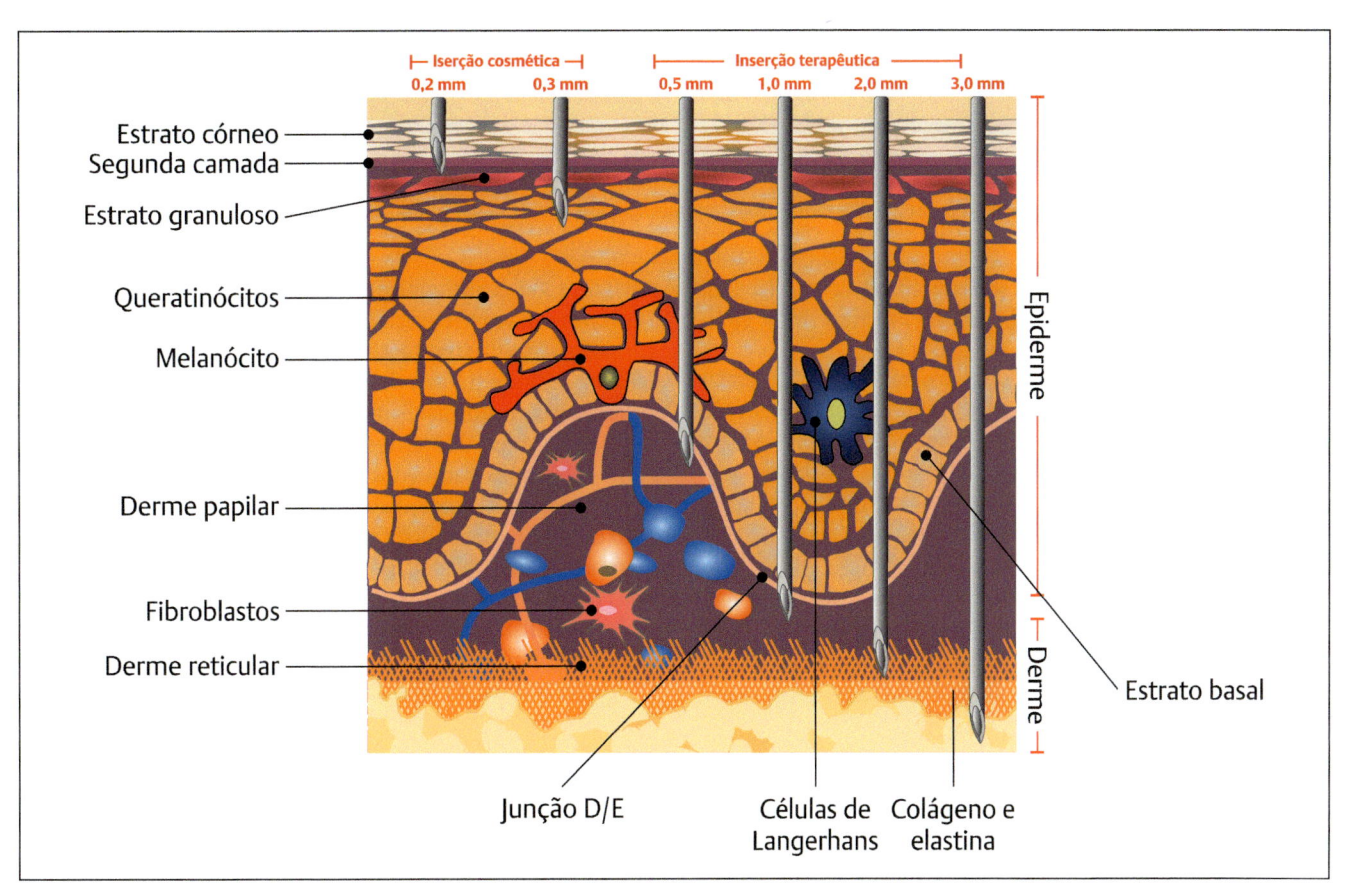

**Fig. 11-3.** Correlação entre o tamanho da agulha e a profundidade atingida.

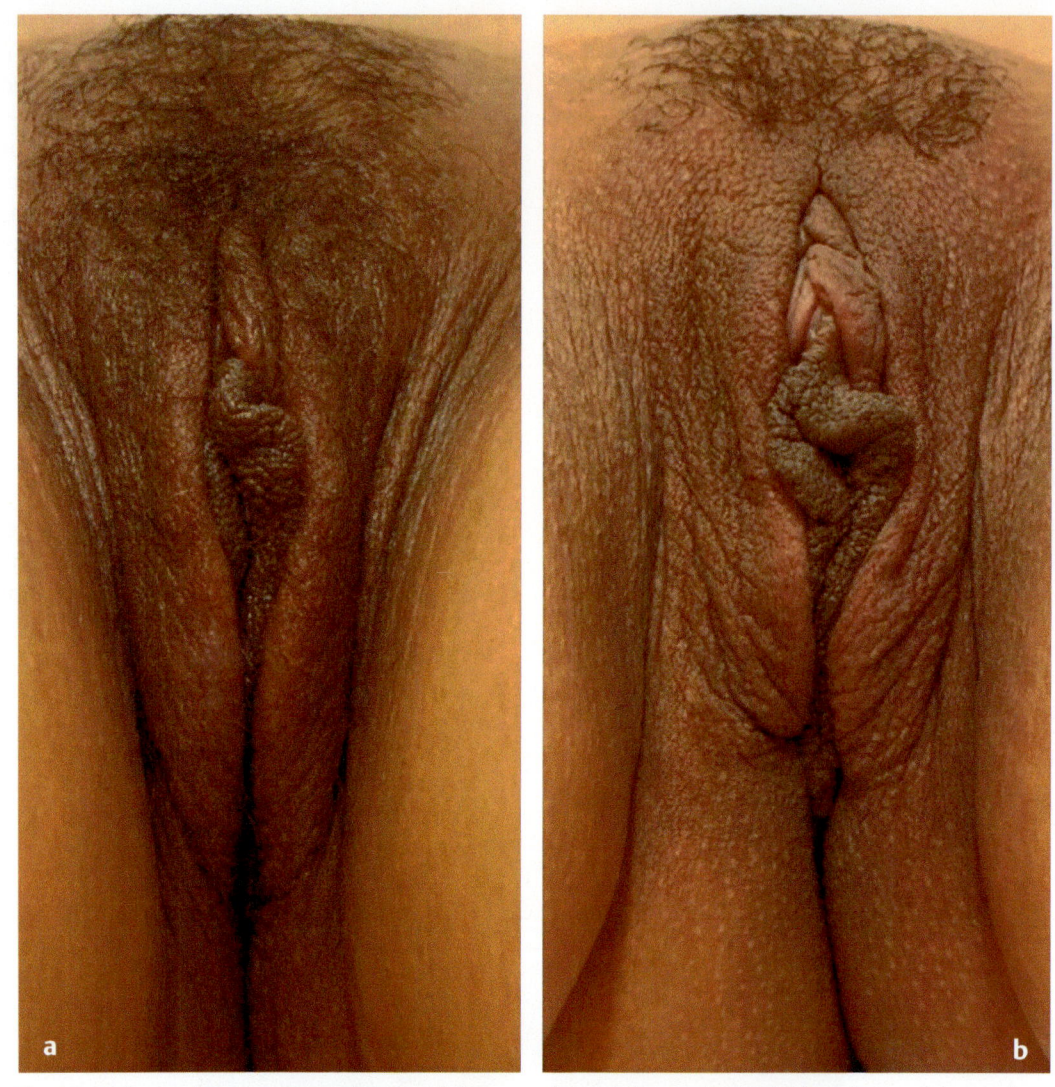

**Fig. 11-4.** Microagulhamento associado a *drug dellivery* e *peeling* químico: resultado obtido após uma única sessão.

Para maiores informações sobre *peelings*, cosméticos hidratantes e despigmentantes para área íntima, checar capítulos específicos sobre o tema nessa obra.

Segundo Negrão, complicações ocorrem por má associação terapêutica, uso de substâncias alérgenas e má execução da técnica. Todavia, reações inerentes ao procedimento podem ocorrer, como dor local, edema, hiperemia, hematomas, arranhões e descamação. A pele pode liberar um exsudato seroso logo após a aplicação por algumas horas.[20]

## NOVAS INDICAÇÕES, FUTURO DO MICROAGULHAMENTO *E DRUG DELIVERY*

A técnica descrita nesse capítulo será usada cada vez mais não somente para rejuvenescimento, como também para entrega de medicamentos, sendo a insulina transcutânea e as vacinas via canal vaginal as mais pesquisadas.[8,21]

Atualmente, estão disponíveis diferentes tipos de materiais, *designs* e métodos de fabricação das agulhas destinadas a dispositivos de microagulhamento. Cinco métodos são utilizados para a administração de drogas via percutânea de acordo com o tipo de agulha, podendo variar entre sólidas, ocas, revestidas, dissolvíveis ou formadas por hidrogel, cada uma com uma abordagem diferente.[18,21,22]

Além disso, acredita-se que o uso do exossomo no *drug delivery* será um divisor de águas no tratamento das doenças inflamatórias e, posteriormente, poderá ser aplicado de diversas maneiras em diferentes partes do corpo, a fim de tratar as mais variadas patologias.

Exossomos são nanovesículas que variam entre 30 e 200 nm e são constantemente liberados por quase todas as nossas células, representando a linguagem que elas usam para se comunicar. Essas microvesículas viajam por entre as células através da matriz extracelular, levando informações decodificadas em lipídeos, proteínas e ácidos nucleicos.

Um estudo que investigou o uso de exossomos derivados de células-tronco mesenquimais de tecido adiposo humano para tratamento de dermatite atópica em ratos tratados com antígenos de poeira doméstica por meio da injeção IV ou SC obteve como resultado a diminuição dos níveis de IgE e de eosinófilos no sangue, assim como a redução da infiltração de mastócitos e células CD86+ e CD206+ nas lesões, além da melhora clínica dos pacientes. Também foi observada uma significativa redução da expressão de várias citoquinas inflamatórias como IL-4, IL-23, IL-31 e TNF-α, sugerindo que o uso de exossomos é uma terapia nova e promissora no tratamento da dermatite atópica.[23]

Adicionado a esses possíveis benefícios, é possível observar também a redução dos níveis de múltiplas citoquinas inflamatórias, como também a indução da produção de ceramidas, melhorando a função da barreira cutânea.[24] Além disso, os efeitos imunomodulador, anti-inflamatório e regenerativo.[25,26]

Outras pesquisas estão em andamento, revelando a possibilidade da ampliação do uso de exossomos na região íntima, com o objetivo de rejuvenescer e clarear a vulva, que, quando aplicados dentro do canal vaginal, vêm mostrando efeitos regenerativos.

Em síntese, espera-se que, no futuro, tais técnicas sejam aperfeiçoadas e que seus resultados possam trazer mais conforto na aplicação de drogas terapêuticas, em vacinas, nos procedimentos estéticos e na melhora da qualidade de vida feminina pelas significativas mudanças que os tratamentos regenerativos desencadeiam na região tratada.

## MICROAGULHAS COM RADIOFREQUÊNCIA (RF) NO REJUVENESCIMENTO ÍNTIMO FEMININO

Entre as novidades tecnológicas voltadas ao rejuvenescimento íntimo, gostaríamos de citar o uso das microagulhas com RF como um dos tratamentos mais promissores e eficazes.

Dissertaremos de forma sucinta sobre a Plataforma Empower RF, que possui não apenas microagulhas com RF, mas também radiofrequência bipolar e estimulação muscular eletromagnética para tratar uma variedade de condições ginecológicas e estéticas.

Esta tecnologia é projetada para melhorar a elasticidade, hidratação e tonicidade dos tecidos vaginais e pode ser utilizada para tratar diversas condições genitais femininas, a saber:

- *Atrofia vaginal:* melhora a espessura e elasticidade da mucosa vaginal, aliviando sintomas de secura e desconforto.
- *Frouxidão vaginal:* aumenta a firmeza e tonicidade dos tecidos vaginais, muitas vezes afetados pelo parto ou pelo próprio envelhecimento.
- *Incontinência urinária:* fortalece os tecidos ao redor da uretra, ajudando a reduzir a incontinência urinária de esforço.
- *Melhora da função sexual:* aumenta a sensibilidade e lubrificação vaginal, contribuindo para uma melhor experiência sexual.
- *Clareamento genital:* a tecnologia pode ser usada isoladamente ou como facilitadora de *"drug dellivery"*, para otimizar o clareamento através do aumento na permeação de *peelings* ou agentes despigmentantes tópicos.
- *Líquen escleroso:* melhora a integridade da pele através do estímulo à produção de colágeno e elastina, tornando-a mais resistente e menos propensa a rupturas. Além disso, auxilia na redução da inflamação e consequentemente dos sintomas, aliviando prurido e dor. Favorece ainda, a recuperação acelerada através da melhora na microcirculação, agilizando a cicatrização e a regeneração da pele, minimizando com isso os danos causados pelo líquen escleroso.

Pesquisas têm demonstrado que as mulheres tratadas relataram melhorias significativas na hidratação, elasticidade, atrofia vaginal e incontinência urinária de esforço, com aumento histológico na densidade de fibras elásticas vaginais, sem formação de tecido cicatricial adverso.

Ressaltamos os seguintes benefícios do tratamento:

- *Procedimento não invasivo:* sem cortes ou incisões, o que reduz significativamente o tempo de recuperação e os riscos associados.
- *Resultados rápidos e duradouros:* pacientes geralmente observam melhorias após poucas sessões, com resultados que continuam a melhorar ao longo do tempo.
- *Personalização:* o tratamento pode ser ajustado para atender às necessidades individuais, proporcionando uma abordagem personalizada para cada paciente.
- *Conforto e praticidade:* o procedimento é apenas desconfortável, sendo realizado sob anestesia tópica. A maioria das pacientes retoma suas atividades normais imediatamente após o tratamento.

### Protocolo de Tratamento Empower RF

Para o tratamento genital feminino, podem ser utilizados os seguintes aplicadores da plataforma:

1. MorpheusV – Microagulhamento vaginal
2. VTone – EMS – Electromagnetic Muscle Stimulation
3. FormaV – RF Bipolar

Adicionalmente, os aplicadores de RF microagulhada Morpheus 8 (facial) e Morpheus 8 3D (corporal) podem ser utilizados em casos selecionados.

- Preparação para Tratamento Empower:
  - Retirar os pelos (ideal 1 a 2 dias antes).
  - Não ter relação sexual 24 h antes do procedimento.
  - Pedir à paciente para esvaziar a bexiga e se auto-higienizar com lenço umedecido antes do procedimento.
  - Deitar a paciente e colocá-la na posição de litotomia.
  - Higienizar com gaze e clorexidina aquosa os grandes lábios, os pequenos lábios, o clitóris, a uretra, a região perianal e o monte de vênus.
  - Passar anestésico tópico manipulado (23% de lidocaína, 7% tetracaína, creme) ou da preferência do médico e deixar agir de 30 a 40 minutos.
  - Iniciar a aplicação do Empower.

### Protocolo Empower, Preconizado pela Empresa Inmode

1. Retirar apenas o excesso de anestésico (não é necessário retirar tudo ou secar a área).
2. Aplicar gel condutor (base de água) por toda a ponteira FORMA V.
3. Aplicar a ponteira FORMA V no canal vaginal e na vulva, utilizando os seguintes parâmetros:
   - Energia: disponível de 20 a 40 – iniciar com 30 e aumentar ou diminuir de acordo com a sensibilidade da paciente;
   - *Cut Off* (temperatura): para o canal vaginal manter 43°C por 15 minutos e para a região externa a 42°C por 15 minutos.

4. Aplicar gel na ponteira Vtone e introduzir no canal vaginal com os eletrodos metálicos virados para as paredes laterais do canal vaginal.
5. Aplicar Vtone por 20 minutos e ir subindo a potência de contração conforme a paciente se adapta e a contração torna-se visível.
6. Retirar todo o gel visível deixando a parte externa o mais seca possível.
7. Morpheus V: acoplar a ponteira e começar a aplicação na profundidade do canal vaginal com 1 passada a 3 mm com 50% de *overlaping*. Retirar a ponteira 1 cm e aplicar novamente em toda a circunferência interna do canal vaginal. Repetir até total retirada da ponteira e repetir o mesmo processo nas profundidades de 3 mm, 2 mm e 1 mm.
8. Aplicar o Morpheus V em toda região externa incluindo grandes lábios, pequenos lábios, orifício externo da uretra, região perianal e monte de vênus, utilizando 1 passada com 40% de *overlaping* com energia iniciando em 05 e indo até 10 de acordo com sensibilidade da paciente, utilizando nas profundidades 3 mm, 2 mm e 1 mm.
9. Finalizar com hidratante reparador cutâneo.

## Conclusão

A tecnologia Empower RF da InMode, com seus inúmeros benefícios e respaldo científico, representa um avanço significativo no rejuvenescimento íntimo feminino, oferecendo uma alternativa revolucionária para mulheres que buscam melhorar a saúde e a aparência da região genital.

## BIBLIOGRAFIA

Blusewicz TA, Coley KP, Karram M. Safety, Tolerability, and Short-Term Efficacy of Transvaginal Fractional Bipolar Radiofrequency Therapy for Symptoms of Stress and/or Mixed Incontinence in Conjunction with Genitourinary Syndrome of Menopause. WP Preliminary Results M8V Karram ClinicalEvalFractM8V.pdf.

Dayan E, Henry R, Theodorou S. Radiofrequency Treatment of Labia Minora and Majora: A Minimally Invasive Approach to Vulva Restoration. Plast Reconstr Surg Glob Open. 2020 Apr; 8(4): e2418. doi: https://doi.org/10.1097/GOX.0000000000002418.

Jeffrey CC. Evaluation of the Safety and Efficacy of a Novel Radiofrequency Device for Vaginal Treatment. Surgical Technology International. 2018;32.

Erez, D. Noninvasive Vulvar and Intravaginal Treatments. Clinics in Plastic Surgery. 2022;49(3):505-508. Doi: https://doi.org/10.1016/j.cps.2022.07.004.

Blusewicz TA, Coley KP, Moore RD, Miklos RJ. The Novel Use of Bipolar Radiofrequency Microneedling in the Treatment of Lichen Sclerosus. Surg Technol Internat. 2023;43.

Erez D. Noninvasive Vulvar and Intravaginal Treatments. Clinics in Plastic Surgery. 2022;49(3):505-508. doi: https://doi.org/10.1016/j.cps.2022.07.004.

## REFERÊNCIAS BIBLIOGRÁFICAS

1. Cheung K, Das DB. Microneedles for drug delivery: trends and progress. Drug Delivery. 2016;23(7):2338-54.
2. Kalil C, Campos V. Drug delivery em dermatologia - Fundamentos e aplicações práticas. Elsevier; 2018.
3. Costa Raquel, Ferreira LLP, Leroy PLA, Rocha Sobrinho HM. O uso do microagulhamento associado ao *drug delivery* no rejuvenescimento cutâneo: uma revisão da literatura. Revista Brasileira Militar de Ciências. 2021;7(18):8-15.
4. Kalil CLPV, Campos VB, Chaves CRP, Pitassi LHU, Cignachi S. Estudo comparativo, randomizado e duplo-cego do microagulhamento associado ao *drug delivery* para rejuvenescimento da pele da região anterior do tórax. Surgical & Cosmetic Dermatology. 2015;7(3):211-16.
5. Orentreich DS, Orentreich N. Subcutaneous incisionless (subcision) surgery for the correction of depressed scars and wrinkles. Dermatology Surgery. 1995;21:543-9.
6. Camirand A, Doucet J. Needle dermabrasion. Aesthetic Plastic Surgery. 1997;21:48-51.
7. Mccrudden MTC, Mc Alister E, Courtenay AJ, González-Vásquez P, Singh TRR, Donnelly RF. Microneedle applications to improve skin appearance. Experimental Dermatology. 2015;24(8):561-66.
8. Yadav ASS. Microneedling advances and widening horizons. Indian Dermatology Online Journal. 2016;7:244-54.
9. Desmond F. Percutaneous collagen induction: An alternative to laser resurfacing. Aesthetic Surgery Journal. 2002 May/June;307-09.
10. Fernandes D. Minimally invasive percutaneous collagen induction. Oral Maxillofacial Surgery Clinics of North America. 2005;17:51-63.
11. Gaspar A, Luis L, Carbone A, Silva J, Lazzaletta L, Robles J, et al. Correccíon de la hiperpigmentación en la zona genito-perineal, muslos internos e ingles mediante la administracíon del tratamiento tópico dermamelan® intimate. Mesoestetic Pharma Group SI. 2020.
12. Moro R, Guidoni M. Combined protocol of micro needling with chemical peelings for intimate skin whitening. Advanced Research in Dermatology & Cosmetics. 2022;1:1003.
13. Lima EA. Associação do microagulhamento ao *peeling* de fenol: uma nova proposta terapêutica em flacidez, rugas e cicatrizes de acne da face. Surgical & Cosmetic Dermatology. 2015;7(4):328-31.
14. Kalil CLPV, Frainer RH, Dexheimer LS, Tonoli RE, Boff AL. Tratamento das cicatrizes de acne com a técnica de microagulhamento e drug delivery. Surgical & Cosmetic Dermatology. 2015;7(2):144-8.
15. Lima EVA, Lima MA, Takano D. Microagulhamento: estudo experimental e classificação da injuria provocada. Surgical & Cosmetic Dermatology. 2013;5(2):110-14.
16. Fabbrocini G, Fardella N, Monfrecola A, Proietti I, Innocenzi D. Acne scarring treatment using skin needling. Clinical and Experimental Dermatology. 2009; 34:874-79.
17. Liebl H, Kloth LC. Skin cell proliferation stimulated by microneedles. Journal of the American College of Clinical Wound Specialists. 2012;4(1):2-6.
18. Larraneta E, McCrudden MTC, Courtenay A, Donnelly R. Microneedles: A new frontier in nanomedicine delivery. Pharm Res. 2016;33:1055-73.
19. Herrera KMH, González ADRM. Monografia Efectos Dermatológicos Del Rejuvenecimiento Vaginal no invasivo. Universidad de San Carlos de Guatemala. https://biblioteca.medicina.usac.edu.gt/tesis/pre/2020/035
20. Negrão MMC. Microagulhamento: bases fisiológicas e práticas. 2ª ed. São Paulo: CR8 Editora; 2017.
21. Rzhevskiy AS, Singh TRR, Donnelly RF, Anissimov YG. Microneedles as the technique of drug delivery enhancement in diverse organs and tissues. J Control Release. 2018 Jan 28;270:184-202.
22. Tuan-Mahmood TM, McCrudden MT, Torrisi BM, McAlister E, Garland MJ, Singh TR, et al. Microneedles for intradermal and transdermal drug delivery. Eur J Pharm Sci. 2013 Dec 18;50(5):623-37.

23. Cho BS, Kim JO, Ha DY, Yi YW. Exosomes derived from human adipose tissue-derived mesenchymal stem cells alleviate atopic dermatitis. Stem Cell Research & Therapy. 2018;9:187.
24. Shin KO, Ha DH, Kim JO, Crumrine DA, Meyer JM, Wakefield JS, et al. Exosomes from human adipose tissue-derived mesenchymal stem cells promote epidermal barrier repair by inducing de novo synthesis of ceramides in atopic dermatitis. Cells. 2020;9:680.
25. Ha DH, Kim HK, Lee J, Kwon HH, Park GH, Yang SH, et al. Mesenchymal stem/stromal cell-derived exosomes for immunomodulatory therapeutics and skin regeneration. Cells. 2020;9:1157.
26. Xiong M, Zhang Q, Hu W, Zhao C, Lv W, Yi Y, et al. Exosomes from adipose-derived stem cells: The emerging roles and applications in tissue regeneration of plastic and cosmetic surgery. Front Cell Dev Biol. 2020;8:574223.

# CLAREAMENTO GENITAL – COMO ESCOLHER ENTRE *PEELINGS*, *LASERS* E MICROAGULHAMENTO NA PRÁTICA CLÍNICA

Vívian Amaral

## INTRODUÇÃO

A anatomia, a fisiologia e consequentemente a coloração vulvar são dinâmicas e se alteram ao longo da vida da mulher. A vulva infantil geralmente tem pele clara e homogênea, que se torna gradativamente mais espessa e discretamente mais pigmentada que a pele do restante do corpo na idade adulta. Na pós-menopausa, pela deficiência estrogênica, ocorre a atrofia vulvovaginal, que deixa pele e mucosas mais finas e pigmentadas.

Há ainda áreas na genitália cuja hiperpigmentação é considerada fisiológica, tais como a porção posterior do intróito, a região perianal e a borda livre dos pequenos lábios. Os grandes lábios e a porção proximal das coxas também são áreas que podem ser fisiologicamente mais pigmentadas. É natural ainda, que mulheres negras tenham hiperpigmentação vulvar mais evidente.

De maneira geral, podemos dividir as causas mais comuns de hipercromia vulvar entre aquelas relacionadas com fatores hormonais e as hiperpigmentações pós-inflamatórias. Entre as causas endócrinas destacamos o hipercortisolismo, o diabetes e a resistência insulínica, a síndrome dos ovários policísticos, tireoideopatias e as alterações nos níveis de estrogênio. Atentar nesses casos, para a possibilidade de acantose nigricante, uma lesão cutânea caracterizada não apenas por hipercromia, mas também por hiperceratose, que torna a pele espessa e especialmente resistente aos despigmentantes tópicos.

As hiperpigmentações pós-inflamatórias genitais acontecem quando a pele da vulva é agredida, com consequente produção local de melanina. Entre os fatores predisponentes destacamos o atrito promovido pela obesidade e pelo uso de roupas justas e ásperas, a depilação recorrente com métodos que inflamam a pele, assaduras pela presença de incontinência urinária ou pelo hábito de permanecer longos períodos com roupas íntimas molhadas, dermatite de contato pelo uso de absorventes, sabonetes inadequados, papel higiênico, fraldas, desodorantes íntimos femininos, espermicidas, preservativos e pela lavagem da roupa íntima com produtos sensibilizantes e a coçadura frequente em portadoras de infecções fúngicas ou bacterianas genitais recorrentes.

Feito o diagnóstico da causa básica da hipercromia vulvar e resolvido esse problema inicial, pode-se iniciar o tratamento domiciliar com despigmentantes tópicos e antioxidantes orais, além da realização de *peelings*, *lasers* ou microagulhamento para o clareamento em nível ambulatorial. Saliento, entretanto, que nenhuma técnica será satisfatória se o agente causal não for removido.

Antes de continuarmos, é importante salientar que não havia, até a publicação dessa obra, qualquer artigo científico sobre o tratamento da hipercromia vulvar, portanto, muito do conhecimento utilizado para o desenvolvimento de nossas técnicas veio a partir da nossa experiência no tratamento de hiperpigmentações outras, como melasma e hipercromias pós-inflamatórias não genitais.

## TRATAMENTO DOMICILIAR
### Despigmentantes Tópicos

O uso domiciliar de despigmentantes é essencial para o sucesso do tratamento. É importante salientar, entretanto, que esses produtos podem ser potencialmente irritantes para delicada pele genital, tanto pelo seu poder intrínseco de sensibilização cutânea, quanto pelo fato de estarmos diante de uma área de dobra, cuja oclusão aumenta a permeação dos ativos.

Em nossa prática, os depigmentantes tópicos mais utilizados e suas concentrações, incluem ácido mandélico 5%, ácido glicólico 5%, azeloglicina 5%, arbutin 4%, ácido fítico 2%, ácido kójico 2%, niacinamida 4%, ácido tranexâmico 3% e vitamina C 5%. Agentes consagrados para clareamento de manchas em outras áreas corporais como ácido retinoico e hidroquinona mostraram-se irritativos nas concentrações usuais.

Além dos despigmentantes, o uso regular de um tópico regenerador hidratante é essencial, já que peles desvitalizadas têm maior risco de hipercromia pós-inflamatória. Os agentes hidratantes que mais utilizamos para tanto são óleo de macadâmia 3%, D-pantenol 3%, alantoína 1% e nano ácido hialurônico 5%.

### Terapia Oral

Numerosas terapias administradas por via oral foram propostas para o tratamento da hiperpigmentação da pele. Há uma literatura abundante que demonstra a eficácia do ácido tranexâmico, da glutationa, da isotretinoína e da proantocianidina administrados por via oral. Entre esses, utilizamos o ácido tranexâmico 250 mg, 2×/dia.

Os efeitos colaterais após uso oral do ácido tranexâmico foram especialmente gastrointestinais como azia, náusea, dor abdominal e desconforto epigástrico. Não prescrevemos a medicação em pacientes com histórico de doenças vasculares oclusivas, condições de hipercoagulabilidade, insuficiência renal, distúrbios da visão, gravidez e amamentação.

Obviamente, as drogas orais mais eficazes serão aquelas que abordem as causas subjacentes conhecidas da hiperpigmentação, como medicações orais para o tratamento de doenças da tireoide, diabetes e outros desequilíbrios hormonais, quando presentes.

## PEELING QUÍMICO

O *peeling* químico consiste na aplicação de um ácido sobre a pele, com o objetivo de promover esfoliação capaz de induzir à renovação celular, com consequente melhora na textura e clareamento da pele.

Os *peelings* químicos que utilizamos para embelezamento vulvar são considerados superficiais, pois atingem a profundidade aproximada de 60 micrômetros, ou seja, têm como alvos o estrato córneo e a derme papilar. Para maiores informações, leia o capítulo referente a *Peelings* Químicos Genitais, dessa obra.

Por serem tratamentos superficiais não exibem bons resultados quando usados isoladamente em pacientes com pele muito espessa ou em portadoras de acantose nigricante. Nesses casos, associamos aos *peelings*, os *lasers* não ablativos e o microagulhamento.

Os ácidos e as concentrações, que mais utilizamos para *peeling* na região vulvar incluem:

- Alfa-hidroxiácidos: ácido glicólico 20%, ácido láctico 15%, ácido mandélico 15%.
- Ácido retinoico 1% a 5%.
- Beta-hidroxiácidos: ácido salicílico 20%.

O *peeling* de alfa-hidroxiácidos diminui a adesão entre os corneócitos, sendo uma excelente opção como agente inicial de esfoliação química, no sentido de aumentar a permeação de ácidos aplicados na sequência. Deve ser aplicado de maneira uniforme, sobre a pele limpa e desengordurada e neutralizado com bicarbonato de sódio 8,4% após 5 a 10 minutos, quando a pele parecerá discretamente eritematosa. A presença de áreas claras indica coagulação da pele e aprofundamento indesejado do *peeling*, indicando a neutralização imediata do mesmo com bicarbonato de sódio 8,4%, independente do tempo de exposição.

O *peeling* de ácido retinoico estimula a proliferação celular, induzindo a descamação e renovação epitelial, promovendo assim o clareamento da pele. Deve ser aplicado em camada única uniforme, ocluído com plástico filme e retirado com água corrente após 2 a 4 horas. Em nossa prática, seu uso deverá ser sempre precedido pelo *peeling* de alfa hidroxiácidos, pelos *lasers* não ablativos ou pelo microagulhamento, para que sua permeação cutânea seja facilitada (Figs. 12-1 e 12-2).

O *peeling* de ácido salicílico é ceratolítico e anti-inflamatório e está principalmente indicado no tratamento de foliculite inguinal. Não tem efeito despigmentante importante. Sua aplicação deve ser realizada sobre a pele limpa e desengordurada, em camada fina e única. Após cerca de 3 minutos poderá se observar a deposição dos sais de salicílico sobre a pele, momento que a pele se apresentará avermelhada e a paciente poderá queixar-se de ardência. Nesse momento, a ventilação da área pode ajudar. Após 5 a 10 minutos, o *peeling* pode ser completamente removido com água corrente. Não aplicamos o *peeling* de salicílico em pacientes alérgicos a ácido acetilsalicílico, pelo risco de reação cruzada.

Em geral, os *peelings* químicos correspondem a um método fácil, seguro e com bons resultados em clareamento, se a seleção da paciente e a técnica forem adequadas.

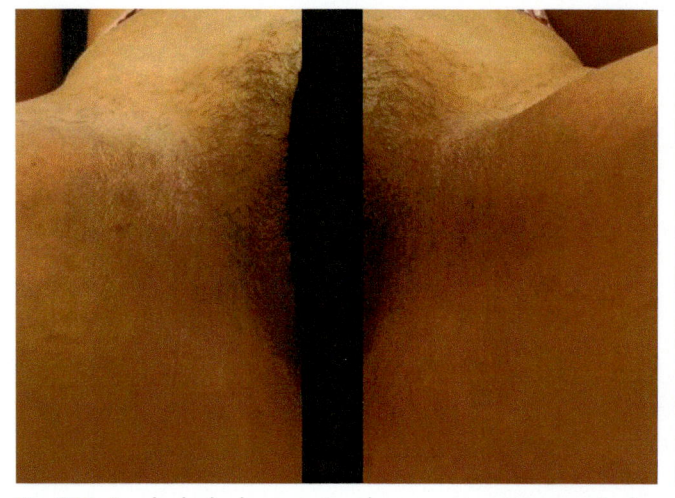

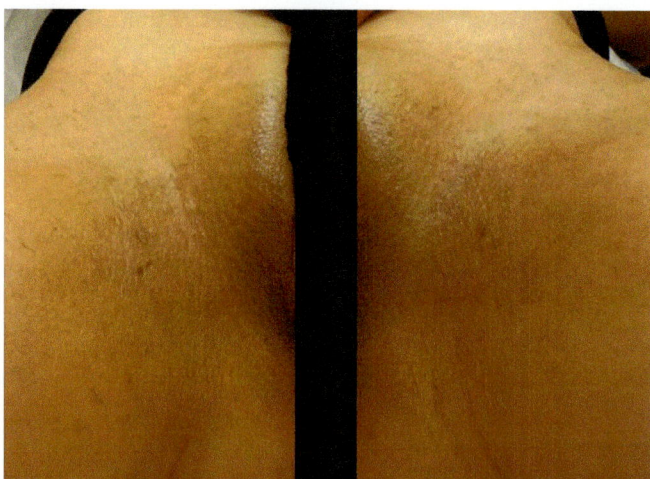

Fig. 12-1. Resultado de clareamento vulvar com apenas uma sessão de *peeling* químico em paciente jovem, com pele fina.

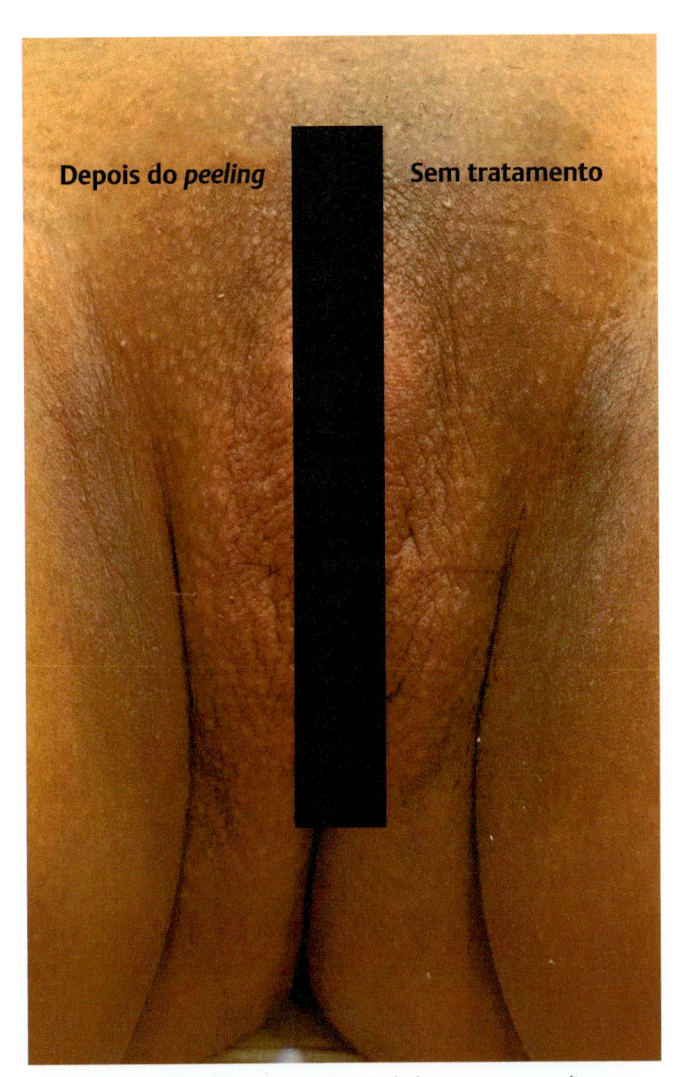

**Fig. 12-2.** Clareamento de hemivulva, isoladamente com *peeling* químico, em paciente fototipo V, de pele espessa. Perceba que, ainda que tenha ocorrido clareamento na área em que o *peeling* foi aplicado, ele não é comparável com o da imagem anterior (Fig. 12-1). Pacientes de pele espessa, para melhores resultados, precisam ser submetidas a alguma terapia que aumente a permeação cutânea, antes da aplicação do *peeling*.

## MICROAGULHAMENTO COM *DRUG DELLIVERY* DE AGENTES DESPIGMENTANTES

O microagulhamento cutâneo ou indução percutânea de colágeno por agulhas é um procedimento minimamente invasivo, que utiliza agulhas curtas e finas para perfurar a pele e estimular a liberação de fatores de crescimento e a produção de colágeno pelos fibroblastos.

Apesar dos relatos de que o microagulhamento promova clareamento cutâneo isoladamente, sem adição de nenhum medicamento ativo, melhores resultados têm sido descritos quando o procedimento é utilizado para aumentar a absorção transepidérmica de despigmentantes tópicos.

As microagulhas penetram o estrato córneo com invasividade mínima, aumentando a difusão transepidérmica dos ativos, ao que chamamos *drug dellivery*, sem que se deflagre um processo inflamatório importante, o que diminui os riscos de hipercromia pós-inflamatória.

Em nossa prática, utilizamos a dermapen, um dispositivo de baixo custo e de curva de aprendizado curta para os profissionais de saúde. Em geral, regulamos a profundidade das agulhas entre 0,5 a 1,5 mm, de acordo com a espessura da pele e utilizamos cartuchos com 24 a 36 microagulhas. Após anestesia tópica da área por 20 minutos e desinfecção com clorexidina aquosa, aplicamos um *blend* de clareadores e antioxidantes e procedemos ao microagulhamento até que a pele fique eritematosa e com pontos esparsos de orvalho sanguíneo. Terminado esse processo fazemos nova aplicação do *blend* despigmentante e finalizamos com *peeling* químico (Fig. 12-3).

Utilizamos para *drug dellivery* as seguintes substâncias: ácido fítico, ácido kójico, ácido tranexâmico, glutationa, vitamina C e fatores de crescimento sintéticos.

Para informações adicionais sobre microagulhamento, ler capítulo sobre esse tema nessa obra.

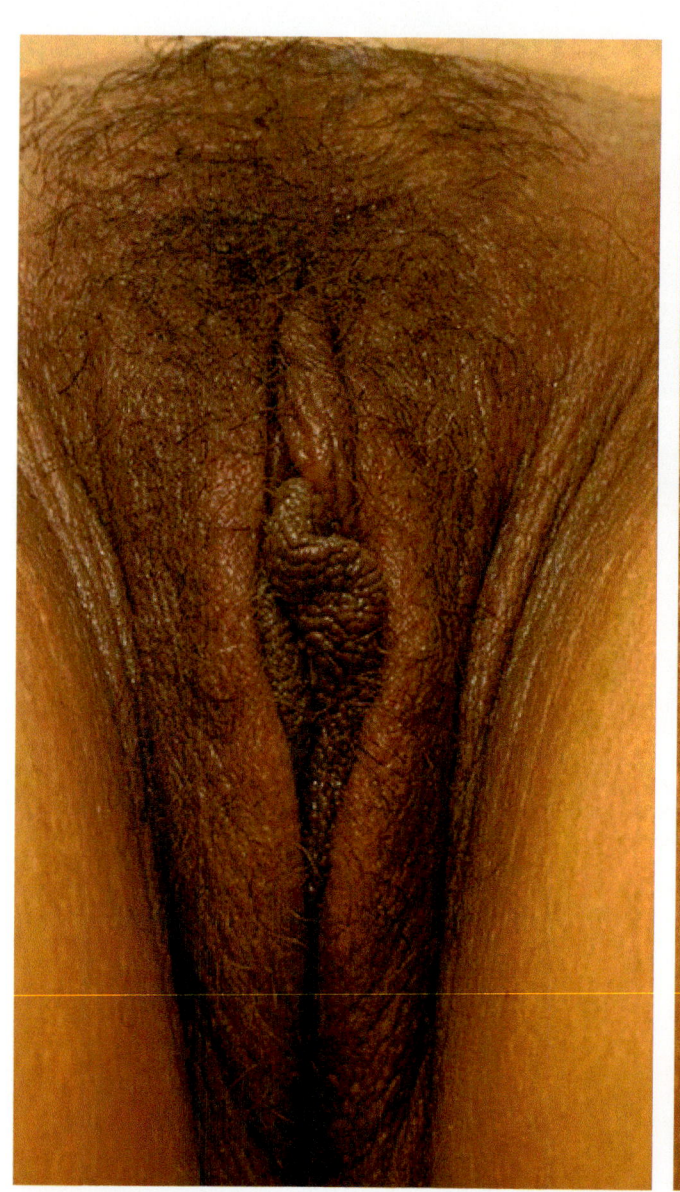

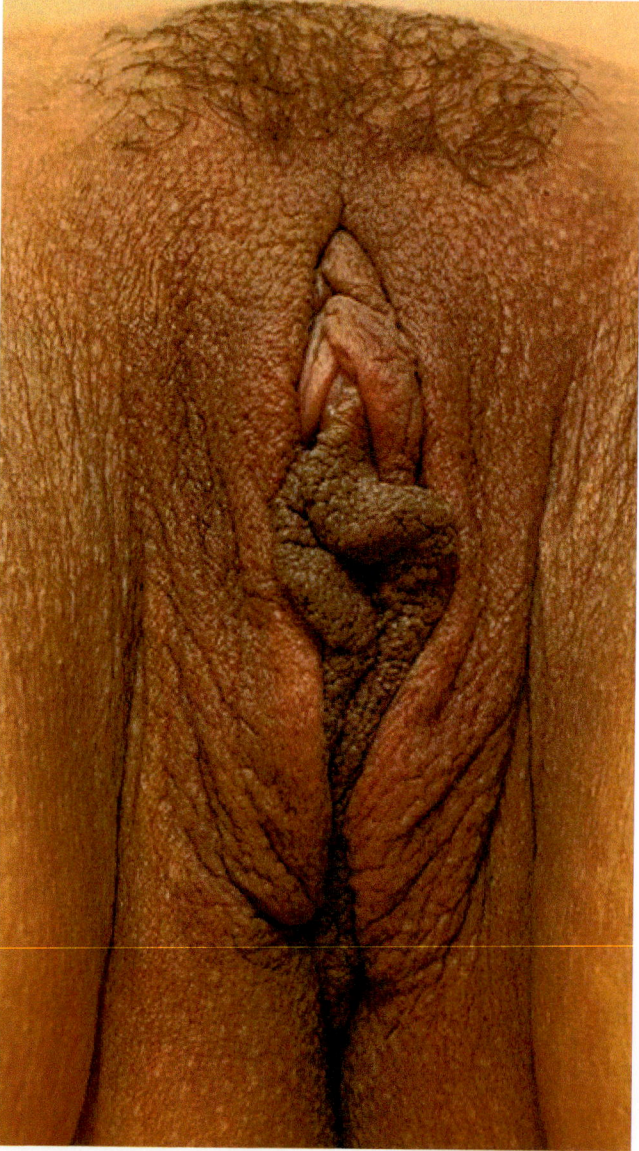

**Fig. 12-3.** Microagulhamento associado a *drug dellivery* e *peeling* químico: resultado obtido após uma única sessão.

## LASERS

A literatura médica sobre o tratamento da hipercromia vulvar é escassa. Portanto, nos baseamos nos estudos publicados para tratamento do melasma, uma hipercromia comum e bastante estudada. Nesses casos, os estudos têm demonstrado maior eficácia e menor risco de complicações com o uso dos *lasers* fracionados ablativos de $CO_2$ e Erbium e do Q-Switched NDYag, que utilizamos com frequência, e do *laser* de picossegundos, com o qual não temos experiência vasta.

Consideramos o *laser* Q-Switched neodímio yag (QS Nd:YAG) 1.064 nm um aparelho seguro e eficaz para o tratamento da hipercromia vulvar. Além de ser altamente seletivo para melanina, o QS Nd:Yag ainda entrega sua energia em nanossegundos, o que diminui o tempo de aquecimento dos melanócitos e com isso os riscos de hipercromia pós-inflamatória.

Os *lasers* ablativos fracionados de $CO_2$ 10.600 nm e Erbium:YAG 2.940 nm, ao fazerem micro ablações pontuais, removem pigmento através da própria excisão das micropartículas cutâneas. São, portanto, excelentes opções em vulvas de pele espessa e irregular, em que se deseja não apenas realizar o clareamento, mas também melhorar a superfície cutânea (Figs. 12-4 e 12-5). Ao utilizá-los é importante buscar utilizar as menores fluências e medidas de tempo eficazes, pelo risco de hipercromia pós-inflamatória. Não utilizamos tais aparelhos em fototipos V e VI.

Em geral, quando optamos pelos *lasers* ablativos, associamos o *drug dellivery* de despigmentantes ao final da aplicação. No caso do QS-NdYag é comum, além do *drug dellivery*, associarmos um *peeling* químico ao final do procedimento (Fig. 12-6).

Conhecidos os tratamentos para clareamento vulvar, vamos organizá-los em indicações, contraindicações, precauções e cuidados pós-procedimentos.

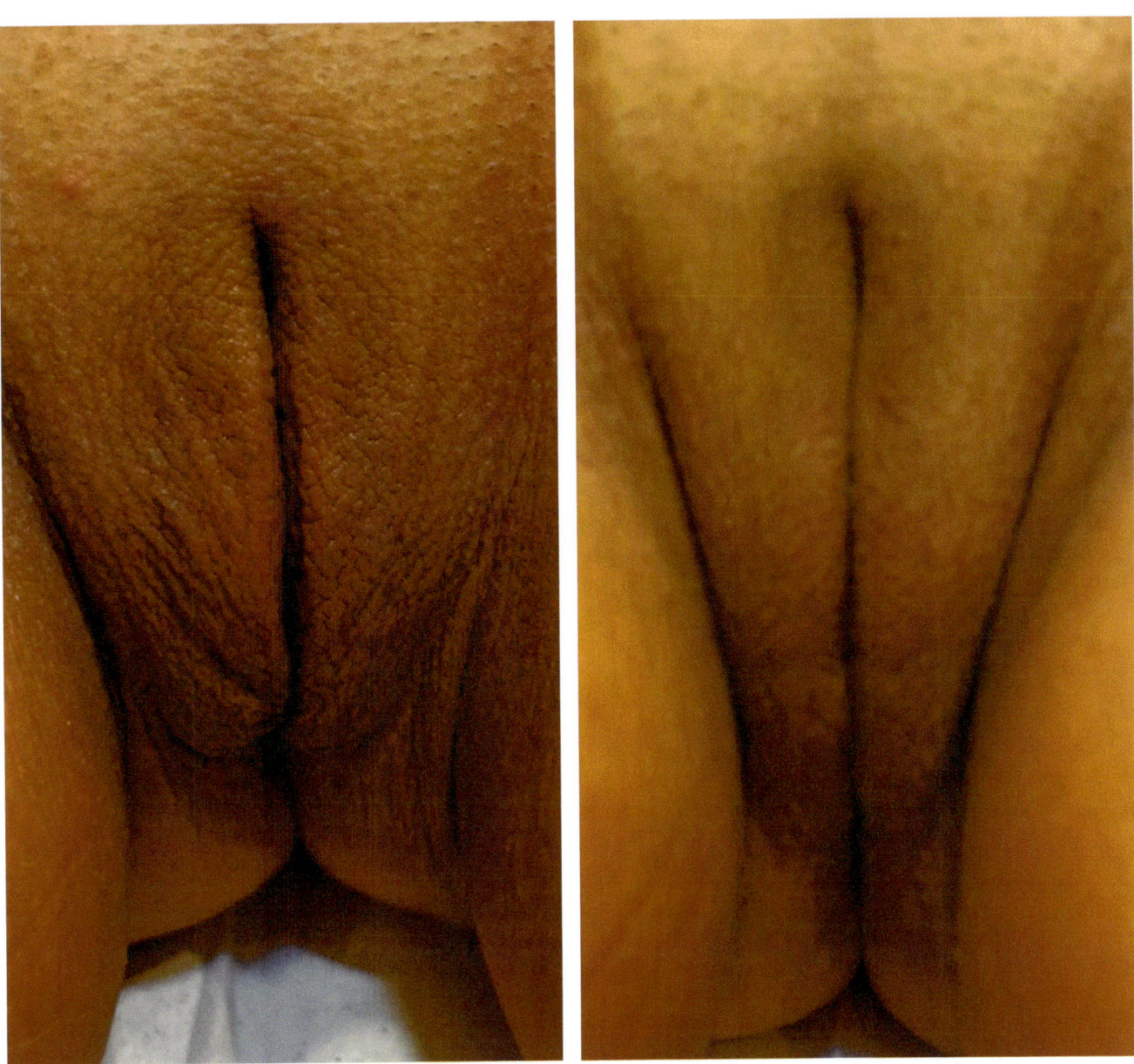

**Fig. 12-4.** Clareamento vulvar com *laser* de $CO_2$ e *drug dellivery* despigmentante. Resultado obtido após uma única sessão.

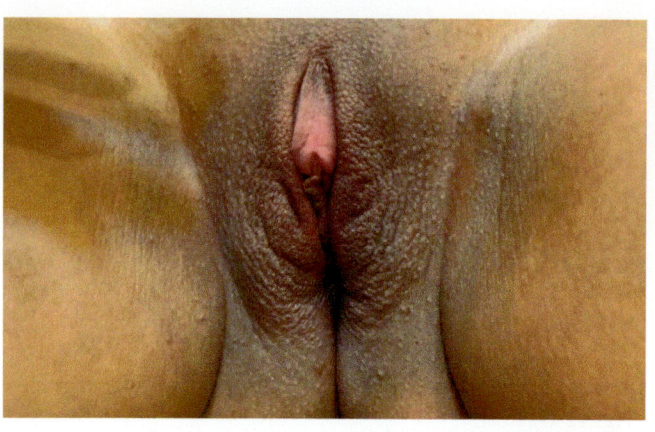

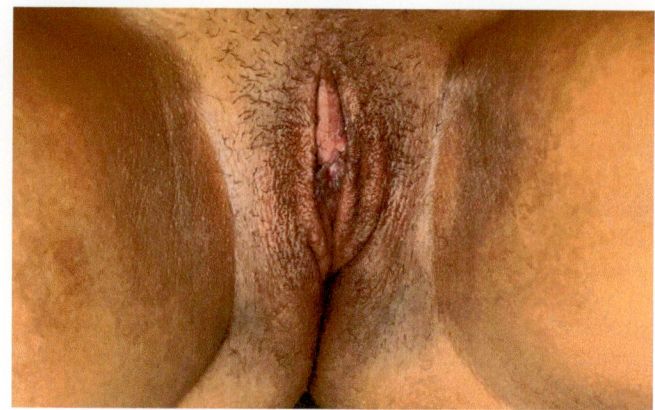

**Fig. 12-5.** *Laser* de CO$_2$, seguido de *drug dellivery* despigmentante – duas sessões com intervalos de 30 dias.

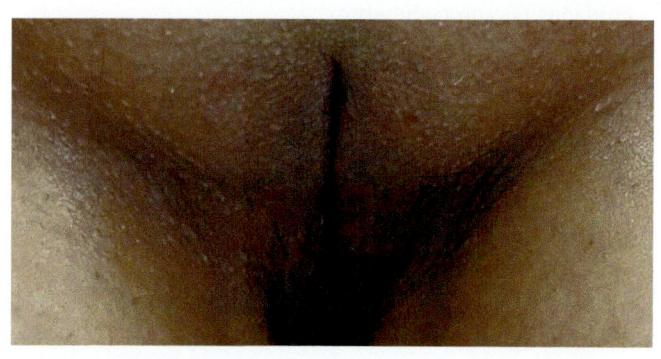

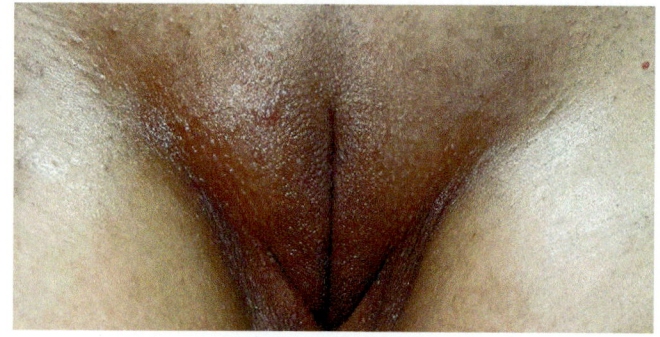

**Fig. 12-6.** Clareamento vulvar com QS NDYag, associado a *peeling* químico – resultado após 14 dias de uma única sessão. Perceba que, apesar do clareamento já ser perceptível, ainda há discreto eritema na área tratada.

## INDICAÇÕES E PROTOCOLOS
- Áreas de tratamento: grandes lábios e região inguinal.
- O tratamento será definido de acordo com o fototipo e a superfície cutânea:
  - Pele fina, geralmente de mulheres jovens: *peeling* químico.
    - Quatro sessões iniciais a cada 3 semanas e sessões de manutenção a cada 3 meses.
  - Pele espessa, fototipos 1 a 4: *laser* fracionado ablativo associado e *drug dellivery*.
    - Para melhores resultados as sessões de *laser* podem ser intercaladas com microagulhamento e *peeling* químico, devendo-se atentar, entretanto, que essa associação aumenta o risco de hipercromia pós-inflamatória.
    - Três sessões de *laser* com *drug dellivery*, com intervalos a cada 4 semanas.
    - Três sessões de microagulhamento e *peeling* químico entre as sessões de *laser*, desde que a pele esteja completamente cicatrizada.
    - Sessões de manutenção a cada 3 meses.
  - Pele espessa, fototipos 5 e 6: microagulhamento ou *laser* QS associado a *drug dellivery* e *peeling* químico.
    - Dez sessões com intervalos de 3 a 4 semanas e sessões de manutenção a cada 3 meses.
- Obs.: tratamos a hipercromia de sulco interglúteo com *laser* QS-NdYag e *drug dellivery*, 10 sessões, com intervalos quinzenais.

## Contraindicações
- Hipercromia de área interna de coxas, sob o alto risco de hiperpigmentação pós-inflamatória, de bordas de pequenos lábios, introito e perianal.
- Ruptura da barreira cutânea: ferimentos, herpes, infecções fúngicas ou bacterianas.
- Expectativa irreal de resultados: as pacientes precisam ser orientadas que a pele genital tende a ser discretamente mais pigmentada que a do restante do corpo de forma fisiológica.

## ORIENTAÇÕES PRÉ E PÓS-PROCEDIMENTO
- Fotografar a paciente em iluminação adequada, de forma reprodutível.
- Idealmente, a pele deverá ser preparada com despigmentantes tópicos e orais domiciliares por pelo menos 2 semanas antes da primeira sessão do protocolo proposto.
- Na primeira semana pós-procedimento, deverá ser aplicado sobre a área tratada apenas creme hidratante e regenerador, duas vezes ao dia. A partir do oitavo dia, sobre o hidratante, o creme despigmentante deverá ser também aplicado, 2×/dia ou apenas à noite, de acordo com o produto escolhido.
- Exposição solar, roupas excessivamente justas e depilação estão proibidos por 7 dias ou até que a pele esteja completamente cicatrizada.

## Complicações

A principal complicação é a piora da hiperpigmentação pelo surgimento da hipercromia pós-inflamatória. Ela geralmente ocorre em pacientes de fototipos 4 a 6, quando se utilizam os *lasers* ablativos para clareamento, em peles inadequadamente preparadas e em pacientes que não seguiram as recomendações pós-procedimento corretamente.

Em geral, a HPI desenvolve-se a partir do 14º dia como uma área macular acastanhada sobre a área previamente tratada. Nesse momento, caso ainda se observe algum grau de eritema, indicando a presença de processo inflamatório residual, o uso de corticoides tópicos como betametasona e desonida devem ser iniciados, duas vezes ao dia. Avaliar ainda se a área manchada se encontra áspera e desvitalizada, o que demonstra a necessidade de hidratação e recomposição da barreira cutânea, o que nos impele a prescrever também hidratantes regeneradores, duas vezes ao dia. Caso a pele esteja muito agredida, o uso de despigmentantes nesse momento pode deixá-la ainda mais inflamada.

Recuperada a barreira cutânea e resolvida a inflamação, estaremos diante de uma área puramente castanha, sem eritema ou descamação. Nesse momento, sem abandonar a hidratação, deve-se iniciar o uso tópico de despigmentantes, duas vezes ao dia.

Durante todo o processo, se possível, a paciente deverá estar fazendo uso do ácido tranexâmico oral, na dose de 250 mg, 2×/dia.

Para o tratamento das hipercromias pós-inflamatórias, sugerimos evitar os *lasers* ablativos. Caso opte-se pela aplicação dos *peelings*, diminuir o tempo de exposição e a concentração dos ácidos para minorar o processo inflamatório. Os protocolos a serem seguidos são os mesmos descritos para o tratamento da hipercromia vulvar.

## BIBLIOGRAFIA

Ahmed Saeed Al-Japairai K, Mahmood S, Hamed Almurisi S, Reddy Venugopal J, Rebhi Hilles A, Azmana M, et al. Current trends in polymer microneedle for transdermal drug delivery. Int J Pharm. 2020 Sep 25;587:119673. doi: 10.1016/j.ijpharm.2020.119673. Epub 2020 Jul 30. PMID: 32739388; PMCID: PMC7392082

Gharib K, Mostafa FF, Ghonemy S. Therapeutic Effect of Microneedling with Platelet-rich Plasma Versus Microneedling with Tranexamic Acid for Melasma. J Clin Aesthet Dermatol. 2021 Aug;14(8):44-48. Epub 2021 Aug 1. PMID: 34840657; PMCID: PMC8570658.

Gharib K, Mostafa FF, Ghonemy S. Therapeutic Effect of Microneedling with Platelet-rich Plasma Versus Microneedling with Tranexamic Acid for Melasma. J Clin Aesthet Dermatol. 2021 Aug;14(8):44-48. Epub 2021 Aug 1. PMID: 34840657; PMCID: PMC8570658.

Gowda A, Healey B, Ezaldein H, Merati M. A Systematic Review Examining the Potential Adverse Effects of Microneedling. J Clin Aesthet Dermatol. 2021 Jan;14(1):45-54. Epub 2021 Jan 1. PMID: 33584968; PMCID: PMC7869810.

Lai D, Zhou S, Cheng S, Liu H, Cui Y. Laser therapy in the treatment of melasma: a systematic review and meta-analysis. Lasers Med Sci. 2022 Jun;37(4):2099-2110. doi: 10.1007/s10103-022-03514-2. Epub 2022 Feb 5. PMID: 35122202.

Liu Y, Wu S, Wu H, Liang X, Guo D, Zhuo F. Comparison of the Efficacy of Melasma Treatments: A Network Meta-Analysis of Randomized Controlled Trials. Front Med (Lausanne). 2021 Sep 29;8:713554. doi: 10.3389/fmed.2021.713554. PMID: 34660626; PMCID: PMC8511390.

Mamdouh Kamal Dawaud S, Hegab DS, Mohamed El Maghraby G, Ahmad El-Ashmawy A. Efficacy and Safety of Topical Tranexamic Acid Alone or in Combination with Either Fractional Carbon Dioxide Laser or Microneedling for the Treatment of Melasma. Dermatol Pract Concept. 2023 Jul 1;13(3):e2023195. doi: 10.5826/dpc.1303a195. PMID: 37557109; PMCID: PMC10412040.

Nautiyal A, Wairkar S. Management of hyperpigmentation: Current treatments and emerging therapies. Pigment Cell Melanoma Res. 2021 Nov;34(6):1000-1014. doi: 10.1111/pcmr.12986. Epub 2021 Jun 3. PMID: 33998768.

Preeti Jindal, Narenda Malhota, Sashi Joshi, Aesthetic Regenerative Gynecology, Springer

Shimshak SJE, Tolaymat LM, Haga CB, Dawson NL, Gillis MS, Yin M, et al. A Review of Oral Therapies for the Treatment of Skin Hyperpigmentation. J Cutan Med Surg. 2022 Mar-Apr;26(2):169-175. doi: 10.1177/12034754211045391. Epub 2021 Sep 19. PMID: 34541912.

Tuan-Mahmood TM, McCrudden MT, Torrisi BM, McAlister E, Garland MJ, Singh TR, et al. Microneedles for intradermal and transdermal drug delivery. Eur J Pharm Sci. 2013;50(5):623–637. doi: 10.1016/j.ejps.2013.05.005.

Wong ITY, Richer V. Prophylaxis of Post-Inflammatory Hyperpigmentation From Energy-Based Device Treatments: A Review [Formula: see text]. J Cutan Med Surg. 2021 Jan-Feb;25(1):77-86. doi: 10.1177/1203475420957633. Epub 2020 Sep 15. PMID: 32929988.

Ziaeifar E, Ziaeifar F, Mozafarpoor S, Goodarzi A. Applications of microneedling for various dermatologic indications with a special focus on pigmentary disorders: A comprehensive review study. Dermatol Ther. 2021 Nov;34(6):e15159. doi: 10.1111/dth.15159. Epub 2021 Oct 30. PMID: 34657363.

# TOXINA BOTULÍNICA EM REJUVENESCIMENTO ÍNTIMO

**CAPÍTULO 13**

**SEÇÃO 13-1**

## TOXINA BOTULÍNICA NO TRATAMENTO DO VAGINISMO E DA VULVODÍNEA

Giovanna Milhomem Ignácio ▪ Vívian Amaral

### INTRODUÇÃO

Problemas sexuais são altamente prevalentes em mulheres. Nos Estados Unidos, aproximadamente 40% das mulheres têm preocupações sexuais e 12% relatam problemas sexuais angustiantes (DSM-5, 2013). Aqui no Brasil, 18% das mulheres relataram dor durante a relação sexual (ABDO, 2004). A disfunção sexual feminina assume diferentes formas, incluindo falta de desejo sexual, excitação prejudicada, incapacidade de atingir o orgasmo, dor com atividade sexual ou uma combinação desses problemas. O tratamento deve ser adaptado ao diagnóstico ou diagnósticos de disfunção sexual e aos fatores físicos, psicológicos e de relacionamento subjacentes. A dor sexual (também conhecida como dispareunia, dor genitopélvica ou distúrbio de penetração) representa um subgrupo dentre os demais tipos de disfunções sexuais, tendo cada variação de dor um tratamento baseado na etiologia. Três causas comuns de dor sexual em mulheres são: a GSM (síndrome geniturinária da menopausa), que inclui atrofia vulvovaginal hipoestrogênica; a hipertonia do assoalho pélvico provocada (incluindo o vaginismo); e a vulvodínia. Existem também muitas outras etiologias de dor sexual, causadas por doenças crônicas como a endometriose profunda, doenças reumatológicas e neuropáticas. Dentre as disfunções sexuais mais frequentes nos consultórios ginecológicos, e o mesmo tempo, mais negligenciadas, está o vaginismo. Apesar da primeira citação literária do vaginismo ter sido feita em 1861 por J.S. Sims, quando o "pai da ginecologia" definiu essa condição como "fechamento espasmódico involuntário da boca da vagina, acompanhado de uma supersensibilidade excessiva que forma uma barreira completa ao coito.", em seu tratado de obstetrícia, essa patologia ainda é raramente ensinada em escolas de medicina, residências e reuniões médicas. Ao longo desse capítulo vamos elucidar todos os espectros relacionados a essa patologia ainda tão subdiagnosticada, e claro, sempre ressaltando a importância da abordagem multifatorial de toda e qualquer disfunção sexual.

### DEFINIÇÃO E TERMINOLOGIAS

A dor sexual feminina (FSP) é a dor vulvovaginal ou pélvica provocada ou exacerbada durante o contato sexual. Mulheres com distúrbios de dor sexual experimentam dor genital imediatamente antes, durante ou após a relação sexual ou outras atividades sexuais que envolvam o clitóris, a vulva, a vagina e/ou o períneo. A dor pode ser de leve a intensa, generalizada ou localizada, vitalícia ou adquirida, idiopática ou secundária. Trago algumas nomenclaturas específicas muito úteis na rotina de cuidados com a paciente portadora de FSP, uma vez que padroniza termos e linguagem entre as equipes.

#### Nomenclatura
- *Apareunia:* incapacidade de conseguir inserção vaginal.
- *Dispareunia:* dor recorrente ou persistente com relação sexual que causa sofrimento. Afeta aproximadamente 10 a 20% das mulheres americanas e brasileiras.
- *Dispareunia superficial:* dispareunia limitada à vulva ou entrada vaginal.
- *Dispareunia profunda:* dispareunia associada à penetração profunda que se manifesta em fundo de saco posterior da vagina ou da pelve inferior.
- *Dispareunia primária:* dor com inserção vaginal que ocorre desde o início da coitarca.
- *Dispareunia secundária:* dor que começa após algum tempo de atividade sexual, antes sem dor.
- *Distúrbio de dor/penetração genitopélvica (GPPD):* um termo abrangente para FSP, conforme definido pela Associação Psiquiátrica Americana.

### ABORDAGEM E DIAGNÓSTICO

A dor da FSP tem muitas etiologias; as causas podem ser únicas ou uma combinação (Quadro 13-1-1). Uma discussão detalhada da avaliação de mulheres com FSP é apresentada separadamente, porém, manteremos o enfoque no vaginismo e na síndrome da dor pélvica miofascial (MPPS).

**Quadro 13-1-1.** Diagnóstico Diferencial de Dor Sexual Feminina por Localização Anatômica

| Superficial (distal) | Profunda (proximal) | Outras condições locais ou regionais que causam aumento da dor | Fatores psicossociais que contribuem para o aumento da dor |
|---|---|---|---|
| **Diminuição do estrogênio sérico** | | | |
| ▪ Contracepção hormonal<br>▪ Pós-parto e/ou lactação<br>▪ Síndrome geniturinária da menopausa<br>▪ Redução da função ovariana<br>▪ Terapia antiestrogênica | ▪ Endometrioses<br>▪ Massas anexiais<br>▪ Doença inflamatória pélvica<br>▪ Miomas uterinos (leiomiomas)<br>▪ Síndrome da dor pélvica miofascial | ▪ Dor pélvica crônica de etiologia desconhecida<br>▪ Dor vulvar de causa desconhecida (vulvodínia)<br>▪ Síndrome da dor pélvica miofascial<br>▪ Cistite intersticial/síndrome da dor na bexiga<br>▪ Neuralgia pudenda<br>▪ Síndrome de congestão pélvica<br>▪ Transtorno persistente da excitação genital | ▪ Violência por parceiro íntimo<br>▪ Impacto da saúde mental |
| **Lubrificação diminuída** | | | |
| ▪ Contracepção hormonal<br>▪ Diminuição da excitação fisiológica<br>▪ Cirurgia | | | |
| **Constrição ou obstrução do orifício vaginal** | | | |
| ▪ Anomalias congênitas<br>▪ Prolapso de órgãos pélvicos<br>▪ Vaginismo<br>▪ Síndrome da dor pélvica miofascial<br>▪ Distrofias e dermatoses vulvares<br>▪ Alteração anatômica pós-procedimento<br>▪ Parto<br>▪ Cirurgia reconstrutiva do assoalho pélvico<br>▪ Cirurgia de câncer, quimioterapia ou radiação<br>▪ Corte genital feminino | | | |

Dr. Mallika Ananda, MD

Resumidamente, as questões a serem consideradas ao formar um ou muitos diagnósticos diferenciais com vaginismo, incluem:

1. *Sintomas superficiais versus profundos:* as causas da FSP podem ser de localizações pélvicas anatomicamente distais (inferiores [vulvar e vagina inferior]) a anatomicamente proximais (superiores [vagina superior]), considerando a paciente em posição de litotomia e ela sendo sua própria referência. As etiologias distais geralmente resultam em dispareunia superficial ou apareunia, enquanto as etiologias proximais causam mais comumente dispareunia profunda (p. ex., endometriose profunda).
2. *FSP identificável versus idiopática:* as pacientes com FSP podem ser agrupadas naquelas com uma causa identificável de seus sintomas e naquelas com FSP idiopática. Para mulheres com FSP relacionada a uma causa específica, a patogênese da dor está relacionada ao diagnóstico final encontrado após várias exclusões de diagnósticos diferenciais (Quadro 13-1-1). Aquelas com FSP e nenhuma causa identificável parecem ter um tipo de síndrome de dor crônica, provavelmente relacionada a neuralgia do nervo pudendo. Tanto a FSP identificada quanto a idiopática podem ocorrer no mesmo indivíduo.
3. *Causas não ginecológicas de FSP:* a FSP pode ser causada por patologia ginecológica, gastrointestinal, urológica, infecciosa, psiquiátrica e neurológica. Vamos nos ater às origens ginecológicas, e de certa forma neurológicas, que desaguam no vaginismo.
4. *Sobreposição com síndromes de dor crônica e sensibilização central:* a FSP pode ser uma característica clínica de outros processos ou síndromes de dor crônica, incluindo síndrome da bexiga dolorosa (BPS), dor pélvica miofascial, neuralgia do pudendo e fibromialgia (Quadro 13-1-2). As síndromes de dor crônica podem ser caracterizadas por sensibilização central da dor.

## Diagnóstico

Considerando as classificações acima descritas, o vaginismo pode ser classificado como uma disfunção sexual por distúrbio de dor/penetração genitopélvica (GPPD), do subtipo dispareunia superficial e dor sexual distal, primária ou secundária a depender do caso, com potencial evolução para apareunia. Apresenta-se, classicamente, com sintomas superficiais como dor a penetração vaginal em introito, espasmos de musculatura principal e acessória da vagina e fissuras vaginais vestibulares, tendo seus pontos de dor identificáveis ao exame ginecológico bem direcionado, podendo coexistir com outros processos de dor pélvica crônica.

**Quadro 13-1-2.** Condições Comuns Associadas à Dor Pélvica Crônica em Mulheres

### Ginecológica

- Endometriose*
- Leiomioma*
- Adenomiose*
- Cistos ovarianos recorrentes
- Hidrossalpinge
- Síndrome do remanescente ovariano*
- Doença inflamatória pélvica*
- Doença adesiva pélvica
- Síndrome de inserção pós-tubal
- Malignidade

### Urológica

- Cistite intersticial/síndrome da bexiga dolorosa*
- Cistite por radiação*
- Câncer de bexiga*
- Síndrome uretral
- Cistite recorrente
- Urolitíase recorrente/crônica

### Gastroenterológico

- Síndrome do intestino irritável*
- Doença inflamatória intestinal*
- Carcinoma colorretal*
- Hérnias abdominais/pélvicas

### Musculoesquelético

- Dor miofascial na parede abdominal (incluindo pontos-gatilho)*
- Mialgia por tensão do assoalho pélvico*
- Fibromialgia*
- Coccigodinia*
- Síndrome do piriforme

### Neurológica

- Compressão do nervo cutâneo da parede abdominal (ilioinguinal e ílio-hipogástrico)*
- Neuralgia pudenda
- Sensibilização central da dor*

### Vascular

- Varicosidades vulvares
- Síndrome de congestão pélvica

*Condições com evidência de nível A de relação casual com dor pélvica crônica
Fontes:
1. Howard FM. Chronic pelvic pain. Obstet Gynecol 2003; 101:594.
2. Lamvu G, Carrillo J, Ouyang C, Rapkin A. Chronic Pelvic Pain in Women: A Review. JAMA 2021; 325:2381.

## DISPAREUNIA SUPERFICIAL OU DOR SEXUAL DISTAL: COMPREENDENDO MELHOR ESTE SUBGRUPO DE FSP

A FSP distal refere-se à dor com contato vulvar ou inserção vaginal que envolve a vulva e/ou a vagina distal. Embora o vaginismo seja o assunto principal deste capítulo, trago-lhes outras causas comuns de FSP distal para diversificar o raciocínio em diagnósticos diferenciais. Dentre essas causas estão: o hipoestrogenismo de fases como lactação e menopausa, a diminuição da lubrificação, o vaginismo e síndrome de dor pélvica miofascial (MPPS), dor vulvar de causa desconhecida (vulvodínia), alterações da anatomia vaginal (anomalias congênitas, doenças de pele e alterações pós-procedimento) e a excitação genital persistente (PGAD). Como a compreensão de todas essas patologias é importante para o estabelecimento de um diagnóstico preciso, e em alguns casos haverá a presença de uma ou mais patologias associadas ao vaginismo que precisam ser tratadas concomitantemente, todas serão pontuadas com enfoque subsequente no vaginismo e seu manejo.

### Diminuição do Estrogênio Sérico

O hipoestrogenismo (particularmente estradiol e estriol) pode resultar de causas fisiológicas, farmacológicas ou iatrogênicas, contribuindo para a atrofia da mucosa vaginal, que perde não apenas a sua lubrificação, mas também a sua elasticidade e vascularização fundamentais para um bom desempenho sexual, e quando sem esses fatores, há uma tendência fadada à FSP.

### Contracepção Hormonal

Além do possível impacto na lubrificação, o uso de contracepção hormonal pode estar associado à vestibulodínia provocada por hormônio. Especificamente, os contraceptivos orais combinados estão associados à diminuição dos níveis séricos do hormônio estradiol, diminuição dos níveis séricos de testosterona livre, aumento dos níveis de globulina ligadora de hormônios sexuais (SHBG) e diminuição da espessura dos lábios menores e do epitélio do orifício vaginal. Apesar dessas observações, o mecanismo exato dos hormônios sintéticos circulantes causando dor sexual ainda não foi elucidado.

### Pós-Parto/Lactação

Os períodos pós-parto e lactação são conhecidos por serem estados hormonais hipoestrogênicos. A amamentação, particularmente a amamentação exclusiva, está associada ao aumento do risco de dispareunia. Os médicos devem avaliar a evidência de hipoestrogenismo, embora os achados clínicos de atrofia não tenham demonstrado claramente ser a causa da dispareunia nessa fase, que além de todas as questões hormonais, também envolve uma grande doação psicoemocional da mulher. Se a terapia tópica com estrogênio não aliviar os sintomas, outras etiologias devem ser procuradas, e sempre prezar pelo cuidado multidisciplinar da mulher nesta fase.

### Síndrome Geniturinária da Menopausa (GSM)

A síndrome geniturinária da menopausa (GSM) é definida como "uma coleção de sintomas e sinais associados a queda do estrogênio e outros esteroides sexuais envolvendo alterações atróficas de toda a vulva, clitóris, vestíbulo, intróito, vagina, uretra e bexiga". A síndrome pode incluir, mas não está limitada, a sintomas genitais de "ressecamento, queimação e irritação; desconforto ou dor e função sexual prejudicada; e sintomas urinários de urgência, disúria, incontinência aos esforços e cistites recorrentes". A secura vaginal, o sintoma mais marcante da GSM, pode começar no início do climatério, aumentando em intensidade e associando demais manifestações a si no decorrer da proximidade e estabelecimento da menopausa.

### Função Ovariana Reduzida

A função ovariana pode ser inadequada (p. ex., insuficiência ovariana prematura, radioterapia) ou ausente (p. ex., ooforectomia bilateral) e os baixos níveis séricos de estrogênio resultantes podem levar à FSP, mesmo em mulheres jovens. Os dados da pesquisa sugerem que a secura vaginal é pior entre as mulheres que tiveram uma "menopausa cirúrgica" (submetidas a ooforectomia bilateral) em comparação com aqueles que tiveram a transição do climatério para menopausa naturalmente.

### Terapia Antiestrogênica Pós-Câncer de Mama

As terapias antiestrogênicas (com moduladores seletivos do receptor de estrogênio e inibidores da aromatase) podem resultar em atrofia vulvovaginal, incluindo adelgaçamento do epitélio vaginal, diminuição da elasticidade e da lubrificação. A secura vaginal e a dispareunia subsequentes podem ocorrer em 57% das pacientes em uso de inibidores de aromatase e em 31% em uso de tamoxifeno. Pacientes em terapia antiestrogênica também podem experimentar baixo desejo sexual, diminuição da função orgástica e diminuição da satisfação sexual geral.

### Condições Ginecológicas Obstrutivas

Pacientes que nunca conseguiram ter relações sexuais vaginais ou sem dor são avaliadas quanto a anomalias congênitas, prolapso de órgão pélvico, vaginismo, hímen imperfurado e dor vulvar de etiologia desconhecida. Achados de prolapso, vaginismo e ou dor vulvar podem ser causas primárias ou secundárias de FSP.

### Anomalias Congênitas

Mulheres que nunca conseguiram obter inserção vaginal sem dor são avaliadas quanto a variantes himenais (p. ex., conformações imperfuradas, microperfuradas, cribiformes ou septadas) e septos vaginais (transversais ou longitudinais).

### Prolapso de Órgão Pélvico

As distopias genitais sintomáticas estão associadas à dispareunia, além do incômodo mecânico que a parede vaginal prolapsada proporciona, constrangendo e bloqueando a mulher antes mesmo do ato sexual. O reparo cirúrgico é a indicação padrão ouro para a reconstrução pélvica, podendo melhorar a dispareunia relacionada. Lembrar que é possível uma dispareunia pós-operatória de início recente, mas menos comum.

### VAGINISMO E SÍNDROME DA DOR PÉLVICA MIOFASCIAL (MPPS)

São considerados distúrbios de dor musculoesquelética que afetam negativamente o bem-estar da paciente.

### Critérios de Definição

O vaginismo historicamente refere-se ao espasmo muscular involuntário dos músculos vaginais mediante uma tentativa de penetração vaginal. É uma reação automática, desencadeada por algum gatilho neurológico, que gera medo de alguns ou todos os tipos de penetração vaginal, seja ela sexual ou não. Sempre que alguma penetração é tentada, os músculos pélvicos pubococcígeo, puboretal, bulboesponjoso e transverso superficial do períneo, com alguma participação acessória dos músculos transverso profundo do períneo, ísquiocavernoso, elevadores dos ânus, e até glúteo máximo e adutores do quadril, se contraem por conta própria de forma isolada ou combinada.

A definição e os critérios de inclusão evoluíram para incluir uma variedade de sintomas. Em todos os casos de vaginismo clássico corretamente diagnosticado, as pacientes requerem terapia multidisciplinar com fisioterapeuta uroginecológico, psicoterapeuta e acompanhamento ginecológico.

Ocasionalmente, é até possível que uma mulher tenha vaginismo mesmo que já tendo relação sexual com penetração indolor, caso naquela tentativa de penetração especificamente ela não tenha acionado os gatilhos neurológicos que remetam a dor ou trauma.

### Padronização de Critérios Diagnósticos

A terminologia e os critérios diagnósticos do Manual Diagnóstico e Estatístico de Transtornos Mentais, Quinta Edição (DSM-5) e da Quarta Consulta Internacional sobre Medicina Sexual (ICSM) são os vigentes atualmente. Ambos incluem o vaginismo como um componente da dor sexual feminina (FSP). Embora as palavras sejam semelhantes, as pacientes podem se identificar mais com uma descrição do que com outra.

#### *Manual Diagnóstico e Estatístico de Transtornos Mentais, Quinta Edição (DSM-5)*

No DSM-5, "vaginismo" é um sintoma dentro da categoria geral "distúrbio de penetração/dor genito-pélvica" (GPPPD). Esta é uma evolução das definições anteriores de vaginismo que incluíam "espasmo muscular (pélvico) involuntário", "dor e medo de penetração vaginal" e "espasmo involuntário recorrente ou persistente da musculatura do terço externo da vagina que interfere na relação sexual". No DSM-5, GPPPD é caracterizada por dificuldade acentuada com pelo menos um dos seguintes:

A) Relação sexual/penetração vaginal.
B) Dor genitopélvica.
C) Medo de relação sexual/penetração/dor vaginal.
D) Aumento da tensão muscular do assoalho pélvico durante a tentativa de penetração.

#### *Consulta Internacional sobre Medicina Sexual (ICSM)*

Em 2016, a Quarta Consulta Internacional sobre Medicina Sexual (ICSM) aprofundou os componentes específicos do distúrbio e os incorporou sob o termo genérico "disfunção da dor genital-pélvica feminina". O ICSM definiu a disfunção da dor genital-pélvica feminina como "dificuldades persistentes ou recorrentes durante a execução ou causadas por pelo menos uma das seguintes ações/sintomas":

A) Penetração vaginal durante a relação sexual.
B) Dor vulvovaginal acentuada durante a penetração genital contato.

C) Medo acentuado ou ansiedade sobre dor vulvovaginal ou pélvica em antecipação, durante ou como resultado do contato genital.
D) Hipertonia acentuada ou hiperatividade dos músculos do assoalho pélvico com ou sem contato genital.

## Avaliação Global

### Anamnese

As pacientes são avaliadas quanto às causas identificáveis de seus sintomas; as etiologias diagnosticadas são tratadas adequadamente (p. ex., dor relacionada ao GSM). Comece a avaliação através da anamnese, investigando se houve momentos de trauma sexual ou qualquer assédio moral, antes do início dos sintomas. A grande maioria das mulheres com vaginismo foram vítimas, em algum momento, de relação sexual desconsentida, relacionamento toxico, assédio moral ou até mesmo uma criação muito púdica ou machista. Lembrando também que é possível haver pacientes que não passaram por nenhum tipo de trauma dessa categoria e ainda assim são portadoras de vaginismo. Inclua em um momento, antes mesmo da sua anamnese com a paciente, o preenchimento do Índice de Função Sexual Feminina (FSFI) para que ela o complete sozinha, com liberdade e privacidade. Os escores FSFI pós-tratamento, ao serem comparados com os escores pré-procedimento, dirão muito á você e a paciente sobre a eficácia do tratamento.

### Exame Físico

Durante o exame físico, quando for fazer o toque vaginal que identifica a hipertonia e os nódulos de dor, posicione a paciente em litotomia para ter acesso a toda a musculatura pélvica. Use uma luva lubrificada com gel á base de água para começar o toque vaginal e perineal. Em alguns casos o simples fato de estar na posição ginecológica e saber que será examinada dessa forma já é um gatilho para o vaginismo e conseguimos ver espasmos involuntários até dos músculos adutores do quadril e glúteo. Antes de começar o toque vaginal propriamente, palpe o centro tendíneo do períneo, avalie sua hipertonia e se ali mesmo já há queixas de dor. Prossiga palpando o músculo bulboesponjoso por cima dos grandes lábios, identifique pontos de dor nesse local e se há sinais de vulvodínia associados (Fig. 13-1-1). Em pacientes que demonstram muita ansiedade mesmo ao exame vulvar, é possível fazer o teste com ponta de algodão (cotonete), bem levemente (Fig. 13-1-2).

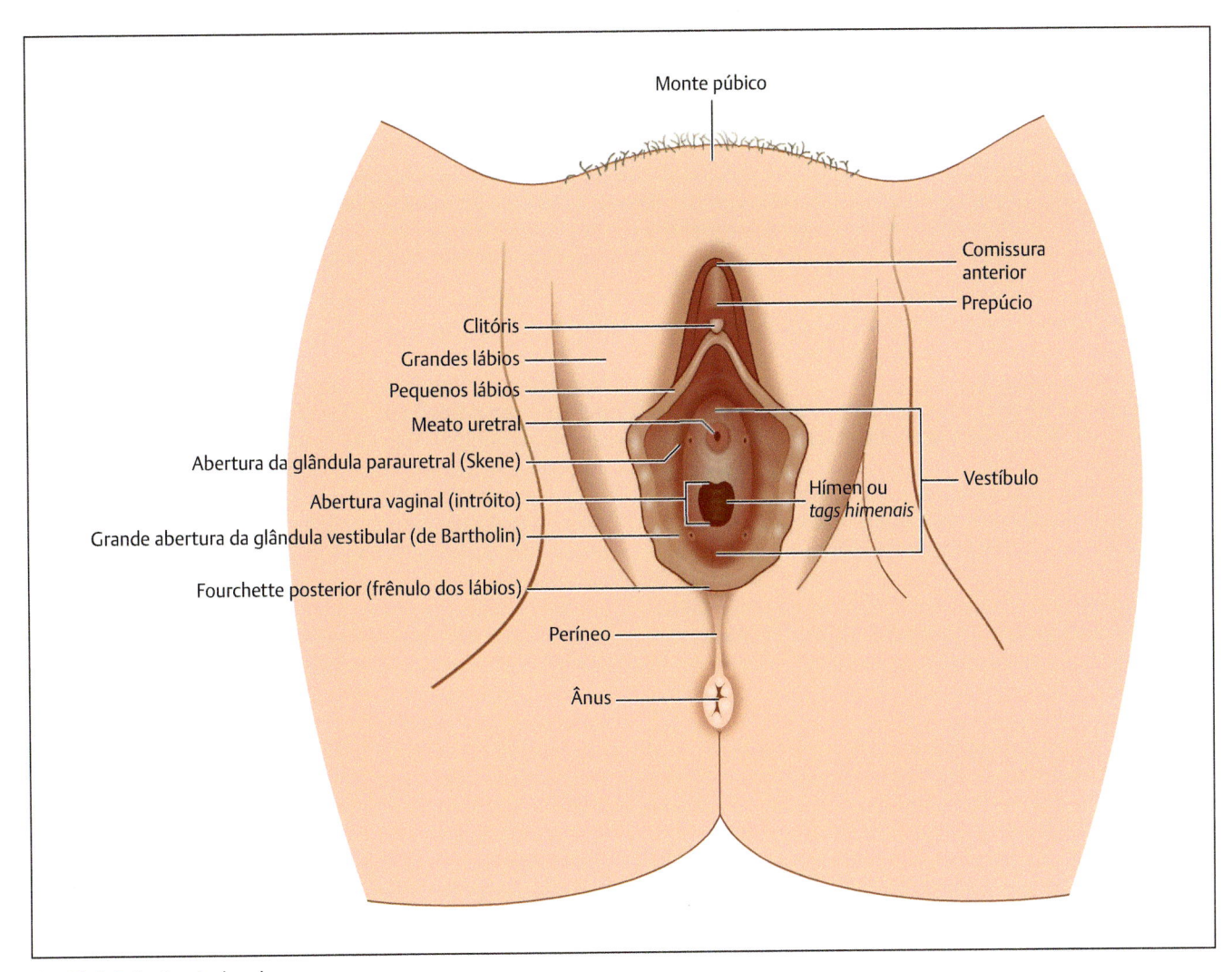

**Fig. 13-1-1.** Anatomia da vulva.

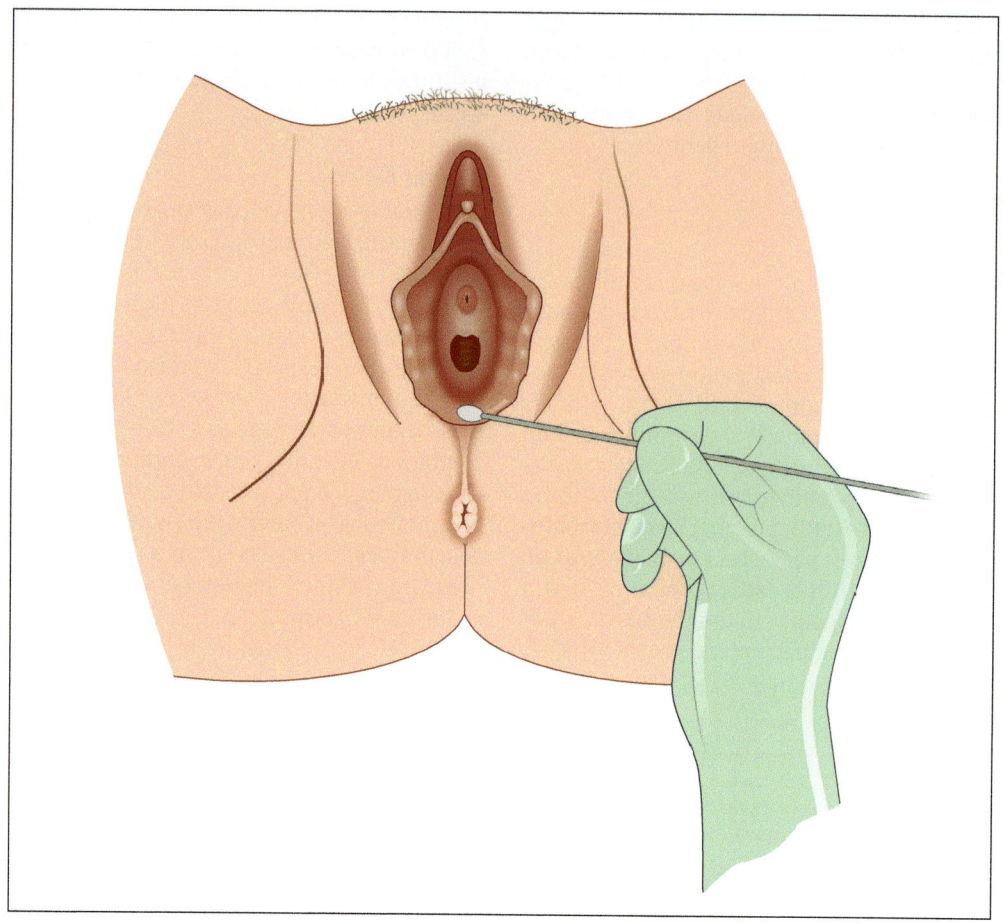

**Fig. 13-1-2.** Teste de cotonete para localização da dor local na vulva. O vestíbulo é testado em diferentes locais (o examinador simula os braços de um relógio) entre o hímen e a linha de Hart.

Devido ao alto grau de tensão, essas mulheres têm dificuldade em distinguir ansiedade de dor, resultando potencialmente em um resultado de teste falso-positivo para vulvodínia ou vestibulodínia provocada.

Avise a paciente antes de começar o toque vaginal, tranquilize-a dizendo que será rápido e apenas o suficiente para complementar a sua suspeita diagnóstica. Introduza apenas o dedo indicador e investigue as quatro paredes vaginais, começando pela parede posterior que geralmente é a mais hipertônica. Faça uma pressão para baixo e pergunte para a paciente: Você consegue sentir uma pressão aqui? De zero a 10, o quanto isso é dolorido para você? Repita essa propedêutica nas paredes vaginais laterais, palpando intencionalmente a inserção do músculo transverso superficial do períneo, pois ele tem uma tendência importante a ter nódulos pontuais de dor, além de poder ser hipertônico e hipertrófico em seu interim.

Sobre a hipertrofia da musculatura vaginal, lembre-se de sempre palpar a fibra muscular completamente em sua espessura e comprimento, assim ficará mais fácil fazer uma análise comparativa de qual parede vaginal está mais tensa, uma vez que sempre vai haver um lado de maior queixa de dor pela paciente. Seguindo na propedêutica, faça o toque na parede vaginal superior já sabendo que essa é a região de menor comprometimento ou dor relacionado ao vaginismo, por tanto, caso a paciente dê altas notas no escore de dor para esse momento do exame considere a investigação de síndrome da bexiga dolorosa.

Após a palpação estática e constatação da hipertonia, hipertrofia, nódulos de dor e escore de dor individual de cada parede vaginal e períneo, é o momento de examinar a propriocepção da mulher, habilidade imprescindível para um bom autocontrole neuromuscular e que poucas mulheres, mesmo as não portadoras de vaginismo, têm isso bem trabalhado. No exame físico habitual que aqui lhes ensino, aplico apenas dois testes para a avaliação da propriocepção, uma vez que esta paciente inevitavelmente também será acompanhada pela equipe de fisioterapia uroginecológica que domina demais testes e exercícios de propriocepção. Mas, para que o médico compreenda e mais, tenha um marco inicial da propriocepção que será reavaliada após o fim do tratamento, ainda com o toque vaginal unidigital sendo realizado, solicite a paciente que "aperte" o seu dedo usando unicamente a musculatura vaginal (sem fazer preensão abdominal e nem contração de esfíncter anal). Nesse momento as pacientes portadoras de vaginismo clássico serão capazes de fazer essa força de contração vaginal concêntrica, inclusive com bastante potência de contração muscular e você vai sentir esse "aperto" bem forte no toque. Lembrando que a maioria dessas mulheres não vai saber dosar a quantidade de força aplicada nessa contração muscular vaginal, pois não há uma boa consciência corporal para isso. Seguindo ao último momento do exame físico, peça a paciente respirar e, a partir do repouso, solicite a ela que "empurre" o seu dedo para fora da vagina. Nesse momento também garanta que ela não use de preensão abdominal ou adução de coxas para ajudar. Mulheres com vaginismo costumam ter uma péssima propriocepção nesse momento, uma vez que a "força" solicitada para empurrar é um mecanismo de relaxamento, na verdade. Você vai perceber que, mesmo em pacientes que consigam fazer o movimento de relaxar e expulsar o toque vaginal, a potência muscular para esse movimento oposto sempre será menor do que foi a potência para a contração de apertar. Em alguns casos é possível inclusive que a paciente não tenha absolutamente nenhuma propriocepção do relaxamento e não consiga empurrar o toque vaginal, perceba isso rapidamente e finalize o exame de forma delicada, tirando o dedo devagar. Aproveite a saída do toque, quando se passa pela região de vestíbulo vaginal, para observar espasmos involuntários periuretrais nesse momento.

Após esta abordagem sequencial da paciente, use todos os dados angariados no exame físico para classificar o grau de vaginismo de acordo com a escala de Lamont-Pacik. A universalização do vaginismo a partir de uma escala bem estabelecida permite que o médico avalie e pontue a gravidade de uma reação a um exame pélvico, comunique aos outros profissionais da saúde e gravidade da disfunção, determine a melhor opção terapêutica para aquele caso e acompanhe a evolução de melhora de forma mais objetiva.

### Escala de Lamont-Pacik
### Pontos Clínicos Principais

O médico aplica um exame pélvico e vaginal delicado e detalhado de todas as paredes vaginais, conforme descrito acima: enquanto Lamont categorizou quatro graus, um quinto grau foi posteriormente adicionado por Pacik. Os cinco graus de gravidade são definidos da seguinte forma:

- O vaginismo de primeiro grau resulta em um espasmo do assoalho pélvico. O paciente pode ser tranquilizado e, subsequentemente, pode relaxar, permitindo que o médico conclua o exame.
- O vaginismo de segundo grau resulta em um espasmo generalizado do assoalho pélvico como um estado estacionário, apesar da segurança. Posteriormente, o paciente não conseguiu relaxar para o exame.
- O vaginismo de terceiro grau envolve um espasmo do assoalho pélvico suficientemente grave para que a paciente levante as nádegas na tentativa de evitar ser examinada.
- Vaginismo de quarto grau, a forma mais grave de vaginismo descrita por Lamont, o paciente recuava totalmente elevando as nádegas, afastando-se do exame pélvico e fechando firmemente as coxas para impedir qualquer exame.
- Pacik descreveu o vaginismo de 5º grau como uma reação visceral manifestada pelo aumento da produção de adrenalina e resultando em qualquer um dos seguintes: aumento da frequência cardíaca, palpitações, hiperventilação, tremores, tremores, náuseas ou vômitos, choro incontrolável, sensação de tontura e desmaio, vontade de pular da mesa, fugir ou até atacar o médico (Quadro 13-1-3).

**Quadro 13-1-3.** Classificação dos Graus de Vaginismo

| Grau | Classificação |
|---|---|
| Primeiro | Espasmo perineal e do elevador – aliviado com segurança |
| Segundo | Espasmo perineal – mantido em toda a pelve |
| Terceiro | Espasmo do elevador e elevação das nádegas |
| Quarto | Elevador e espasmo perineal, elevação; adução e recuo |
| Quinto | Exame recusado |

Sendo assim, mediante um quadro clínico clássico somado à presença de qualquer ponto de dor e/ou espasmos involuntários ao exame físico descrito acima, graduado pela escala de Lamont-Pacik, já é possível fechar com certeza o diagnóstico de vaginismo e indicar o melhor tratamento.

Independentemente de uma causa direta ser identificada ou não, as pacientes vão precisar de terapia adicional para sintomas de medo ou ansiedade resultantes de dor antecipada ou de sofrimento no relacionamento.

### Tratamento

Não existe um tratamento único para o vaginismo. Tenha em mente que essas pacientes sempre vão se beneficiar de uma abordagem multimodal que inclui fisioterapia uroginecológica (para liberação miofascial e ganho de propriocepção), suporte á saúde mental (principalmente aquelas que foram vítimas de algum abuso sexual, relacionamento tóxico ou educação muito pudica), e intervenções médicas especializadas. E é sobre um tratamento médico instituído pelas sociedades internacionais de dermatologia e ginecologia recentemente, mas absolutamente resolutivo, que vamos tratar agora: A toxina botulínica no tratamento do vaginismo.

Em comparação com outros distúrbios de dor sexual, como vulvodínia e vestibulodínia, o tratamento do vaginismo tem potencial para uma alta taxa de sucesso. A estratificação da gravidade do vaginismo, após um exame físico detalhado, ajuda o clínico a escolher entre várias opções de tratamento para entender melhor o que a paciente está sentindo e o que ela é capaz de fazer.

Em uma visão bem ampla dos tratamentos para o vaginismo, incluem: o uso generalizado de dilatadores vaginais, fisioterapia com ou sem *biofeedback, biofeedback*, aconselhamento sexual e de relacionamento, psicoterapia, terapia cognitivo-comportamental, exposição assistida por terapeuta, hipnoterapia, lubrificantes vaginais, medicações para ansiedade e dor crônica, medicações relaxantes musculares, terapia de reposição hormonal, radiofrequência não ablativa vaginal e toxina botulínica. Podem ser criados protocolos variados, associando dois ou mais dos tratamentos citados acima, na intenção principal de tratar os gatilhos de dor e promover um tratamento mais resolutivo e a de menor prazo para a paciente.

### Toxina Botulínica no Vaginismo

O uso bem-sucedido de injeções de toxina botulínica para tratar o vaginismo secundário foi descrito pela primeira vez como um relato de caso em 1997 e posteriormente desenvolvido por diferentes investigadores. Em 2006, Abbott *et al.,* usando um estudo controlado por placebo de onabotulinumtoxinA mostrou que todas as oito mulheres que receberam onabotulinumtoxinA 25 UI injetadas no bulboesponjoso conseguiram relações sexuais em comparação com nenhuma das cinco mulheres no grupo placebo, sem recorrência ou reinjeção no período de acompanhamento de 8 a 14 meses. Basicamente ao mesmo tempo, em 2004, Ghazizadeh e Nikzad também usaram abobotulinumtoxinA para tratar 23 mulheres com vaginismo refratário grau 3 e 4 de Lamont e relataram uma taxa de sucesso de 75% de relações sexuais sem dor nessas mulheres que foram acompanhadas por uma média de 12,3 meses (intervalo = 2-24).

A aprovação do primeiro estudo clínico sobre toxina botulínica no vaginismo se deu em 2010, no Canadá, assim como a aprovação da FDA para esse uso fim. Esse estudo, intitulado "Estudo piloto do protocolo BTX-PV-01: Uso de Injeções de Botox, Injeções de Sensorcaína e Dilatação Progressiva Sob Anestesia para o Tratamento do Vaginismo Primário" contou com 31 pacientes e demonstrou uma taxa de sucesso em 90,3% das mulheres que conseguiram ter relações sexuais e exibir maiores níveis de função sexual conforme medido pelo Índice de Função Sexual Feminina (FSFI) dentro de 1 ano após o tratamento. Mais atualizado e também aprovado pela FDA, está o estudo de coorte de Peter T. Pacik, realizado em 2017, que incluiu melhorias na avaliação e cuidado dessas mulheres e elabora os achados de 241 mulheres tratadas de 377 avaliadas para vaginismo.

A idade média das mulheres com vaginismo nesse estudo foi de 30 anos (intervalo = 17-72) com uma duração média de vaginismo de 7,8 anos (intervalo = 1-37) desde o momento da descoberta. Os questionários mostravam que 70% das mulheres eram portadoras de vaginismo nível 4 de Lamont ou nível 5 de Pacik no início do estudo, indicando vaginismo grave. Apenas 58,5% das mulheres relataram penetração com o dedo e apenas 50% conseguiram fazer um exame ginecológico. Menos de 40% das pacientes poderiam usar absorvente interno e apenas 34% delas relataram tentativas de relação sexual. Chama a atenção o grande número de mulheres que tentaram diferentes tratamentos durante um período de muitos anos. As pacientes tiveram uma média de 4 (± 2,7) tratamentos falhos, sendo os mais comuns o uso de lubrificantes e dilatadores (tentada por 74% e 73% dos pacientes, respectivamente). As muitas tentativas de tratamento malsucedidas são consistentes com a gravidade do vaginismo e geram ainda mais angústia na paciente que se vê como uma incógnita para a medicina. Por tanto e para tanto, vamos direcionar esta escrita agora para o protocolo de toxina botulínica em vaginismo, propriamente dito.

## Tratamento Multimodal da Paciente com Vaginismo

Pondero que esse protocolo aqui apresentado pode ser considerado uma "técnica de Pacik modificada", e vou explicar o porquê. Em sua conduta o Dr. Pacik aborda a paciente sob sedação consciente, em ambiente cirúrgico-ambulatorial, após sua avaliação e classificação detalhada do caso. Ele realiza a aplicação da toxina botulínica, seguido da aplicação de bupivacaína com epinefrina para tornar possível a inserção de um dilatador vaginal tamanho grande (nº 4, 5 ou 6) que será mantido por 2 horas após o procedimento e também terá uso domiciliar noturno, conforme orientações.

Embora seja um protocolo altamente aplicável e eficaz, percebo que na minha prática clínica como uroginecologista no Brasil, os dilatadores vaginais não são bem aceitos pelas próprias pacientes, que desistem do seu uso domiciliar ou não o fazem corretamente, gerando pouca adesão ao tratamento. Por tanto, enaltecendo a importância de se ter sim um tratamento mecânico específico para o alongamento muscular e liberação miofascial da musculatura vaginal da mulher com vaginismo, na minha prática clínica, essa fase do tratamento é completamente realizada pela equipe de fisioterapia uroginecológica, que consegue ter a paciente sob controle durante as sessões, anotar sua evolução e principalmente, mesclar diferentes tipos de trabalho neuromuscular, não só os dilatadores. A fisioterapia uroginecológica, além da atuação local nas fibras musculares, seja com exercícios de kegel, respiração ou biofeedback, também ensina a paciente a ter propriocepção de contração e relaxamento voluntário, uma das chaves para um tratamento de sucesso, e ponto esse que, apenas o uso sistemático do dilatador vaginal não ensina.

Outro pilar do tratamento que a autora aborda de forma modificada em relação ao protocolo pacik é o acompanhamento psicoterapêutico pós-procedimento. Enquanto o Dr. Pacick mantém o grupo de mulheres e seus parceiros em encontros frequentes para terapias em grupo, raramente um deles faz a terapia individual. Em minha conduta todas as mulheres são encaminhadas para um acompanhamento individual em terapia sexual ou cognitivo-comportamental, deixando livre para o psicoterapeuta e a própria mulher decidirem se é necessário incluir o parceiro nas sessões, tornando-se uma terapia de casal. Claro, que em vários casos, a presença do parceiro no processo terapêutico da mulher com vaginismo só vem a somar, uma vez que ele não seja o gatilho para isso. O terapeuta bem habilitado também consegue acompanhar a evolução da mulher e/ou do casal e transformar isso em dados, dando ao médico um *feedback* certeiro sobre os reais traumas e vivências que deram início a tudo.

Em síntese então, iremos aplicar a toxina botulínica fielmente ao protocolo Pacik, porém o faremos em ambiente ambulatorial com anestésico tópico local, assim como se faz para a aplicação da toxina botulínica facial. Vamos indicar á paciente 30 sessões de fisioterapia uroginecológica e orientar a realização de 5 sessões antes da aplicação da toxina botulínica. Isso faz com que o fisioterapeuta tenha um marco inicial de avaliação da tensão muscular, antes e depois da toxina, mais fidedigno. Além de que, a paciente retorna ao consultório médico levemente mais consciente da sua musculatura vaginal após essas sessões iniciais.

Ao passo que é dado início à fisioterapia uroginecológica, também encaminho a paciente para o serviço de psicologia para 12 sessões de terapia sexual individual ou em casal, ou terapia cognitivo-comportamental, sendo realizada 1 sessão por semana.

É formidável ressaltar que a interação da equipe multidisciplinar deve fluir durante todo o acompanhamento. A toxina botulínica é eficaz por aproximadamente 3 a 4 meses, dando às mulheres tempo suficiente para se sentirem confortáveis e conscientes com a penetração vaginal, nesse período. Porém, toda paciente com vaginismo deve ser acompanhada por no mínimo 1 ano após o tratamento. Nesse período pode ser necessário aumentar o número de sessões de fisioterapia, considerando a aquisição ou não de propriocepção, por exemplo. Assim como pode ser necessária a continuação da terapia em outras vertentes, voltada para o autoconhecimento ou até mesmo a hipnose, a depender da gravidade do trauma sofrido por essa mulher.

Mas, em relação à parte do tratamento que se refere à aplicação da toxina botulínica, vem sendo rara a necessidade de uma nova aplicação. No estudo de coorte realizado por Pacik em 2017, dentre as 241 mulheres tratadas com o protocolo apenas uma voltou a ter sintomas de vaginismo 3 anos após o tratamento, e respondeu satisfatoriamente ao repique do protocolo.

### Protocolo Pacik de Aplicação da Toxina Botulínica em Vaginismo

Técnica de Pacik para vaginismo usando toxina botulínica perivaginal:

- Escolher uma toxina botulínica de 100 UI, com halo de ação maior e um halo de dispersão menor, e fazer sua reconstituição em 2 mL de soro fisiológico sem formar espuma ou provocar agitação. Teremos uma concentração de 2,5 U/0,05 mL (50U por seringa de 1 mL) (Vide nota 1).
- Manter a toxina botulínica em câmara refrigerada até estar pronto para a injeção, caso não seja imediata.
- Usando um espéculo vaginal descartável tamanho P ou PP, e dobrando a agulha a 30° para angular em direção às paredes vaginais laterais, aplique 50 UI (1 mL) ao longo de 2 pontos (0,5 mL em cada) no bulboesponjoso direito e repita no lado esquerdo, injetando nas áreas submucosas marcada pelos fragmentos residuais do hímen, às 7 às 9 horas à direita da paciente e às 3 às 5 horas à esquerda (Figs. 13-1-3 e 13-1-4).
- As injeções são administradas acima, dentro e abaixo dos fragmentos himenais de cada lado para incluir toda a largura do bulboesponjoso.
- Quando outras áreas de espasmo ou nódulos doloroso palpáveis foram identificados, 50 U adicionais podem ser injetados em doses divididas semelhantes por via submucosa nos músculos afetados.

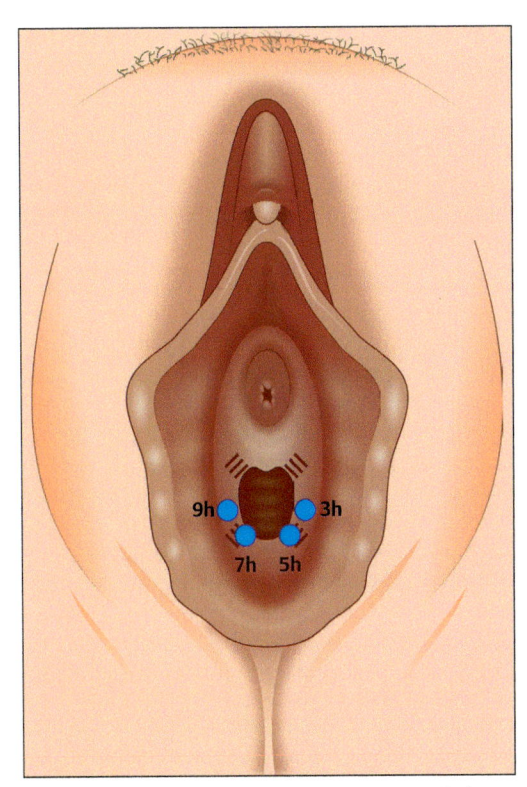

**Fig. 13-1-4.** Aplicação na linha de transição para o vestíbulo vaginal em direção ao músculo pubococcígeo, distribuindo 25 UI de toxina botulínica em cada ponto.

- Não fazer massagens após.
- Orientar a paciente a não praticar atividade física por 24 horas e atividade sexual ou fisioterapia uroginecológica por 5 dias.
- A quimiodesnervação das injeções de toxina botulínica tem efeito cerca de 2 a 7 dias após a injeção e dura aproximadamente 4 meses.
- Acompanhar a paciente após 30, 90 e 120 dias da aplicação da toxina botulínica, com retorno final após 1 ano do tratamento. Mantendo comunicação e compartilhamento de evolução com a equipe multidisciplinar.

### Efeitos Adversos e Desafios

Ao trabalhar com a toxina botulínica em uma região de tamanha complexidade muscular, pois a maioria dos músculos do períneo são dispostos em rede e compartilham de um mesmo centro tendíneo ou ponto de inserção, devemos tomar cuidado com a dissipação da toxina botulínica ao ponto de causar incontinência de esforço leve temporária e incontinência fecal, mediante o relaxamento não intencional desses esfíncteres.

Nos estudos mais robustos que temos sobre o tema (Pacik 2017) os índices de complicação do tipo paralisia esfincteriana transitam entre 0,43% e 3%. Caso aconteça tal efeito colateral indesejado, deve-se manter a paciente em fisioterapia uroginecológica para estímulo da fibra esfincteriana paralisada, sendo também possível realizar sessões de radiofrequência não ablativa local, pois essa energia acelera a degradação da toxina botulínica.

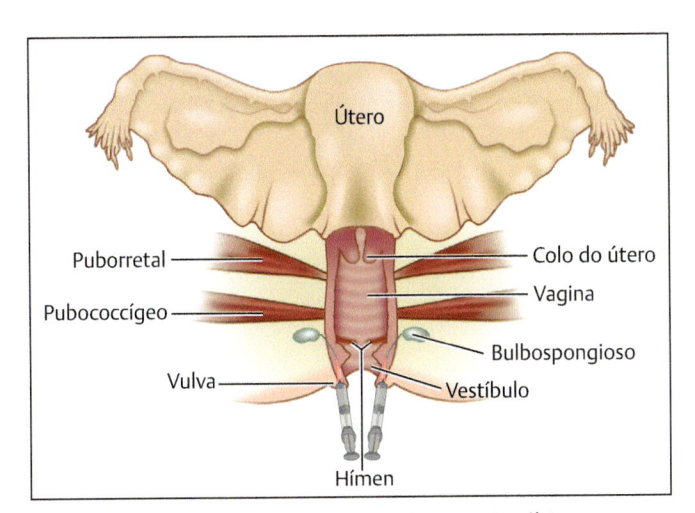

**Fig. 13-1-3.** Vetor de aplicação com vista à anatomia pélvica.

Noto que, mesmo não sendo um efeito colateral, o grande desafio aqui no manejo do vaginismo está em conseguir resolução dos sintomas em paciente grau 4 de Lamont e grau 5 de Pacik. Estas são pacientes que deverão ter mais tempo de acompanhamento, com extensão do número de sessões de fisioterapia e psicoterapia e, se necessário, uma aplicação repique da toxina botulínica 4 a 6 meses após a primeira aplicação.

## Considerações Finais

O vaginismo é uma patologia séria que compromete o bem-estar biopsicossocial, e principalmente afetivo da mulher. É muito grave pensar que médicos ainda hoje dizem para suas pacientes com vaginismo que "sentir dor na relação é normal", ou que "isso é um defeito dela". Nos países orientais, onde os casamentos ainda são culturalmente arranjados, a incidência de vaginismo parece ser maior (embora inda não tenhamos dados comparativos), e essa mulheres são devolvidas às suas famílias de forma constrangedora. Nesse capítulo podemos deixar claro como o diagnóstico de vaginismo pode ser considerando uma constelação de informações históricas e exame físico. Verificamos que a classificação de Lamont-Pacik é útil para diagnosticar a gravidade do vaginismo, além de estabelecer uma padronização no atendimento multidisciplinar. Assim como a complementação da avaliação com o Índice de Função Sexual Feminina (FSFI) fornece aos profissionais assistentes um marco zero e uma escala de evolução da melhora da paciente dentro do tempo proposto. O uso de dilatadores vaginais, embora esteja muito presentes nos estudos mais robustos da literatura, não faz parte da minha prática clínica pessoal e confesso que não fazem falta, a não ser em casos muito pontuais de grau 5 de Pacik, sendo aplicados pela equipe de fisioterapia uroginecológica.

Esta abordagem de tratamento multimodal demonstra tratar as manifestações físicas e psicológicas do vaginismo, abraçando a mulher como um todo, e por isso tem uma alta taxa de sucesso e segurança, e uma baixa taxa de recorrência. As pacientes assim tratadas tiveram o prazer de conhecer uma relação sexual sem dor, após falhas de longo prazo com outras tentativas de tratamento para vaginismo.

A falta de comparações para estas abordagens de tratamento multimodal sugere a necessidade de estudos adicionais que isolem a real importância de cada pilar do tratamento, e justifica investigação adicional em ensaios clínicos controlados por placebo maiores.

Nesse interim de evolução acadêmica no assunto, podemos confiar com persuasão que a proposta terapêutica de tratar o vaginismo com toxina botulínica e acompanhamento multidisciplinar é, definitivamente, o que temos de melhor e mais eficaz em voga para as nossas pacientes.

---

**NOTA 1**

Diluição da toxina botulínica e seus halos:
- Para uma toxina de 100 unidades americanas, utiliza 1,0 mL de soro fisiológico estéril e injetável.
- Para toxina de 200 unidades americanas, utiliza 2,0 mL de soro estéril injetável.
- A reconstituição seca tem como objetivo um volume menor e uma concentração maior de toxina por unidade aplicada, diminuir o risco de atingir um músculo não alvo.
- A concentração e o volume de diluente interferem diretamente segurança da toxina, sendo a reconstituição seca o método mais indicado.
- Dessa maneira, tendo um halo de ação maior e um halo de dispersão menor. A maioria das marcas de toxina botulínica tem uma capacidade de dispersão média de aproximadamente 1 cm do local da injeção. (Machado RB, Pompe LM. Livro Manual de Ginecologia da SOGESP: Vol. 3, 1ª Edição 2022)

---

## BIBLIOGRAFIA

Abdo C. Estudo da Vida Sexual do Brasileiro. Bregantini; 2004.

Brin MF, Vapnek JM. Treatment of vaginismus with botulinum toxin injections. Published:January 25, 1997.

Cherng-Jye Jeng, Lih-Rong Wang, Chun-Shan Chou, Jenta Shen, Chii-Ruey Tzeng. Management and Outcome of Primary Vaginismus. J Sex Marital Ther. 2006 Oct-Dec;32(5):379-87.

Chinks A. Effectiveness of botulinum neurotoxin on treatment of vaginismus and overall sexual functioning. Massachusetts School of Professional Psychology ProQuest Dissertations Publishing, 2011.3509732.

Itzhak Ben-Zion, Shelly Rothschild, Bella Chudakov, Ronit Aloni, Surrogate Versus Couple Therapy in Vaginismus, The Journal of Sexual Medicine, Volume 4, Issue 3, May 2007, Pages 728-733.

Machado RB, Pompe LM. Livro Manual de Ginecologia da SOGESP. SOGESP; 2022. Vol. 1.

Pacik PT, Geletta S. Vaginismus Treatment: Clinical Trials Follow Up 241 Patients. Sex Med. 2017 Jun;5(2):e114-e123.

Pithavadian R. The experiences of women seeking help for vaginismus and its impact on their sense of self: An integrative review. First published online September 28, 2023.

Rivera IC. 052 Healing as a Path to Self-Transormation: Engaging Eros Through Yogic Principles to Heal the Trauma of the Dysembodied Sexual Self in Women with Cancer, The Journal of Sexual Medicine, Volume 15, Issue Supplement_2, June 2018, Page S112, https://doi.org/10.1016/j.jsxm.2018.03.048

## SEÇÃO 13-2

# TOXINA BOTULÍNICA NA HIPERIDROSE DA REGIÃO VULVAR, INGUINAL E SUBMAMÁRIA

Shirlei Schnaider Borelli ▪ Vívian Amaral
Caroline Rocha ▪ Jessica Machado Mota Fernandes

## INTRODUÇÃO

A hiperidrose é um distúrbio de suor excessivo devido à superestimulação dos receptores colinérgicos nas glândulas sudoríparas écrinas. Este distúrbio é caracterizado pela sudorese além do que o corpo necessitaria para regulação homeostática da temperatura.

As glândulas écrinas estão principalmente concentradas em áreas como axilas, palmas, plantas e face; portanto, essas são as áreas mais comumente associadas à hiperidrose. Entretanto, a busca pelo tratamento da hiperidrose nas regiões inguinal, vulvar, perineal, infraglútea e submamária são cada vez mais frequentes nos consultórios médicos.

Estudos demonstraram que a prevalência desse distúrbio é de aproximadamente 3% nos Estados Unidos, podendo resultar em comprometimento emocional, psicológico, social e ocupacional em parcela considerável da população.

## ETIOLOGIA

Provavelmente, o mecanismo da hiperidrose compreende um ciclo de *feedback* negativo da acetilcolina prejudicado, o que pode explicar como uma resposta fisiológica pode-se tornar patológica.

As glândulas sudoríparas écrinas recebem inervação simpática por meio de fibras colinérgicas que enviam impulsos como uma resposta fisiológica ao controle da temperatura corporal central durante períodos de estresse físico ou psicológico. O centro termorregulador do hipotálamo medeia a inervação simpática para as glândulas sudoríparas. A estimulação colinérgica dos receptores muscarínicos induz a sudorese. A hiperidrose envolve hiperatividade do sistema nervoso simpático, causando liberação excessiva de acetilcolina pelas terminações nervosas. Acredita-se que o mecanismo de *feedback* negativo para o hipotálamo possa ser prejudicado, fazendo com que o corpo sue mais do que o necessário para resfriá-lo. Esta reação patológica pode ser desencadeada por medicamentos que aumentam a liberação de acetilcolina do neurônio ou por distúrbios médicos sistêmicos, que também regulam positivamente uma resposta simpática.

Definir a etiologia da hiperidrose como primária ou secundária é fundamental, já que o manejo e o tratamento podem diferir significativamente em cada caso.

A etiologia da hiperidrose primária permanece desconhecida, apesar de acreditar-se que fatores genéticos desempenhem um papel na estimulação neural excessiva. Normalmente, ela se apresenta mais cedo na vida com sintomas mais localizados. As causas secundárias estão geralmente associadas a medicamentos e distúrbios sistêmicos, como nos pacientes usuários de agonistas da dopamina, inibidores seletivos da recaptação da serotonina (ISRS), antipsicóticos e insulina e nos portadores de diabetes melito, hipertireoidismo, doença de Parkinson e outros distúrbios neurológicos e tumores como feocromocitoma e linfoma.

## DIAGNÓSTICO

O diagnóstico da hiperidrose geralmente é clínico. A investigação laboratorial deve ser indicada se houver suspeita de uma causa secundária para descartar abuso de álcool, infecções crônicas como tuberculose, hipertireoidismo, diabetes melito, distúrbio neurológico ou efeito colateral de medicamentos.

## TRATAMENTO

Não há literatura disponível sobre o tratamento da hiperidrose genital, portanto nos basearemos nas informações disponíveis para outras áreas corporais e em nossa experiência clínica.

Existem várias opções de tratamento para a hiperidrose, incluindo cloreto de alumínio tópico e medicamentos anticolinérgicos orais, geralmente suficientes em pacientes com doença leve a moderada. Injeções de toxina botulínica A, simpatectomia e excisão local também são eficazes, mas reservadas para pacientes resistentes à terapia conservadora.

Dentre os tratamentos citados, nossa experiência repousa no uso de antitranspirantes e na aplicação de toxina botulínica.

Temos indicado para prega inguinal, excluindo grandes lábios, sulco infra glúteo, excluindo área interglútea e região torácica submamária o uso dos antitranspirantes que normalmente formulamos para axilas, com respostas variáveis. Preferimos as formulações com sais de alumínio, normalmente mais efetivas, como com cloreto de alumínio hexahidratado a 6,25% a 20% em solução alcoólica, dependendo da gravidade do caso e conforme a tolerância do paciente. Orientamos a aplicação de pequena quantidade do produto, com a pele bem seca, inicialmente por três a cinco noites consecutivas e, após, uma a duas vezes por semana, de maneira contínua. A pele tratada deve ser lavada na manhã seguinte para retirada do produto. Quando prescrevemos formulações comercialmente disponíveis, evitamos prescrever produtos em *spray*, que poderiam acidentalmente ser borrifados na mucosa vaginal. O principal inconveniente do tratamento tópico é a sensibilização cutânea eventual.

Apesar de não ser nossa experiência, resolvemos deixar descrito que a literatura recomenda que se um paciente não responder ao tratamento tópico ou se houver sintomas mais generalizados, medicamentos anticolinérgicos orais, incluindo oxibutinina 5 mg a 10 mg por dia ou glicopirrolato tópico 0,5% a 2,0%, devem ser considerados. Os agentes anticolinérgicos podem causar olhos secos, boca seca, retenção urinária e prisão de ventre.

Em nossa prática, temos utilizada a toxina botulínica como terapêutica de eleição para as pacientes com hiperidrose localizada, refratárias ao uso de antitranspirantes. A aplicação da toxina botulínica é uma terapia segura e eficaz para hiperidrose primária, tendo como principal inconveniente a reversibilidade dos resultados.

É importante ressaltar que a única toxina aprovada pela FDA para o tratamento de hiperidrose é o Botox (Allergan) e a única área cuja injeção foi aprovada são as axilas. Nas demais áreas corporais o tratamento da hiperidrose é *off label*.

Antes de prosseguirmos para a técnica de aplicação da toxina botulínica propriamente dita, gostaríamos de salientar a importância em fazer o diagnóstico diferencial ou associado de bromidrose, quando o suor apresenta mau odor. O suor é um líquido inodoro, que adquirirá um cheiro característico após sofrer metabolização pela microbiota cutânea. Isso quer dizer que, pacientes sem hiperidrose podem apresentar bromidrose pelo simples desequilíbrio da microbiota. Nesses casos, o tratamento inclui higienização da área com sabonetes antissépticos, por exemplo sabonete de triclosan 1% e aplicação de antibióticos tópicos, como clindamicina 1% ou eritromicina 2%, duas vezes ao dia, até melhora do odor. Se houver hiperidrose associada, os tratamentos para o suor excessivo também podem ser realizados.

## DEFINIÇÕES

A toxina botulínica bloqueia a liberação de acetilcolina das vesículas pré-sinapticas, produzindo denervação química eficaz da glândula sudorípara e cessação temporária da sudorese excessiva. A inibição da sudorese pode durar de 6-8 meses. Foi sugerido que a toxina botulínica reduz a resposta das glândulas sudoríparas a acetilcolina além da inibição da liberação de neurotransmissores dos nervos colinérgicos. Além disso, injeções repetidas de toxina botulínica podem aumentar a duração do alívio sintomático.

## INDICAÇÕES

O uso da toxina botulínica em rejuvenescimento íntimo está indicado no tratamento da hiperidrose inguinal, vulvar, infraglútea, interglútea e submamária.

Utilizamos em nossa prática, a mesma reconstituição recomendada para hiperidrose axilar, que seria a diluição de 100 UI de toxina botulínica tipo A em 4,0 mL de SF 0,9%, donde teremos 2,5 UI a cada 0,1 mL.

Apesar de atualmente se considerar que a difusão do fármaco está principalmente associada a dose administrada, há relatos na literatura de que o aumento da diluição, poderia interferir na difusão do agente, ou seja, maiores diluições estariam associadas a maior difusão, por isso o leitor pode perceber que a diluição para hiperidrose é feita em maior quantidade de solução salina, quando comparada a diluição para vaginismo por exemplo, pois deseja-se para hiperidrose maior difusão da toxina.

Em todas as áreas, as injeções geralmente são realizadas com seringas de 1 mL, com agulha fixa (12,7 × 0,3 mm) e o medicamento é injetado superficialmente, na junção dermosubcutânea. Para a injeção, a agulha deve ser posicionada obliquamente, devendo-se buscar a formação de uma pápula ou branqueamento pontual no local da injeção. As doses e os protocolos que sugerimos não estão estabelecidos por literatura médica, mas por nossa experiência clínica, pois não há até o momento artigos publicados.

Antes da aplicação pode-se delimitar a área de sudorese através do teste do iodo-amido ou teste de Minor. O teste consiste na aplicação de uma solução de iodo sobre a área alvo. Após secagem, amido é aspergido sobre a região. A combinação amido e iodo, em contato com o suor deixa a região cor azul escuro, delimitando a área de sudorese (Fig. 13-2-1).

Antes da injeção, em todas as áreas é aplicado creme anestésico por 20 minutos e realizada a assepsia adequada com clorexidina alcoólica.

Os resultados são observáveis a partir de 14 dias e duram cerca de 4 a 6 meses.

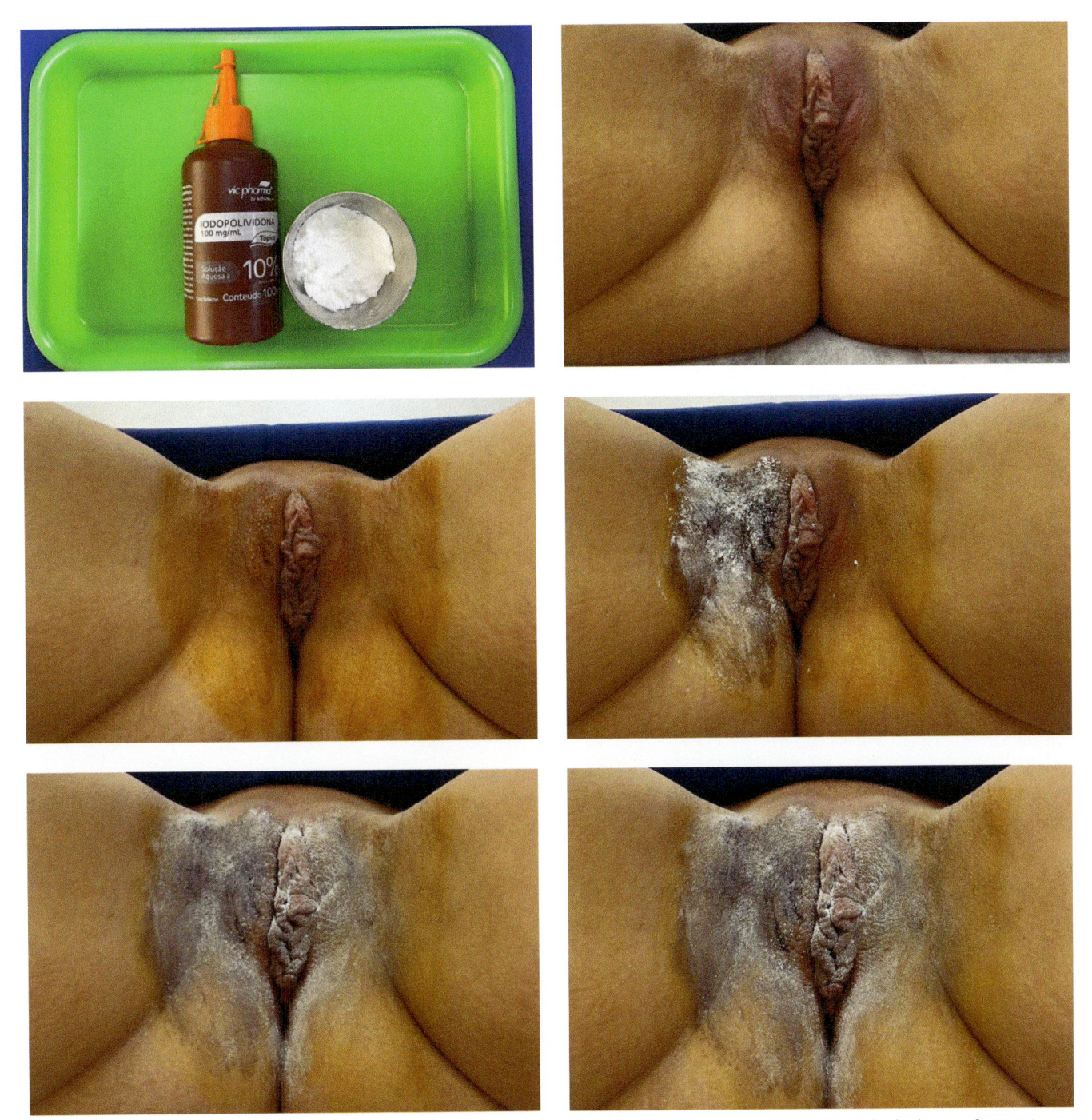

# TOXINA BOTULÍNICA EM REJUVENESCIMENTO ÍNTIMO

**Fig. 13-2-1.** Demonstração do teste de Minor (iodo-amido) marcando a área para realização de toxina botulínica. Resultado do teste foi positivo. Distribuir os pontos de injeção da toxina botulínica nas áreas escurecidas.

## PROTOCOLO DE ATENDIMENTO
### Material
- 1 frasco de toxina botulínica de 100 UI.
- SF 0,9% 4 mL.
- Anestésico tópico: lidocaína 2% + tetracaína 7% + creme.

Obs.: Caso opte-se por utilizar a toxina botulínica da marca Dysport, seguir a mesma recomendação acima, utilizando a apresentação de 300 UI.

### Técnica de Aplicação
- *Hiperidrose submamária:* 0,1 mL (2,5 UI), a cada 2 cm, ao longo de uma área 2 a 4 cm abaixo do sulco submamário, inicialmente até 25 UI (10 pontos de aplicação) por lado afetado (Fig. 13-2-2).
- *Hiperidrose inguinal e vulvar:* 0,1 mL (2,5 UI), a cada 1 a 2 cm, totalizando até 50 UI por lado, injetar de acordo com a sudorese da paciente em grandes lábios, períneo e área adjacente ao ligamento inguinal. Manter 2 cm de distância do intróito e do canal anal (Fig. 13-2-3).
- *Hiperidrose de prega anal:* 0,1 mL (2,5 UI), a cada 1 a 2 cm, totalizando até 25 UI por lado, obedecendo a distância de 2 cm da borda anal, para evitar o desenvolvimento iatrogênico de incompetência anal (Fig. 13-2-4).
- *Hiperidrose de sulco infraglúteo:* 0,1 mL (2,5 UI), a cada 2 cm, ao longo de uma área 2 a 4 cm abaixo do sulco infraglúteo, até 50 UI por lado (Fig. 13-2-5).

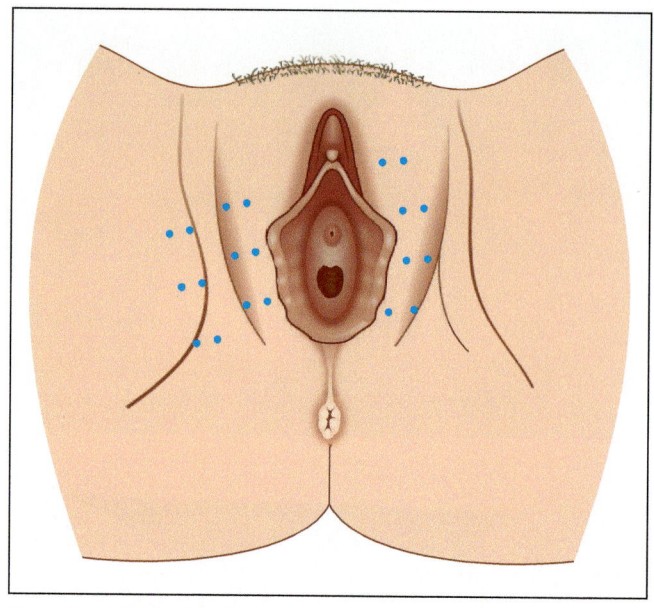

**Fig. 13-2-3.** Toxina botulínica: esquema de marcação em grandes lábios e região inguinal. Pontos de 2,5 UI a cada 1 a 2 cm, num total de até 20 pontos (50 UI) por lado. A distribuição dos pontos se dará de acordo com a sudorese da paciente.

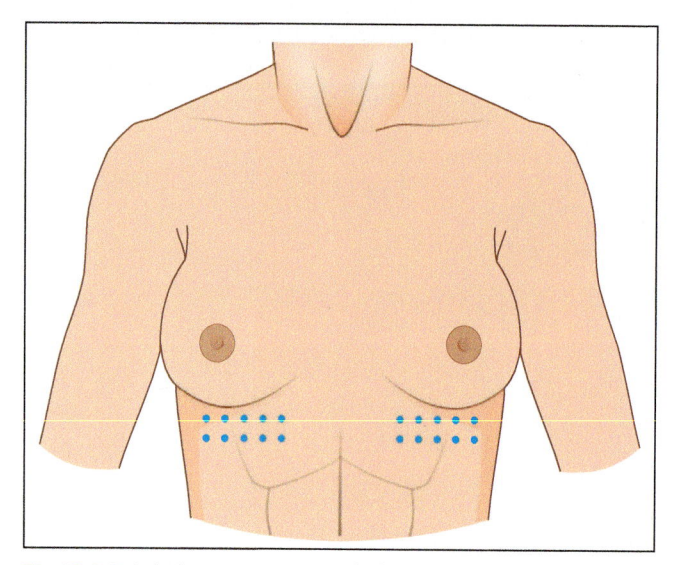

**Fig. 13-2-2.** Até 10 pontos, com 2 cm de distância entre eles, distribuídos linearmente abaixo do sulco inframamário. Evitar doses maiores de 25 UI por lado inicialmente, pelo risco em se atingir a musculatura intercostal, em pacientes com menor espessura de pele e subcutâneo.

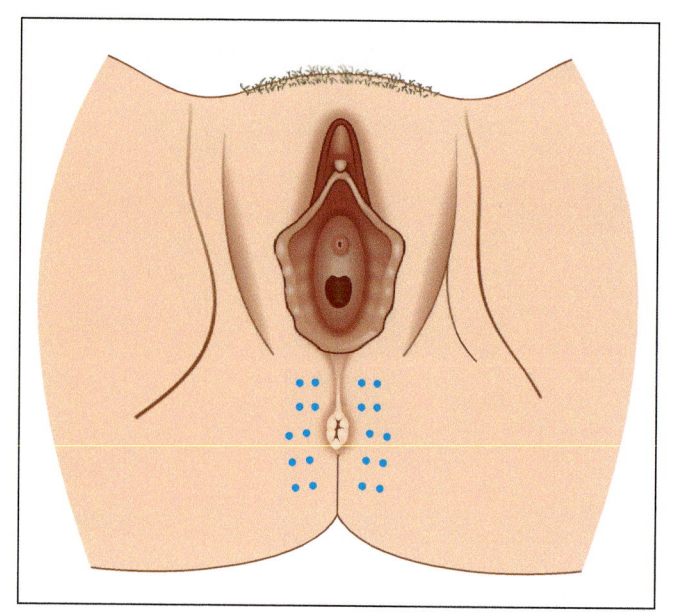

**Fig. 13-2-4.** Injeção de 2,5 UI por ponto a cada 2 cm – atenção para a distância de segurança de 2 cm para o ânus, no intuito de evitar incontinência anal.

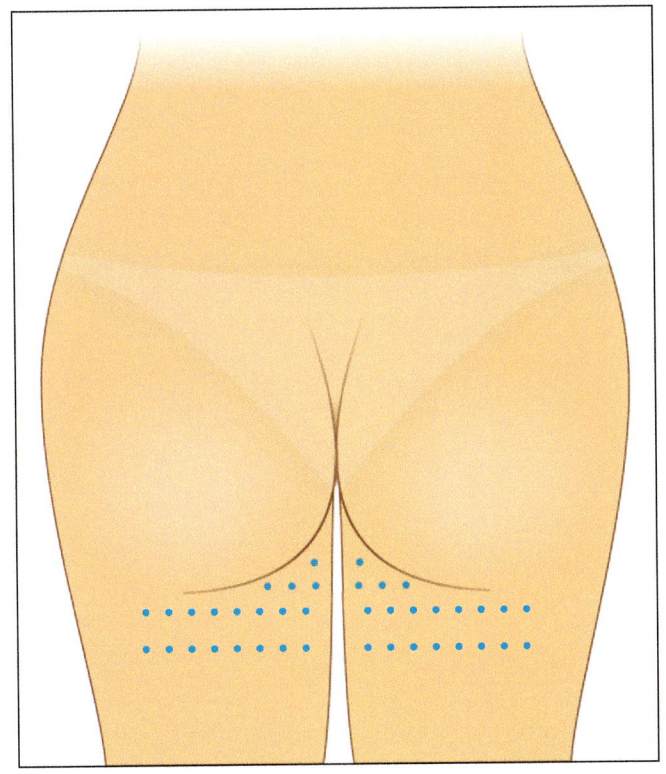

**Fig. 13-2-5.** Hiperidrose de prega infraglútea – marcar até 20 pontos a cada 1 a 2 cm, para aplicação de 2,5 UI por ponto, num total de até 50 UI por lado.

## CONTRAINDICAÇÕES

Gravidez, amamentação, hipersensibilidade à albumina, infecção ativa nas áreas de injeção, distúrbios neuromusculares e hemorrágicos e uso de terapia anticoagulante.

## CUIDADOS PÓS-PROCEDIMENTOS

Não se expor a ambientes potencialmente contaminados como praias e piscinas e evitar atrito na área por 48 horas, tempo que as múltiplas puncturas normalmente se resolvem.

## COMPLICAÇÕES

Desconforto e equimoses locais. Com a técnica aplicada descrita nunca tivemos outras complicações.

## ASSOCIAÇÃO DE TRATAMENTOS

Após 4 horas da injeção, não há qualquer restrição a qualquer outro tratamento.

## LEITURAS SUGERIDAS

Alster TS, Harrison IS. Alternative Clinical Indications of Botulinum Toxin. Am J Clin Dermatol. 2020 Dec;21(6):855-880.

American Psychiatry Association. Diagnostic and Statistical Manual of Mental disorders - DSM-5. 5th.ed. Washington: American Psychiatric Association; 2013.

Anbazhagan A, Roberts R. Nonurological uses of botulinum toxin in gynaecology. The Obstetrician & Gynaecologist 2008;10:75-79.

Barankin B, Wasel N. Treatment of inguinal hyperhidrosis with botulinum toxin type A. Int J Dermatol. 2006 Aug;45(8):985-6.

Brackenrich J, Fagg C. Hyperhidrosis. 2022 Oct 3. In: StatPearls [Internet]. Treasure Island (FL): StatPearls Publishing; 2024 Jan.

Childress KJ, Brown O, Bercaw-Pratt J. Inguinal Hyperhidrosis: Case Report of an Uncommon Cause of Vaginitis. J Pediatr Adolesc Gynecol. 2018 Aug;31(4):420-421.

Cohen PR. Neurotoxins and Genital Rejuvenation: The Role of Botulinum Toxin A for Vulvovaginal and Scrotal Rejuvenation. Skinmed. 2021 Oct 1;19(5):375-377.

Glaser DA, Galperin TA. Botulinum toxin for hyperhidrosis of areas other than the axillae and palms/soles. Dermatol Clin. 2014 Oct;32(4):517-25.

Henning, M.A.S., Bouazzi, D. & Jemec, G.B.E. Treatment of Hyperhidrosis: An Update. Am J Clin Dermatol 2022;23:635-646.

Hexsel DM, Dal'forno T, Hexsel CL. Inguinal, or Hexsel's hyperhidrosis. Clin Dermatol. 2004;22: 53-59.

Nawrocki S, Cha J. Botulinum toxin: Pharmacology and injectable administration for the treatment of primary hyperhidrosis. J Am Acad Dermatol. 2020 Apr;82(4):969-979.

# APLICAÇÕES DE FIOS DE POLIDIOXANONA (PDO) EM GINECOLOGIA REGENERATIVA E ESTÉTICA

CAPÍTULO 14

Jorge Alberto Elías ▪ Susana Varela Elías ▪ Mónica Lizbeth Pérez Rincón

## INTRODUÇÃO

Nos últimos 10 anos, os fios de PDO (polidioxanona) e, posteriormente, outros materiais, como PCL (policaprolactona) ou PL (polilático), foram usados e promovidos para uso em terapias estéticas faciais não cirúrgicas para melhorar o posicionamento e a condição dos tecidos dérmicos.[1,2] A polidioxanona é uma sutura amplamente utilizada, estudada e aprovada para suturas cirúrgicas,[3,4] e há muitos estudos que revisaram o uso da PDO em cirurgia: cirurgia colorretal,[5] patologias urinárias,[6] abdominoplastia,[7] rinoplastia,[8] fraturas periorbitais etc.,[9] mas é necessário conhecer os estudos realizados para essa nova indicação, como a regeneração de tecidos, que posicionou o produto na estética facial e agora na ginecologia estética. Os fios que utilizamos são de PDO, suturas reabsorvíveis que são introduzidas na hipoderme, tanto na versão fio liso quanto nos chamados fios espiculados, posicionando-os estrategicamente sob a pele/mucosa da área a ser tratada. O mecanismo de ação buscado é agir como um corpo estranho produzindo uma reação crônica e controlada, estimulando os fibroblastos, levando à formação de fibras de neocolágeno na área em que o fio é posicionado durante o tempo em que o fio permanece no tecido (aproximadamente 6 a 12 meses) até sua reabsorção, quando é substituído por fibras e lâminas de colágeno que melhoram a aparência, a espessura e a sustentação do tecido da área tratada.[10-12] Esse efeito biológico da neocolagênese e da angiogênese posicional peri-fio é complementado por um efeito de suporte mecânico ao se usar fios com espículas que são fixadas no tecido profundo, gerando reposicionamento ao causar tração nos tecidos.

Diz-se que a absorção da polidioxanona ocorre de 6 a 12 meses, mas a perda de resistência à tração é precoce, com 75% de resistência à tração em 2 semanas e 25% em 6 semanas. Estudos histológicos em humanos confirmam esses dados sobre reabsorção, mas o colágeno, a elastina e as malhas vasculares peri-fio produzidas nesses momentos são preservadas localmente por mais de um ano após a inserção do fio.[13,14]

Os fios de polidioxanona para indicação estética dérmica não cirúrgica começaram a serem usados na Coreia do Sul em 2012. Trata-se de um material conhecido e seguro, biodegradável, biocompatível, não tóxico, não alergênico, não imunogênico e com alto grau de flexibilidade. O mecanismo de reabsorção é por hidrólise enzimática e uma reabsorção de 50% é observada após o terceiro mês e 100% após o sexto mês, mas o resultado da melhora do tecido é mais duradouro devido à produção e à deposição do novo colágeno induzido.[15] Nos últimos 2 anos, surgiram outras publicações relatando resultados com fios de policaprolactona,[16] que tem um tempo de permanência maior no tecido, mas, no momento, não se pode dizer que isso gera resultados mais positivos do que os obtidos com PDO.

## TIPOS DE THREAD PDO

Temos dois tipos de fios de acordo com sua estrutura, os chamados **fios lisos e os fios espiculados** (Fig. 14-1).

### Linhas Simples

São aquelas de fio simples, os mesmos fios utilizados em suturas cirúrgicas. Podem vir montados nas agulhas um a um como **monofilamento** ou vários juntos gerando um produto **multifilamentar**, mas aqueles que em qualquer caso só têm a finalidade de estimular e densificar o tecido são colocados gerando malhas que os cruzam quando aplicados. Entende-se que os multifilamentos têm maior capacidade de estímulo colagênico.

Os **monofilamentos** vêm em duas versões:

A) Linha **lisa** carregada somente dentro da agulha, com todo o restante da linha solto do lado de fora (Fig. 14-2).
B) Rosca **de parafuso** carregada na agulha, mas depois fora da agulha enrolada na haste da agulha, de modo que elas fornecem mais material do que as lisas ao tecido para gerar a reação de colágeno (Fig. 14-3).

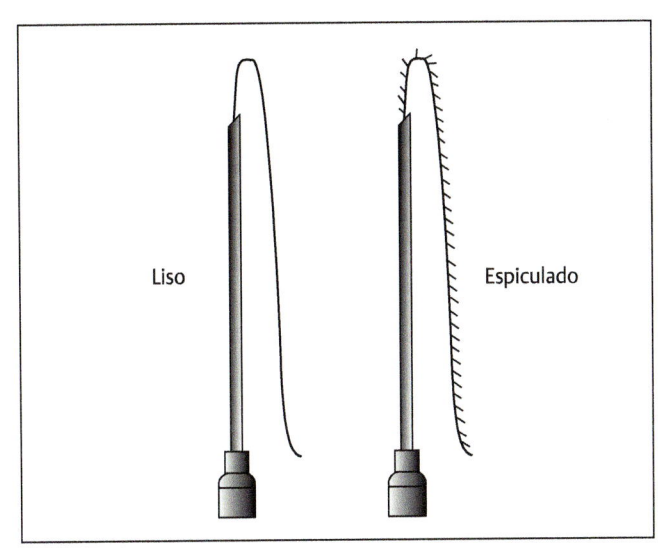

Fig. 14-1. Diferença dos fios lisos e espiculados.

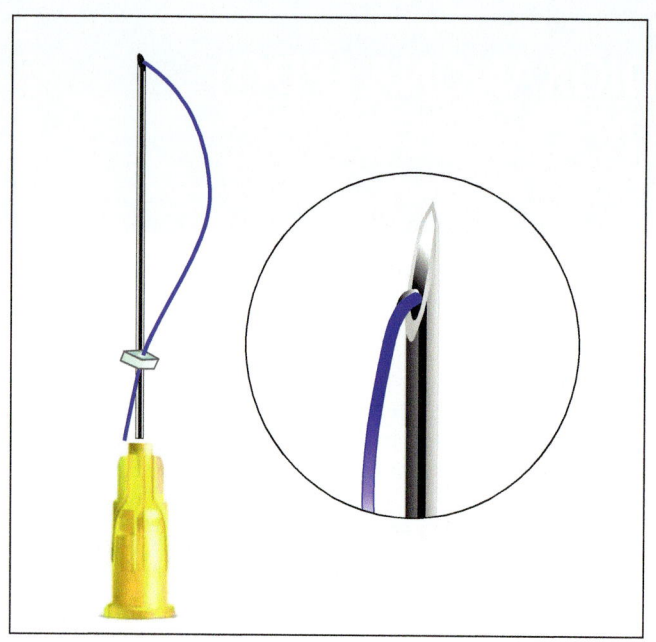

**Fig. 14-2.** Linha lisa carregada na agulha.

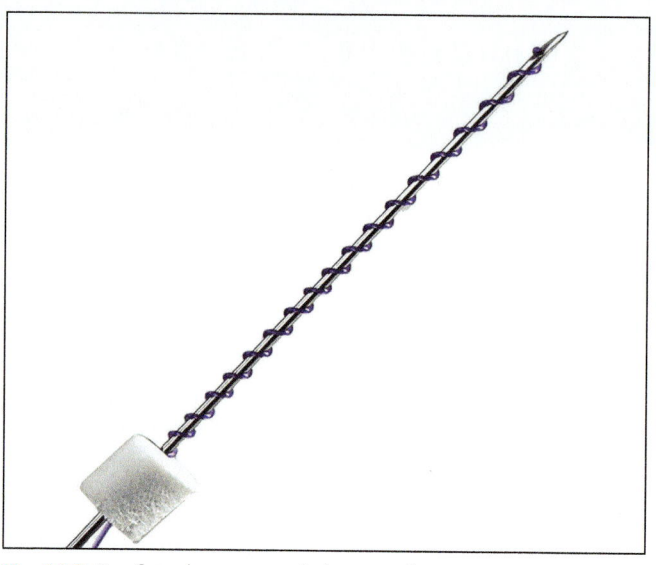

**Fig. 14-3.** Parafuso de rosca enrolado na agulha.

Os **multifilamentos** são construídos em três formatos:

1. **Parafuso duplo** que consiste em dois fios montados juntos na agulha e, em seguida, enrolados ao redor do eixo da agulha (Fig. 14-4).
2. **Tornado**, que é montado com dois fios enrolados juntos, carregados na agulha e soltos fora da agulha (Fig. 14-5).
3. **Biocânula ou pluma** composta por vários fios 5-0 (variando de acordo com a marca entre 5 e 14 unidades), mas que já são montados em cânulas (não em agulhas) devido à espessura que necessitam no dispositivo de posicionamento para ficarem dentro do dispositivo todos juntos em uma de suas extremidades, deixando a pluma de fios livre fora do dispositivo (Fig. 14-6).

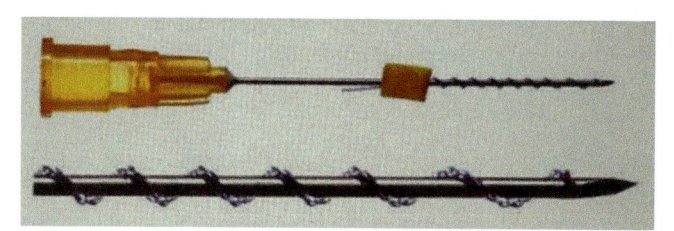

**Fig. 14-4.** Parafuso duplo. Dois fios simples enrolados um no outro e depois sobre a agulha.

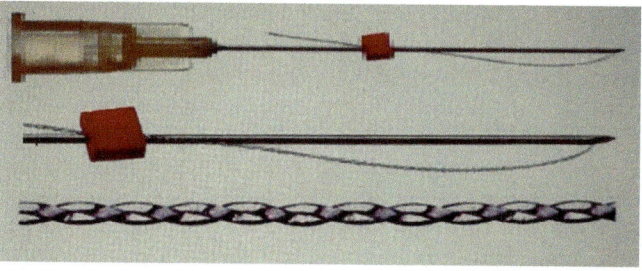

**Fig. 14-5.** Tornado. Fio duplo enrolado apenas carregado na agulha.

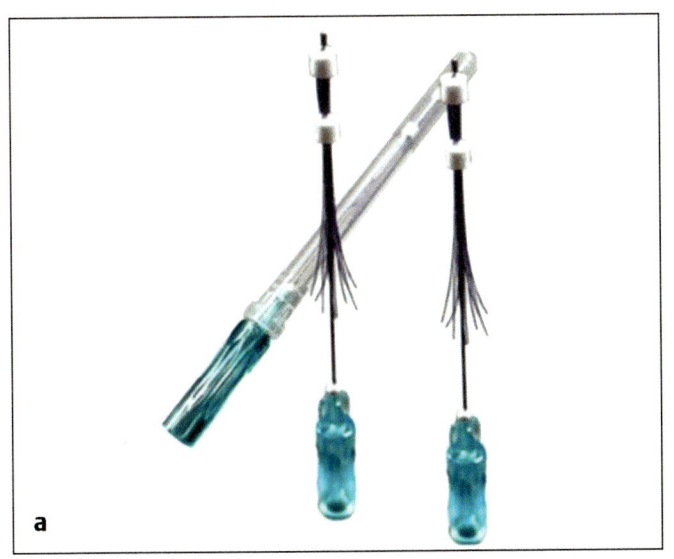

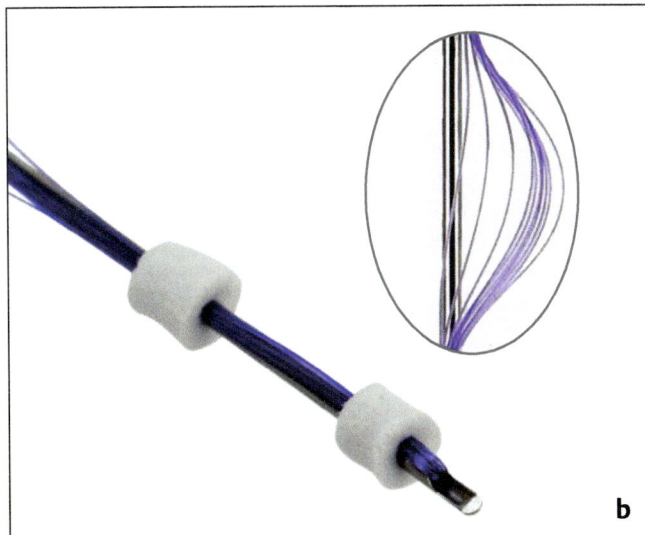

Fig. 14-6. (a, b) Fio Pluma ou Multiline ou Biocânula. Cinco a 15 linhas dependendo da marca carregada na agulha.

## Fios Espiculados ou COG

Em sua trajetória, possuem espículas ao longo de todo o seu comprimento que emergem em várias direções, gerando mecanismos de fixação e sustentação do tecido onde são colocados. Existem vários tipos de produto dependendo da disposição das espículas, podendo ser unidirecionais, bidirecionais ou em formação espiral de 360 graus, com uma seção transversal que as mostra em disposição 3D ou 4D (Figs. 14-7 e 14-8), supondo-se que as 4D tenham mais aderência tecidual do que as 3D, mas, atualmente, não há estudos comparativos entre elas que mostrem melhores resultados com uma disposição em relação à outra.

É claro que esses fios também produzem uma reação de colágeno à medida que são reabsorvidos, mas sua função de suporte e tração é vital para várias das técnicas que desenvolvemos para patologias genitais.

Todos esses fios são carregados em agulhas de aço ou cânulas sem corte de diferentes comprimentos e espessuras. Os fios também são fornecidos em diferentes comprimentos e calibres que selecionamos rigorosamente para nossas técnicas por meio de dissecações de cadáveres, com as quais fizemos medições para escolher os mais adequados de acordo com a anatomia e a segurança.

Todos os nossos tratamentos são com base na aplicação de diferentes tipos de fios de DOP (lisos ou espiculados), por meio de um procedimento 100% ambulatorial, sob anestesia local, que melhora e/ou alivia os sintomas ou, em alguns casos, como uma etapa anterior a um procedimento cirúrgico, melhorando o tecido a ser tratado e a função da área.

Sempre complementamos esses tratamentos com outros procedimentos adicionais de estimulação de tecidos, como: aplicação de plasma rico em plaquetas (PRP), plasma com ácido hialurônico não reticulado (PRP + HA), gordura processada regenerativa autóloga (Nanofat ou SVF) e, ultimamente, com exossomos. Quase sempre adicionamos algumas das terapias baseadas em energia (*laser*, radiofrequência, ultrassom focalizado etc.) à sessão de depilação.

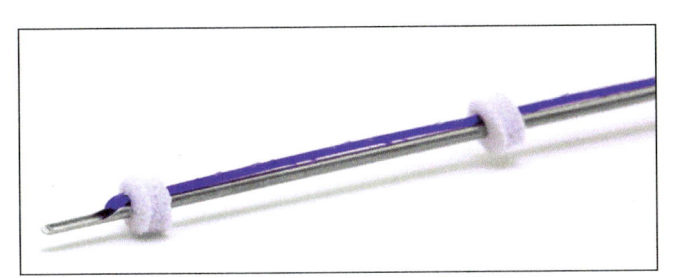

Fig. 14-7. Fios espiculados montados em uma cânula romba.

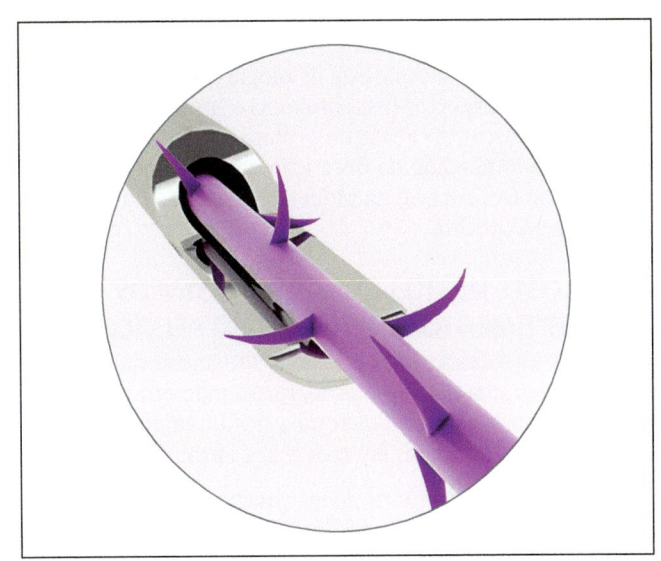

Fig. 14-8. Fios espiculados moldados.

## TÓPICOS EM GINECOLOGIA REGENERATIVA

As estruturas muscular e fascial, que constituem o assoalho pélvico, têm a função de sustentar os órgãos pélvicos em sua posição correta, permitindo seu bom funcionamento.

O enfraquecimento destas estruturas é multifatorial, podendo ser secundário a gravidez, parto, obesidade, perda rápida de peso, atividade física exagerada e descontrolada, distúrbios nutricionais, deficiência hormonal etc., o que gera uma diminuição da sustentação, levando ao aparecimento de patologias, como:

- Prolapso de órgão pélvico (POP).
- Incontinência urinária (IU) e outras disfunções, como urgência, frequência e distúrbios miccionais.
- Incontinência anal e outras disfunções defecatórias, como urgência, dor e/ou defecação incompleta.
- Disfunção sexual (DP).
- Dor pélvica crônica (DPC).

Todas essas patologias são curadas ou melhoradas com o reposicionamento e a recuperação da função das estruturas do assoalho pélvico, em que a cirurgia clássica desempenha um papel essencial na solução de grande parte delas, mas às quais foram acrescentados, na última década, todos os avanços da medicina regenerativa.

Para melhorar os danos à estrutura muscular facial do assoalho pélvico e diminuir a necessidade de cirurgia, foram desenvolvidas várias técnicas minimamente invasivas usando dispositivos com base em energia (EBD) e técnicas biológicas, como o uso de plasma rico em plaquetas (PRP), gordura autóloga (Nanofat e/ou SVF) e injeção de ácido hialurônico não reticulado, gordura autóloga (Nanofat e/ou SVF) e injeção de ácido hialurônico não reticulado, mas, nos últimos 5 anos, desenvolvemos todas as nossas técnicas com fios de PDO nas áreas de dano para obter a melhoria do tecido e o suporte que o assoalho pélvico precisa dar aos órgãos pélvicos. Nesse sentido, e como pioneiros, iniciamos a era dos fios de PDO na ginecologia com base no conhecimento mais rigoroso da anatomia e da fisiologia do assoalho pélvico saudável e dos aspectos fisiopatológicos conhecidos e muito bem descritos como causas do prolapso e da incontinência urinária, tudo apoiado na descrição da Anatomia Topográfica de John DeLancey e na Moderna Teoria da Continência de Petros e Ulmsten.

## APLICAÇÕES DE FIOS DE ACORDO COM OS COMPARTIMENTOS DO ASSOALHO PÉLVICO

Todas as técnicas são realizadas sob anestesia local tumescente na área de tratamento, resultando em um procedimento seguro, fácil, ambulatorial e minimamente invasivo. As técnicas são divididas em três grupos principais:

1. *Patologias do compartimento anterior:* cistocele grau I; hiperlaxidade vaginal; incontinência urinária de esforço leve a moderada.
2. *Patologias do compartimento posterior:* rectocele baixa; hiperlaxidade vaginal; lacerações perineais; amplitude do introito vaginal.
3. *Alterações anatômicas e/ou cosméticas da vulva:* flacidez dos grandes lábios; ptose vulvar.

### Materiais

Como existem várias marcas de fios, tipos de construção e tamanhos desses e dos elementos de aplicação, detalhamos aqui, de forma genérica, os materiais que utilizamos de acordo com nossa análise anatômica e ampla experiência.

Usamos fios de polidioxanona (PDO) de várias bitolas e comprimentos.

- *Fios de monofilamento simples:* com agulhas de calibre 25 a 29 G; comprimento de 38 a 60 mm; fio de calibre 4-0 a 5-0; comprimento de 60 a 100 mm.
- *Roscas de parafuso de monofilamento:* com agulhas de calibre 26 a 29 G; comprimento de 38 a 60 mm; calibre de rosca USP 4-0 a 5-0; comprimento de 60 a 100 mm.
- *Biocânulas ou tufos:* calibre 23 G; agulha de 38 a 60 mm; calibre de rosca USP 5-0 a 6-0; comprimento de 45 a 90 mm. As biocânulas são montadas com 14 roscas agrupadas.
- *Fios espiculados (COG 3D-4D):* com cânula 19 G ou 21 G; comprimento de 90 a 100 mm; tamanho do fio 1-0 a 2-0; comprimento 140 a 185 mm. As espículas são montadas em 360° ao redor da circunferência do fio.

### Técnicas
#### Compartimento Anterior

- *Objetivo pretendido*: reforço e suporte da parede anterior do compartimento, estimulando a colagenogênese e obtendo suporte lateral e elevação do compartimento.
- *Efeito obtido*: redução da hipermobilidade uretral. Elevação e suporte de eventual uretrocistocele. Técnica aplicada a pacientes com incontinência urinária de esforço (IUE) leve a moderada e/ou hiperlaxação vaginal.

### Procedimento Padronizado para Incontinência Leve a Moderada: Técnica em Três Etapas

- *Material*: roscas de monofilamento simples ou de parafuso; comprimento da agulha 38 mm; roscas 5-0; comprimento 40-60 mm; roscas de parafuso ou tornado; agulha 50 mm; roscas 4-0 a 5-0; comprimento 60-70 mm; Spicular Thread COG 3D 4D; cânula sem corte, diâmetro 21 G ou 19 G; comprimento 90-100 mm; 2-0 Spicular Threads 360; 120-160 mm.
- **Etapa 1**. Colocação de uma malha de monofilamento liso ou roscas de parafuso no espaço anatômico da uretra púbica para regenerar os ligamentos na área (Fig. 14-9).

Após a infiltração do espaço com 3 cc de anestesia tumescente ou lidocaína com epinefrina, 6 a 10 unidades de monofilamentos são colocadas no leito. Comprimento da agulha: 38 mm. Inserção paralela ao trato uretral em um ângulo de 45 graus, 3 a 5 fios da direita para a esquerda (Fig. 14-10) e 3 a 5 da esquerda para a direita, cada um com pontos de entrada individuais (Fig. 14-11). A mesma foto mostra a uretra canulada com uma cânula de lipoaspiração de 2,5 mm para levá-la para baixo enquanto os fios são colocados na área para facilitar a manobra e protegê-la de possíveis danos.

O tamanho dessas agulhas (38 mm) também é fundamental para não colocar o ângulo uretrovesical em risco ao introduzir o material (a distância do meato uretral ao ângulo uretrovesical analisado na dissecção cadavérica nunca foi

# APLICAÇÕES DE FIOS DE POLIDIOXANONA (PDO) EM GINECOLOGIA REGENERATIVA E ESTÉTICA 127

inferior a 40 mm). Essa malha reconstrói a fáscia e os ligamentos pubouretrais, dando novo suporte da parte superior até a uretra média.

- **Etapa 2**. Colocação de malha de fios monofilamentares Screw ou Tornado no espaço suburetral, na altura média da uretra, com agulhas de 50-60 mm após infiltração do leito com anestesia tumescente ou lidocaína com epinefrina em toda a parede vaginal anterior da área, estendendo-a em direção aos ramos descendentes do púbis, atingindo o músculo obturador interno e perfurando a fáscia perineal. Essa infiltração gera um plano de clivagem na fáscia uretrovesical vaginal, através do qual colocamos os fios, dando segurança à manobra ao puxar a mucosa pinçada 3 cm do meato uretral para baixo ao colocar os fios cruzados de um lado para o outro, 4-5 da direita para a esquerda (Fig. 14-12) e 5 da esquerda à direita, cada um com um ponto de entrada individual que gera uma malha cruzada, mas, agora, inferior. As agulhas de 60 mm nos permitem inserir os fios em sua ponta na fáscia do obturador interno após cruzá-los na linha média (Fig. 14-13). Essa malha reconstrói e reforça a fáscia vesicovaginal na altura da uretra média, melhorando o suporte da uretra média e reduzindo sua mobilidade sob estresse.

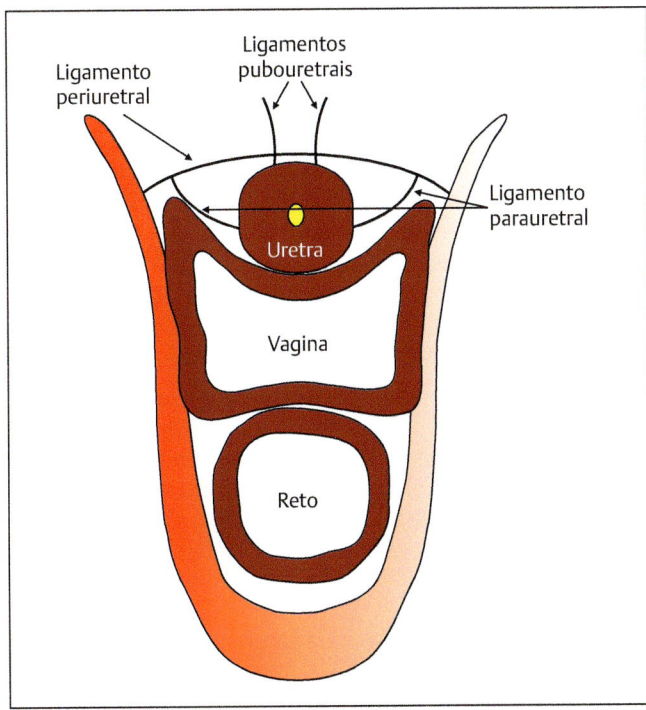

**Fig. 14-9.** Gráfico de ligamentos de suporte da uretra.

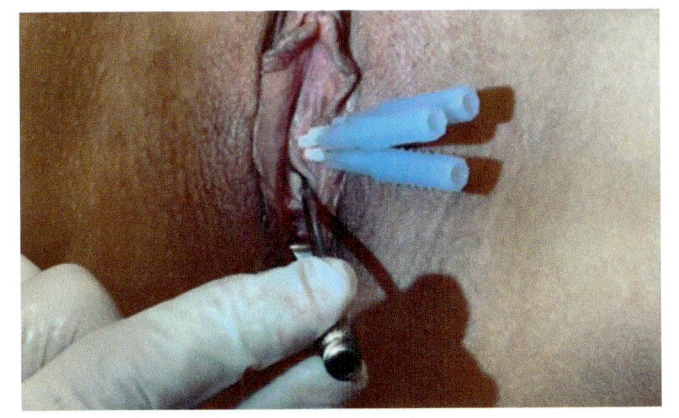

**Fig. 14-10.** Fios suprauretrais colocados.

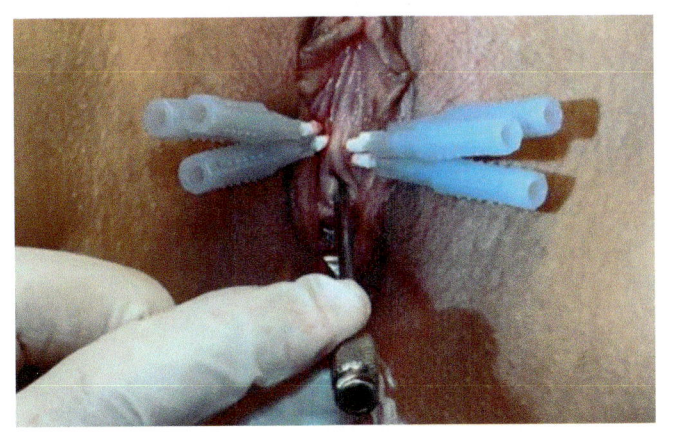

**Fig. 14-11.** Fios suprauretrais colocados e cruzados.

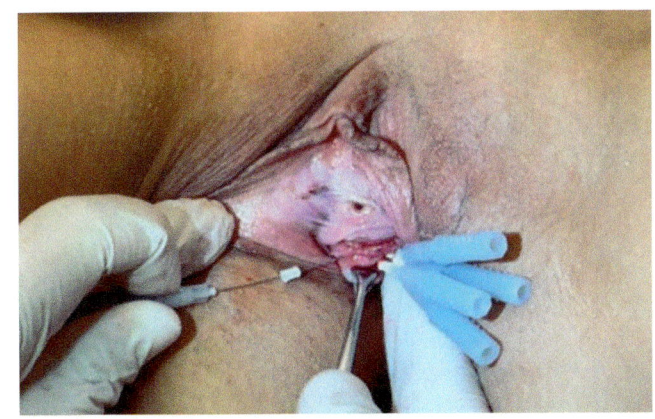

**Fig. 14-12.** Fios suburetrais colocados.

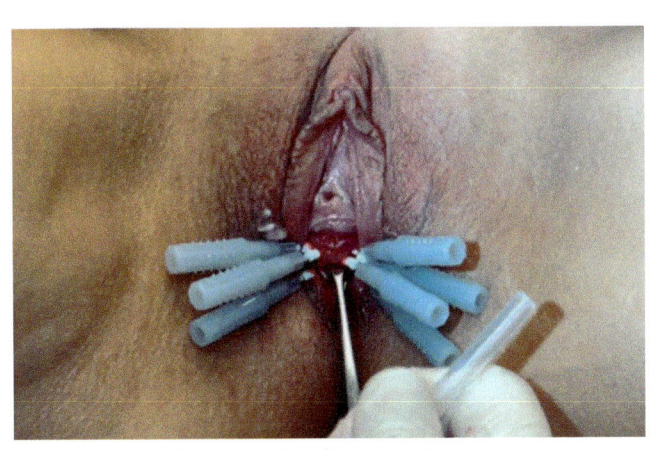

**Fig. 14-13.** Fios suburetrais colocados e cruzados.

- **Etapa 3**. Suspensão e fixação lateral da uretra média. Geração de malha de elevador parauretral bilateral com cânulas 21 G, comprimento de 90 ou 100 mm com fio espiculado 3D 4D de 160.

Uma cânula e malha feitas em cada lado, com uma única porta de acesso suburetral na linha média, 2 cm abaixo do meato. Essa malha cria uma âncora tripla em forma de pé de ganso (Fig. 14-14) que proporciona uma suspensão firme da uretra média.

Começamos pelo lado direito, introduzindo a cânula (Fig. 14-15a) e passando pelo espaço vesicovaginal em direção ao ramo descendente do púbis sob rigoroso controle digital do avanço submucoso superficial (Fig. 14-15b); ao perceber a borda óssea, perfuramos a fáscia perineal, entrando no espaço retro-obturador, onde é feita a primeira ancoragem com o fio espicular no músculo obturador e na fáscia (Fig. 14-14 *[1]*). A agulha é retirada 3 cm, deixando o fio fixo em sua primeira ancoragem; sem sair do espaço submucoso por onde entrou, o ângulo de avanço da cânula é alterado em 30 graus para a frente e avançamos novamente até perfurar a fáscia perineal novamente e entrar no obturador com uma segunda ancoragem (Fig. 14-14 *[2]*). Por fim, a cânula é retirada novamente 3 cm e, sempre dentro do espaço submucoso vesicovaginal, é direcionada 60 graus apontando para a borda inferior do púbis para perfurar a fáscia novamente e entrar no espaço retropúbico (Fig. 14-15c), onde é realizada a terceira e última fixação (Fig. 14-14 *[3]*); a cânula é retirada deixando o fio elevando e tracionando a região parauretral, gerando a malha em forma de pé de galinha com uma âncora tripla profunda que eleva e apoia a uretra média (Fig. 14-16). O mesmo procedimento é realizado no lado contralateral, obtendo-se assim a fixação bilateral da uretra, o que diminui imediatamente a hipermobilidade devido à tração e à elevação da uretra do tecido facial periuretral.

A técnica teve três estágios de desenvolvimento: o primeiro, em que apenas colocamos os fios; o segundo, em que iniciamos a infiltração dos leitos supra, sub e parauretrais com plasma rico em plaquetas e ácido hialurônico não reticulado (PRP + HA) após a colocação dos fios; e o atual, em que estamos adicionando exossomos para melhorar e acelerar os processos regenerativos. Nos 2 anos em que estamos trabalhando com essa técnica, 92% das pacientes analisadas pelo questionário ICIQ-SF apresentaram cura ou melhora evidente da incontinência urinária.

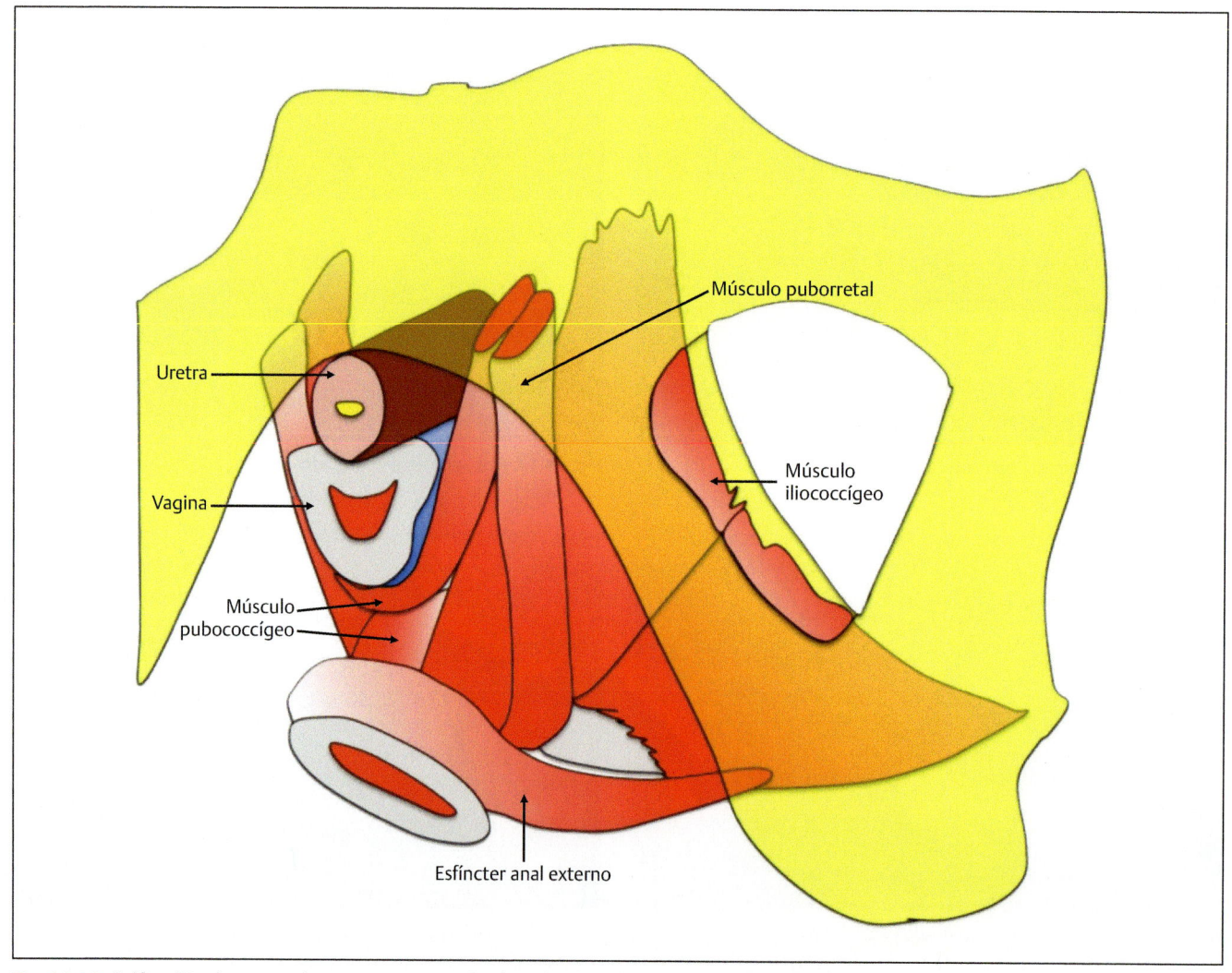

**Fig. 14-14.** Gráfico 3D, elementos de suporte periuretral e desenho do trajeto de colocação do fio espiculado lateral.

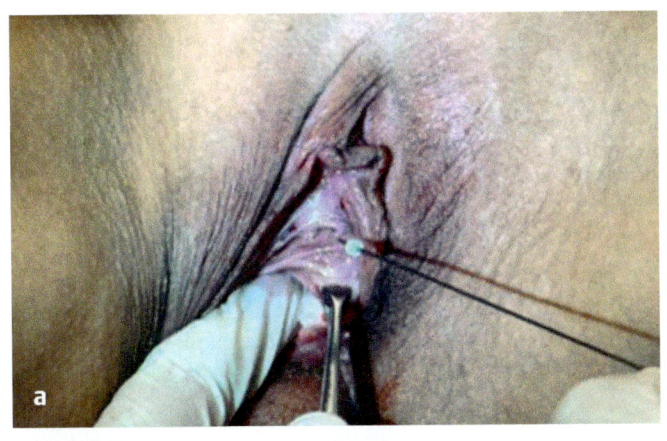

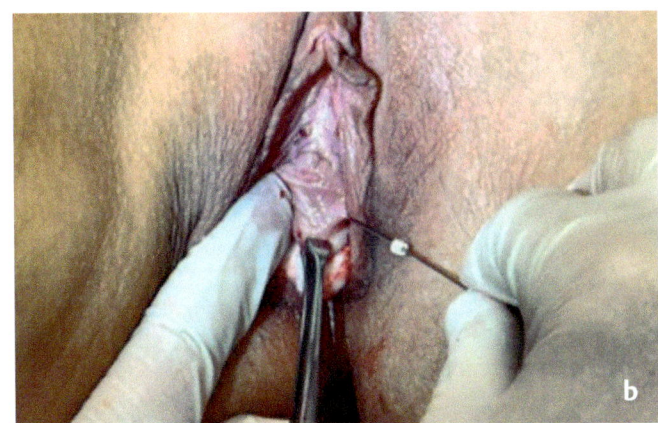

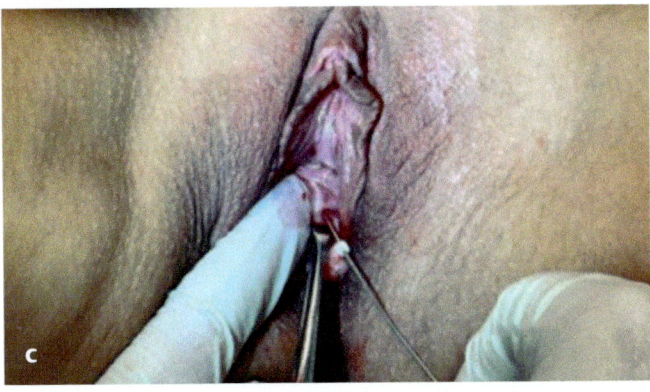

# APLICAÇÕES DE FIOS DE POLIDIOXANONA (PDO) EM GINECOLOGIA REGENERATIVA E ESTÉTICA

**Fig. 14-15.** (a-c) Colocação de cânula com fio espiculado lateral.

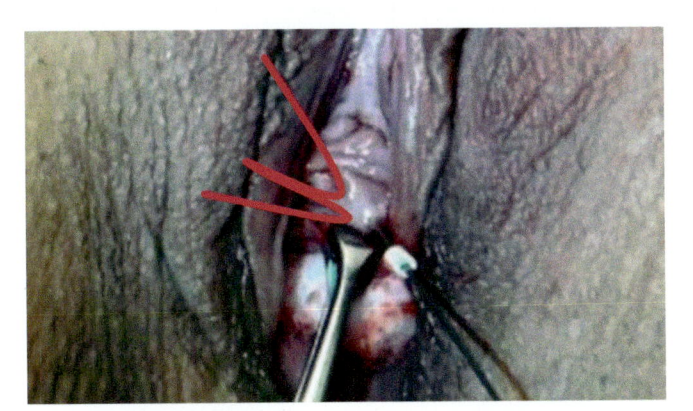

**Fig. 14-16.** Colocação de fio espiculado lateral com cânula. Desenho de endereço de aplicativo.

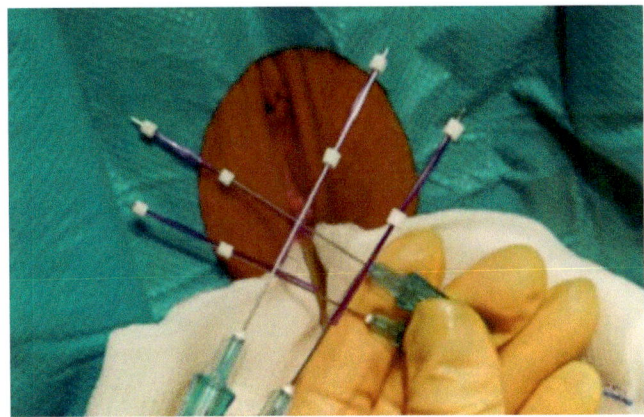

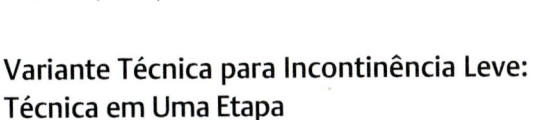

**Fig. 14-17.** Fios Biocânula, Pluma e Multiline para colocação suprauretral cruzados.

## Variante Técnica para Incontinência Leve:
### Técnica em Uma Etapa

- *Material*: biocânula calibre 23 G; comprimento 60 mm; tamanho da rosca 5-0 × 14 unidades; comprimento 90 mm; 2 a 4 unidades.
- *Passo a passo*: geração de malha de suporte suburetral usando duas biocânulas em cada lado (Fig. 14-17). Acessamos o espaço suburetral e o retro-obturador com a mesma técnica descrita acima para os fios Mono Screw que prendem a mucosa suburetral para tração e facilitam o acesso ao espaço infiltrado com anestésico; biocânulas de 14 fios cruzadas na linha média com um único ponto de entrada em cada lado. O procedimento é concluído com a infiltração dos leitos com PRP + HA. Essa técnica gera apenas o reforço da fáscia vesicovaginal, mas com uma malha forte composta por 56 fios cruzados e uma grande reação de colágeno com invasão mínima que nos mostrou excelentes resultados de cicatrização (100%) com IOE pós-parto e até 70% mesmo em IOE moderada sem abordar áreas mais delicadas como na técnica anterior.

## Técnica de Hiperlaxação Vaginal e/ou Cistocele de Grau I-II (Leque Anterior)

- *Material*: COG 3D 4D Spicular Threads com cânulas de tamanho 21 G a 23 G; comprimento 90 a 100 mm, rosca USP tamanho 2-0; comprimento 160 mm; 1 ou 2 unidades.
- *Passo a passo*: malha e retração da fáscia vesical-vaginal para obter o reposicionamento da bexiga e o estreitamento vaginal. Anestesia local infiltrativa no nível da fáscia em toda a área da vagina; cistocele uretral medial e lateral. Técnica aberta com um único ponto de entrada e saída na 12ª hora da cistocele, abaixo de 2 cm do meato uretral. A mucosa vaginal é agarrada e tracionada onde é feito o orifício de entrada para a cânula. A cânula é inserida no plano submucoso dissecado pela anestesia e avançada de 4 a 6 cm com controle digital para a direita; a cânula é retirada cerca de 3 a 4 cm sem removê-la do orifício, com o fio ancorado por suas espículas. A cânula é reintroduzida novamente, direcionando-a para a esquerda e penetramos novamente de 4 a 6 cm para gerar a segunda ancoragem, removendo a cânula do espaço submucoso e deixando o fio distribuído em forma de V invertido (Fig. 14-18) e retraindo a fáscia vesicovaginal por tração do fio exposto. A hemostasia é controlada e o PRP + HA é aplicado em toda a zona de distribuição da malha do fio.

### Compartimento Posterior

- *Objetivo pretendido*: reforço da parede do compartimento posterior estimulando a colagenogênese e obtendo um encurtamento e aumento da tensão.
- *Efeito obtido*: espessamento da fáscia do retovaginal com retropulsão da retocele inferior. Encurtamento e tração dos músculos pubococcígeo e puborretal e seus feixes supra-esfincterianos inferiores, obtendo-se a elevação da placa muscular elevadora do ânus e o estreitamento do hiato urogenital; esse reposicionamento da anatomia melhora a defecação, a continência anal, a hiperlaxidez vaginal e colabora com o fechamento do introito vulvar. Técnica aplicada a pacientes com retocele, incontinência fecal ou de gases, hiperlaxidade vaginal e introito vulvar aberto.

## Técnica Hiperlaxidade Vaginal e Retocele Baixa de Grau I-II (Leque Posterior)

- *Material*: COG 3D 4D Spicular Threads com cânula tamanho 21 G a 23 G; comprimento 90 mm; tamanho da rosca USP 2-0; comprimento 160 mm; 1 a 2 unidades.
Roscas de monofilamento com agulhas de calibre 26 a 29 G; comprimento 38; calibre de rosca USP 4-0 a 5-0; comprimento 60 mm; 10 unidades.
Técnica de orifício único aberto semelhante à do compartimento anterior. Infiltração com anestesia tumescente em toda a fáscia do retovaginal, de um lado a outro do prolapso.
- **Etapa 1**. Introdução da cânula COG pelo orifício na hora 6 acima da bifurcação vulvar com mucosa tensionada pelo toque retal, direcionando-a primeiramente para a direita e avançando 4 cm para fixação do fio; retirada da cânula 3 cm com fio fixo e sem sair do espaço facial, redirecionando-a agora para a direita também 4 cm; ancoragem e retirada da cânula deixando fio implantado em V (Fig. 14-19) que emerge pelo orifício de entrada. Ajuste do mesmo retropressionando digitalmente a rectocele e cortando o fio rente. Infiltração do leito de malha com PRP + HA.
- **Etapa 2.** Colocação de fios de monofilamento de parafuso de 38 mm perfurando os feixes púbicos retais do levantador perpendicular a eles, cinco fios de cada lado, de cima para baixo, e o último fio entra nos feixes supraesfincterianos do músculo. Infiltração do leito do fio com PRP + HA.

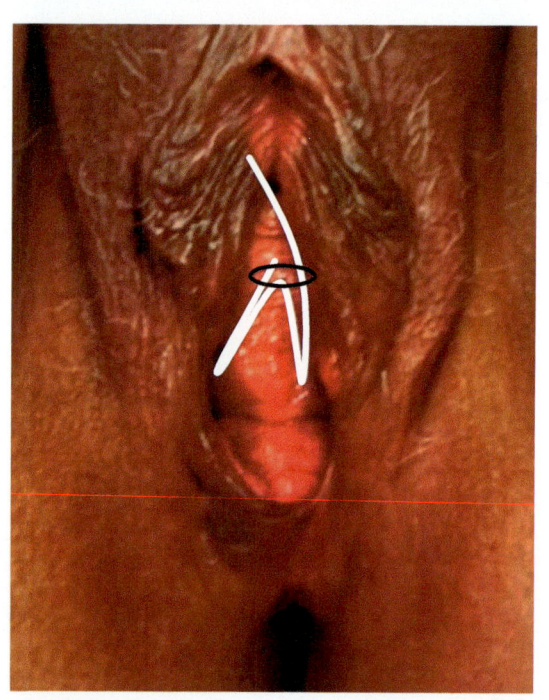

**Fig. 14-18.** Gráfico de colocação de fio espiculado para retração de uretrocele – cistocele.

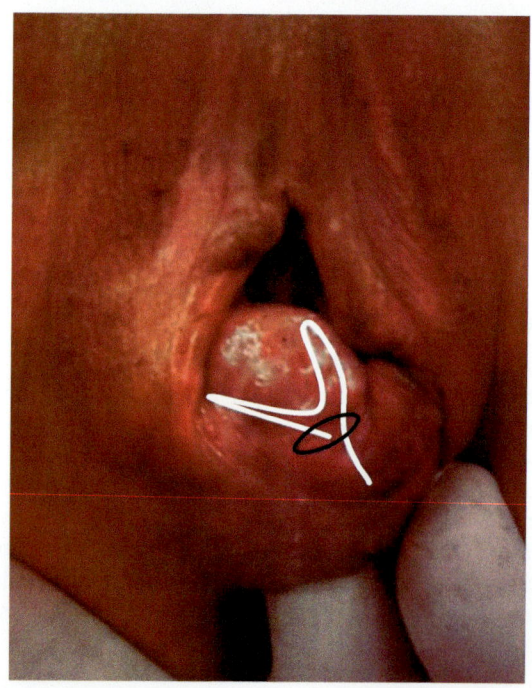

**Fig. 14-19.** Gráfico de colocação de fio espiculado para retração de retocele.

## Laceração Perineal e Técnica de Introito Vulvar Aberto

- *Material*: COG 3D 4D Spicular Threads com cânula 21 *gauge*; comprimento 90 mm; tamanho da rosca 2-0; comprimento 160 mm; 4 peças.

### Técnica COG de Quatro Fios (Técnica Butterfly)

- **Etapa 1**. Colocação de dois fios de COG cruzados de lado a lado com duas portas de entrada, uma à direita e outra à esquerda (Fig. 14-20a). Perfurações cutâneas no nível do músculo transverso superficial, primeiro no lado esquerdo a 2 cm da linha média, perfurando-o com a cânula que, em seguida, avança pela linha média em direção ao músculo bulboesponjoso contralateral (Fig. 14-20b), que é atravessado abaixo do lábio menor até cerca de 5-6 cm em direção à sua inserção anterior, momento em que a cânula é removida, deixando o fio ancorado pelas espículas na profundidade do músculo transverso superficial.

Repita o mesmo procedimento da direita para a esquerda com a segunda linha (Fig. 14-20c).

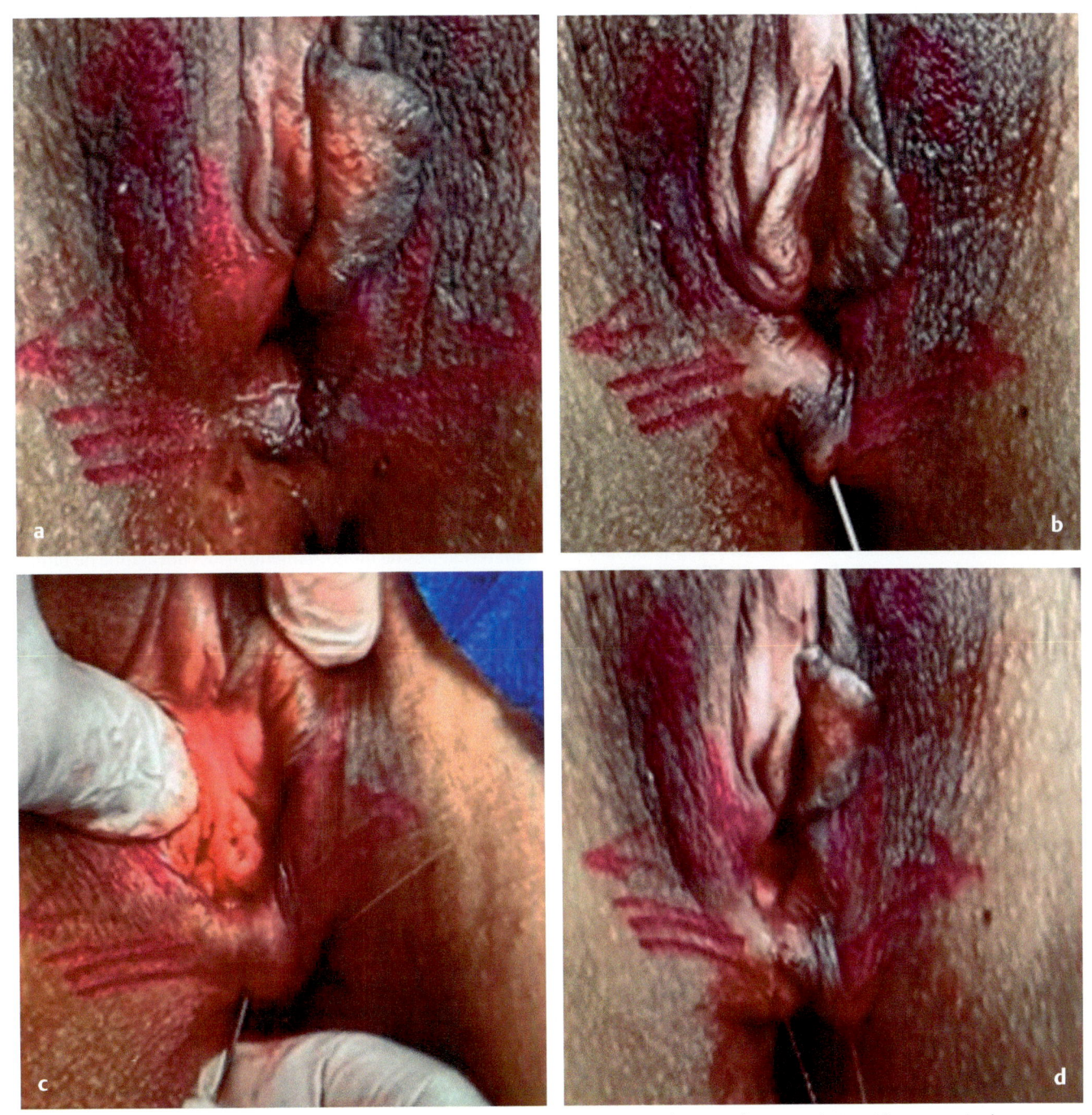

**Fig. 14-20.** Técnica de quatro fios espiculados para fechamento do introito. (**a**) Desenho dos músculos que serão inseridos com a cânula. (**b**) Colocação da cânula transversa ao bulbo esponjoso contralateral direito. (**c**) Colocação da cânula transversa ao bulbo esponjoso contralateral esquerdo. (**d**) Ajuste do fio para fechamento do introito.

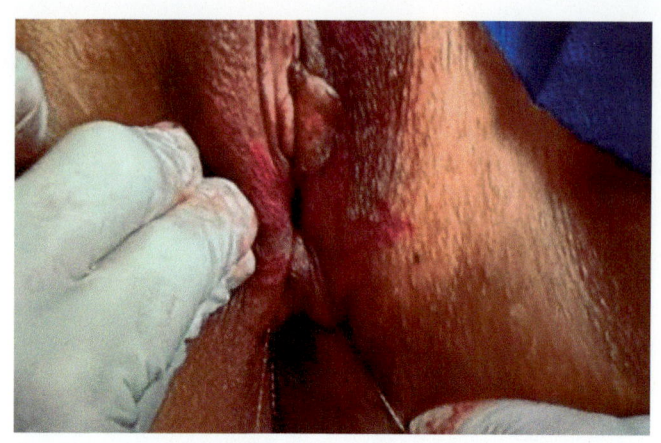

Fig. 14-21. Ajuste final da linha.

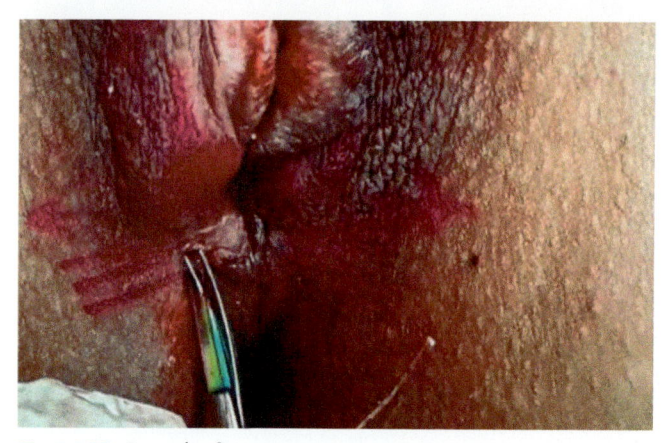

Fig. 14-22. Corte dos fios em excesso.

Termine o procedimento puxando ambas as linhas (Fig. 14-20d) para a frente para fechar o introito (Fig. 14-21) e, em seguida, corte o excesso de linha (Fig. 14-22) rente.
- **Etapa 2**. Colocação do segundo par de fios espiculares. Orifício de entrada no plano cutâneo do terço posterior do *labium majus* no transverso superficial, perfuração do mesmo e direcionamento da cânula para o bulboesponjoso do mesmo lado, avançando cerca de 6 cm para frente na espessura dele. A cânula é retirada, deixando o fio ancorado no músculo em sua porção anterior. O mesmo procedimento é realizado no lado contralateral com o segundo fio. Os fios são ajustados trazendo-os para a frente, reforçando o fechamento gerado pelo primeiro par de fios cruzados, para finalmente cortá-los. Como sempre, aplicamos PRP + HA no leito de colocação.

### Técnica de Lesão Parcial do Esfíncter Anal Obstétrico
- **Material**: Biocânula calibre 23 G, comprimento 38 mm; roscas 5-0 (14 unidades), comprimento 25 a 45 mm; 4 unidades.
Técnica para colocação de malha esfincteriana subepidérmica peri e transanterior com inserções de multifilamento em um esfíncter danificado.
- Passo a passo: colocação das biocânulas com seus 14 monofilamentos subepidermicamente da direita para a esquerda (da hora 2 à hora 11) e da esquerda para a direita, com um único ponto de entrada para cada uma, que será usado para colocar uma segunda biocânula em ambas as portas de entrada pelo mesmo espaço. Com essa técnica, deixamos uma malha cruzada de 56 fios de colágeno, estimulando a regeneração na área do músculo lesionado. Nesse tipo de lesão funcional grave, a técnica é completada com a preparação de Nanofat e a injeção do mesmo em todo o anel esfincteriano e na área púbica retal inferior. No último ano, temos injetado exossomos, avaliando a possibilidade de evitar a ingestão de gordura se os resultados com as vesículas de secreção de células mesenquimais mostrarem a eficácia que, em princípio, parecem ter.

### Alterações Anatômicas e/ou Cosméticas da Vulva
- *Objetivo pretendido*: responder com técnicas de fios a uma consulta comum e crescente relacionada com aspectos cosméticos da aparência vulvar, como frouxidão dos grandes lábios e hipertrofia dos pequenos lábios, e alguns casos leves de hipertrofia ou exposição contínua do clitóris.
- *Efeito obtido*: elevação dos grandes e pequenos lábios por colagênese subepidérmica e subcutânea por meio de malha de fios lisos que melhoram a tensão das estruturas anatômicas, a condição e a aparência da derme e o reposicionamento da fáscia superficial dos grandes e pequenos lábios, suporte com ancoragem e tração de fios espiculares bem direcionados que elevam a vulva e reposicionam o clitóris.

### Técnica de Elevação dos Lábios
- *Material*: fios de monofilamento lisos com agulha de tamanho 26 a 29 G; comprimento de 38 a 50 mm; fios USP de tamanho 4-0 a 5-0; comprimento de 60 mm; 40 unidades. Os fios reticulados são tricotados em cada lábio e colocados na subderme do lábio.
- **Etapa 1**: Colocação de fios monofilamentares lisos com uma agulha de 50 mm de fora para dentro e de cima para baixo com acesso próprio a partir da perfuração da pele feita 3 cm para fora da borda da projeção anterior do *labium majus*, onde acabamos alcançando com a ponta da agulha sem perfurar a pele. A partir daí, a agulha é puxada para fora, deixando o fio nessa posição, cruzando o lábio obliquamente. São usados dez fios, separados um do outro por aproximadamente 1 cm, começando do topo do arco inguinal, todos colocados paralelamente uns aos outros. Os segundos dez fios de 38 mm de comprimento são introduzidos na borda de projeção do *labium majus* e, seguindo a mesma área subdérmica, são direcionados de dentro para fora e de cima para baixo, cruzando os anteriores. Comece com o primeiro fio no nível do clitóris. Os demais fios são colocados paralelamente uns aos outros, separados por 1 cm do fio anterior. Finalize o procedimento com a injeção da malha de PRP + HA não reticulada.

# APLICAÇÕES DE FIOS DE POLIDIOXANONA (PDO) EM GINECOLOGIA REGENERATIVA E ESTÉTICA

## Suspensão Vulvar e Reposicionamento do Clitóris

- *Material*: COG 3D 4D Spicular Threads com cânula 23 *Gauge*; comprimento 90 mm; tamanho da rosca 2-0; comprimento 140 mm; 4 peças.
- *Passo a passo*: a suspensão vulvar deve ser avaliada com o entendimento de que ela não é indicada para pacientes com obesidade extrema ou que tenham hipertrofia e ptose do *mons venosus* maior que o grau II. O local de ancoragem dos fios para ressuspensão é a fáscia pré-púbica, que deve ser acessível sem dificuldade. O número de âncoras que usamos depende do grau de descida, mas, em geral, um máximo de dois fios de cânula COG 3D 4D de cada lado é suficiente para a técnica; eles são colocados para serem suspensos da porção mais interna dos grandes lábios (Fig. 14-23) em sua junção com os pequenos lábios (sulco interlabial). Ambos os fios são colocados de baixo para cima, levando a cânula subcutaneamente até a sínfise púbica, em que a fáscia pré-púbica é perfurada, onde o fio espicular é ancorado quando o introdutor é removido; o excesso de fio que permanece externo quando a cânula é removida é ajustado levando-o para cima com a tração.

As medidas necessárias são tomadas de acordo com a necessidade de elevação do tecido e o reposicionamento anatômico mais correto para, finalmente, cortá-los rente à pele, obtendo-se o resultado desejado (Fig. 14-24).

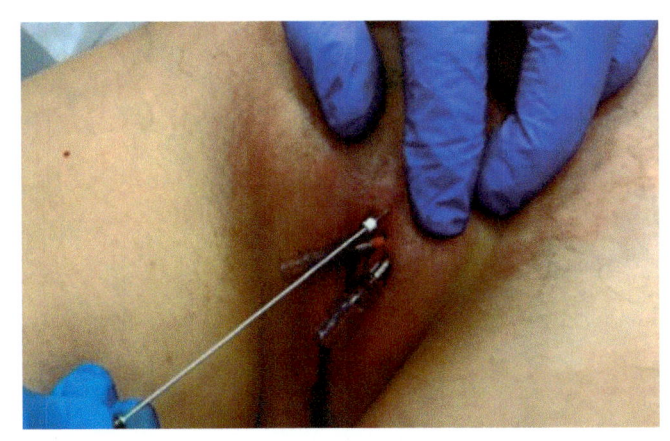

**Fig. 14-23.** Gráfico para colocação de fios lisos ou parafusos subdérmicos para estética vulgar.

Para reposicionar o complexo clitoriano, entramos pela tampa em sua inserção com a albugínea do colo da glande do clitóris, na hora 3 e na hora 9 (Fig. 14-25), levando a cânula para cima até perfurar a fáscia pré-púbica; quando a cânula é removida, o fio é suspenso da fáscia e, com uma tração suave na parte do fio que ainda está exteriorizada, levantamos o complexo clitoriano em ambos os lados simultaneamente e cortamos o fio no nível dérmico. Isso resolve muito bem os casos de hipertrofia leve e/ou exposição do clitóris.

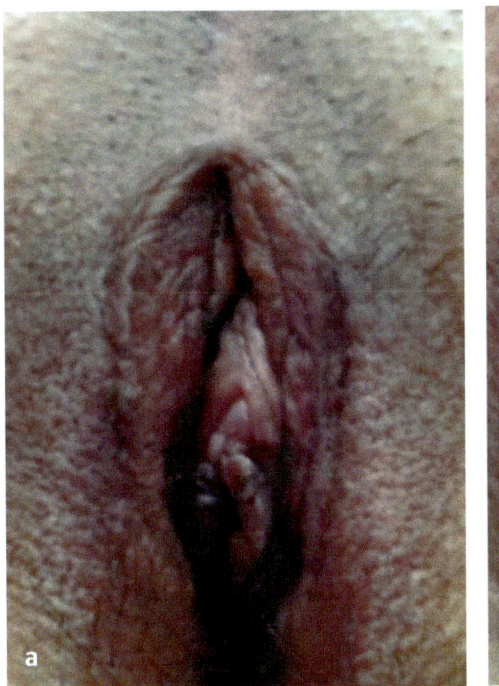

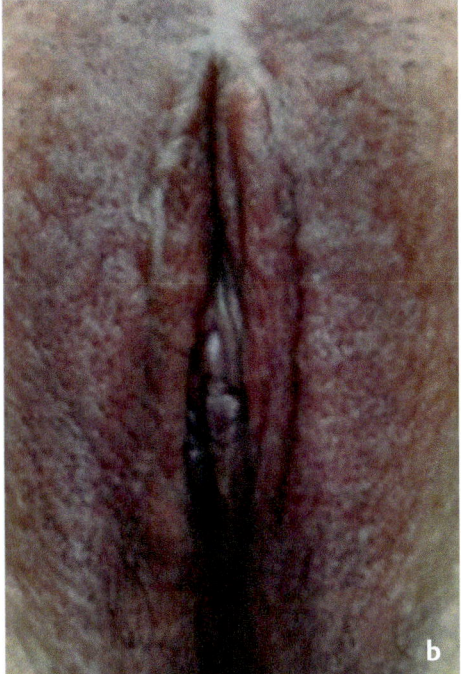

**Fig. 14-24.** (**a**) Antes e (**b**) depois da suspensão vulvar com fios COG. (Caso Dra. Amaral.)

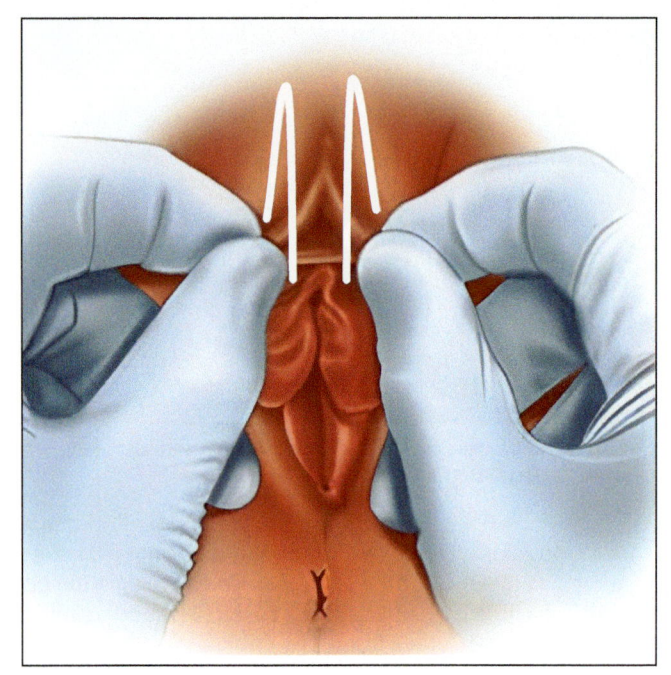

Fig. 14-25. Suspensão vulvar com fios COG.

## COMPLICAÇÕES COM FIOS PDO

A taxa de complicações com fios geralmente é muito baixa e o treinamento correto para inserções as coloca em números não significativos. Há relatos de infecções na literatura e o tratamento com antibióticos é o curso natural do tratamento e, eventualmente, a remoção dos fios contaminados.[17] Processos edematosos peri-fio prolongados podem ser observados nos casos de tração com espículas e esse é um processo reacional individual que gera dor local e inflamação focal na área.[18] Essa é a complicação mais frequente e algumas publicações a relatam em mais de 30% dos casos.[19] Uma vez feito o diagnóstico, a terapia com analgésicos e anti-inflamatórios e algumas doses de corticosteroides por via intramuscular e repouso melhoram *ad integrum* em poucos dias. O uso do diagnóstico por ultrassom nos ajuda a identificar esses problemas e a controlar a evolução do tratamento. A visualização dos fios, especialmente os espiculares, que podem ser vistos como sobreveias dérmicas e algumas covinhas devido à tração epidérmica, também, são possibilidades que diminuirão com o passar do tempo e, se necessário, podem ser tratadas com injeção de ácido hialurônico não reticulado ou técnicas de calor,[20] como a radiofrequência, que acelera a reabsorção e faz com que a aparência cosmética inadequada desapareça mais rapidamente. Nos fios colocados para incontinência urinária, e somente em relação aos fios espiculados que sustentam a parauretra, observamos em 20% dos casos alguma dor localizada, geralmente assimétrica. Nunca tivemos hematomas. A dor está relacionada com a perfuração da fáscia perineal e desaparece após alguns dias. Em mais de 200 procedimentos realizados, não tivemos nenhuma lesão na uretra ou na bexiga, mas isso se deve à estrita adesão à técnica analisada em cadáveres e perfeitamente executada. Outros autores relataram casos de perfuração da bexiga que foram diagnosticados pela presença de hematúria e confirmados por cistoscopia,[21] o que permitiu que o material fosse removido no momento sem problemas posteriores.

## CONCLUSÕES

Procedimentos ambulatoriais, indolores, sem licença médica, com cuidados pós-operatórios mínimos são altamente demandados por pacientes que sofrem das patologias descritas acima, e a experiência adquirida até o momento com eles gera muita satisfação.

A combinação adequada dos diferentes tipos de fios disponíveis para nós, juntamente com outras técnicas de estímulo regenerativo, como plasma rico, gordura autóloga, exossomos e dispositivos com base em energia, proporcionam-nos excelentes resultados a um custo muito baixo em comparação com cirurgias específicas para cada patologia. Há poucas publicações de técnicas e resultados nesse sentido, mas o caminho à frente parece positivo e empolgante.

Acreditamos que a seleção correta dos pacientes é muito importante, pois a cirurgia necessária para danos graves certamente não será substituída por essas técnicas e seu uso apenas desacreditará essa forma inovadora de tratar nossos pacientes.

O treinamento profissional e o seguimento de uma curva de aprendizado adequada são muito importantes para a obtenção dos melhores resultados, pois a aplicação de fios é uma arte que exige treinamento permanente e contínuo com base em um profundo conhecimento anatômico e fisiopatológico dos problemas que enfrentamos. Definitivamente, embora novos materiais para a construção de fios estejam surgindo, o mais importante é e continuará sendo a técnica de colocação adequada.

## REFERÊNCIAS BIBLIOGRÁFICAS

1. Suh DH, Jang HW, Lee SJ, Lee WS, Ryu HJ. Outcomes of polydioxanone knotless thread lifting for facial rejuvenation. Dermatol Surg. 2015 Jun;41(6):720-5.
2. Soler RB. Materiales de sutura en cirugía dermatológica. Piel 2001;16(2).
3. Lerwick E. Studies on the efficacy and safety of polydioxanone monofilament absorbable suture. Surg Gynecol Obstet. 1983;156:51-5.
4. Paul MD. Barbed sutures in aesthetic plastic surgery: Evolution of thought and process. Aesthet Surg J. 2013;33(Suppl 1):17-31.
5. Rosen A, Hartman T. Reparación del defecto facial de la línea media en la abdominoplastia con suturas absorbibles lisas y con púas de acción prolongada. Aesthet Surg J. 2011 Ago;31(6):668-73.
6. James SE, Kelly MH. Reciclaje de cartílago en rinoplastia: lámina de polidioxanona como andamio biomecánico absorbible. Cirugía Plast Reconstr. 2008;122:254-60.
7. Becker ST, Terheyden H, Fabel M, Kandzia C, Möller B, Wiltfang JJ. Comparación de membranas de colágeno y polidioxanona para la reconstrucción del piso orbitario después de fracturas. Cirugía Craneofacial. 2010;21:1066-8.
8. Parara SM, Manios A, de Bree E, Tosca A, Tsiftsis DD. Diferencias significativas en la irritación de la piel por materiales de sutura comunes evaluados por un método objetivo computarizado comparativo. Cirugía Plast Reconstr. 2011;127:1191-8.
9. Ogawa R. Métodos de sutura ideales para piel, tejidos subcutáneos y esternón. Kyobu Geka. 2012 Abr;65(4):324-30.
10. Yoon JH, Kim SS, Oh SM, Kim BC, Jung W. Tissue changes over time after polydioxanone thread insertion: An animal study with pigs. J Cosmet Dermatol. 2019 Jun;18(3):885-91.

11. Borzykh O, Karpova EI, Shnayder NA, Demina OM. Contemporary view on thread lifting: Histological and anatomical approaches. Russian Open Medical Journal. 2022 Mar;11(1).
12. Shin JJ, Park TJ, Kim BY, Kim CM, Suh DH, Lee SJ, et al. Comparative effects of various absorbable threads in a rat model. J Cosmet Laser Ther. 2019;21(3):158-62.
13. Rodriguez M. Estudio histopatológico de la respuesta tisular en humanos a la implantación subdérmica de hilos de polidioxanona. Estudio experimental en 8 pacientes. Eur Aesthet Plast Surg J. 2016;51-59.
14. Amuso D, Amore R, Iosio EL, Dolcemascolo R, Bonetti L, Leonardi V. Histological evaluation of a biorevitalisation treatment with PDO wires. Aesthetic Medicine. 2015:1(3): 111-17.
15. Llorca V, Soyano S. Efecto lifting con hilos reabsorbibles de polidioxanona sin anclajes en cara y cuello. Enfoques para el control del antienvejecimiento. Revista de la Sociedad Española de Medicina Antienvejecimiento y Longevidad. 2014 Sep;18:20-6.
16. Cho SW, Shin BH, Heo CY, Shim JH. Efficacy study of the new polycaprolactone thread compared with other commercialized threads in a murine model. J Cosmet Dermatol. 2021 Sep;20(9):2743-9.
17. Surowiak P. Barbed PDO Thread Face Lift: A case study of bacterial complication. Plast Reconstr Surg Glob Open. 2022 Mar 7;10(3):e4157.
18. Li YL, Li ZH, Chen XY, Xing WS, Hu JT. Facial Thread Lifting Complications in China: Analysis and treatment. Plast Reconstr Surg Glob Open. 2021 Sep 17;9(9):e3820.
19. Ahn SK, Choi HJ. Complication after PDO Threads Lift. J Craniofac Surg. 2019 Jul;30(5):e467-e469.
20. Suárez-Vega DV, Velazco de Maldonado GJ, Ortíz RL, García-Guevara VJ, Miller-Kobisher B. In vitro degradation of Polydioxanone Lifting Threads in Hyaluronic Acid. J Cutan Aesthet Surg. 2019 Apr-Jun;12(2):145-8.
21. Luksenburg A, Barcia JJ, Gaviria JE, Sergio R, Fernandez S, Pelosi MA. New insights in the treatment of urinary incontinence: The Luksenburg System. The American Journal of Cosmetic Surgery. 2022 Mar;40(5):074880682210823.

# BIOESTIMULADORES DE COLÁGENO – HIDROXIAPATITA DE CÁLCIO (CAHA), ÁCIDO L-POLILÁCTICO (PLLA) E FIOS DE PDO PARA O TRATAMENTO DA FLACIDEZ DE GRANDES LÁBIOS

CAPÍTULO 15

Vívian Amaral

## INTRODUÇÃO

A genitália feminina externa perde elasticidade e volume com a idade, o que faz com que os grandes lábios (LM) se tornem flácidos e pendentes.[1,2] Apesar de a reposição volumétrica dos LM com ácido hialurônico (HA) ser capaz de proporcionar um rejuvenescimento significativo,[1-4] quando mal indicada pode levar, também, à formação de verdadeiros testículos vulvares.[5] Acreditamos que tal insucesso estético ocorra não apenas devido à utilização de grandes volumes e da injeção de produtos de alto peso molecular, mas, principalmente, quando o preenchimento é mal indicado e realizado em vulvas excessivamente flácidas, que não suportariam qualquer volume adicional.

Nos casos de flacidez excessiva, acreditamos que os bioestimuladores de colágeno (CB) seriam o melhor tratamento inicial, pois sua injeção levaria à reposição de colágeno dérmico, com aumento da firmeza, sem acréscimo excessivo de volume.

Sugerimos, para tanto, a injeção de hidroxiapatita de cálcio (CaHA), ácido l-polilático (PLLA) e fios não espiculados de PDO (PDO).[6] Devido ao rejuvenescimento íntimo ser uma nova área de atuação dentro da estética médica, optamos por restringir o uso dos CB, inicialmente, a apenas essas três substâncias, por serem já consagradas e com protocolos bem estabelecidos em outras áreas corporais.

## INDICAÇÕES E CONTRAINDICAÇÕES

Os CBs estão indicados para o tratamento de flacidez vulvar quando se observa que há excesso de pele e enrugamento importante dos grandes lábios, associados à não reabsorção da gordura vulvar.[6]

A escolha do CB a ser utilizado deve basear-se nos seguintes critérios:

- LMs volumosos, que não podem receber nenhum volume adicional e, cuja compactação local de gordura é bem-vinda, devem ser tratados com PDO.
- LMs que precisam de volumização inicial devem ser tratados com CaHA.
- Quando se deseja tratar toda a área genital, envolvendo LM e monte púbico, o PLLA deve ser o produto de escolha.

As contraindicações incluem doenças autoimunes ou metabólicas descompensadas, infecções locais ativas, como herpes, dermatofitoses e foliculites, histórico de complicações ou hipersensibilidade prévias à injeção de fios e bioestimuladores em outras áreas corporais, gestação e lactação.

## MATERIAIS E MÉTODOS

Os três produtos devem ser inseridos no tecido subcutâneo superficial. As injeções de CaHA e PLLA devem ser realizadas por retroinjeção, com cânula 22 G, 5 ou 7 cm.

### Hidroxiapatita de Cálcio

A CaHA hiperdiluída estimula a neocolagênese com segurança, eficácia e longa duração.[7-10] Pela presença do veículo gel de carboximetilcelulose, o tratamento pode ser usado como adjuvante inicial ao aumento de volume.[11]

Portanto, deve-se optar pela CaHA para LMs que precisam de alguma volumização inicial, mas cuja flacidez cutânea intensa torna o preenchimento com HA impeditivo.

Para a injeção da CaHA é utilizada uma seringa com 1,25 mL (Rennova Diamond) a 1,5 mL (Merz Radiesse Duo) de produto, com 70% de gel de carboximetilcelulose e 30% de CaHA, que devem ser diluídas em soro fisiológico, até que se atinja 6,0 mL de solução, devendo ser injetada a metade do volume final obtido, em cada LM - 3,0 mL por lado.

Após limpeza adequada da área deve-se proceder à anestesia pontual, no limite superior dos grandes lábios, onde deverá ser realizada a incisão com uma agulha 21 G, para entrada da cânula 22 G 5 ou 7 cm, de ponta romba, no tecido celular subcutâneo.

O produto deverá ser injetado, em micro-*bolus*, por retroinjeção, procurando-se priorizar a injeção medial do produto.

Em geral, se temos 3 mL de produto, sugerimos a injeção da CaHA em 3 vetores, 1 medial e mais longo que receberá 1,5 mL, outro 0,5 cm lateral ao primeiro, e 0,5 cm mais curto, que receberá 1,0 mL, e um último 0,5 cm lateral e 0,5 cm mais curto que o segundo, que receberá 0,5 mL (Fig. 15-1).[6]

Em razão de as complicações mais relatadas após injeção de CaHA serem os nódulos, cuja ocorrência aumenta em áreas de pele mais fina e injeções muito superficiais de CaHA menos diluída,[11] sugerimos manter as injeções mediais afastadas da mucosa interna de LM e sempre interromper a injeção quando 3/4 da cânula estiverem visíveis para evitar superficialização do produto injetado.

Terminada a injeção, deve ser realizada massagem vigorosa da área por 5 minutos. Temos alcançados excelentes resultados (Figs. 15-2 e 15-3).

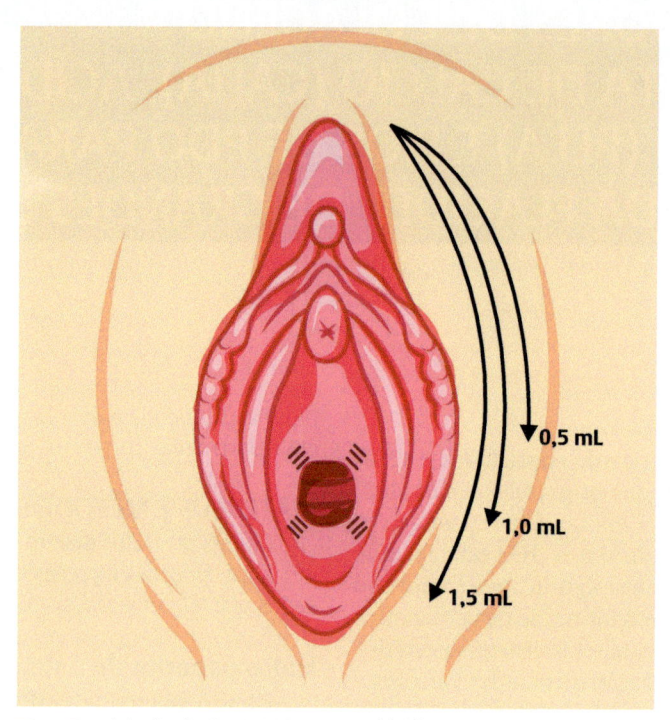

**Fig. 15-1.** Injeção de CaHA 30% 1,5 mL, diluída em 4,5 mL de SF 0,9%, sendo atingido volume final de 6,0 mL. Injetar 3,0 mL em cada grande lábio, buscando-se injetar maior quantidade de volume mediamente.

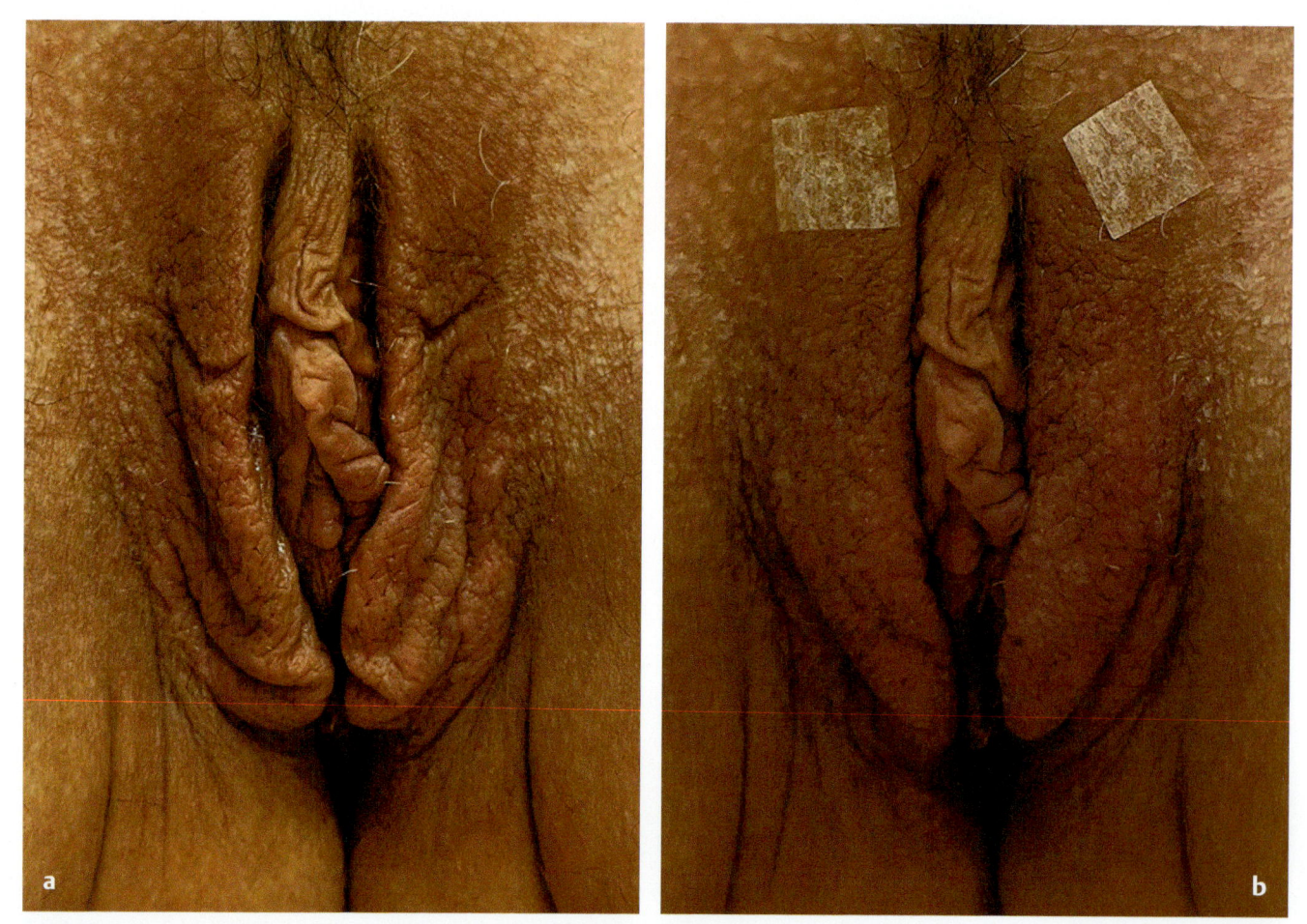

**Fig. 15-2.** (**a**) Antes e (**b**) pós-imediato da injeção da CaHA, conforme técnica descrita.

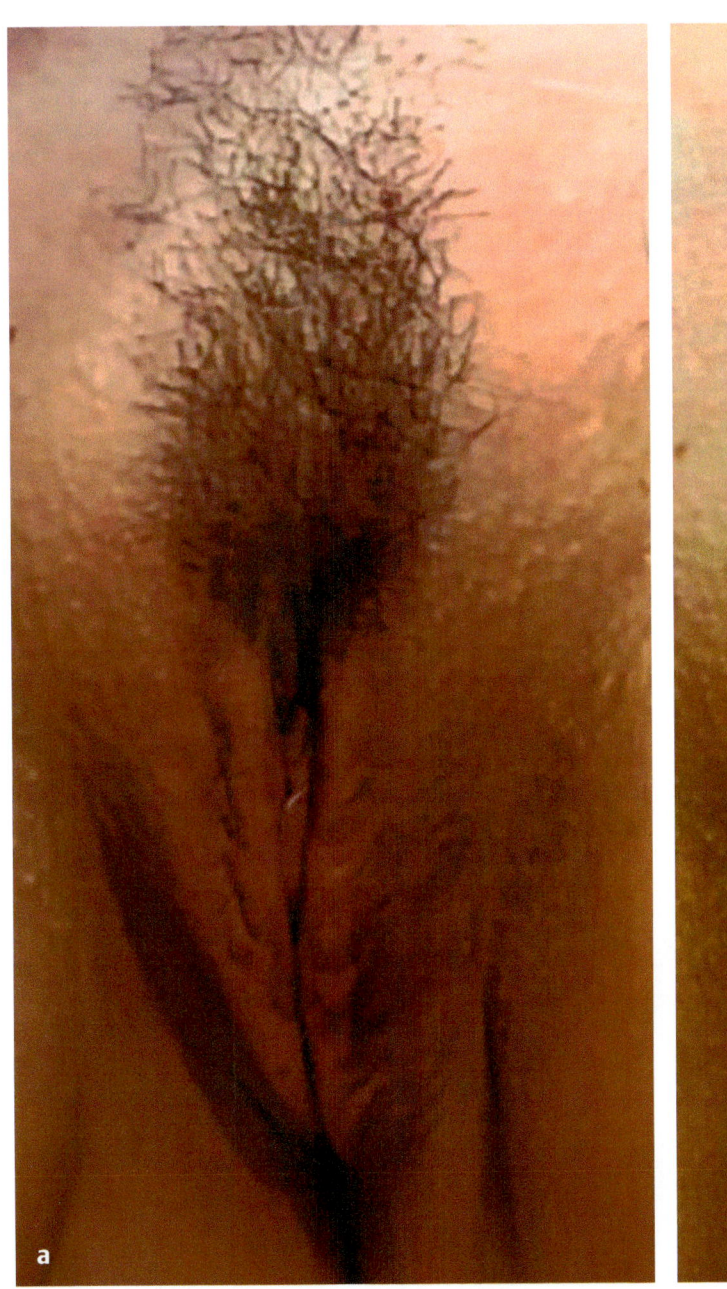

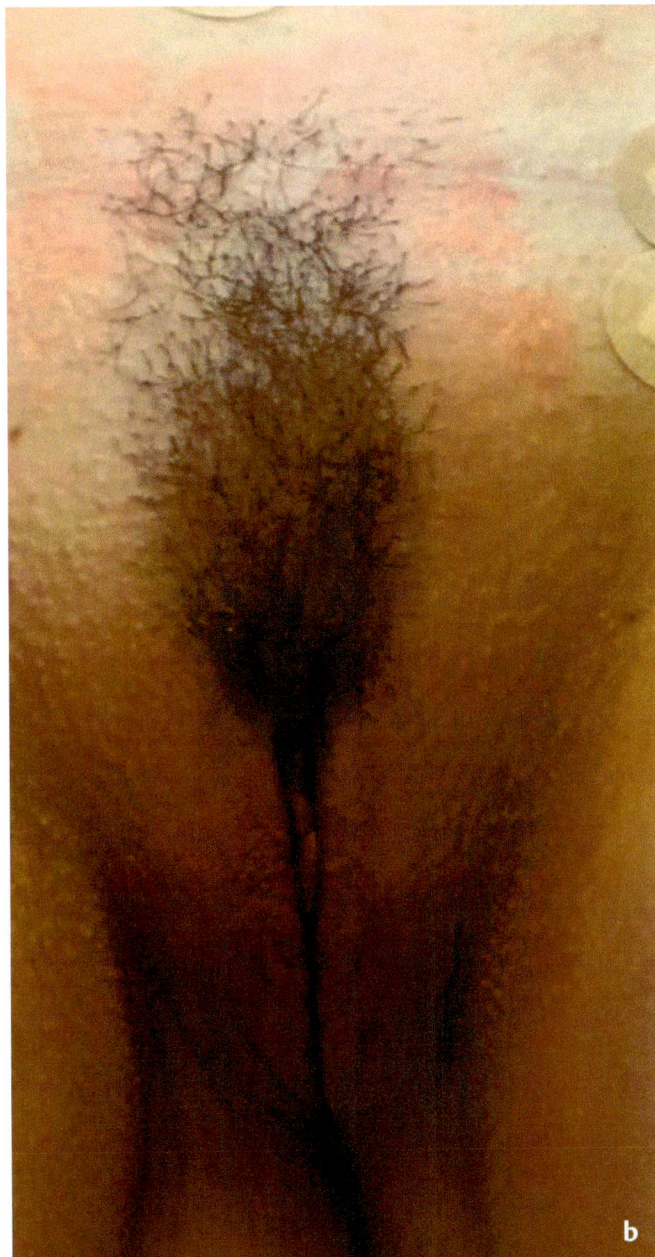

Fig. 15-3. (a) Antes e (b) resultado após 30 dias da injeção de CaHA.

## Ácido L-Polilático

O PLLA é considerado um polímero biocompatível e biodegradável, eficaz, seguro, com efeitos duradouros e alto nível de satisfação entre os pacientes.[12-14] As injeções de PLLA induzem à neoformação de colágenos tipos 1 e 3, TGF-β1, TGF-β2 e TGF-β3, perceptíveis histologicamente já em 2 semanas após a injeção e com decréscimo em 12 semanas,[15] porém, com efeitos terapêuticos clinicamente visíveis por até 2 anos.[16]

A eficácia e a segurança do PLLA são influenciadas pela correta reconstituição, diluição e administração do produto. Efeitos colaterais indesejados, como pápulas e nódulos, podem resultar de reconstituição incorreta, distribuição irregular do produto na suspensão, injeção superficial ou falta de massagem pós-tratamento.[17]

Portanto, a boa técnica de aplicação exige o conhecimento da reconstituição e diluição corretas do produto. Para as injeções de PLLA, podem ser utilizados frascos de 150 ou 210 mg, cuja reconstituição pode ser realizada imediatamente antes da injeção,[18] com segurança.

Deve-se diluir o PLLA inicialmente para 3 mL de água destilada e agitar vigorosamente por 1 minuto. Acrescentar mais 5 mL de água destilada ao frasco e agitar novamente. Dividir os 8 mL restantes em 4 seringas e acrescentar 1 mL de lidocaína 1% em cada seringa. No caso do PLLA 150 mg, acrescentar 2 mL de água destilada adicional a cada seringa, já se for usado o PLLA 210 mg adicionar 4 mL de água destilada por seringa. As seringas do PLLA 150 mg terão 5,0 mL, enquanto do PLLA 210 mg 7,0 mL. De posse da solução final de 7,5 mg/mL, realizar a injeção de 5,0 mL em cada grande lábio e 10 mL no monte

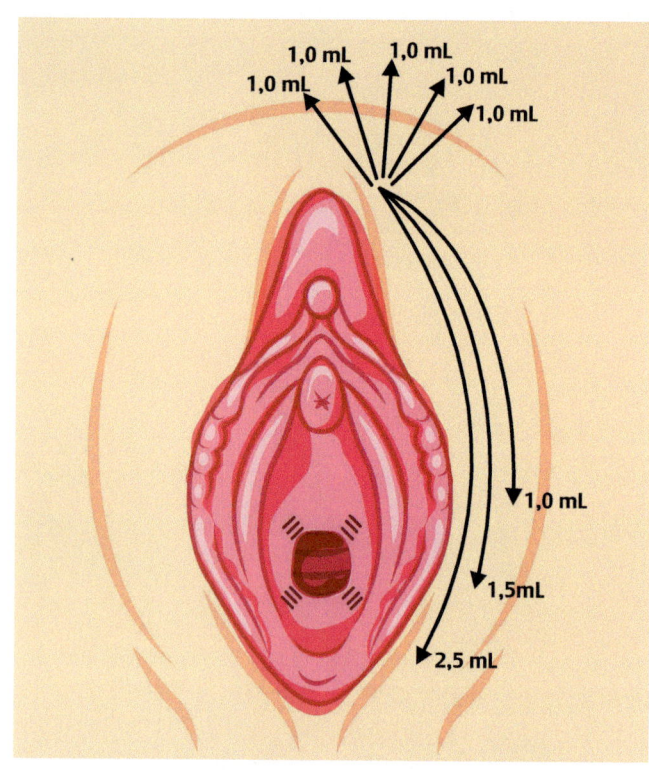

**Fig. 15-4.** Esquema de injeção de PLLA, 7,5 mg/mL. Observe que se sugere a injeção de maior volume medial para se evitar maior espessamento dérmico lateral, com risco teórico de consequente afastamento dos grandes lábios.

púbico. Para tanto, após limpeza adequada da área, é realizada anestesia pontual com lidocaína 1% em limite superior dos grandes lábios, onde será realizada a incisão com agulha 21 G, a partir da qual a cânula 22 G, 5 ou 7 cm será inserida. Da incisão central, a cânula percorrerá 5 vetores superiores direcionados a cada metade do monte púbico, cada qual recebendo, por retroinjeção, 1 mL da solução e 3 vetores inferiores, direcionados aos grandes lábios (Fig. 15-4).[6] Temos atingido excelentes resultados com essa aplicação (Figs. 15-5 e 15-6).

Resumindo:

- Ácido L-Polilático 150 mg (Sculptra):
  - Água destilada 16 mL + lidocaína 1% 4 mL: volume suficiente para se atingir 20 mL da solução final, dos quais 5 mL serão injetados em cada grande lábio e em cada metade da região pubiana.
- Ácido L-Polilático 210 mg (Elleva):
  - Água destilada 24 mL + lidocaína 4 mL: volume suficiente para se atingir 28 mL da solução final, dos quais sugerimos injetar 5 mL em cada grande lábio e em cada metade da região pubiana, e os 8 mL restantes podem ser divididos em duas seringas com 4 mL para tratamento de flacidez na área interna de coxas.
  - Apesar de o poder volumizador ser discreto se comparado ao ácido hialurônico, optamos por realizar a injeção de maior volume medial para evitar que a injeção de maior volume lateral pudesse trazer espessamento dérmico tal que afastasse os grandes lábios. Por motivo análogo, montes pubianos muito volumosos não foram injetados pelo risco de volumização adicional, mesmo que discreta.

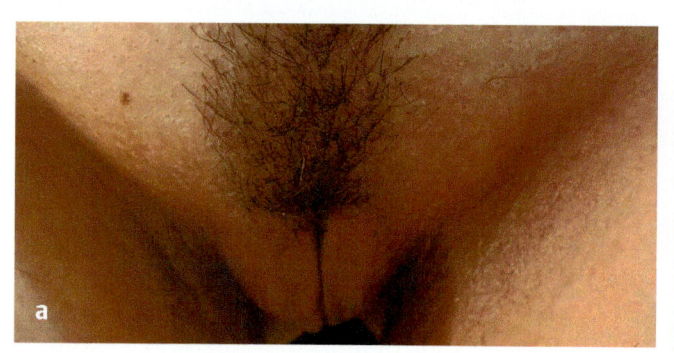

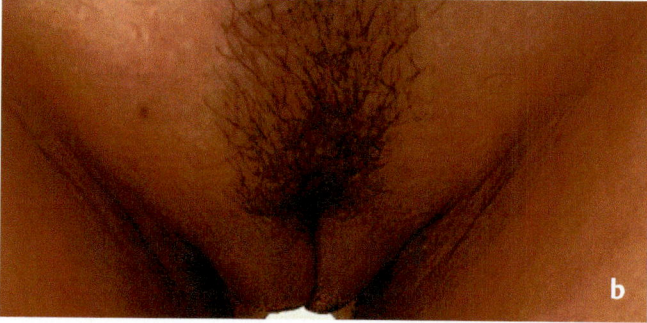

**Fig. 15-5.** (a) Antes e (b) resultado de 60 dias após a injeção de PLLA na diluição de 7,5 mg/mL.

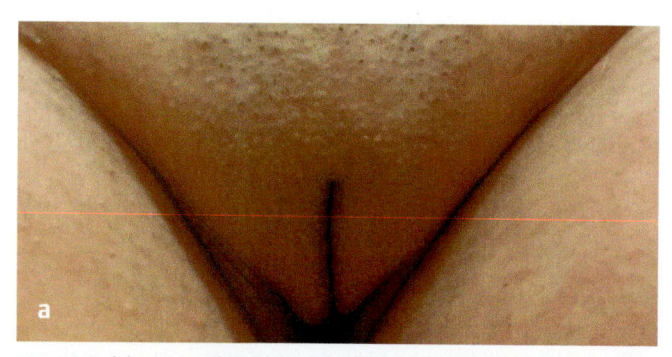

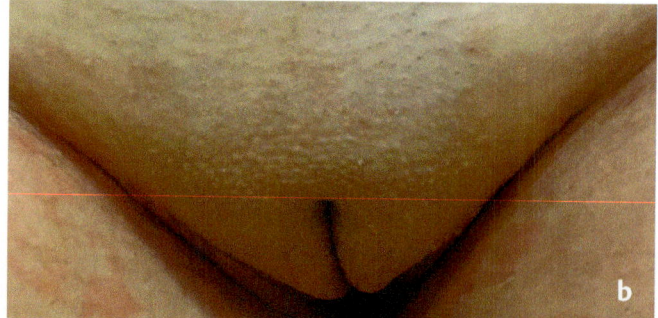

**Fig. 15-6.** (a) Antes e (b) resultado 60 dias após injeção de PLLA na diluição de 7,5 mg/mL. Perceba como uma única sessão foi capaz não só de promover encurtamento dos grandes lábios, mas também discreta volumização de monte púbico.

## PROTOCOLO DE APLICAÇÃO CaHA E PLLA

Ainda não há um protocolo genital estabelecido, sendo que o número de sessões dependerá da flacidez de pele e do resultado que se deseja obter (Figs. 15-4 e 15-5). De maneira geral, recomenda-se como tratamento inicial, uma sessão a cada 30 dias, conforme a idade da paciente:

- *30 a 40 anos:* 1 sessão inicial.
- *Entre 41 a 50 anos:* 2 sessões iniciais.
- *Entre 51 a 60 anos:* 3 sessões iniciais.

As sessões devem ser realizadas com intervalos de 30 dias e tratamentos de manutenção podem ser realizados a cada 6 a 12 meses.

## COMPLICAÇÕES DE CaHA E PLLA
### Pápulas, Nódulos e Granulomas

O aparecimento de pápulas e nódulos é a complicação mais comum associada à injeção de CB.[19,20] Eles ocorrem por falha na reconstituição, pela aplicação de volume excessivo por área, por superficialização do produto ou pela injeção em áreas de pele muito fina.

Para evitá-los, portanto, é essencial fazer a diluição correta do produto, não exceder a quantidade de produto recomendada por área e injetar o CB no tecido celular subcutâneo, evitando a extrusão do mesmo pelo trajeto da cânula. Para tanto, recomenda-se parar a injeção quando ¾ da cânula estiverem visíveis.

A massagem vigorosa da área imediatamente após e nos dias que se seguem à injeção também são essenciais e diminuem a ocorrência de nódulos. Caso os nódulos surjam, pode-se aguardar sua resolução espontânea, o que ocorre com frequência, ou pode-se injetá-los com SF 0,9% ou lidocaína e massageá-los para dissolvê-los.

Nódulos resistentes são raros e geralmente estão associados à formação de granulomas, cujo desenvolvimento está associado a uma resposta imune exagerada do hospedeiro frente à injeção do CB. Nesses casos, os nódulos podem ser injetados com triancinolona e 5-flurouracil ou podem ser removidos cirurgicamente.

### Oclusão Vascular

Os sinais e sintomas associados são semelhantes aos descritos para a injeção intravascular de HA e incluem, evolutivamente, lentificação do enchimento capilar, palidez cutânea, livedo reticular, pustulização, ulceração e necrose cutânea. A oclusão vascular, apesar de infrequente, parece ser mais comum com a CaHA do que com o PLLA.[21,22] Nesses casos, o tratamento inclui:

- Injeção de hialuronidase, no mínimo 600 mL para cada 0,1 mL de CaHA.
- Administração de AAS 500 mg de ataque e 75 mg de manutenção por 5 dias.
- Utilização de compressas mornas.
- Prescrição de prednisona 50 mg/dia, 5 dias.
- Avaliação quanto à prescrição dos vasodilatadores sildenafil ou tadalafil e das heparinas de baixo peso molecular (enoxaparina).

### Infecção Secundária

A presença de dor, edema, calor ou flutuação sugere infecção secundária e deve ser tratada com antibioticoterapia sistêmica, associada ou não à drenagem cirúrgica da área.

## ASSOCIAÇÃO DE TRATAMENTOS À INJEÇÃO DE CaHA E PLLA

A associação dos CB às tecnologias do ultrassom microfocado, radiofrequência não agulhada e *lasers* não ablativos podem ser realizados na mesma sessão, desde que as tecnologias sejam previamente aplicadas.[19]

Sugiro, entretanto, evitar o uso de tecnologias que rompam a barreira cutânea como a radiofrequência microagulhada e os *lasers* ablativos de Erbium e $CO_2$, cujas microlesões impediriam a realização da massagem domiciliar necessária, além de predisporem à infecção secundária.

Após a injeção do PLLA e da CaHA, sugiro um intervalo de 15 e 90 dias, respectivamente, para aplicação de tecnologias ablativas. O intervalo de CaHA é maior pela presença do veículo gel de carboximetilcelulose nesse período inicial após a injeção.

## FIOS DE PDO

A inserção de PDO resulta não apenas em neocolagênese, mas também em compactação de gordura, levando, em última análise, à contratura tecidual local.[23,24] Por isso sua aplicação está indicada em LM volumosos, que não poderiam receber qualquer volumização adicional.

### Técnica de Aplicação

Após limpeza da área, metade dos fios escolhidos será injetado no terço superior e a outra metade no terço médio dos LM. Para tornar a injeção mais agradável, a área terá sido previamente anestesiada com lidocaína 1% injetável.

Em geral, utilizamos no terço superior de cada LM 5 fios em parafuso e, nos 2/3 inferiores, 5 fios monofilamentares (Fig. 15-7). Os fios em parafuso possuem maior concentração de polidioxanona e, com isso, maior poder de retração tecidual. Por isso são utilizados no terço superior para maior efeito *lifting*. Inferiormente, entretanto, pelo seu poder de volumização, ainda que discreto, seu uso deve ser evitado, optando-se pela injeção de fios monofilamentares.[6]

Quando não se deseja obter qualquer volumização, mesmo que discreta, deve-se optar pela injeção exclusiva de fios monofilamentares (Fig. 15-8).

Novas injeções podem ser realizadas a cada 4 a 6 meses para manutenção dos resultados (Figs. 15-9 e 15-10).

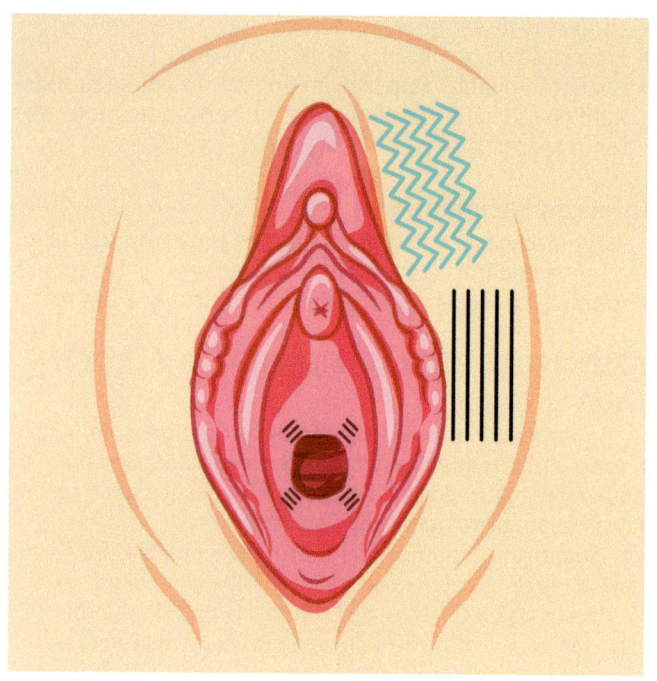

**Fig. 15-7.** Esquema de aplicação de fios em parafuso (azuis) e fios monofilamentares (pretos) para o tratamento de flacidez de grandes lábios.

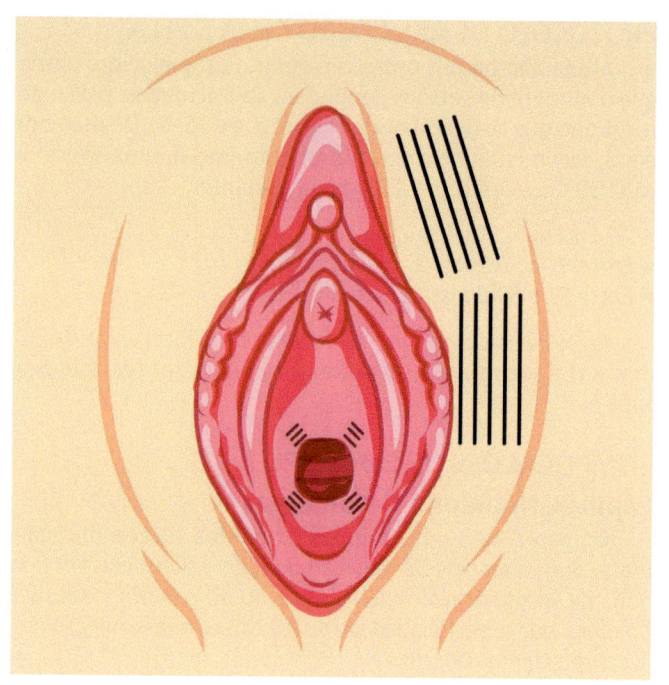

**Fig. 15-8.** Esquema de aplicação exclusiva de fios lisos em grandes lábios.

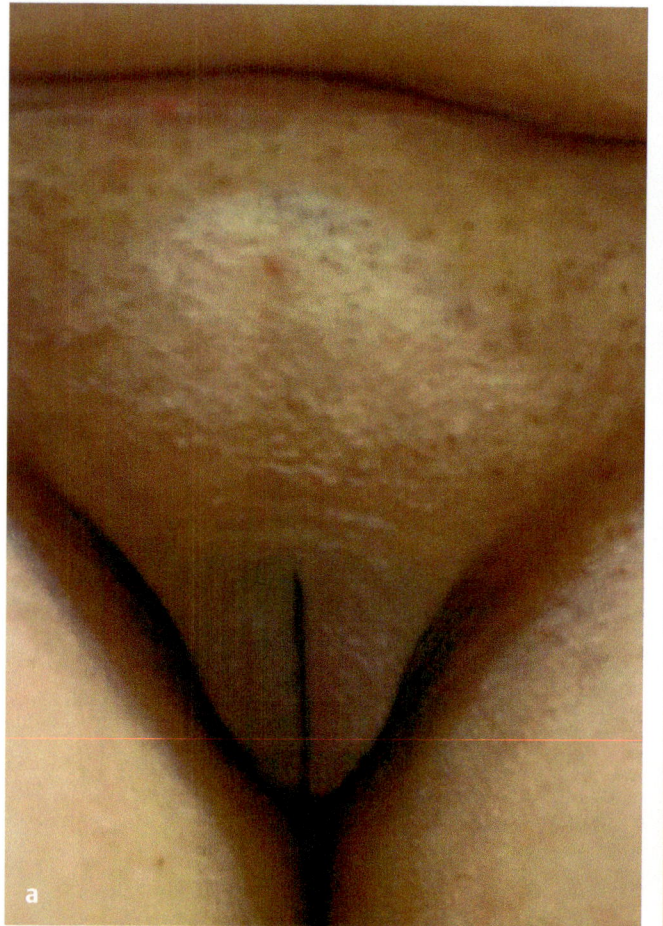

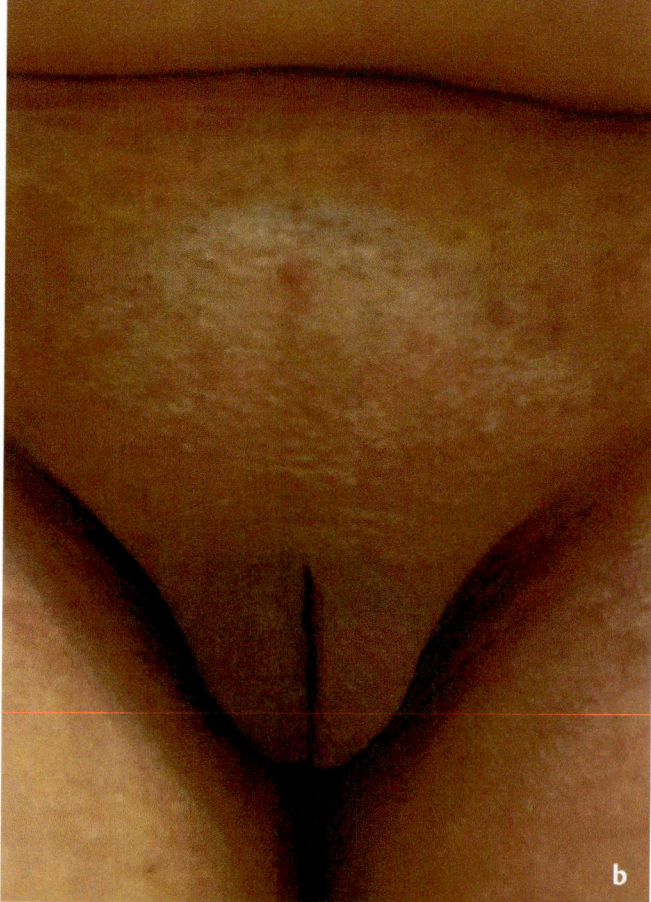

**Fig. 15-9.** (**a**) Antes e (**b**) resultado após 60 dias da aplicação de fios de PDO, 5 unidades em parafuso e 5 unidades monofilamentares em cada grande lábio, conforme esquema da Figura 15-1.

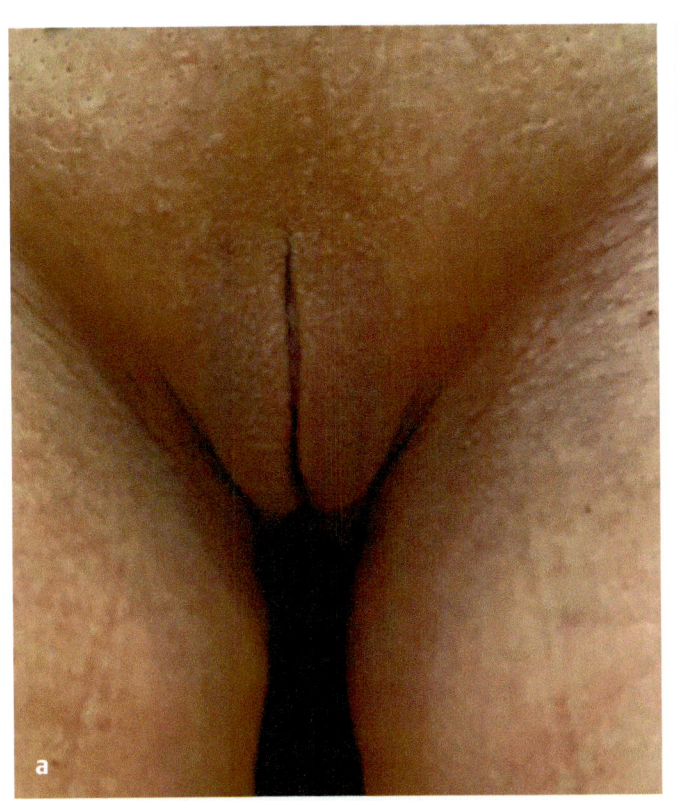

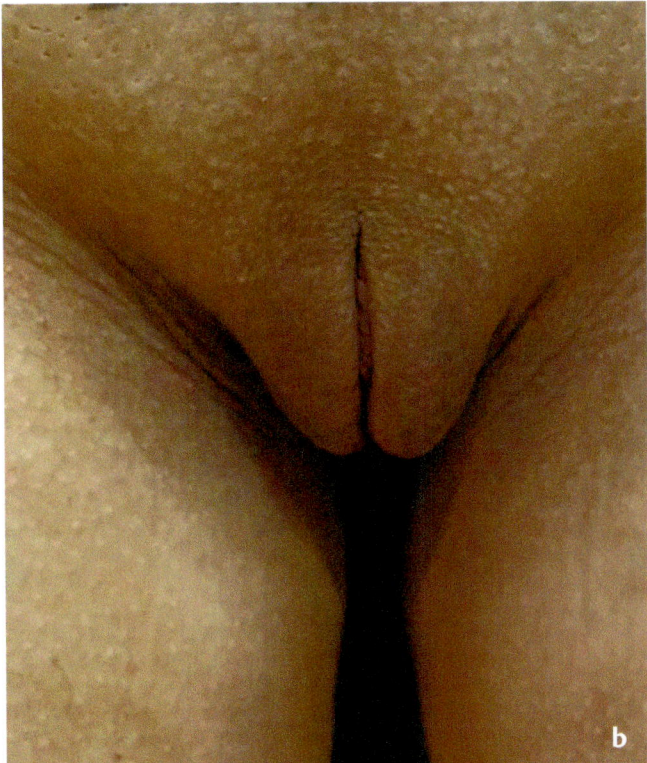

**Fig. 15-10.** (a) Antes e (b) pós-procedimento de 60 dias após a injeção de 10 fios monofilamentares em cada grande lábio. Foi escolhido o fio liso, nesse caso, pois a paciente recusava veementemente qualquer volumização adicional.

## Complicações

As complicações mais comuns relativas à implantação vulvar dos fios de PDO, em nossa prática clínica, incluem:

- Migração dos fios, com ligeiro desconforto e sensação de "picada" provavelmente onde o fio deslocado toca a derme. Em geral, esse desconforto dura alguns poucos dias após o procedimento, tendo-se resolvido espontaneamente em todos os casos que acompanhamos.[6]
- Infecção é a complicação mais temida e, se presente, deve ser tratada com antibioticoterapia sistêmica. A excisão cirúrgica do fio é praticamente impossível, pois os fios utilizados são delicados e friáveis, entretanto, se houver formação de abscesso, a intervenção deve ser realizada no sentido de drenagem do mesmo.[6,25]
- Granulomas e irregularidades cutâneas, apesar de relatados na literatura para aplicação de fios em outras áreas, não foram observados por nós até o momento com a técnica descrita.[6]

## ASSOCIAÇÃO DE TRATAMENTOS

A literatura médica autoriza a associação dos fios às tecnologias do ultrassom microfocado, da radiofrequência não agulhada, dos *lasers* não ablativos e da luz pulsada, na mesma sessão de forma segura e com o potencial de entregar aos nossos pacientes melhores resultados, desde que as tecnologias sejam aplicadas previamente.[26]

Também há relatos de associação dos fios aos *lasers* fracionados ablativos, como Erbium e $CO_2$, sugerindo-se, nesses casos, que os fios sejam aplicados previamente, para impedir *drug dellivery* dos agentes de limpeza cutânea aplicados na assepsia prévia à inserção dos fios, pelos micro-orifícios deixados pelos *lasers*.[26] Não associar a injeção local de HA antes de 6 meses, sob o risco de degradação hidrofílica de PDO.[27]

## ORIENTAÇÕES E CUIDADOS APÓS A INSERÇÃO DE FIOS VULVARES

### Prescrição Médica

- Avaliar antibioticoterapia profilática (área de injeção potencialmente contaminada): amoxicilina-clavulanato 500 mg, 3×/dia, 7 dias.
- Se a paciente for portadora de herpes genital recidivante: aciclovir 400 mg, 2×/dia, 10 dias.

### Cuidados Domiciliares

- Evitar relações sexuais, principalmente sexo oral e atividades físicas por 48 horas.
- Evitar depilação, esportes como ciclismo, hipismo ou outras atividades traumáticas sobre a região injetada por 14 dias.

### Orientações

- Desconforto ao toque, edema e hematomas são comuns e se resolvem em cerca de 7 dias.
- Dor espontânea, calor ou resfriamento, rubor ou palidez, inchaço, aparecimento de pústulas, febre ou mal-estar, principalmente se surgidos nas primeiras 72 horas após o procedimento, precisam ser prontamente relatadas.

## REFERÊNCIAS BIBLIOGRÁFICAS

1. Zerbinati N, Haddad RG, Bader A, Rauso R, D'Este E, Cipolla G, et al. A new hyaluronic acid polymer in the augmentation and restoration of labia majora. J Biol Regul Homeost Agents. 2017;31(Suppl. 2):153-61.
2. Jabbour S, Kechichian E, Hersant B, Levan P, El Hachem L, Noel W, et al. Labia majora augmentation: a systematic review of the literature. Aesthet Surg J. 2017;37(10):1157-64.
3. Hexsel D, Dal Forno T, Caspary P, Hexsel CL. Soft-tissue augmentation with hyaluronic acid filler for labia majora and mons pubis. Dermatol Surg. 2016;42(7):911-4.
4. Fasola E, Gazzola R. Labia majora augmentation with hyaluronic acid filler: technique and results. Aesthet Surg J. 2016;36(10):1155-63.
5. Su C-F, Tsai H-J. Mimicking bilateral vulvar testicles after labia majora augmentation with hyaluronic acid. Ann Plast Reconstr Surg. 2019;3(5):1044.
6. Amaral VC. PDO threads, calcium hydroxyapatite, and l-polylactic acid for vulvar flaccidity - indications, technique, and results. Surgical and Cosmetic Dermatology. 2023;15.
7. Rovatti PP, Pellacani G, Guida S. Hyperdiluted calcium hydroxyapatite 1: 2 for mid and lower facial skin rejuvenation: efficacy and safety. Dermatol Surg. 2020;46(12):e112-e7.
8. Guida S, Longhitano S, Shaniko K, Galadari H, Chester J, Ciardo S, et al. Hyperdiluted calcium hydroxylapatite for skin laxity and cellulite of the skin above the knee: a pilot study. Dermatol Ther. 2020;33(6):e14076.
9. Wollina U, Goldman A. Long lasting facial rejuvenation by repeated placement of calcium hydroxyapatite in elderly women. Dermatol Ther. 2020;33(6):e14183.
10. Goldie K, Peeters W, Alghoul M, Butterwick K, Casabona G, Chao YYY, et al. Global consensus guidelines for the injection of diluted and hyperdiluted calcium hydroxylapatite for skin tightening. Dermatol Surg. 2018;44(Suppl 1):S32-S41.
11. Guida S, Longhitano S, Spadafora M, Lazzarotto A, Farnetani F, Zerbinati N, et al. Hyperdiluted calcium hydroxylapatite for the treatment of skin laxity of the neck. Dermatol Ther. 2021;34(5):e15090.
12. Ray S, Adelnia H, Ta HT. Collagen and the effect of poly-l-lactic acid based materials on its synthesis. Biomater Sci. 2021;9(17):5714-31.
13. Alessio R, Rzany B, Eve L, Grangier Y, Herranz P, Olivier-Masveyraud F, et al. European expert recommendations on the use of injectable poly-L-lactic acid for facial rejuvenation. J Drugs Dermatol. 2014;13(9):1057-66.
14. Kim CM, Kim BY, Hye Suh D, Lee SJ, Moon HR, Ryu HJ. The efficacy of powdered polydioxanone in terms of collagen production compared with poly-L-lactic acid in a murine model. J Cosmet Dermatol. 2019;18(6):1893-8.
15. Trinh LN, Gupta A. Non-hyaluronic acid fillers for midface augmentation: a systematic review. Facial Plast Surg. 2021;37(4):536-42.
16. Narins RS. Minimizing adverse events associated with poly-L-lactic acid injection. Dermatol Surg. 2008;34(Suppl 1):S100-4.
17. Haddad A, Bogdana VK, Guarnieri C, Noviello JS, Cunha MG, Parada MB. Conceitos atuais no uso do ácido poli-l-láctico para rejuvenescimento facial: revisão e aspectos práticos. Surg Cosmet Dermatol. 2017;9(1):61-71.
18. Bravo BSF, Carvalho RM. Safety in immediate reconstitution of poly-l-lactic acid for facial biostimulation treatment. J Cosmet Dermatol. 2021;20(5):1435-8.
19. de Almeida AT, Figueredo V, da Cunha ALG, Casabona G, Costa de Faria JR, Alves EV, et al. Consensus Recommendations for the Use of Hyperdiluted Calcium Hydroxyapatite (Radiesse) as a Face and Body Biostimulatory Agent. Plast Reconstr Surg Glob Open. 2019 Mar 14;7(3):e2160.
20. Vleggaar D, Fitzgerald R, Lorenc ZP. Understanding, avoiding, and treating potential adverse events following the use of injectable poly-L-lactic acid for facial and nonfacial volumization. J Drugs Dermatol. 2014 Apr;13(4 Suppl):s35-9.
21. van Loghem J, Funt D, Pavicic T, Goldie K, Yutskovskaya Y, Fabi S, et al. Managing intravascular complications following treatment with calcium hydroxylapatite: An expert consensus. J Cosmet Dermatol. 2020 Nov;19(11):2845-2858.
22. Wu CW, Wu HJ. Retinal artery occlusion following cosmetic injection of poly-L-lactic acid. Taiwan J Ophthalmol. 2021 Apr 17;11(3):317-320.
23. Shin JJ, Park TJ, Kim BY, Kim CM, Suh DH, Lee SJ, et al. Comparative effects of various absorbable threads in a rat model. J Cosmet Laser Ther. 2019;21(3):158-62.
24. Yoon JH, Kim SS, Oh SM, Kim BC, Jung W. Tissue changes over time after polydioxanone thread insertion: an animal study with pigs. J Cosmet Dermatol. 2019;18(3):885-91.
25. Surowiak P. Barbed PDO thread face lift: a case study of bacterial complication. Plast Reconstr Surg Glob Open. 2022 Mar 7;10(3):e4157.
26. Miranda CR. Association of PDO threads and technologies-Facial treatment protocols. J Cosmet Dermatol. 2023 Mar;22(3):804-809.
27. Suárez-Vega DV, Velazco de Maldonado GJ, Ortíz RL, García-Guevara VJ, Miller- Kobisher B. In Vitro degradation of polydioxanone lifting threads in hyaluronic acid. J Cutan Aesthet Surg. 2019;12(2):145-8.

# ÁCIDO HIALURÔNICO NOS TRATAMENTOS ESTÉTICOS

Marcel Vinícius

Os procedimentos estéticos têm ganhado grande popularidade nos últimos anos. Este fato se deve em grande parte ao aumento no uso de preenchimentos injetáveis. Para preenchimento, o material atualmente mais utilizado é o ácido hialurônico sob a forma de géis reticulados, que serão o tema deste capítulo. Não falaremos de outras formas de apresentação do ácido hialurônico, nesse momento.

Os preenchimentos de ácido hialurônico (AH) são atualmente os injetáveis mais largamente utilizados seja em procedimentos faciais e mais recentemente em tratamentos corporais. O conhecimento das características dos produtos, técnicas de injeção e de anatomia é muito importante para bons e seguros resultados.

O conhecimento de características básicas dos preenchedores deve estar como fator integrante no arsenal do profissional que deseja ter bons resultados. Noções básicas sobre algumas características dos preenchimentos de ácido hialurônico se tornam indispensáveis para uma escolha de sucesso nos tratamentos que você está disposto a oferecer aos seus pacientes. A reologia básica dever ser entendida para uma melhor escolha dos produtos de acordo com os tecidos-alvo a serem preenchidos ou rejuvenescidos com AH.

O AH é um componente que ocorre naturalmente na matriz extracelular e se caracteriza por ser um polímero de glicosaminoglicanos à base de ácido glicurônico e N-acetil glicosamina. Estes componentes desempenham funções diversas de hidratação, proteção antirradicais livres dentre outras funções no nosso organismo. A quantidade de ácido hialurônico do corpo é metabolizada rapidamente e deve ser produzida constantemente pelas células. O envelhecimento da pele e a exposição a oxidantes, poluentes e raios ultravioleta reduzem a capacidade das células de produzir ácido hialurônico. Como resultado, a pele começa a reduzir seu volume, com a subsequente formação facial.

Em 2003, nos EUA, a Food and Drug Administration (FDA) aprovou o primeiro preenchimento dérmico de AH para a correção de rugas e dobras faciais moderadas a graves, como dobras nasolabiais. Nos últimos dez anos, inúmeros produtos para usos terapêuticos e estéticos foram desenvolvidos para esta substância natural versátil.

Existem ácidos hialurônicos com as mais diversas funções no mercado, desde os preenchedores dérmicos, volumizadores, preenchedores corporais até ácidos hialurônicos desprovidos de efeito volumizador – utilizados como potentes produtos de hidratação. O que diferencia vários tipos de preenchedor de AH pode ser – de forma simplificada – o seu grau de reticulação ou, em inglês, *crosslink*.

## PROCESSO DE RETICULAÇÃO DO AH

A maioria dos produtos de preenchimento dérmico consistirá em ácido hialurônico cruzado com um produto químico como 1,4-butanedioldigligli-idyl éter (BDDE) e suspenso em uma solução fisiológica ou com tampão de fosfato.

O processo de reticulação é utilizado para ligar as cadeias poliméricas umas às outras, modificando assim suas propriedades físicas. Este processo tem por finalidade aumentar a durabilidade e também a sua resistência à degradação, quando submetido a forças externas.

Os mais diversos métodos usados para fabricar preenchimentos de AH dão origem a diferenças nas propriedades, como grau de reticulação, tamanho de partícula e concentração.

Os enchimentos de AH podem ser classificados de acordo com suas formas de partículas: géis monofásicos ou bifásicos. Muito se especula sobre um método ser melhor que o outro, mas o que se sabe é que, de uma maneira geral, não há superioridade cientificamente comprovada de superioridade.

O que queremos ensinar aqui é que o médico deve escolher as características que sejam as mais adequadas para diferentes indicações clínicas do seu paciente, afinal, o seu paciente é único e merece o que você entender como mais adequado a ele.

## REOLOGIA – CARACTERÍSTICA FÍSICA DOS PREENCHIMENTOS DE AH

Todo gel, ao ser submetido a forças externas, sofre uma tendência à deformação, desintegração ou separação dos seus componentes físicos. A reologia é a ciência que estuda as características físicas que influenciam a maneira como os materiais se comportam quando sujeitos a forças externas-sejam elas: compressão, estiramento, torção ou cisalhamento. É importante lembrar que estas forças estão presentes nos tecidos humanos quando injetarmos um produto de AH e que por isso devemos conhecer suas características a fim de escolher o melhor produto para uma determinada área.

Por exemplo, ao tratar as camadas profundas, acima do osso "supraperiosteais", é importante que o preenchimento tenha um bom potencial de elevação dos tecidos e de volumizar (fazendo relação a uma alta elasticidade – falaremos mais sobre isso adiante no capítulo) com baixo potencial de se espalhar pelos tecidos uma vez que não queremos "perder" a forma deixada sobre o osso.

De forma oposta, se desejamos hidratação superficial sem volumização, devemos injetar produtos mais espalháveis em camadas mais superficiais a se acomodar nos tecidos sem grandes alterações de volume.

Vários fatores reológicos afetam as características preenchedoras de AH; aqui quero que entenda os mais básicos conceitos.

- *Elasticidade ou módulo elástico (G'):* a capacidade de recuperar a forma original após a deformação do cisalhamento. Elasticidade é a capacidade de um material retornar à sua forma original depois de ser deformado e confere maior "dureza" ou capacidade de *lifting* (teórico) ao preenchimento.
- *Capacidade de elevação:* a capacidade de elevação de um enchimento é sua capacidade de se opor à deformação e ao achatamento e afeta sua adequação para diferentes aplicações, seja para correção mais superficial de linhas finas ou uso mais profundo para rugas e dobras, volume e contorno.
- *Coesividade:* a coesão de um preenchimento é a força das forças de adesão que mantêm as unidades de ácido hialurônico individuais juntas. Um gel deve ser coeso para evitar qualquer migração. As propriedades viscoelásticas e o *cross link* determinam a coesão do gel. Um gel com baixa coesão é adequado para tratamentos delicados e superficiais.
- *Viscosidade – módulo viscoso (G"):* é uma medida da resistência de um fluido, que está sendo deformado por tensão de cisalhamento ou tração.

## AH PARA MODELAGEM CORPORAL

O AH produzido especificamente para reamodização corporal foi introduzido, em 2009, em particular Macrolane, uma nova formulação de gel à base de ácido hialurônico estabilizado injetável de origem não animal para restauração de volume e contorno de superfícies corporais. A formulação de Macrolane aumentou a viscosidade (ou seja, um gel mais grosso). Com uma alta resistência à deformação, o gel de ácido hialurônico aumenta o tecido corporal, simplesmente ocupando espaço (de maneira semelhante aos implantes permanentes).

Atualmente, há várias marcas de AH para uso corporal e também na região íntima – rejuvenescimento da região íntima feminina tem ganhado força cada vez mais intensa com os avanços das técnicas e também com a união de forças de *experts* a fim de melhorar de forma segura a saúde e estética feminina.

Vale ressaltar que vários estudos em curso estão sendo realizados nesse momento e demonstram perspectivas promissoras nos tratamentos íntimos com AH.

O conhecimento mais aprofundado da reologia, das técnicas e da anatomia pode trazer ainda mais precisão ao seu tratamento escolhido, uma vez que a cada dia surjam novos produtos de AH e com isso devemos estar sempre atualizando nossos conceitos para oferecer o melhor e de forma mais segura.

## SEGURANÇA DO USO DO AH

Sem dúvida alguma, os preenchimentos de AH têm como sua principal característica **a segurança**.

Sabemos que a segurança dos procedimentos está relacionada a:

1. Fatores anatômicos (por exemplo, dominar a anatomia da área a ser injetada é de fundamental importância para evitar injeções intravasculares),
2. Fatores de higiene e antissepsia (fazendo todos os esforços para realizar procedimentos com antissepsia e assepsia prévias além de dominar técnicas mais cuidadosas anticontaminação) e
3. Ao produto que está sendo injetado no tecido.

Esta última tem especial importância, o **ácido hialurônico**, uma vez que este possui seu "antídoto" químico à enzima hialuronidase – os preenchimentos de ácido hialurônico podem ser dissolvidos com hialuronidases, aumentando sua "segurança" quando comparados aos demais não ácido hialurônico. As hialuronidases são enzimas licenciadas para aumentar a penetração de injeções subcuárias ou intramusculares, anestésicos locais e infusões e reduzir o inchaço. Porém são amplamente utilizados *off-label* na medicina estética para dissolver o ácido hialurônico.

## BIBLIOGRAFIA

Amaral VC. Systematization of labia majora augmentation with hyaluronic acid filler: the vulvar anatomical vector technique. Surg Cosmet Dermatol. 2024;16:e20240253.

Bacos JT, Dayan SH. Superficial dermal fillers with hyaluronic acid. Facial Plast Surg. 2019;35(03):219-23.

Chun C, Kim Y, Son S, et al. Viscoelasticity of hyaluronic acid dermal fillers prepared by crosslinked HA microspheres. Polymer Korea. 2016;40:600.

Hee CK, Shumate GT, Narurkar V, Bernardin A, Messina DJ. Rheological properties and in vivo performance characteristics of soft tissue fillers. Dermatol Surg. 2015;41(Suppl 1):S373-S381.

International Society of Aesthetic Plastic Surgery .ISAPS international survey on aesthetic/cosmetic procedures performed in 2019. 2020 Accessed 2021 October 14at: https://www.isaps. org/wp-content/uploads/2020/12/Global-Survey-2019.pdf.

Kapoor KM, Saputra DI, Porter CE, et al. Treating aging changes of facial anatomical layers with hyaluronic acid fillers. Clin Cosmet Investig Dermatol. 2021;14:1105-18.

Pierre S, Liew S, Bernardin A. Basics of dermal filler rheology. Dermatol Surg. 2015;41(Suppl 1):S120–S126.

Stocks D, Sundaram H, Michaels J, Durrani MJ, Wortzman MS, Nelson DB. Rheological evaluation of the physical properties of hyaluronic acid dermal fillers. J Drugs Dermatol. 2011;10:974-80.

Sundaram H, Voigts B, Beer K, Meland M. Comparison of the rheological properties of viscosity and elasticity in two categories of soft tissue fillers: calcium hydroxylapatite and hyaluronic acid. Dermatol Surg. 2010;36(Suppl 3):1859-65.

Swift A, Remington K. BeautiPHIcation: A global approach to facial beauty. Clin Plast Surg. 2011;38:347-77.

# PREENCHIMENTO VULVAR COM ÁCIDO HIALURÔNICO – SITEMATIZAÇÃO
## *VULVAR ANATOMICAL VECTORS*

Vívian Amaral

## INDICAÇÕES

O ácido hialurônico (AH) é um polissacarídeo estrutural que compõe naturalmente a matriz extracelular. Produzido em laboratório, para uso injetável, pode ser utilizado para, de acordo com suas características reológicas, preenchimentos sutis, volumizações robustas ou hidratação tissular.

As características reológicas serão as definidoras de como os géis de AH se comportarão frente às pressões exercidas sobre eles, quando injetados. De maneira simplificada, poderíamos ressaltar duas características principais a serem conhecidas, antes de se proceder à injeção: a elasticidade e a viscosidade. Os produtos mais elásticos seriam mais densos e resistentes à deformação, com maior durabilidade nos tecidos e maior poder de volumização. Os géis viscosos seriam mais maleáveis, com menor capacidade de preenchimento, maior poder hidratante e menor durabilidade nos tecidos. Em geral, os produtos que utilizamos em preenchimento vulvar tem viscoelasticidade intermediária, pois precisam fornecer volumização e maleabilidade, na medida certa.

O preenchimento vulvar com AH nos permite moldar e esculpir os grandes lábios.

O preenchimento está indicado quando se deseja promover:

- Coaptação dos grandes lábios, diminuindo a exposição de pequenos lábios e clitóris.
- Volumização de grandes lábios hipotróficos.
- Sustentação superior de grandes lábios flácidos.
- Melhoria de qualidade de pele.

## CONTRAINDICAÇÕES

- Doenças autoimunes ou metabólicas descompensadas.
- Infecções locais ativas, como herpes, dermatomicoses e foliculites.
- Histórico de complicações ou hipersensibilidade prévias à injeção de AH em outras áreas corporais.
- Gestação/lactação.

## MATERIAL

- Média de 4 a 5 seringas de AH, 20 a 25 mg/mL por sessão (evitar ultrapassar 2 mL por lado por sessão).
- Lidocaína 1% injetável 2 mL.
- Cânula 22 G 5 ou 7 cm.
- Hialuronidase 3.000 UTR.

## TÉCNICA

*Vulvar Anatomical Vectors Technique* (Fig. 17-1):

- *VA1:* borda medial dos LM, injeção no coxim de gordura profundo (CP)/1-2 mL.
- *VA2:* 0,5 cm lateral a VA1, 0,5 cm menor em extensão que VA1, injeção no CP/0,6 - 0,8 mL.
- *VA3:* 1 cm lateral a VA1, 1 cm menor em extensão que VA1, injeção no CP/0,4-0,6 mL.
- *VA4:* transição entre o LM e o monte púbico, injeção superficial subcutânea (SC)/0,5 mL-1 mL.
- *VAS (surface):* toda superfície, onde houver pregueamento do LM, injeção SC/0,5-1 mL.

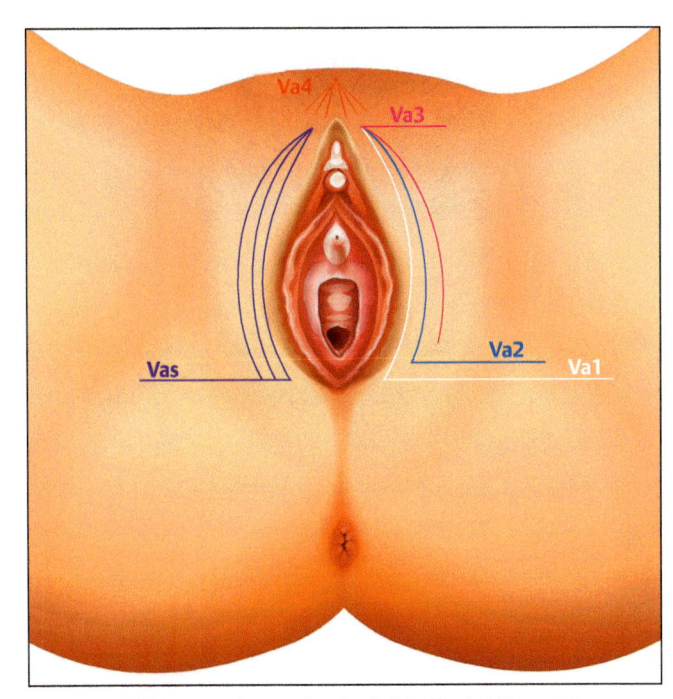

**Fig. 17-1.** VA Vectors: sistematização da injeção de HA em LM. Sistematizamos os vetores anatômicos de preenchimento dos LM com HA, conforme descrito: VA1: borda medial do LM, injeção no coxim de gordura profundo (CP)/1,0-2,0 mL de HA por LM; VA2: justalateral a VA1, 0,5 cm menor em extensão que VA1, injeção no CP/0,6-0,8 mL por LM; VA3: justa lateral a VA2, 0,5 cm menor em extensão que VA2, injeção no CP/0,4-0,6 mL por LM; VA4: injeção na RSP, na transição entre os LM e o monte púbico, injeção subcutânea (SC)/0,5 mL-1,0 mL por lado. VAS (surface): toda superfície, onde houver pregueamento do LM, injeção SC/0,5 a 1,0 mL por LM.

O preenchimento traz os seguintes resultados, de acordo com os vetores injetados:

- *VA1:* maior coaptação dos grandes lábios, com melhor acomodação de clitóris e pequenos lábios (Figs. 17-2 a 17-7).
- *VA2 e VA3:* volumização propriamente dita, com aumento da projeção dos grandes lábios; bem indicados para tratar flacidez em pacientes com LM murchos ou para repor volume em grandes lábios constitucionalmente hipotróficos (Figs. 17-8 e 17-9).
- *VA4:* sustentação dos grandes lábios e diminuição da exposição do limite superior visível do clitóris, quando hipertrófico (Figs. 17-4 a 17-7).
- *VAS:* melhora do enrugamento da pele (Fig. 17-10).

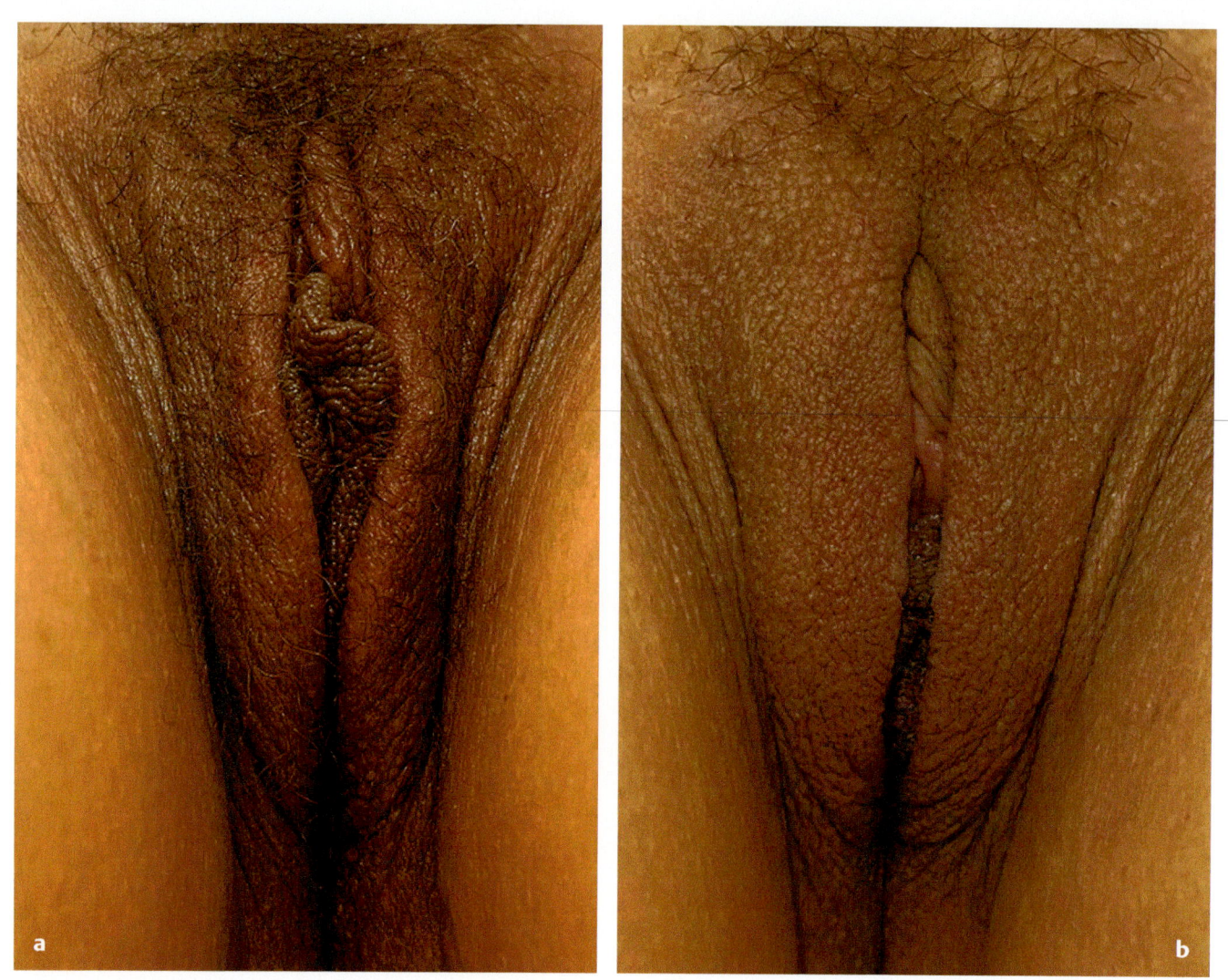

**Fig. 17-2.** (**a**) Antes. (**b**) Observe que a injeção em VA1 não apenas diminuiu a exposição de CLI e LP, como também se expandiu lateralmente, trazendo volumização parcial lateral. Obs.: em **b** a vulva está mais clara, pois a paciente se submeteu a protocolos de clareamento. Paciente em decúbito dorsal.

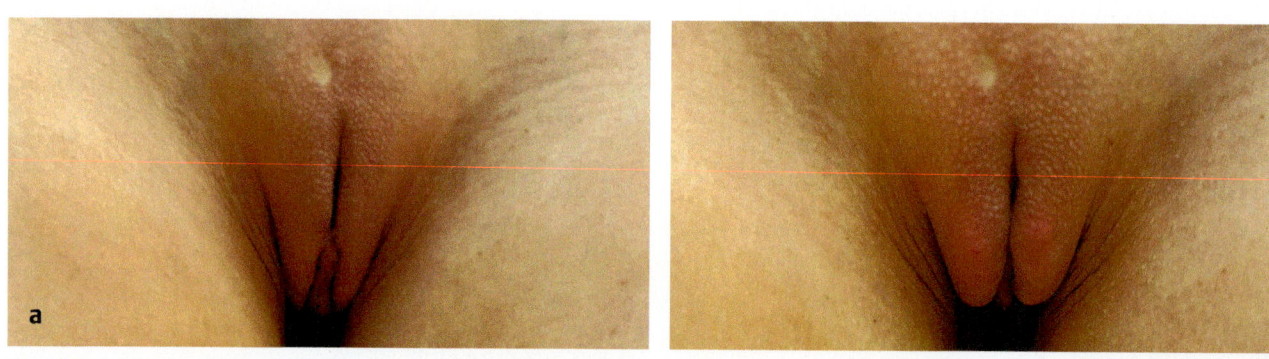

**Fig. 17-3.** (**a**) Antes e (**b**) reconstrução vulvar após labioplastia cirúrgica extrema: injeção exclusiva na porção medial de LM, em topografia de VA1. Injetados 2 mL em cada LM.

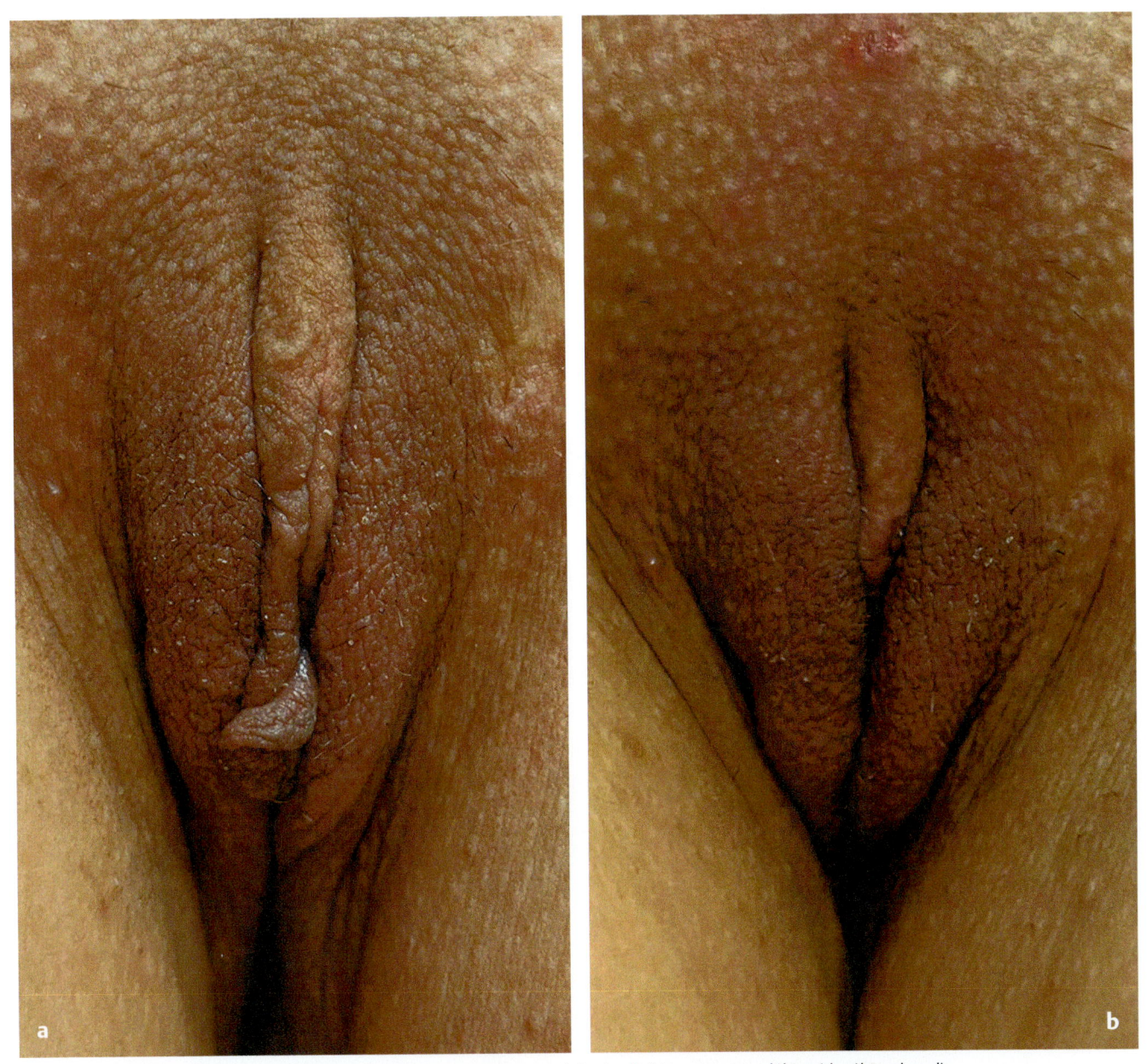

# PREENCHIMENTO VULVAR COM ÁCIDO HIALURÔNICO – SITEMATIZAÇÃO *VULVAR ANATOMICAL VECTORS*

**Fig. 17-4.** (a) Antes e (b) após injeção em VA1 e VA4 para menor exposição de clitóris e pequenos lábios (decúbito dorsal).

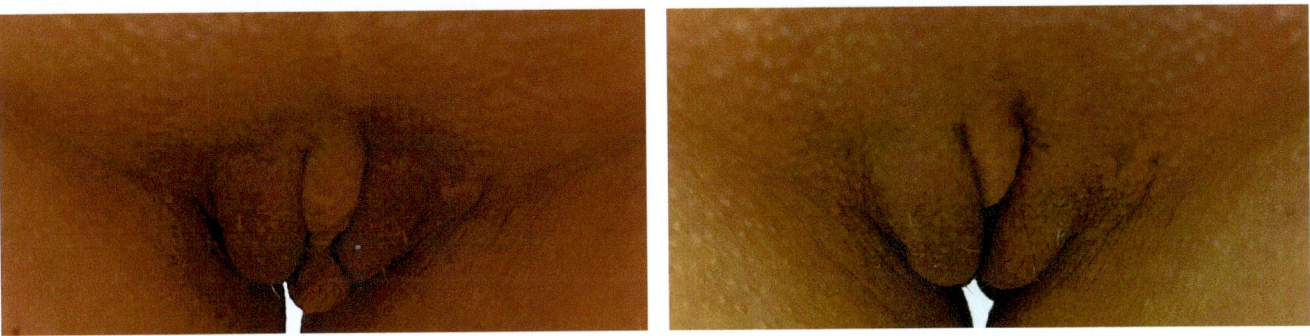

**Fig. 17-5.** Mesma paciente da imagem anterior (Fig. 17-4), agora em posição ortostática, demonstrando que as injeções de VA1 e VA4 diminuíram a exposição de CLI e LP. Perceba como a injeção de VA4 deixou mais harmônica a transição entre LM e monte pubiano.

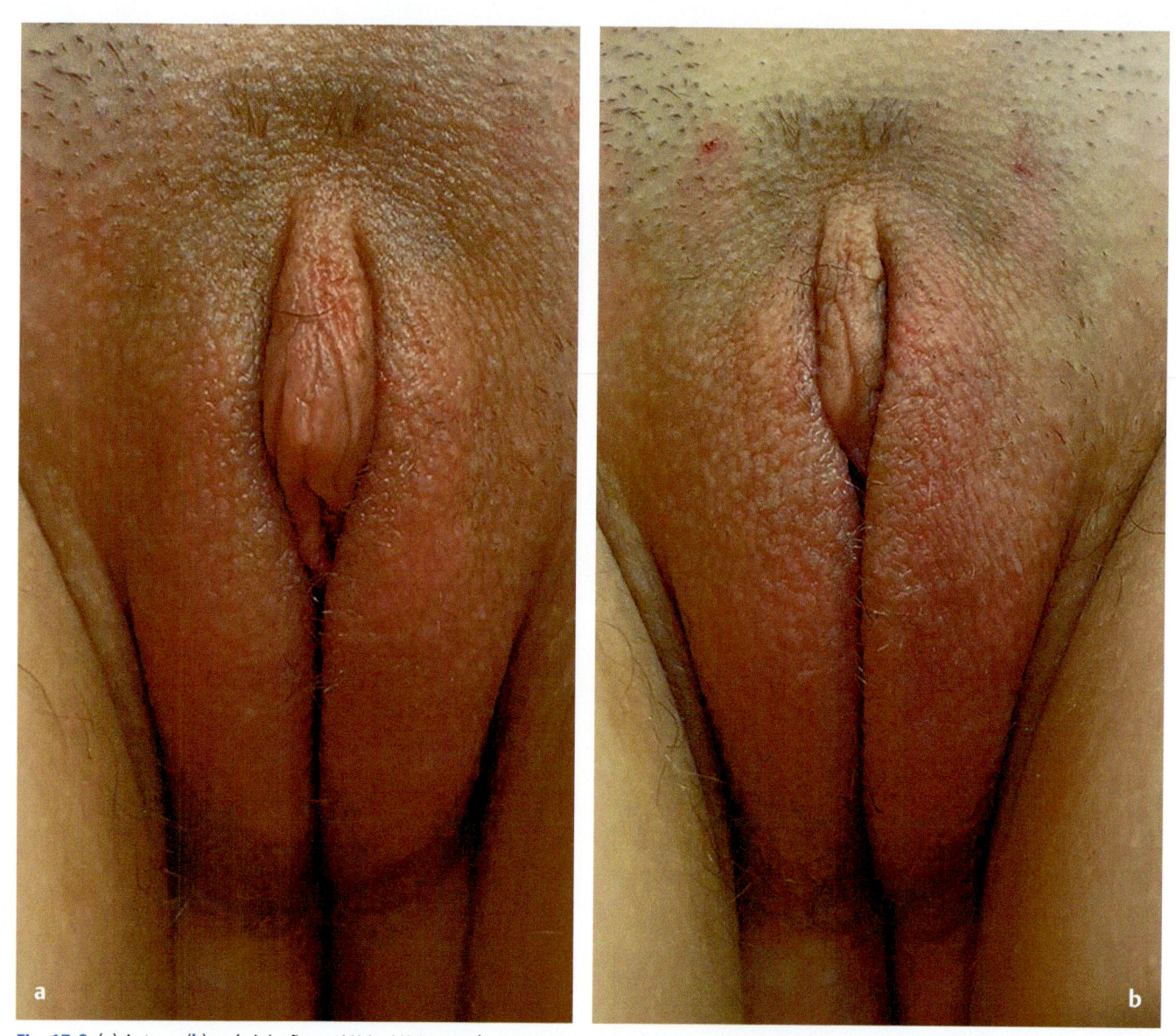

**Fig. 17-6.** (**a**) Antes e (**b**) após injeção em VA1 e VA4, para diminuir a exposição de CLI e sustentar LM volumosos (decúbito dorsal).

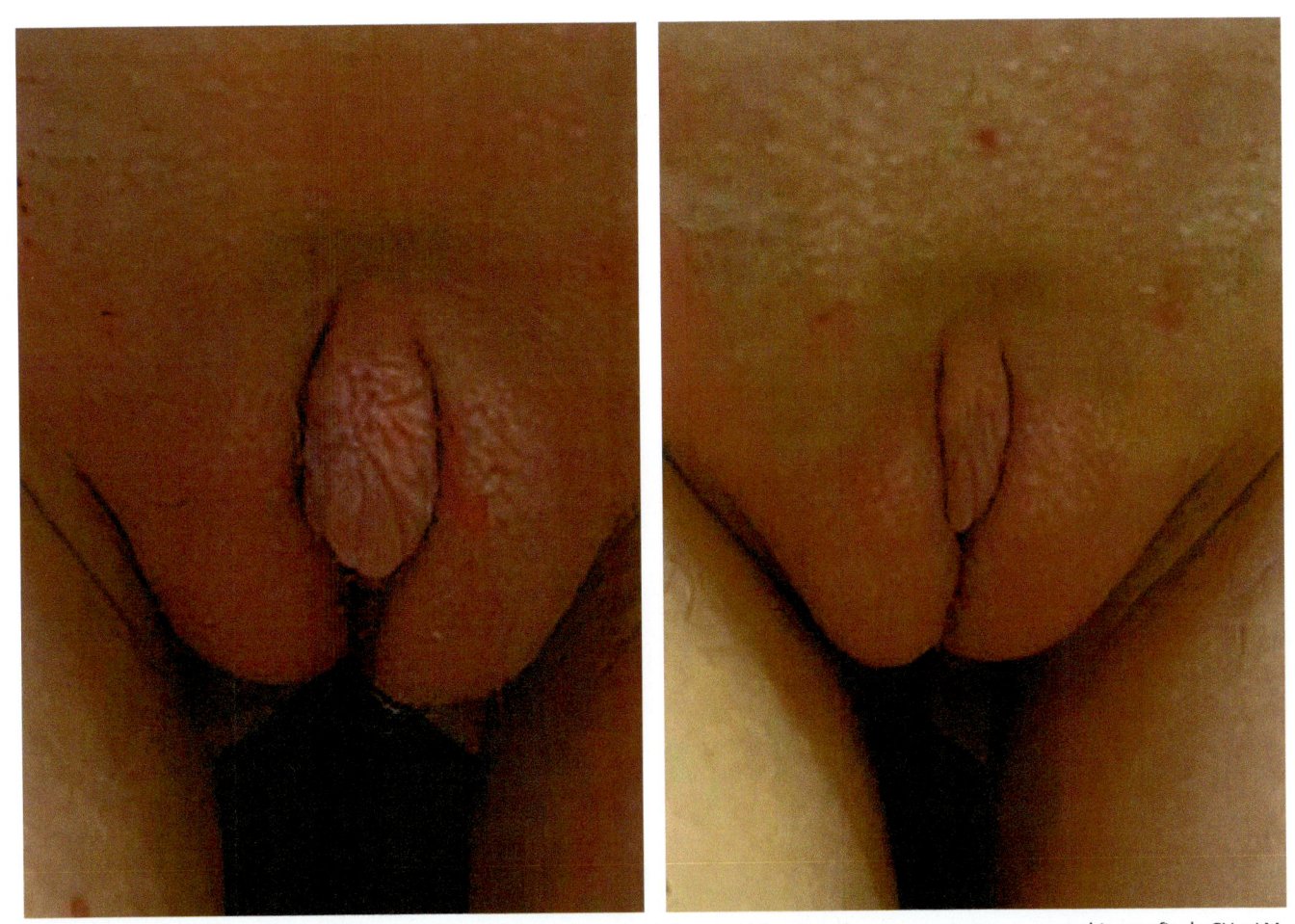

**Fig. 17-7.** Mesma paciente da imagem anterior (Fig. 17-6), agora em posição ortostática. Perceba que a paciente apresenta hipertrofia de CLI e LM flácidos. Nesses casos, para evitar volumização excessiva, realizou-se o preenchimento apenas no 1/3 superior de VA1, para aumentar a coaptação dos LM especificamente na área de exposição do CLI. Realizou-se a injeção adicional de VA4 para auxiliar na suavização do CLI e melhorar a sustentação dos LM em posição ortostática.

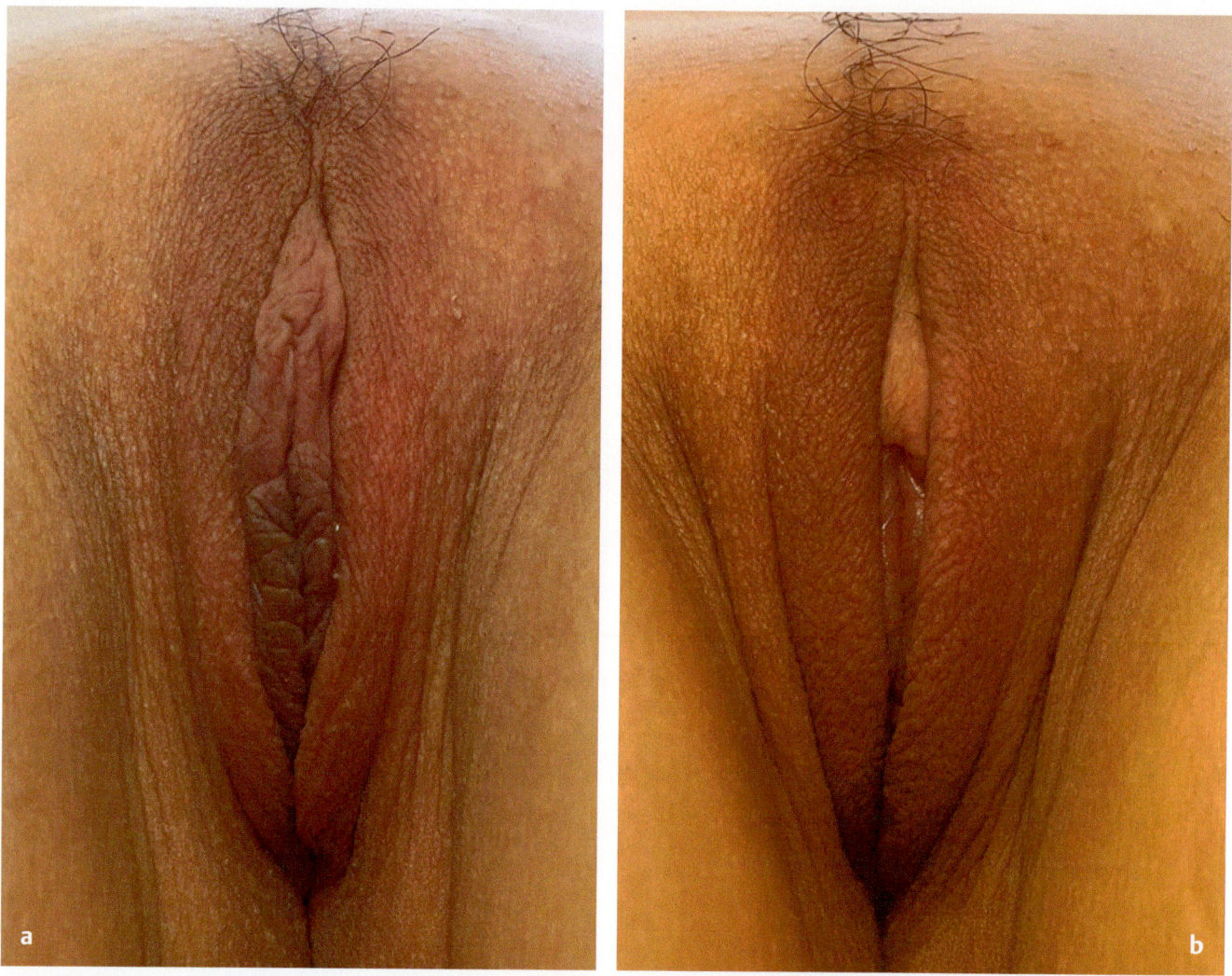

**Fig. 17-8.** (a) Antes e (b) após injeção de VA1, VA2 e VA3 para volumização de LM hipotróficos (decúbito dorsal).

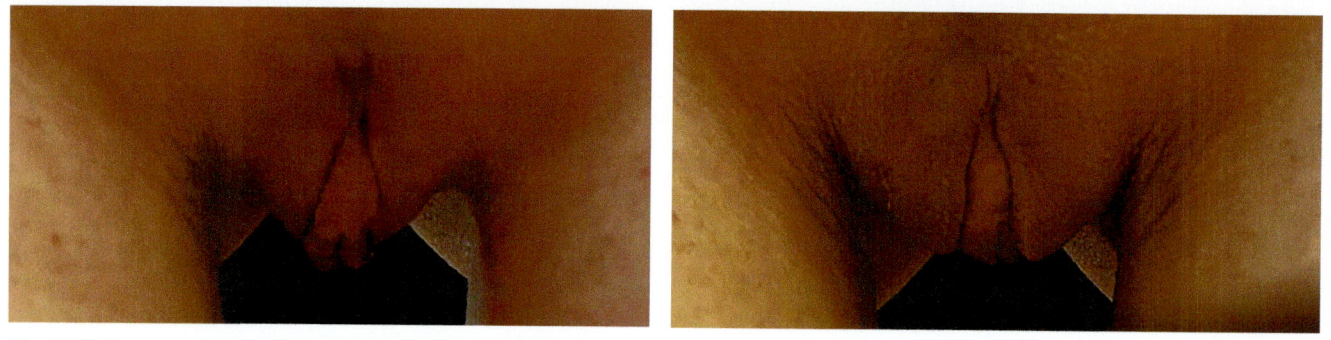

**Fig. 17-9.** Mesma paciente da imagem anterior (Fig. 17-8), agora em posição ortostática, demonstrando a volumização adquirida após a injeção dos vetores VA2 e VA3, acrescentados a injeção inicial de VA1.

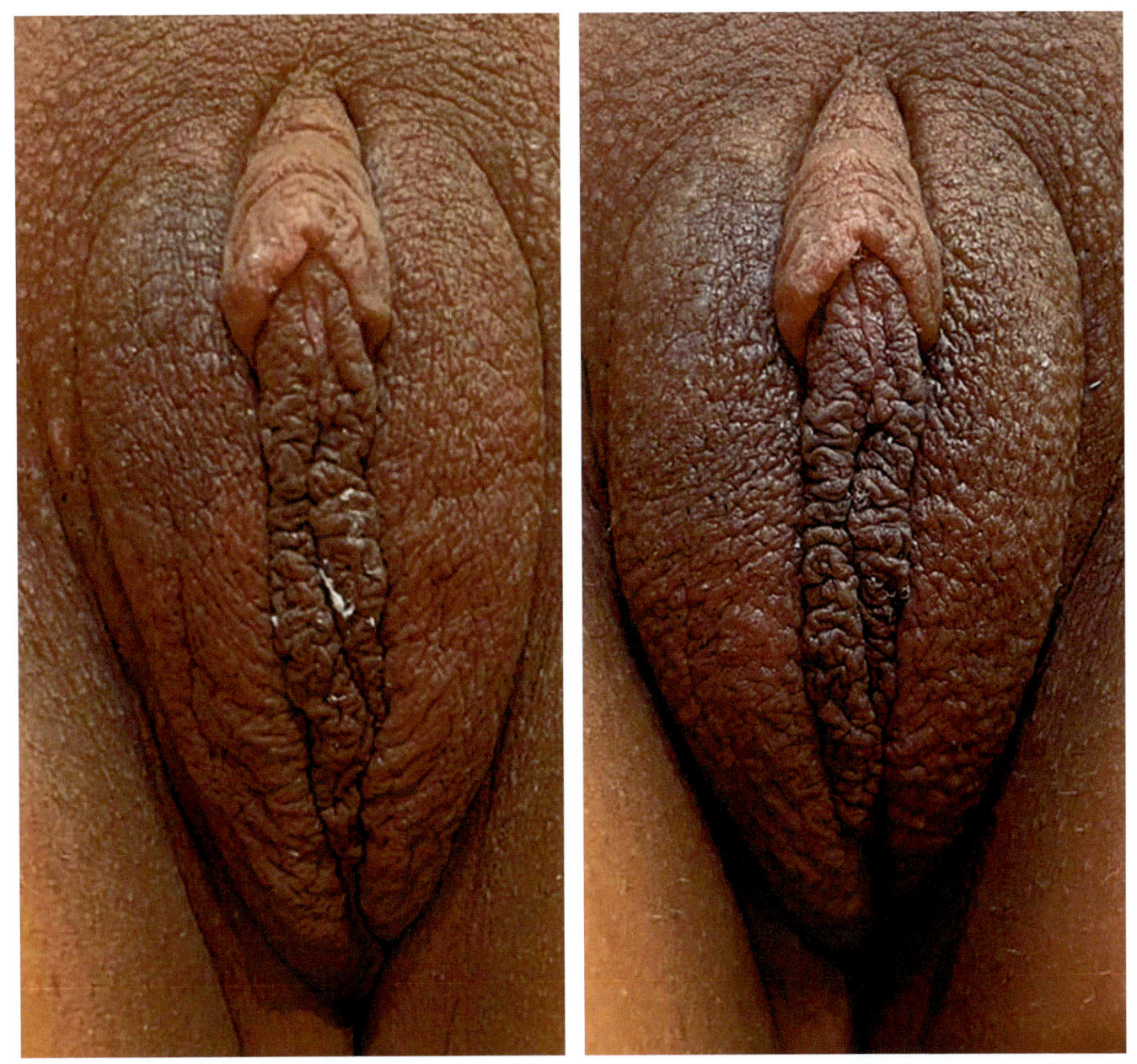

Fig. 17-10. Observe que a injeção exclusiva de VAS não traz volumização importante, mas melhora as rugas e linhas de LM, deixando a pele mais uniforme. Paciente em decúbito dorsal.

## Observações Importantes

Pacientes com hipertrofia importante de clitóris ou de pequenos lábios com mais de 3 cm, graus 2 e 3 pela classificação de Colaneri não devem ser injetadas. Nesses casos, acreditamos que o preenchimento dos grandes lábios não só não seria capaz de coaptar a vulva, como também poderia trazer volume inestético excessivo adicional.

Pela delgacidade do tecido, injeções no SC têm o objetivo de melhorar o pregueamento da pele, mas não de promover volumização propriamente dita. Por isso, os vetores de coaptação e volumização VA1, VA2 e VA3 devem ser feitos no coxim profundo, enquanto VAS, que se propõe a melhorar a qualidade de pele, deve ser feito no subcutâneo.

É importante ressaltar, ainda, em relação às injeções realizadas no coxim, que se deve ter o cuidado em não se injetar os vetores VA2 e VA3 sem a realização prévia de VA1, pelo risco de a volumização lateral promover afastamento dos grandes lábios e aumentar a exposição de CLI e LP. Inclusive, pela natural acomodação do AH no coxim, muitas vezes a injeção isolada de VA1 será capaz de promover toda a volumização necessária, sem necessidade de injeção adicional em VA2 e VA3.

## PROTOCOLO
- Avaliar e fotografar a paciente em posição ortostática e em decúbito dorsal – lembrar que a posição ginecológica "deforma" a vulva e não é, em geral, a posição em que a paciente se observa.
- Assepsia com clorexidina aquosa.
- Anestesia pontual da incisão de entrada da cânula, sendo a borda superior dos grandes lábios para os vetores VA1, VA2, VA3 e VAS e um ponto 2 cm acima da comissura anterior para o vetor VA4.
- Incisão com agulha 21 G nos pontos anestesiados e inserção da cânula a 45 graus para os vetores de coxim profundo (VA1, VA2 e VA3) e a 30 graus para os vetores superficiais (VAS).
- Injeção do ácido hialurônico no coxim de gordura profundo para os vetores VA1, VA2 e VA3 e no tecido celular subcutâneo para o vetor VAS, em retroinjeção, através de múltiplos micro-*bolus*.
- Moldagem manual da área e cobertura das portas de entrada com micropore.

## ORIENTAÇÕES E CUIDADOS PÓS-PROCEDIMENTO
### Prescrição Médica
- Avaliar antibioticoterapia profilática (área de injeção potencialmente contaminada): amoxicilina-clavulanato 500 mg, 3×/dia, 7 dias.
- Se a paciente é portadora de herpes genital recidivante: aciclovir 400 mg, 2×/dia, 10 dias.

### Cuidados Domiciliares
- Evitar relações sexuais, principalmente sexo oral e atividades físicas por 48 horas.
- Evitar depilação, esportes como ciclismo, hipismo ou outras atividades traumáticas na região afetada por 14 dias.

### ORIENTAÇÕES
- Desconforto ao toque, edema e hematomas são comuns e se resolvem em cerca de 7 dias.
- Dor espontânea, calor ou resfriamento, rubor ou palidez, inchaço, aparecimento de pústulas, febre ou mal-estar, principalmente se surgidos nas primeiras 72 horas após o procedimento, precisam ser prontamente relatadas.

## COMPLICAÇÕES
### Nódulos Não Inflamatórios
Nódulos por pequenos acúmulos de ácido hialurônico. Geralmente se resolvem apenas com massagem vigorosa. Se necessário, aplicar hialuronidase intralesional na menor dose possível (10-20 UI para nódulos de 2,5 mm).

### Nódulos Inflamatórios
1. *ETIP:* edema tardio intermitente persistente: edema difuso, localizado ao longo da área de implantação do AH, de início tardio, geralmente semanas a meses após o procedimento, geralmente desencadeado por algum gatilho imunológico, como trauma local, vacinação ou após processos infecciosos ou procedimentos dentários. O tratamento inclui descartar se há possibilidade de infecção, anti-inflamatórios não esteroides e injeção de hialuronidase após resolvido o processo inflamatório.

2. *Infecção do implante:* eritema, dor e calor, com ou sem flutuação, na área de injeção. O tratamento envolve antibioticoterapia empírica, de amplo espectro, sendo claritromicina 500 mg + moxifloxacino 400 mg 2×/dia, por 10 dias, o esquema de primeira escolha.

### Injeção Intravascular
- Sinais de alerta: dor intensa durante a injeção e mudança na coloração da pele.

#### Conduta
- Interromper imediatamente a injeção!
- Fazer um vídeo da área com boa iluminação, garantindo que o tempo de preenchimento capilar seja verificado ao longo do trajeto até a artéria afetada – tempo > 2 s é considerado lentificado.
- Desinfetar a pele e marque toda a área de isquemia.
- Fazer a reconstituição de 1.500 unidades de hialuronidase com 1 mL de SF 0,9% ou lidocaína a 1-2% SEM VASOCONSTRICTOR para dissolução de 1 mL de ácido hialurônico.
- Infiltrar 1.500 unidades por agulha ou cânula ao longo da artéria afetada e na área mais ampla de isquemia.
- Reavaliar novas doses a cada 15 a 20 minutos – esteja preparado para usar mais de um frasco de cada vez se a área afetada for significativa. É importante atingir a cobertura total e focar menos no número de unidades usadas: trate o efeito!
- Prescrever AAS 300 mg (dose de ataque) + 75 mg/dia até reperfusão clínica. Alérgicos a AAS podem ser tratados com clopidogrel na mesma dosagem.
- Avaliar corticoterapia sistêmica: não a utilizar de forma rotineira sob o risco de aumentar o risco de infecção secundária.
- ATENÇÃO: a anafilaxia pós hialuronidase é rara, porém, é provável em alérgicos à picada de vespas/abelhas. É essencial ter adrenalina em mãos. A adrenalina pode ser administrada por via SC ou IM – a dose habitual é de 0,3 a 0,5 mL de solução 1 mg/mL em adultos, repetida a cada 5 a 15 minutos. A absorção máxima ocorre quando o fármaco é administrado por via intramuscular na face anterolateral (do centro para fora) da coxa.

## COMBINAÇÃO DE TERAPIAS
As evidências científicas atualmente disponíveis sobre o uso combinado de preenchedores de AH e luz intensa pulsada, *lasers* e radiofrequência são limitadas e abrangem, principalmente, estudos pequenos e não randomizados.

Caso se opte por realizar um procedimento combinado (AH e tecnologias) no mesmo dia, a literatura médica recomenda começar sempre com as tecnologias (*lasers* não ablativos, luz pulsada, radiofrequência e ultrassom microfocado), evitando manipulações da pele após a injeção do AH.

A exceção repousa sobre a utilização dos *lasers* ablativos de Erbium 2940 nm e $CO_2$ 10 600 nm cuja associação ao preenchimento deve ser evitada, já que as microlesões formadas podem servir de porta de entrada para infecções.

Mesmo após 30 dias do preenchimento, é recomendável evitar-se o uso de *lasers* com comprimentos de onda superior a 1.000 nm e com duração de pulso de milissegundos sobre a área de injeção de AH.

Já *lasers* não ablativos ou que usam durações de pulso em microssegundos, nanossegundos ou picossegundos, independentemente do comprimento de onda utilizado, podem ser usados após injeção de HA.

## LEITURA RECOMENDADA

Amaral VC. Systematization of vulvar filling with hyaluronic acid – presentation of the vulvar anatomical vectors technique. Surgical and Cosmetic Dermatology. 2024.

Casabona G, Kaye K. Facial skin tightening with microfocused ultrasound and dermal fillers: considerations for patient selection and outcomes. J Drugs Dermatol. 2019 Nov 1;18(11):1075-1082. PMID: 31738490.

Fasola E, Gazzola R. Labia majora augmentation with hyaluronic acid filler: technique and results. Aesthet Surg J. 2016 Nov;36(10):1155-63.

Murray G, Convery C, Walker L, Davies E. Guideline for the management of hyaluronic acid filler-induced vascular occlusion. J Clin Aesthet Dermatol. 2021 May;14(5):E61-E69.

Murray G, Convery C, Walker L, Davies E. Guideline for the safe use of hyaluronidase in aesthetic medicine, including modified high-dose protocol. J Clin Aesthet Dermatol. 2021 Aug;14(8):E69-E75.

Signorini M, Liew S, Sundaram H, De Boulle KL, Goodman GJ, Monheit G et al. Global aesthetics consensus: avoidance and management of complications from hyaluronic acid fillers-evidence- and opinion-based review and consensus recommendations. Plast Reconstr Surg. 2016 Jun;137(6):961e-971e.

Urdiales-Gálvez F, Martín-Sánchez S, Maíz-Jiménez M, Castellano-Miralla A, Lionetti-Leone L. Concomitant use of hyaluronic acid and laser in facial rejuvenation. Aesthetic Plast Surg. 2019 Aug;43(4):1061-70. doi: 10.1007/s00266-019-01393-7.

# INJEÇÃO VAGINAL DE ÁCIDO HIALURÔNICO

CAPÍTULO 18

Vívian Amaral

## INDICAÇÕES

A principal indicação para a injeção vaginal de ácido hialurônico (AH) é o tratamento da atrofia vaginal, com melhora do ressecamento, dispareunia, fissuras e aumento do contato durante o ato sexual.

Para tanto, podem ser utilizadas duas apresentações de ácido hialurônico, em gel ou líquida.

A apresentação em gel tem a vantagem de ter maior durabilidade, poder hidratante mais consistente e promover aumento do contato durante o ato sexual, porém tem a desvantagem de ser injetada inadvertidamente dentro de um vaso sanguíneo, ser capaz de promover necrose local e embolia pulmonar.

Há até o momento quatro casos na literatura médica de embolia pulmonar não trombótica por injeção vaginal de AH. Isso ocorre porque a drenagem venosa da vagina deságua em última análise na veia cava inferior, sendo a parede anterior, por sua delgacidade e maior proximidade com o plexo venoso vaginal circunjacente, o sítio de injeção mais perigoso para tal complicação.

A apresentação líquida tem a vantagem de ser mais segura, porém seu potencial hidratante é menor, exigindo maior número de sessões, se comparada à apresentação em gel.

## CONTRAINDICAÇÕES

- Doenças autoimunes ou metabólicas descompensadas.
- Infecções locais ativas, como herpes, vaginites e vaginoses.
- Sangramento vaginal.
- Histórico de complicações ou hipersensibilidade prévias à injeção de AH em outras áreas corporais.
- Gestação/lactação.

## MATERIAL E MÉTODOS

### AH Líquido

- Há múltiplas apresentações disponíveis, em diferentes doses e quantidades por frasco.
- Técnica: anestesia tópica com lidocaína 10% solução *spray* por 5 minutos, assepsia com clorexidina aquosa. As injeções serão realizadas a partir de 3 pontos no introito vaginal, às 3 h, 6 h e 9 h. De cada ponto, fazer a retroinjeção superficial do produto em três vetores, que alcançam a carúncula himenial. Cada vetor deverá receber 0,2 a 0,3 mL do produto (Figs. 18-1 e 18-2).
- O produto pode ser aplicado também em fissuras, mais comuns na parede posterior e na intersecção entre grandes e pequenos lábios.
- Protocolo: 1 sessão, a cada 14 dias a 30 dias, no mínimo, 3 sessões.

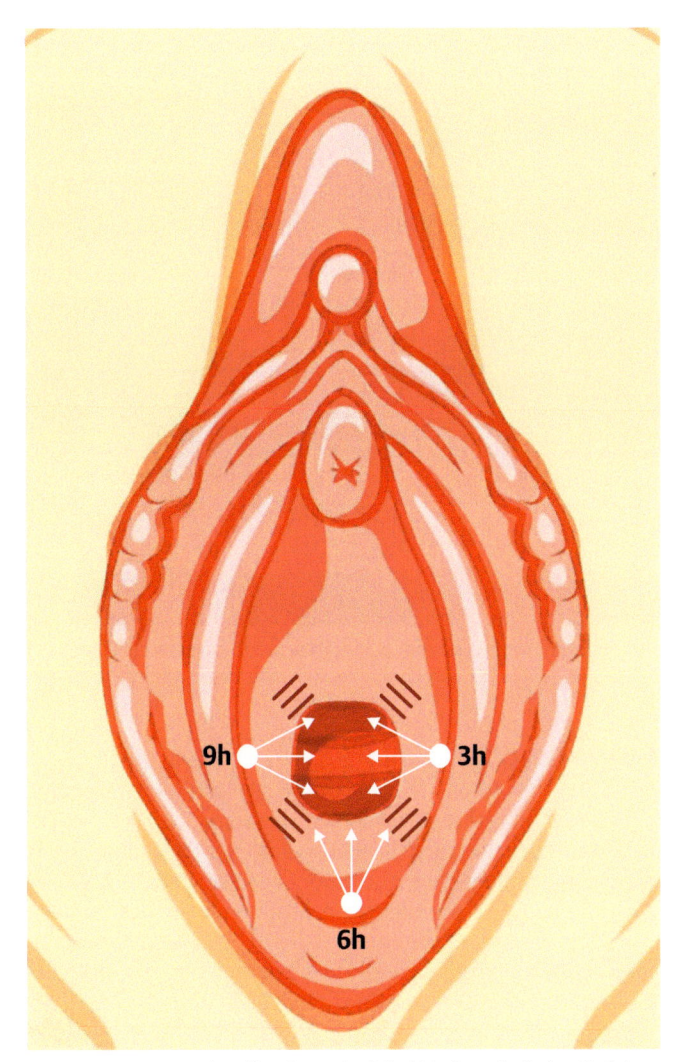

**Fig. 18-1.** Esquema de aplicação vaginal do AH não reticulado: são feitas três punções (círculos brancos às 3, 6 e 9 horas) a partir das quais será injetado o produto em 3 vetores, por retroinjeção. Cada vetor receberá 0,2 mL da solução, com exceção do vetor central da parede posterior, que receberá 0,4 mL, injetando assim um volume total de 2 mL.

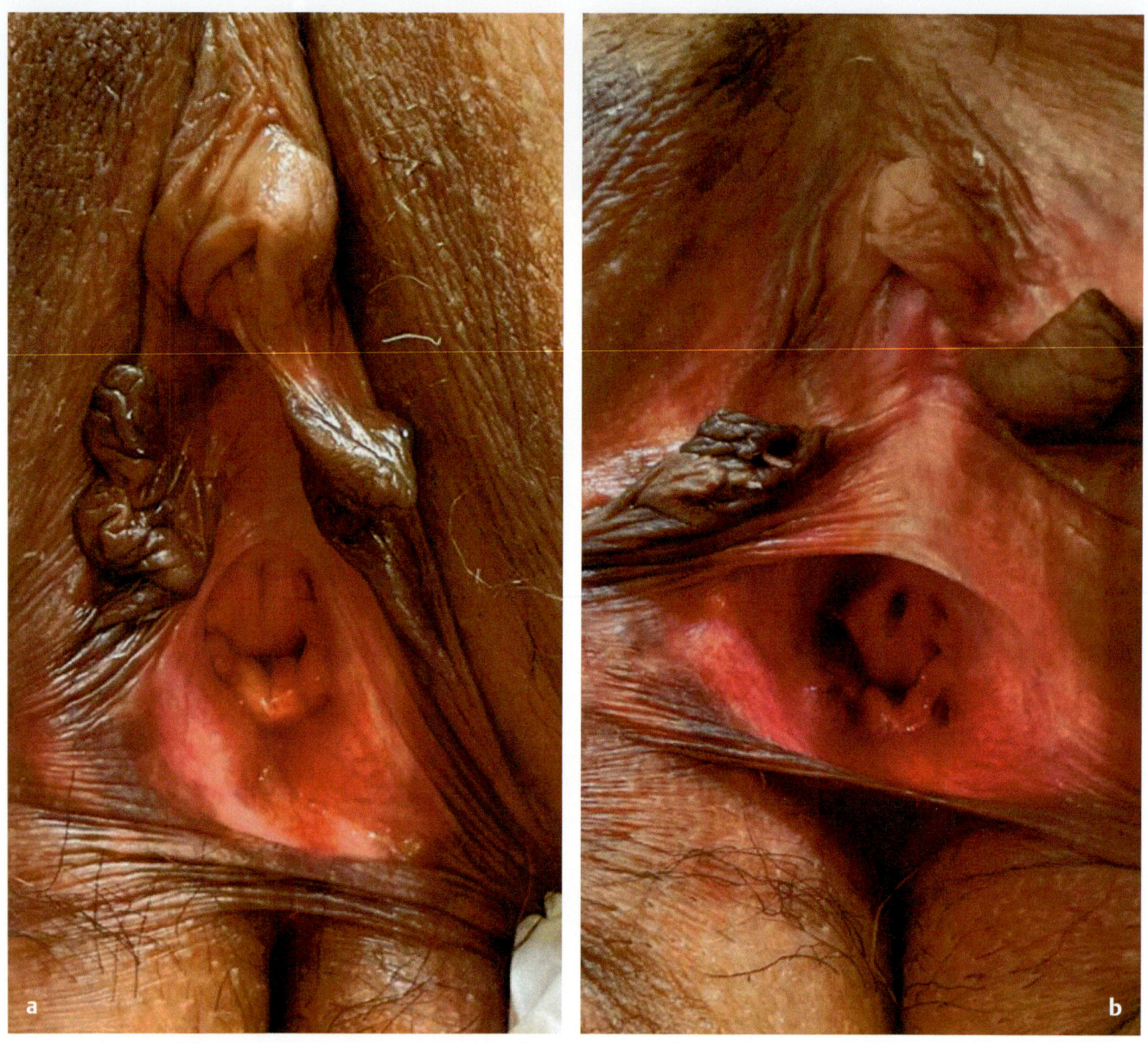

**Fig. 18-2.** (**a**) Antes e (**b**) após a injeção de ácido hialurônico. Perceba como a mucosa das paredes laterais e posterior mostra-se mais hidratada e hiperemiada. Perceba, também, que as demais áreas, onde o AH não foi injetado, permanecem pálidas a atróficas.

## AH em Gel (20 mg/mL)
- Escolher produtos mais viscosos que elásticos, com maior poder de hidratação do que volumização.
- Para aplicação no canal vaginal, pelos riscos de embolização pulmonar, sugerimos que a aplicação seja realizada com cânula 22 G, de ponta romba, lenta e exclusivamente na parede posterior, sítio de injeção mais seguro e onde se acumulam as queixas femininas relativas a fissuras, ressecamento e dispareunia. Para realização do procedimento é realizada aplicação pontual de lidocaína 1%, na posição de 6 h, na parede posterior. Nesse ponto, é realizada uma incisão com agulha 21 G, a partir do qual será realizada a inserção da cânula 22 G, 5 cm, de ponta romba. A injeção deverá ser realizada em 3 vetores, por retroinjeção, sendo injetado 0,3 mL em cada vetor lateral e 0,4 mL no vetor central, totalizando 1 mL (Figs. 18-3 a 18-5).
- Protocolo: pode ser realizada 1 sessão a cada 30 dias, num total de 3 sessões, porém na maioria dos casos é realizada 1 sessão a cada 6 meses.

INJEÇÃO VAGINAL DE ÁCIDO HIALURÔNICO

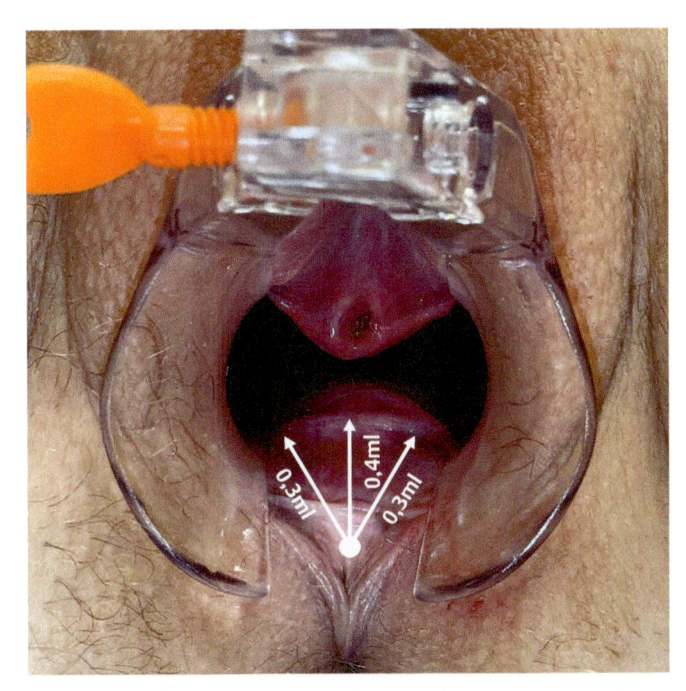

**Fig. 18-3.** Técnica de injeção vaginal de AH, com cânula: 1. injeção de lidocaína a 1% na fúrcula vaginal; 2. incisão com agulha 21 G; 3. inserção de cânula de ponta romba, 22 G/5 cm; 4. injeção de AH na submucosa. A cânula deve ser posicionada superficialmente, na submucosa, longe da rede venosa com aplicação de AH em retroinjeção, em 3 vetores, 1 central, que deve receber 0,4 mL de AH e 2 laterais ao descrito, que recebem 0,3 mL cada.

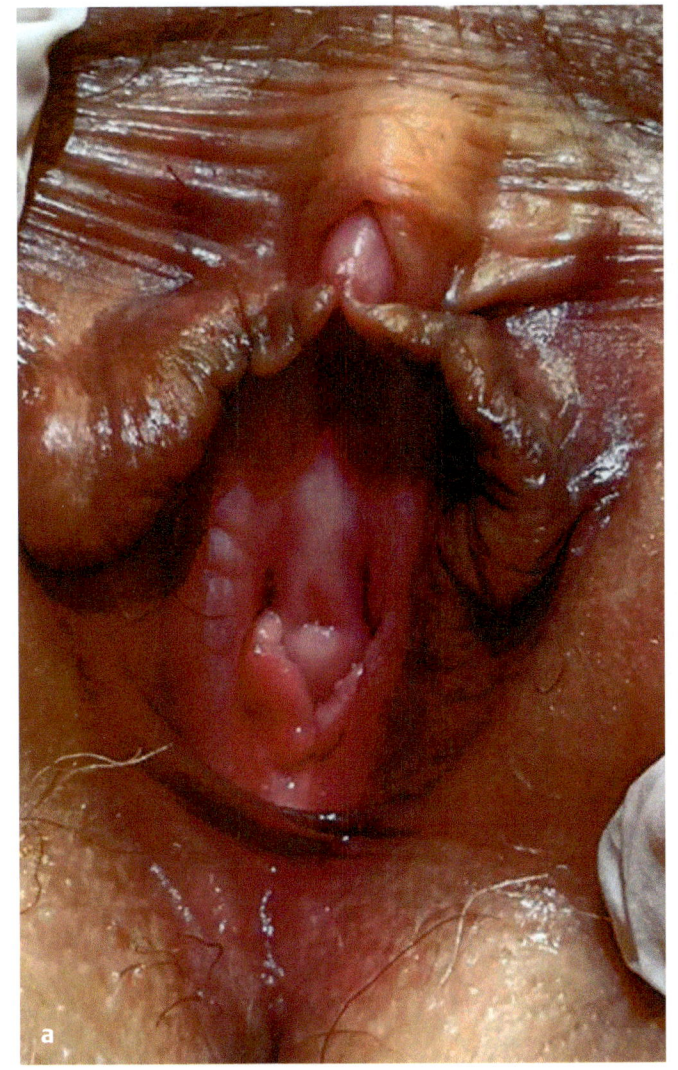

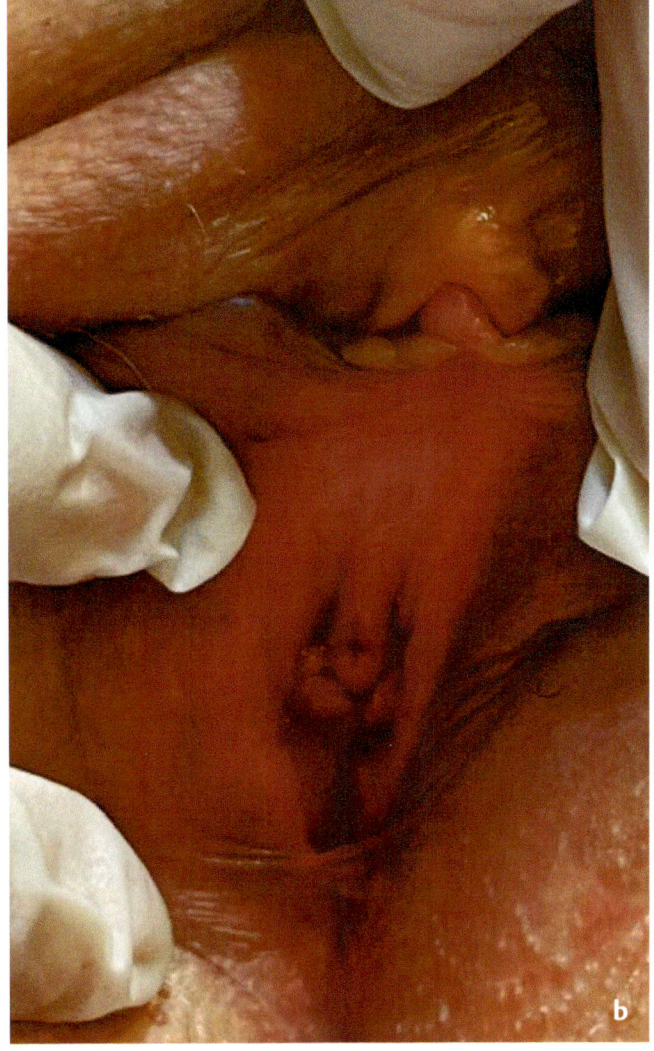

**Fig. 18-4.** (a) Antes e (b) imediatamente após a injeção vaginal de AH reticulado.

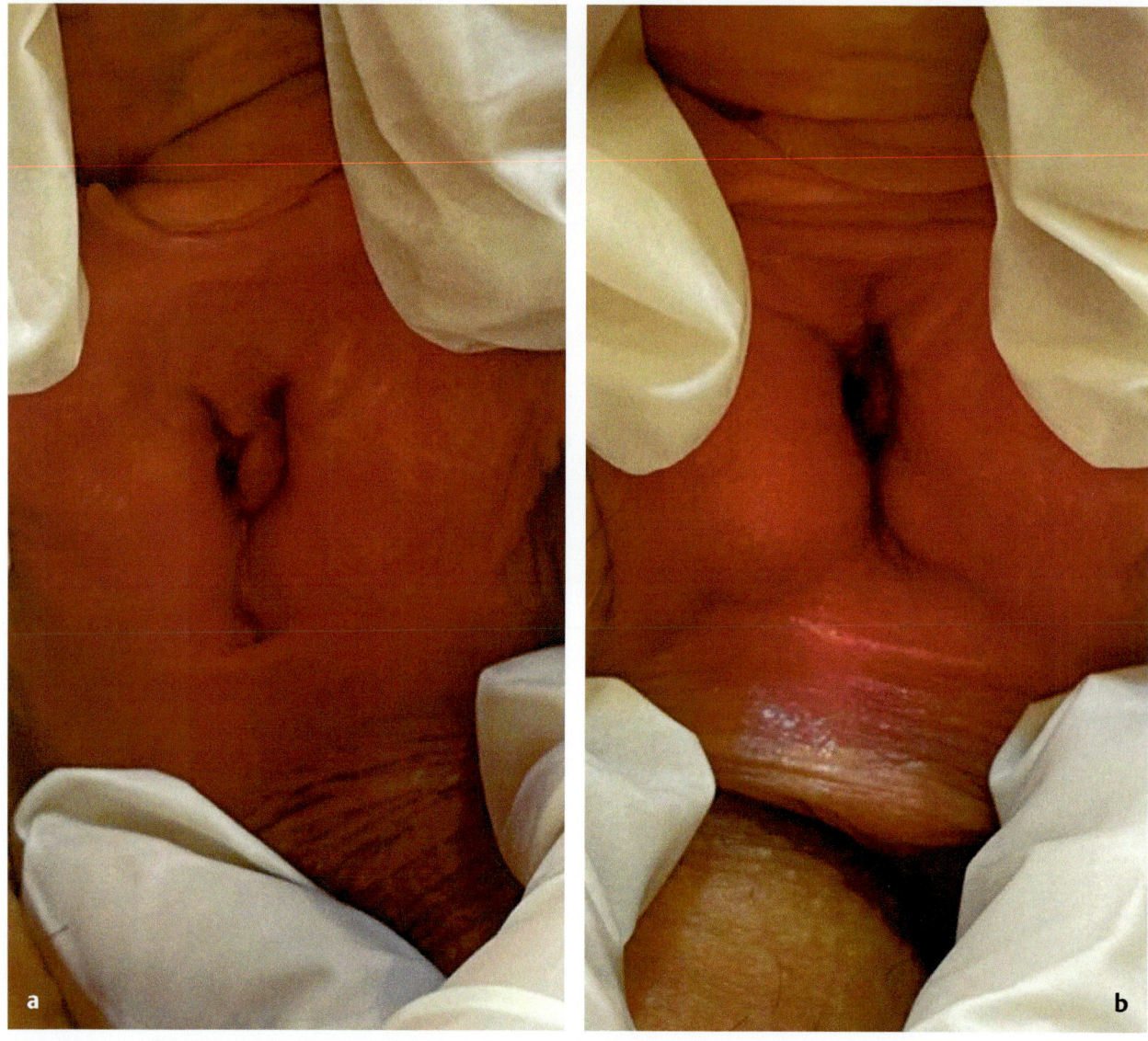

**Fig. 18-5.** (a) Antes e (b) 30 dias após a injeção de AH reticulado nas paredes lateral e posterior. Observe maior hidratação e eritema das áreas injetadas.

## Fissuras Vulvares

- Quando se deseja realizar o tratamento de fissuras vulvares, é interessante que a injeção do AH, líquido ou em gel, seja realizada diretamente na área afetada (Fig. 18-6), buscando hidratar principalmente o assoalho da lesão.
- Em casos de fissuras de parede posterior, avaliar a presença de hipercontratilidade dos músculos levantadores do ânus associada. Nesses casos, optamos por associar à injeção do AH a aplicação de 10 ui de toxina botulínica, na posição de 6 horas. A toxina deve ser previamente injetada em relação ao AH, pelo menos com 4 horas de intervalo, para se evitar que o edema decorrente da injeção do AH promova dispersão da toxina, com suas complicações associadas.

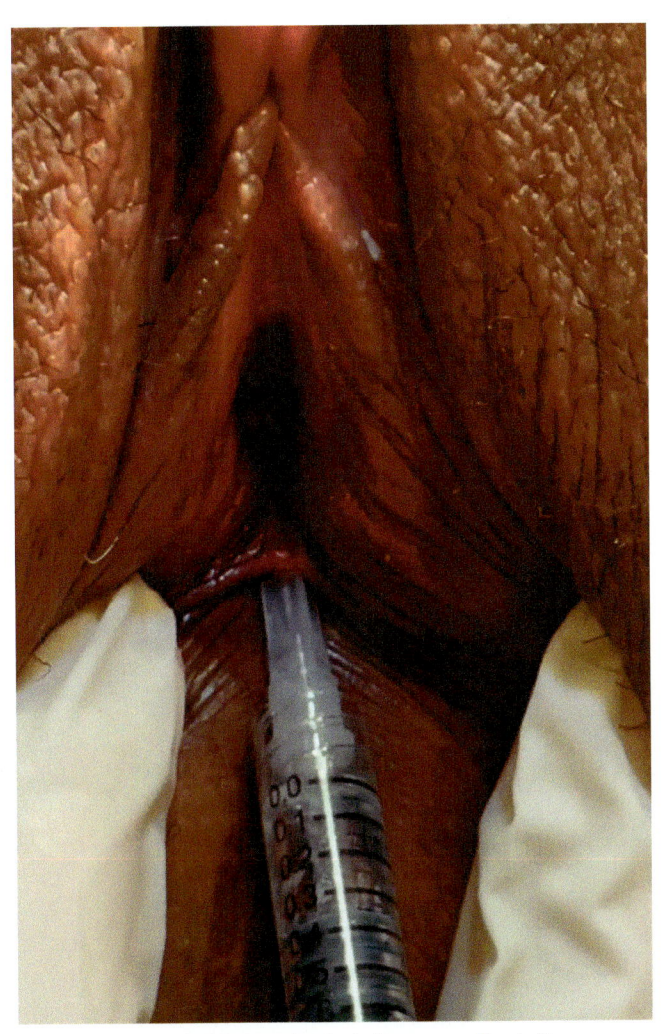

**Fig. 18-6.** Injeção de AH em gel reticulado em assoalho de fissura, na parede posterior do introito vaginal. Fazer sempre aspiração prévia e injetar pequenas alíquotas, em retroinjeção e lentamente.

## ORIENTAÇÕES E CUIDADOS PÓS-PROCEDIMENTO
### Prescrição Médica
Se paciente for portadora de herpes genital recidivante prescrever: aciclovir 400 mg, 2×/dia, 10 dias.

### Cuidados Domiciliares
- Evitar relações sexuais por 7 dias e atividades físicas por 24 horas.
- Evitar depilação, esportes, como ciclismo, hipismo ou outras atividades traumáticas na região afetada por 48 horas.

### Orientações
- Ardência ao urinar é comum nas primeiras 12 horas, pelo contato da urina com os orifícios das injeções. Sugere-se realizar a micção sob água corrente.
- Desconforto ao toque, sensação de inchaço e hematomas são comuns e se resolvem em cerca de 7 dias.
- Dor espontânea, sangramento ou saída de secreção vaginal exigem reavaliação médica.

Quando é injetado o ácido hialurônico vaginal em gel:

- Prescrever antibioticoterapia oral: amoxicilina clavulanato 500 mg, 3×/dia, 7 dias.

## COMPLICAÇÕES
- A aplicação do AH líquido cursa com as intercorrências corriqueiras de injetáveis: sangramento discreto, hematomas e desconforto local, que se resolvem espontaneamente.
- A aplicação do AH em gel, além das complicações corriqueiras, conta com as possibilidades de:
  1. Injeção intravascular, com necrose local e embolia pulmonar. Caso durante o procedimento se observe branqueamento da área, sugerindo injeção arterial, proceder à injeção de hialuronidase, enquanto, se houver por parte da paciente injetada a queixa de dispneia nas 6 as 48 horas que se seguem ao procedimento, encaminhá-la à emergência hospitalar para realização de exame de imagem e investigação diagnóstica de embolia pulmonar não trombótica por AH. Ressalto que nos casos relatados na literatura até o momento, foi realizada a injeção de grandes volumes de AH, entre 5 a 15 mL, em todas paredes vaginais, incluindo a delgada parede anterior.
  2. Formação de nódulos por acúmulo de produto, que podem exigir a diluição com hialuronidase.
  3. Infecção no implante, que pode exigir drenagem do material e antibioticoterapia sistêmica.

## COMBINAÇÃO DE TERAPIAS
A injeção vaginal pode ser perfeitamente combinada com *lasers* íntimos, desde que a tecnologia preceda à injeção do AH.

## LEITURAS SUGERIDAS
Amaral VC. Injection of Enriched Hyaluronic Acid for Vaginal Dryness in a Tamoxifen User. J Clin Dermatol Ther. 2023;9:0115.

Amaral VC. Vaginal Atrophy Vectors Technique - A Technique for Safe, Simple and Effective Vaginal Injection of Hyaluronic Acid. Clin Dermatol J. 2023;8(3):000310.

Berreni N, Salerno J, Chevalier T, Alonso S, Mares P. Evaluation of the effect of multipoint intra-mucosal vaginal injection of a specific cross-linked hyaluronic acid for vulvovaginal atrophy: a prospective bicentric pilot study. BMC Women's Health. 2021; 21:322.

González-Isaza P, Sánchez-Prieto M, Sánchez-Borrego R. Chronic vulvar fissure: approach with cross-linked hyaluronic acid. Int Urogynecol J. 2023 Jul;34(7):1495-9.

Garavaglia E, Sala C, Busato M, Bellia G, Tamburlin N, Massirone A. First Use of Thermal Stabilized Hyaluronic Acid Injection in One-Year Follow-Up Patients with Genitourinary Syndrome. Med Devices (Auckl). 2020 Dec 4;13:399-410.

# PREENCHIMENTO DAS NÁDEGAS COM ÁCIDO HIALURÔNICO CORPORAL

CAPÍTULO 19

Luciana de Mattos Lourenço ■ Maria Gabriela Ortiz de Noronha

Os glúteos são considerados um símbolo de beleza e sensualidade. Nos últimos anos, a busca por procedimentos que aprimorem a estética desta região tem experimentado um aumento notável. Inicialmente, essa busca era atendida por meio de implantes, seguidos pela lipoaspiração com enxertos de gordura e, mais recentemente, preenchimentos com ácido hialurônico (AH). Apesar dessa obra versar sobre rejuvenescimento íntimo feminino, optamos por descrever também a volumização masculina dos glúteos, pela semelhança com a técnica realizada em mulheres.

Quando se pensa em um formato de glúteo ideal, é importante levar em conta a etnia e o gênero de cada indivíduo. Apesar de haver divergências culturais referente à estética das nádegas, o glúteo brasileiro é uma referência de beleza mundial.

Na Figura 19-1 é possível avaliar a diferença anatômica entre os gêneros. O glúteo masculino tende a ser mais reto ou apresentar uma concavidade na região lateral, diferente da mulher que apresenta esta região mais arredondada. Uma característica notável no glúteo masculino é a depressão na área do trocanter maior, resultante da conformação do glúteo máximo e médio, conferindo um aspecto mais atlético às nádegas masculinas.

O produto, o plano de aplicação e a técnica de escolha definirão o resultado, a segurança e a duração do procedimento. Para tanto, é imprescindível que os procedimentos destinados a aumentar os glúteos sejam conduzidos com segurança, o que ressalta a necessidade crítica de se possuir um profundo entendimento da anatomia.

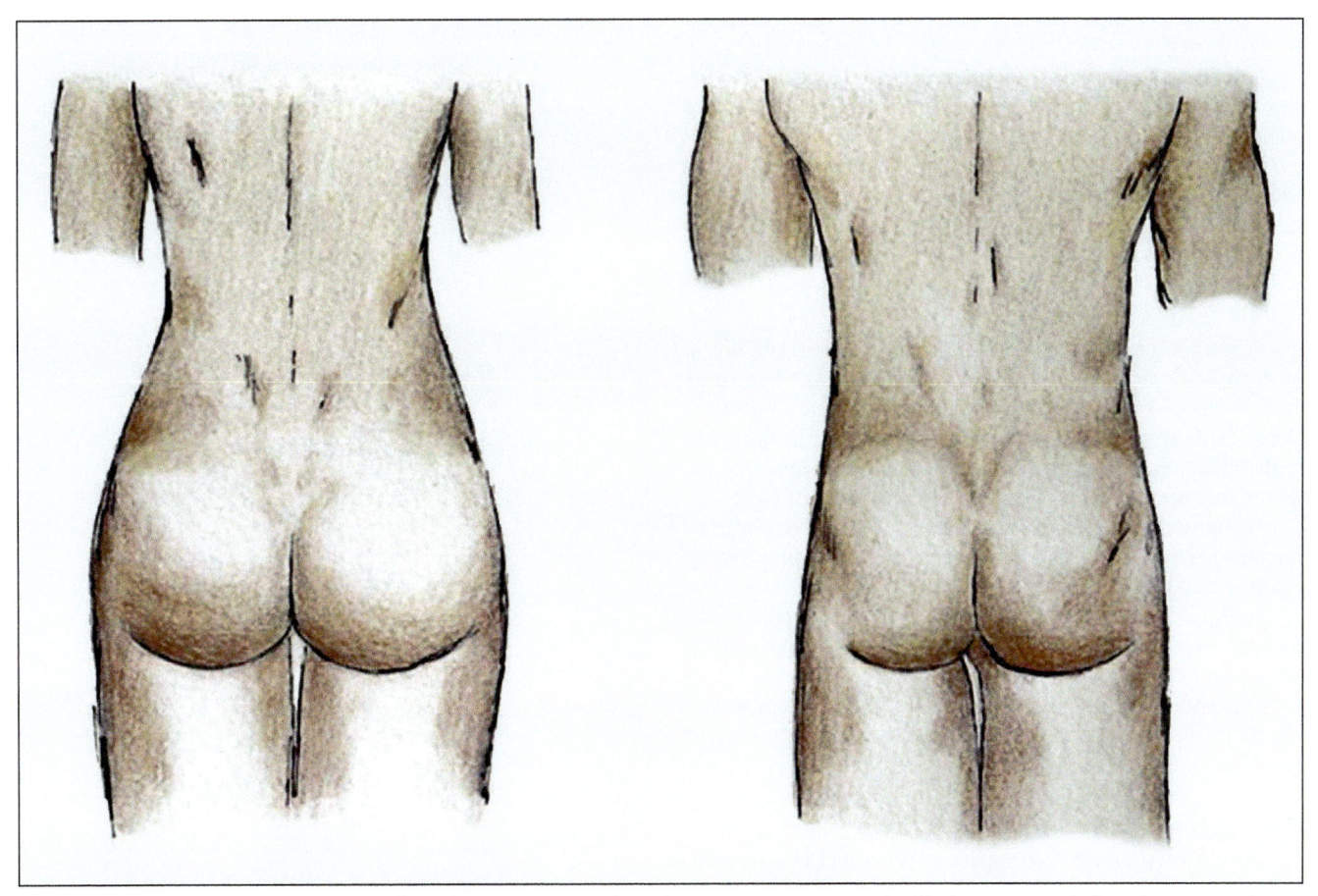

**Fig. 19-1.** Diferença anatômica entre as nádegas femininas e masculinas. (Fonte: Lourenço LM, et al. LL body contour technique-A new way of gluteal contouring and augmentation with hyaluronic acid filler. J Cosmet Dermatol. 2022 May;21(5):1967-72.)

## ANATOMIA

O subcutâneo da região glútea tem espessura média total de 3 cm e é dividido em 4 camadas: gordura superficial, fáscia superficial, gordura profunda e fáscia profunda. A conformação da gordura contribui tanto para a projeção quanto para o formato arredondado do quadril.

Logo abaixo do subcutâneo encontra-se o músculo glúteo máximo, o maior músculo do corpo humano, medindo de 4-7 cm. Tem sua inserção proximal na crista ilíaca, íleo, sacro, cóccix e ligamento sacrotuberal com inserção distal na crista do fêmur e fáscia lata. O glúteo máximo é inervado pelo nervo glúteo inferior.

A perfusão da pele sobre a região glútea é realizada por ramos perfurantes da artéria glútea superior (AGS) e inferior (AGI), ambas são ramos da artéria ilíaca interna. A AGI é o maior ramo terminal do segmento anterior da artéria ilíaca interna, passa logo abaixo do músculo piriforme e é responsável por irrigar a porção inferior das nádegas. A AGS tem seu trajeto logo acima do músculo piriforme e vasculariza o ramo superior do glúteo máximo.

A veia glútea superior (VGS) apresenta trajeto curto e submuscular. O calibre da VGS tem, em média, 5 mm. Suas duas tributárias são menores que 3 mm e se ramificam em vasos ainda menores para os músculos.

A veia glútea inferior (VGI) tem trajeto longo e corre imediatamente abaixo do glúteo máximo.

Após esta revisão anatômica é possível observar que a área mais segura para a administração de AH nas nádegas é a subcutânea. Neste plano não há presença de vasos sanguíneos com diâmetros superiores a 2 mm ou estruturas nobres que possam resultar em complicações.

É importante observar que os nervos e vasos e sanguíneos de maior calibre estão localizados nas camadas intra e submusculares, o que torna os procedimentos nesta região mais propensos a riscos.

## PONTOS ANATÔMICOS

A borda superior das nádegas é formada pela crista ilíaca. As espinhas ilíacas posterossuperiores (PSIS) formam duas depressões na região sacral, chamadas de fossetas suprapúbicas. Estas resultam da confluência das PSIS, do músculo multibífido, da aponeurose lombossacral e da inserção do glúteo máximo.

A fossa trocantérica é formada pelo trocanter maior e inserções dos músculos glúteo médio, vasto lateral, quadríceps e glúteo máximo.

A região denominada de prega infraglútea corresponde à borda inferior das nádegas. Logo abaixo se localiza o sulco infraglúteo.

O domínio destes pontos auxiliará a melhor compreensão do desenho da técnica que será descrita a seguir neste capítulo.

## PREENCHIMENTO COM AH

O AH é um produto biocompatível, previsível, fácil de usar, possui perfil de segurança favorável e é reversível. Quando possui um alto G Prime, ele oferece suavidade, capacidade de elevação, boa durabilidade e o grau de preenchimento desejado com efeito imediato.

O pioneiro entre os ácidos hialurônicos mencionados na literatura para o preenchimento dos glúteos foi o Macrolane, que fez sua estreia na Europa em 2006 e pertencia à tecnologia NASHA. Até o momento, apenas duas técnicas foram descritas em literatura para esse propósito. A primeira técnica, demonstrada por Camenish, utilizou o AH Macrolane com um volume máximo de 400 mL, aplicado por meio de retroinjeção no plano subcutâneo profundo. Neste mesmo estudo, foi notado que quanto maior a quantidade de produto injetado, maior a probabilidade de ocorrer inchaço, dor e vermelhidão no local.

No ano de 2022, uma nova técnica de preenchimento dos glúteos foi introduzida na literatura: a técnica de contorno corporal LL.

## *LL BODY CONTOUR TECHNIQUE*

A técnica consiste na aplicação do *AH Sofiderm Subskin Aeskins* para projeção glútea, um produto com elevado G *prime* e grande tamanho de partículas (até 1.800 μm).

O plano de aplicação, escolhido após avaliação ultrassonográfica, é o subcutâneo alto, a aproximadamente 8 mm da superfície cutânea, devido à ausência de estruturas nobres nesta topografia. Não há risco de acidentes vasculares neste plano de aplicação (Fig. 19-2).

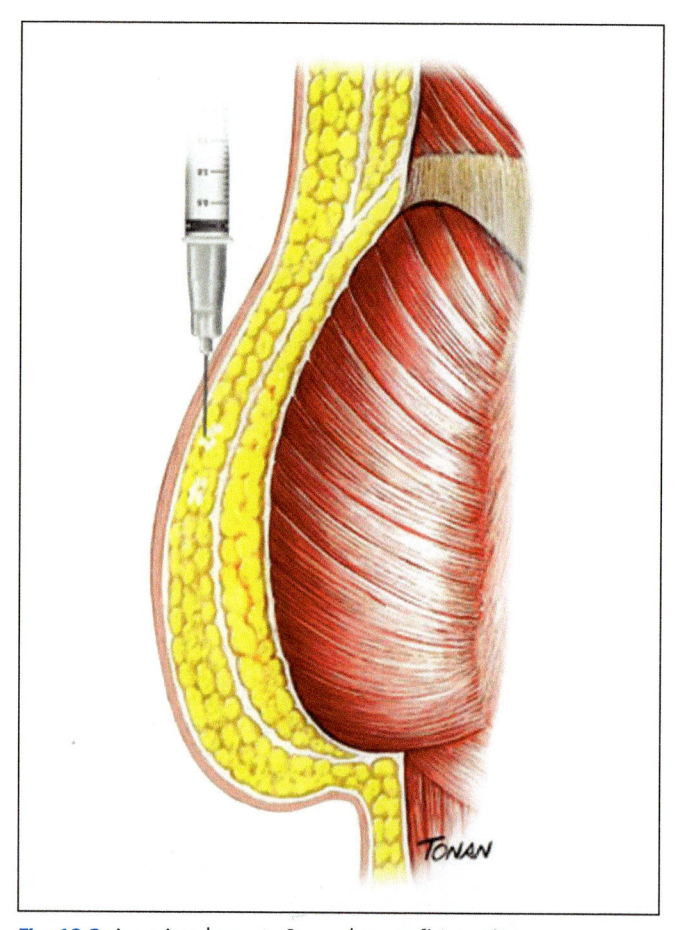

**Fig. 19-2.** Aproximadamente 8 mm da superfície cutânea, no subcutâneo, foi o plano de injeção escolhido. (Fonte: Lourenço LM, et al. LL body contour technique-A new way of gluteal contouring and augmentation with hyaluronic acid filler. J Cosmet Dermatol. 2022 May;21(5):1967-72.)

Levando em conta as diferenças anatômicas, a marcação para o glúteo feminino difere da masculina.

A técnica para glúteo feminino consiste no desenho de um "L" formado por 2 linhas, uma iniciando no trocanter maior e outra a partir da fosseta supraglútea. Entre estas, deve-se adicionar 8 linhas em formato de leque, totalizando 10 linhas. Na mulher, o produto fica localizado mais superiormente, para proporcionar volumização com projeção da região.

Nos homens o desenho da técnica é bem semelhante, porém, com alguns detalhes para manter a aparência masculina. Os pontos anatômicos para a marcação superior são os mesmos, porém o "L" deve ser espelhado para baixo com uma linha que segue a dobra infraglútea como limite inferior. As 10 linhas do leque devem ser espalhadas por toda a extensão da nádega visando maior dispersão do produto. Dessa forma são desenhados 2 espelhos em forma de leque, de 5 linhas cada, totalizando 10 linhas. O volume será distribuído uniformemente ao longo de toda a extensão muscular, resultando em um aumento que também realça a definição da musculatura (Fig. 19-3).

Um botão anestésico com lidocaína deve ser feito no local onde será realizado o orifício de entrada da cânula.

O produto deve ser injetado em retroinjeção com seringas de 3 mL através de cânula 18G x 70 mm. Em cada linha é sugerida a injeção de 1 mL de AH, sendo 10 mL de produto por nádega, totalizando 20 mL por sessão. A aplicação pode ser repetida em 15 dias, conforme programação (Fig. 19-4).

Os autores orientam que o uso antibiótico profilático é mandatório, devido à localização anatômica proporcionar um risco maior de contaminação. O uso de curativo com Zolbec é sugerido para maior conforto do paciente.

Pode haver eritema, discreto edema e dor local por alguns dias. Caso necessário, pode ser realizado o uso de analgésicos simples. Orienta-se evitar atividade física de maior impacto por até 5 dias.

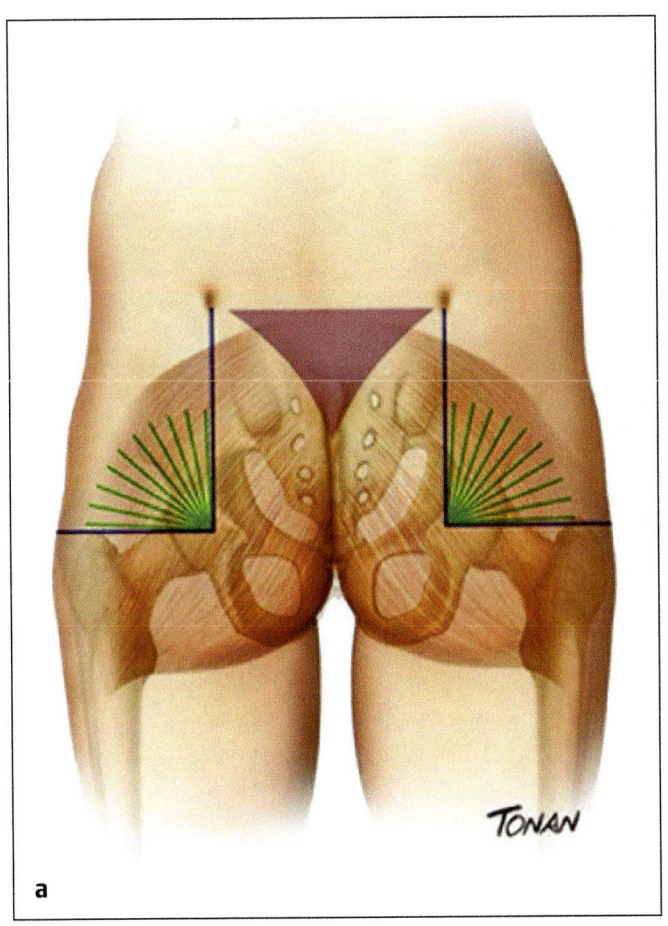

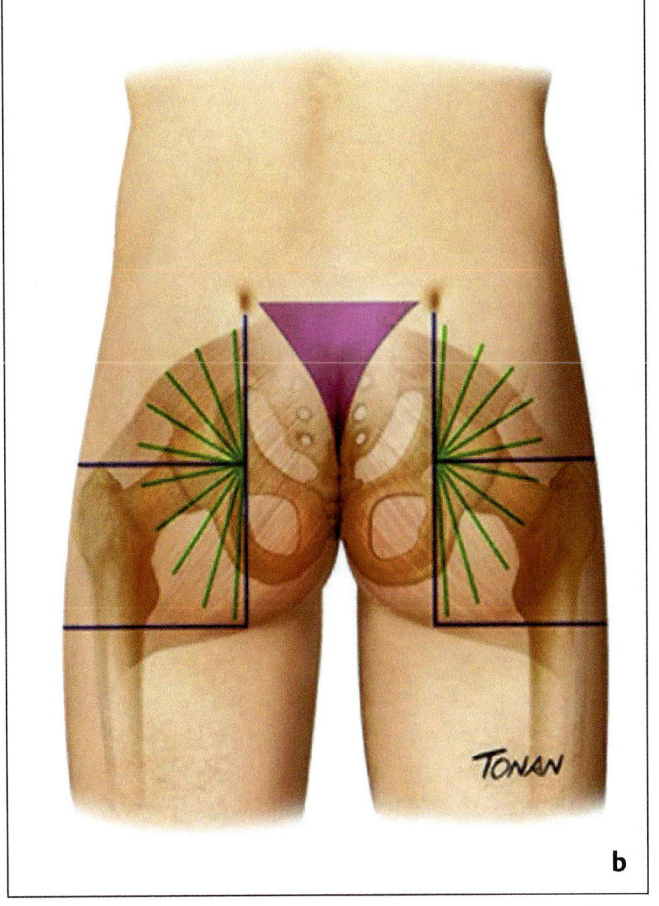

**Fig. 19-3.** (**a**) Técnica de injeção LL *body contour* em mulheres: Um "L" formado por 2 linhas, uma iniciando no trocânter maior e a outra nas fossas supraglúteas. (**b**) Técnica de injeção da LL *body contour* em homens: a marcação deve ser a mesma inicialmente, mas deve ser espelhada para baixo, tendo como limite inferior uma linha que segue a dobra infraglútea. (Fonte: Lourenço LM, et al. LL body contour technique-A new way of gluteal contouring and augmentation with hyaluronic acid filler. J Cosmet Dermatol. 2022 May;21(5):1967-72.)

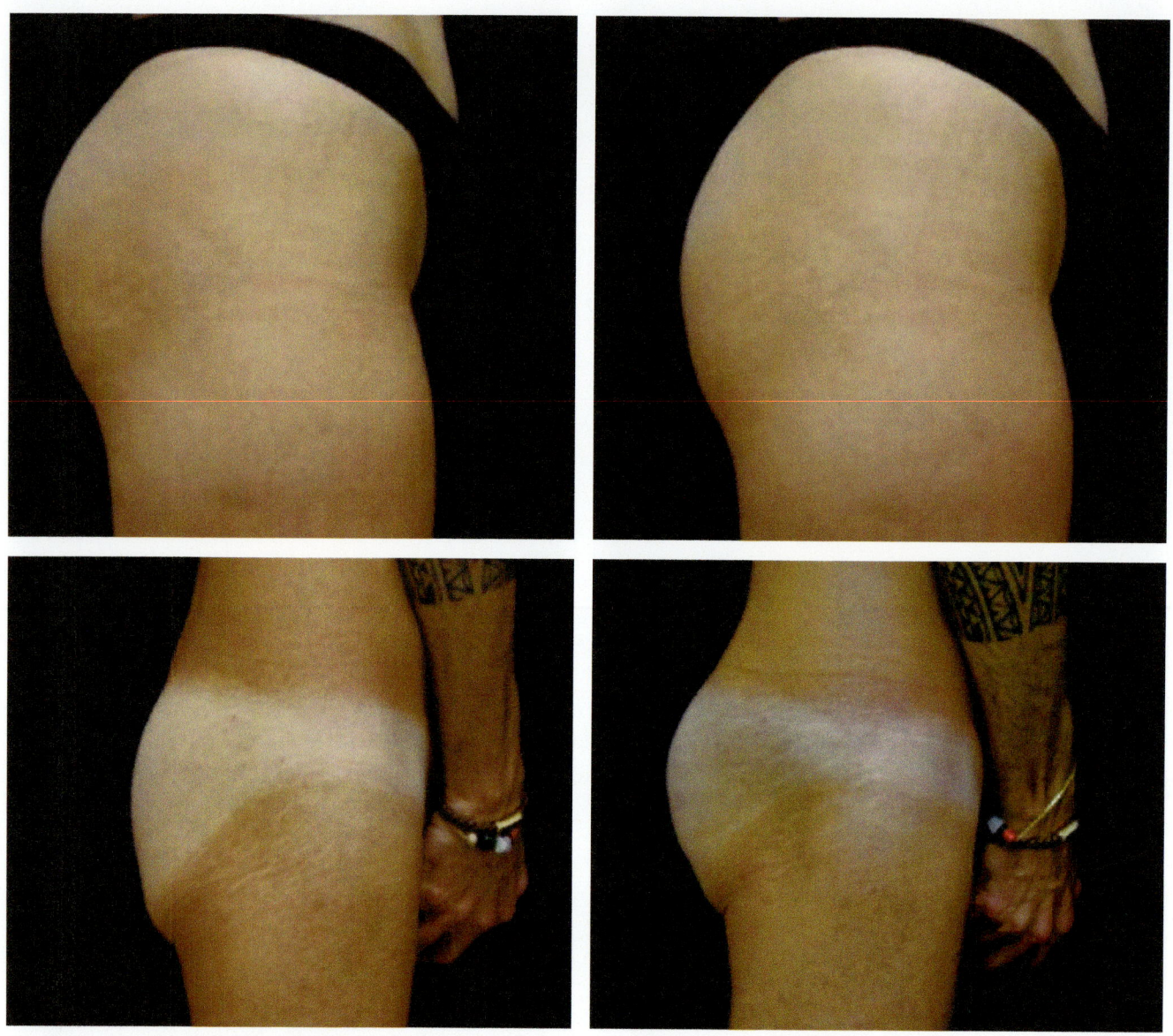

**Fig. 19-4.** Antes e depois após AH Subskin Aeskins. (Fonte: Lourenço LM, et al. LL body contour technique-A new way of gluteal contouring and augmentation with hyaluronic acid filler. J Cosmet Dermatol. 2022 May;21(5):1967-72.)

## Considerações *LL Body Contour Technique*

A técnica utiliza um produto biocompatível, absorvível e que oferece resultados imediatos. O preenchimento com o AH escolhido é realizado ambulatorialmente, com mínimo desconforto e curto período de recuperação.

O AH de escolha possui elevado valor de G *prime* e grande tamanho de partículas, o que resulta em uma notável resistência à deformação, grande capacidade de elevação e maior durabilidade do resultado.

Os casos índices já apresentam 2 anos de acompanhamento. Como é possível avaliar na Figura 19-5: apesar da redução do volume injetado ao longo do tempo, o glúteo não retorna completamente seu tamanho inicial, o que confere ao paciente alta satisfação com o resultado.

Outro fator relevante para assegurar a replicabilidade da técnica é a otimização do uso do produto em relação ao plano anatômico selecionado. Em contraste com a técnica que emprega o AH Macrolane, que utiliza 400 mL de AH na área supramuscular, a abordagem dos autores preconiza uma quantidade menor de produto por nádega, totalizando 20 mL por sessão, uma diferença substancial. Isso se traduz em benefícios tanto financeiros para o paciente quanto em um período pós-operatório mais confortável.

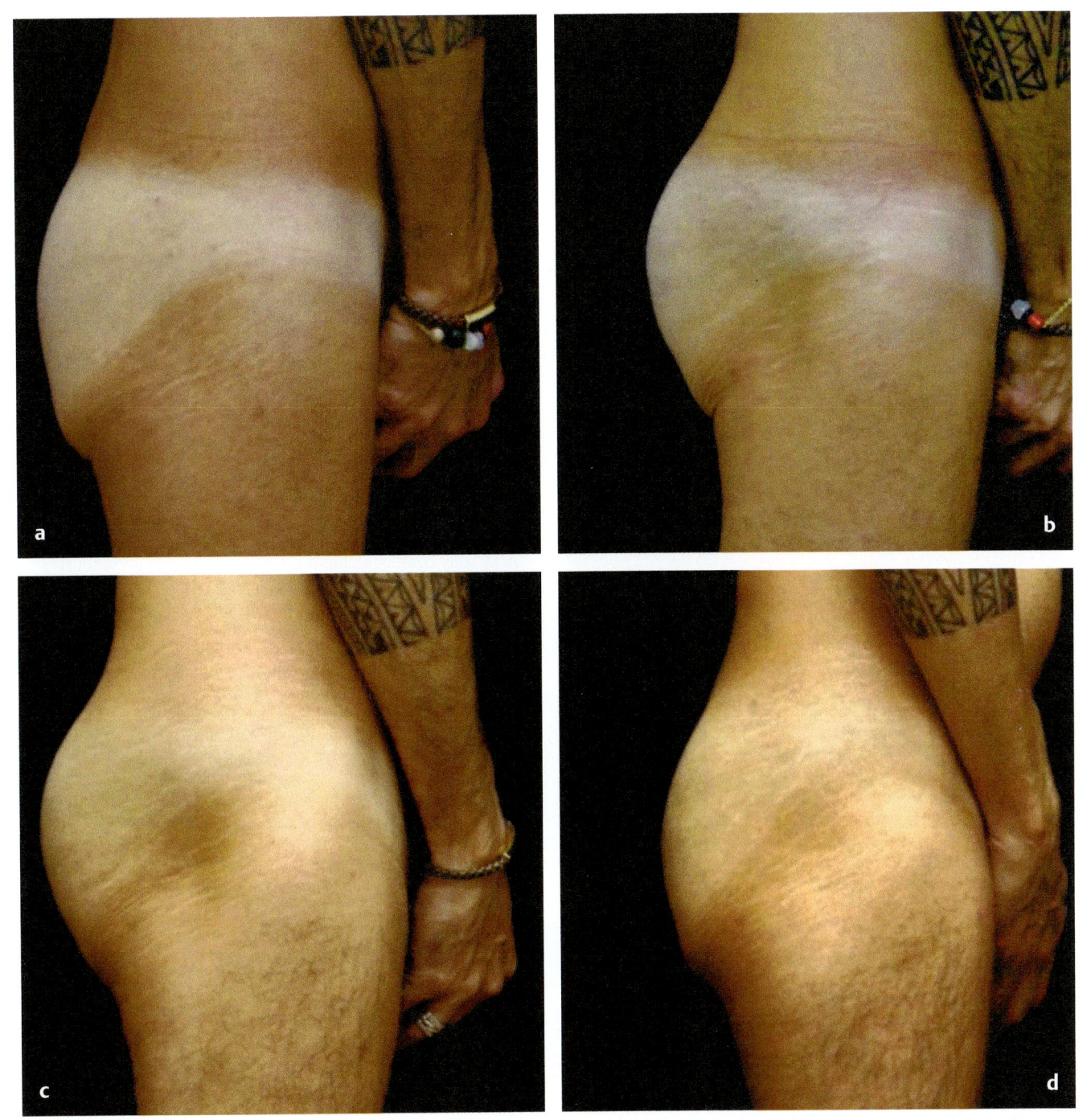

**Fig. 19-5. (a)** Antes da aplicação de AH Subskin Aeskins. **(b)** Pós-imediato. **(c)** Após 1 ano. **(d)** Após 2 anos. (Fonte: Arquivo pessoal da Dra. Luciana de Mattos Lourenço.)

Essa técnica é altamente segura, uma vez que o plano subcutâneo não apresenta estruturas nobres e, além disso, a marcação não atravessa a zona de risco primária, que começa no ápice sacral, passa pela espinha isquiática e alcança o fêmur na prega subglútea (Fig. 19-6).

Os procedimentos de aumento dos glúteos que envolvem o uso de PMMA, enxertos de gordura ou próteses implantadas no plano intramuscular são associados a um risco substancialmente elevado quando comparados à técnica previamente mencionada, pois envolvem uma proximidade direta com vasos sanguíneos de maior calibre.

Por outro lado, o preenchimento dos glúteos com AH representa uma abordagem minimamente invasiva que proporciona resultados imediatos sem impor grandes riscos ou períodos de inatividade para o paciente. A técnica descrita oferece a vantagem de realizar esse procedimento com extrema segurança e proporcionar alta satisfação aos pacientes.

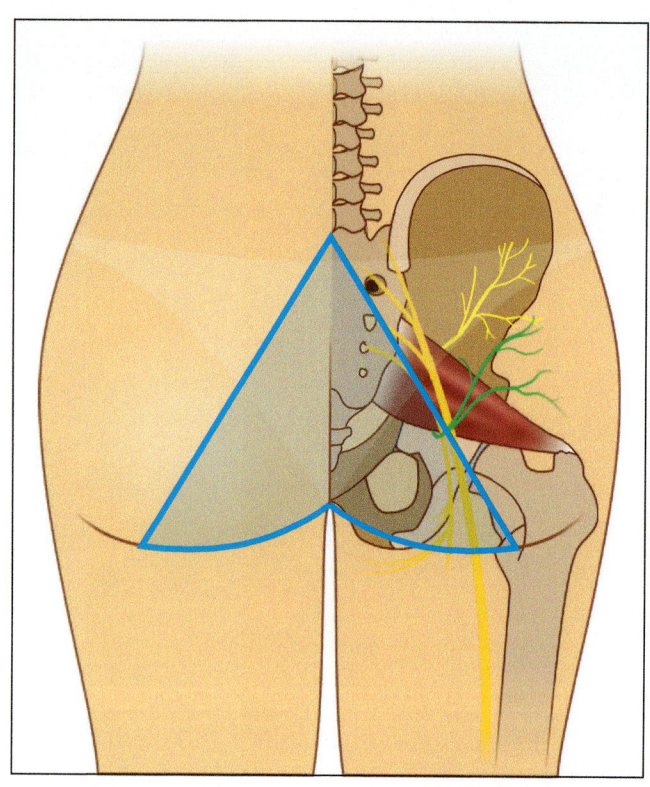

**Fig. 19-6.** Zona de perigo: o triângulo representa o local onde se localiza a maioria dos vasos e nervos e deve ser evitado.

## BIBLIOGRAFIA

Blanco Souza TA, Colomé LM, Bender EA, Lemperle G. Brazilian consensus recommendation on the use of polymethylmethacrylate filler in facial and corporal aesthetics. Aesthetic Plast Surg. 2018 Oct;42(5):1244-51.

Borrell M, Leslie DB, Tezel A. Lift capabilities of hyaluronic acid fillers. J Cosmet Laser Ther. 2011;13(1):21-7.

Camenisch CC, Tengvar M, Hedén P. Macrolane para restauração de volume e contorno das nádegas. Cirurgia Plástica e Reconstrutiva. 2013;132(4):522e-529e.

Centeno RF, Sood A, Young VL. Clinical anatomy in aesthetic gluteal contouring. Clin Plast Surg. 2018;45(2):145-57.

De Meyere B, Mir-Mir S, Peñas J, Camenisch CC, Hedén P. Stabilized hyaluronic acid gel for volume restoration and contouring of the buttocks: 24-month efficacy and safety. Aesthetic Plast Surg. 2014;38(2):404-12.

Durairaj KK, Devgan L, Lee Bs A, Khachatourian Bs N, Nguyen Bs V, Issa Bs T, et al. Poly-L-lactic acid for gluteal augmentation found to be safe and effective in retrospective clinical review of 60 patients. Dermatol Surg. 2020;46(suppl 1):S46-S53.

Edsman KLM, Öhrlund Å. Cohesion of hyaluronic acid fillers: correlation between cohesion and other physicochemical properties. Dermatol Surg. 2018;44(4):557-62.

Fagien S, Bertucci V, von Grote E, Mashburn JH. Rheologic and physicochemical properties used to differentiate injectable hyaluronic acid filler products. Plast Reconstr Surg. 2019;143(4):707e-720e.

Fagien S, Cassuto D. Reconstituted injectable hyaluronic acid: expanded applications in facial aesthetics and additional thoughts on the mechanism of action in cosmetic medicine. Plast Reconstr Surg. 2012;130(1):208-17.

Frank K, Casabona G, Gotkin RH, Kaye KO, Lorenc PZ, Schenck TL, et al. Influence of age, sex, and body mass index on the thickness of the gluteal subcutaneous fat: implications for safe buttock augmentation procedures. Plast Reconstr Surg. 2019;144(1):83-92.

Harper J, Avelar L, Haddad A, Novello J, Mest D, Guarnieri-Munia C, et al. Expert Recommendations on the Use of injectable poly-l-lactic acid for contour deficiencies of the buttocks. J Drugs Dermatol. 2022 Jan 1;21(1):21-6.

Hedén P. Update on body shaping and volume restoration: the role of hyaluronic acid. Aesthetic Plast Surg. 2020;44(4):1295-9.

Hoyos AE, Perez ME, Domínguez-Millán R. Male aesthetics for the gluteal area: anatomy and algorithm for surgical approach for dynamic definition body contouring. Plast Reconstr Surg. 2020;146(2):284-93.

Lee EI, Roberts TL, Bruner TW. Ethnic considerations in buttock aesthetics. Semin Plast Surg. 2009;23(3):232-43.

Lin MJ, Dubin DP, Khorasani H. Poly-L-lactic acid for minimally invasive gluteal augmentation. Dermatol Surg. 2020;46(3):386-94.

Lourenço LM, de Noronha MGO, Colla LA, Izzo TR, Sigrist R, Braz A. LL body contour technique-A new way of gluteal contouring and augmentation with hyaluronic acid filler. J Cosmet Dermatol. 2022 May;21(5):1967-72.

Mendieta CG, Sood A. Classification system for gluteal evaluation: revisited. Clin Plast Surg. 2018;45(2):159-77.

Morrison SD, Wilson SC, Mosser SW. Breast and body contouring for transgender and gender nonconforming individuals. Clin Plast Surg. 2018;45(3):333-42.

Nteli Chatzioglou G, Govsa F, Bicer A, Ozer MA, Pinar Y. Physical attractiveness: analysis of buttocks patterns for planning body contouring treatment. Surg Radiol Anat. 2019;41(1):133-40.

Paliwal S, Fagien S, Sun X, Holt T, Kim T, Hee CK, et al. Skin extracellular matrix stimulation following injection of a hyaluronic acid-based dermal filler in a rat model. Plast Reconstr Surg. 2014;134(6):1224-33.

Pierre S, Liew S, Bernardin A. Basics of dermal filler rheology. Dermatol Surg. 2015;41(suppl 1):S120-S126.

Rosique RG, Rosique MJF. Augmentation gluteoplasty: a Brazilian perspective. Plast Reconstr Surg. 2018;142(4):910-9.

Rudolph C, Hladik C, Hamade H, Frank K, Kaminer MS, Hexsel D, et al. Structural gender dimorphism and the biomechanics of the gluteal subcutaneous tissue: implications for the pathophysiology of cellulite. Plast Reconstr Surg. 2019;143(4):1077-86.

Siebert T, Chaput B, Vaysse C, Meresse T, Chavoin JP, Garrido I, et al. The latest information on Macrolane™: its indications and restrictions. Ann Chir Plast Esthet. 2014;59(2):e1-e11.

Snetkov P, Zakharova K, Morozkina S, Olekhnovich R, Uspenskaya M. Hyaluronic acid: the influence of molecular weight on structural, physical, physico-chemical, and degradable properties of biopolymer. Polymers (Basel). 2020;12(8):1800.

Turin SY, Fracol M, Keller E, Markl M, Collins J, Krochmal D, et al. Gluteal vein anatomy: location, caliber, impact of patient positioning, and implications for fat grafting. Aesthet Surg J. 2020;40(6):642-9.

# BIOESTIMULADORES DE COLÁGENO EM REMODELAÇÃO GLÚTEA: *LIFTING*, FLACIDEZ E CELULITE

CAPÍTULO 20

Juliana Cunha Sarubi Noviello

## INTRODUÇÃO

O Brasil é um país reconhecido mundialmente pela preocupação com a estética corporal. A valorização do corpo faz parte da identidade e da cultura do povo brasileiro, em especial a região glútea, sinal de feminilidade e atratividade. Entretanto, essa região também é palco de várias alterações, como flacidez, alterações do relevo cutâneo, como depressões e celulite, ptose e déficit de volume. Quando falamos em tratamento da flacidez facial e extrafacial, os bioestimuladores de colágeno são grandes aliados.

Os bioestimuladores de colágeno utilizados atualmente no tratamento da região glútea são a hidroxiapatita de cálcio e o ácido poli-L-láctico.

A hidroxiapatita de cálcio (CaHA) é uma substância sintética composta por íons cálcio e fosfato, biodegradável, biocompatível, não mutagênica, sem evidência de toxicidade local e sistêmica. É composta por 30% de microesferas sintéticas de hidroxiapatita de cálcio, cujos tamanhos variam de 25 a 50 *micra*, suspensas em um suporte de gel transportador aquoso de carboximetilcelulose de sódio, água estéril e glicerina que integra 70% do complexo.[1,2] Essas microesferas são lisas e idênticas à composição química e similares às dos constituintes inorgânicos da porção mineral do ser humano (osso e o dente) e se decompõem da mesma forma que debris ósseos após fraturas, o que faz com que não causem reações imunológicas consideráveis garantindo sua biocompatibilidade e segurança. Oferecem como mecanismo de ação primária o preenchimento de áreas e a bioestimulação de colágeno.

Para a utilização no corpo, deve ser diluída em soro fisiológico. Para a flacidez da pele das nádegas, a diluição pode variar de 1:1 a 1:4 (1,5-6 mL de diluente). Para áreas de celulite, podem ser usadas diluições mais baixas (1:1 ou 1:2).

O ácido poli-L-láctico (PLLA) é um polímero sintético, biocompatível e biodegradável, que estimula a produção de colágeno, levando à restauração gradual do volume e melhora da flacidez cutânea. É, portanto, um bioestimulador de colágeno, cujos efeitos decorrem do estímulo de uma resposta inflamatória controlada, subclínica, que culmina com a deposição de colágeno no tecido.[3] Ao ser injetado, leva ao recrutamento de monócitos, que se diferenciam em macrófagos, liberam citocinas que estimulam a migração de fibroblastos e, consequentemente, a produção de colágeno. O resultado é a melhora da qualidade da pele, o aumento da espessura da derme, melhora da flacidez e, quando desejada, e de acordo com a quantidade injetada, volumização.[4-6] Este processo se inicia 10 dias após a aplicação, aumentando progressivamente até 12 meses. Goldberg *et al.* analisaram a resposta tecidual humana ao PLLA injetável, e observaram um aumento significativo de colágeno tipo I aos 3 e 6 meses em relação ao basal.[5]

Nos últimos anos é crescente o interesse pelo tratamento não cirúrgico da região glútea, especialmente em relação ao uso do PLLA, e as evidências científicas são cada vez maiores.[7-9]

Em 2016, Coimbra *et al.* avaliaram os efeitos do PLLA em regiões medial e inferior dos braços, coxas, abdome e glúteos.[8] Em glúteos, as injeções foram realizadas em áreas de celulite e flacidez, no plano entre a derme profunda e o tecido subcutâneo superficial. As diluições foram semelhantes em todos os locais de aplicação. Cada paciente recebeu de 2-4 sessões de tratamento, com espaçamento de 4-6 semanas entre elas, com um frasco por sessão. Não foram relatados efeitos adversos. Os resultados encontrados foram melhora da textura da pele, do volume, da flacidez e da celulite, principalmente após a segunda sessão.

Em 2019, Lin *et al.* demonstraram a eficácia do uso do PLLA como um tratamento para aumento do volume dos glúteos, sendo um procedimento minimamente invasivo, sem nenhum relato de efeitos adversos.[9] Já em 2020, Durairaj *et al.* fizeram uma revisão clínica de 60 pacientes, que foram acompanhados por um período de 2 anos, por dois investigadores.[6] Pacientes receberam de 1-3 sessões de tratamento, com espaço de 4-6 semanas entre elas, utilizando 2-12 frascos por sessão, de acordo com o orçamento de cada paciente. Os resultados encontrados foram aumento visível de volume, melhora da textura da pele e da celulite, quando utilizados no mínimo 20 frascos no total.

As evidências apontam o PLLA como ferramenta eficaz no tratamento da flacidez, celulite, aumento de volume e melhora da qualidade da pele da região glútea.

O objetivo do presente capítulo é descrever uma nova abordagem no tratamento da região glútea com PLLA-Sculptra®, englobando as principais alterações dessa região.

## REGIÃO GLÚTEA: SINAIS DE BELEZA E *ASSESSMENT*

O resultado do tratamento com bioestimuladores de colágeno depende da avaliação clínica individualizada.

Cuenca *et al.*, no estudo *Beautiful Buttocks: Characteristics and Surgical Technique* analisaram 2.400 fotografias de mulheres nuas, com idade entre 20-35 anos, na visão posterior, em diferentes posições e ações, e identificaram os elementos anatômicos que tornam a região glútea atraente e sedutora.[10]

As estruturas de maior significância como sinais de beleza nessa região, são:

1. *Depressão lateral:* uma concavidade na região lateral de cada nádega, formada pelo trocânter maior e inserções de músculos da coxa e nádegas, incluindo o glúteo médio, vasto lateral, quadrado femoral e glúteo máximo.
2. *Sulco infraglúteo:* corresponde à borda inferior das nádegas e é formado pela inserção da parte espessa das fáscias provenientes do fêmur e da pelve, através da fáscia intermuscular para pele.
3. *Fossetas supraglúteas:* correspondem a duas depressões localizadas em ambos os lados da região medial sacral.[11]
4. *Prega glútea:* depressão em forma de "V" na região sacral. É uma área esteticamente bonita, sendo preservada quando realizados procedimentos estéticos nessa região.[11]
5. *Projeção anteroposterior:* é a maior responsável pela beleza dessa região.

A avaliação clínica e anatômica dessa região é essencial para identificar as alterações presentes e programar o tratamento, de modo que os resultados obtidos com as técnicas descritas sejam satisfatórios. A avaliação consiste em cinco pilares, conforme descrito abaixo.

## Pele

Verifica-se o grau de flacidez presente e a extensão do acometimento. A distensão da pele afetada no sentido contrário à gravidade tende a diminuir o aspecto drapeado e as alterações do relevo da derme, incluindo linhas e sulcos. De maneira didática, a flacidez é graduada de 0 a 3, sendo 0 a ausência de flacidez e 3 um aspecto drapeado grave. Apesar de não ser uma escala validada cientificamente, auxilia no entendimento da intensidade da flacidez.

As melhores respostas clínicas ao bioestimulador de colágeno são os graus 0 (ausente), I (leve) e II (moderado) de flacidez. Pacientes que apresentam grau III de flacidez são mais desafiadores e provavelmente precisarão de maior quantidade de produto e número de sessões.

Além do grau de flacidez, aqui se avaliam também as alterações do relevo cutâneo, como áreas de depressão isoladas e celulite. A celulite caracteriza-se por áreas elevadas e deprimidas que não necessariamente seguem as linhas de tensão da derme e que ficam mais evidentes sob contração muscular.[12] A celulite é uma condição multifatorial onde a presença de septos fibrosos subcutâneos está associada às lesões deprimidas de celulite, já que o excesso de tecido adiposo subcutâneo pode estar relacionado com a presença das lesões elevadas.[12-14] A flacidez pode estar ou não associada à celulite, agravando sua aparência e sendo responsável pelo aspecto linear de algumas lesões deprimidas.

## Tecido Gorduroso

Ao avaliar a flacidez, é também importante avaliar o componente tecido gorduroso. Este componente pode ser avaliado principalmente pelo método da prega cutânea. Ele deve ser sempre menos evidente que o componente de flacidez da pele, para que os resultados do tratamento da flacidez sejam mais aparentes e satisfatórios.[15,16]

A prega ideal deve ter até 3 a 4 centímetros, pois denota flacidez cutânea preponderante sobre a quantidade de tecido adiposo.

## Musculatura

Como bioestimulador de colágeno, o efeito principal do PLLA é na flacidez cutânea. No entanto, é fundamental a orientação quanto às medidas nutricionais e de atividade física. Quanto melhor o tônus muscular, mais evidentes serão os resultados do tratamento da flacidez cutânea na superfície.

## Sulco Infraglúteo

O sulco infraglúteo é um sinal que indica o grau de elevação da região glútea. O sulco ideal se estende até a metade da face posterior da coxa, região de transição entre o músculo semitendinoso e o bíceps femoral. Um sulco mais longo sugere envelhecimento, flacidez dessa região, e ptose. Um sulco mais curto sugere aparência mais jovem, e menor flacidez.[11]

## Projeção do Glúteo

Para avaliar se a projeção do glúteo tem uma proporção ideal, é necessário determinar os seguintes pontos fixos: A. Trocânter. B. Ponto de maior projeção do púbis. C. Ponto de maior projeção do glúteo. D. Parte anterior e superior da crista ilíaca. Com esses pontos fixos, traçamos: 1. Uma linha vertical passando pelo ponto A. 2. Uma linha paralela a essa entre os pontos B e D. 3. Uma linha horizontal pelos pontos A, B e C, essa última linha nos dá a máxima projeção da região glútea. A projeção ideal é quando a distância entre A e C corresponde a 2× a distância entre A e B, como demonstrado na Figura 20-1.[10]

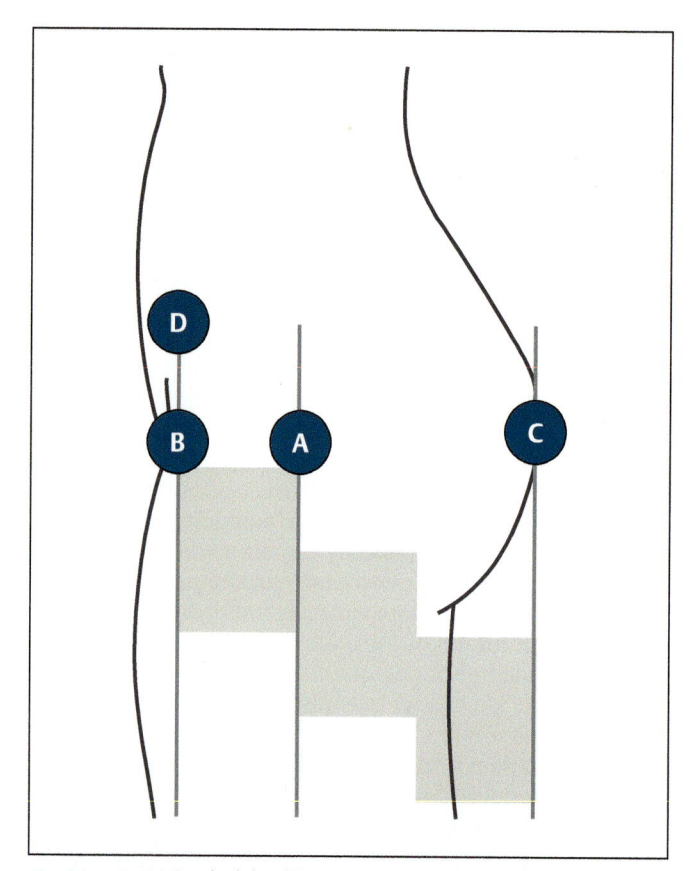

**Fig. 20-1.** Projeção ideal do glúteo. *A.* Trocânter, *B.* ponto de maior projeção do púbis, *C.* ponto de maior projeção do glúteo, *D.* crista ilíaca anterosuperior. Considera-se projeção ideal quando a distância AC = 2AB.

## RECONSTITUIÇÃO COM PLLA-SCULPTRA®

Após diversas publicações científicas demonstrando o uso do PLLA-Sculptra® imediatamente após sua reconstituição e um estudo clínico realizado nos EUA entre 2018 e 2020, envolvendo 80 pacientes, com 48 semanas de seguimento, comparando as duas maneiras de reconstituição e demonstrando ausência de diferenças nos estudos de eficácia e eventos adversos,[17-19] a reconstituição imediata foi aprovada para ser incluída na bula do produto no ano de 2021, no Brasil.

A reconstituição imediata é realizada da seguinte forma:

1. Adicionam-se, lentamente, 5 mL de água estéril para injetáveis ao frasco contendo o pó liofilizado de PLLA.
2. Agita-se o frasco vigorosamente por 1 minuto.
3. Adicionam-se 3 mL de água estéril para injetáveis.
4. Agita-se o frasco para homogeneizar a solução.

Dessa forma, teremos 8 mL de solução pronta para uso facial.

Para aplicação corporal, recomenda-se o volume final de 16 mL. Para isso, adicionam-se mais 6 mL de água estéril para injetáveis e 2 mL de lidocaína, preferencialmente sem vasoconstritor. Em caso de aplicação de vários frascos em uma mesma sessão, é indicado reduzir a quantidade de anestésico para 1 mL por frasco.

## TÉCNICA FIRM & UP

### Objetivo

Em junho de 2023, Sarubi J *et al.* publicaram o artigo "*Targeted and Individualized Gluteal Poly-L-Lactic Acid Injection for Optimal Aesthetic Results in theGluteal Region*", no *Journal of Clinical and Aesthetic Dermatology*, que descreve a técnica apresentada a seguir.[20]

Embora o PLLA possa ser aplicado em toda a região glútea,[6-9,12,21] a atual abordagem envolve a aplicação em áreas estratégicas, de modo a otimizar os resultados. Esta técnica tem o objetivo de melhorar a projeção, os contornos e a qualidade da pele da região glútea, de acordo com a necessidade de cada paciente.

A intenção é melhorar a qualidade da pele na região glútea, assim como tornar seus contornos mais atraentes, sempre levando em consideração a anatomia local, os formatos de cada glúteo e as características individuais dos pacientes.

### Descrição da Técnica

A aplicação do PLLA na região glútea é baseada em quatro objetivos principais:

1. *Skin quality* (melhora da qualidade da pele, incluindo flacidez e celulite).
2. Contorno e *lifting* (melhora do contorno e efeito *lifting*).
3. Volume e projeção (aumento do volume e projeção).
4. *Hip Dip* (aumento do volume na região da depressão trocantérica).

Inicialmente, é preciso delimitar as áreas de tratamento da região glútea. As áreas são divididas em moldura e alvo para facilitar o entendimento da região da injeção.

### Moldura

A área de moldura tem o formato do número 7, onde a região superior corresponde à zona de inserção do músculo glúteo máximo e a região lateroinferior ao local de maior ocorrência de celulite e flacidez. Essa área está sempre contemplada no tratamento da região glútea, independente do objetivo citado acima.

### Alvo

A área que denominamos alvo consiste na região em que a aplicação do produto será concentrada de acordo com o objetivo do tratamento. Essa região varia conforme esse objetivo. Quando o objetivo é efeito *lifting* da região glútea, a delimitação do alvo é na região do quadrante superior externo.

Quando o objetivo é maior volume e projeção, o alvo corresponde ao ponto de maior projeção dos glúteos, ou seja, o quadrante superior medial de cada nádega.

Quando a intenção é melhorar a qualidade da pele, a flacidez e ou a celulite da região das nádegas, o alvo corresponde às áreas de maior flacidez, celulite ou de maior necessidade de tratamento.

Quando o objetivo é melhorar a depressão trocantérica, o alvo corresponde a essa região.

### Marcação

Inicialmente marcamos a moldura da região glútea, região sempre contemplada no tratamento com PLLA, uma vez que contribui para efeito *lifting* e projeção.

A moldura tem o formato do número 7, sendo que a borda superior se situa ao longo da crista ilíaca, 2 a 3 cm abaixo da mesma, e a borda inferior, em diagonal, é a região que concentra as áreas de celulite e onde se consegue vetorização para efeito *lifting*.

O próximo passo é marcar o alvo, que depende do objetivo do tratamento.

Se o objetivo é volume e projeção, o alvo é marcado na região do quadrante superointerno.

Se o objetivo é contorno e *lifting*, o alvo é marcado na região do quadrante superoexterno.

Se o objetivo é qualidade de pele, o alvo envolve toda a região de flacidez de pele, ou de depressões relacionadas com a celulite.

Se o objetivo é volumizar a região do *Hip Dip*, o alvo é a região da depressão trocantérica.

### Técnica de Aplicação de acordo com Cada Objetivo

A aplicação do PLLA pode ser feita através de cânula ou agulha, sempre no plano subcutâneo superficial.

Anestesia tópica pode ser realizada 30 minutos antes da aplicação e recomenda-se antissepsia da pele com clorexidine. A área de tratamento deve ser marcada com paciente em ortostatismo e a aplicação é feita em posição propensa à injeção. As aplicações podem ser realizadas com agulha e/ou cânula. Tanto as agulhas 25 G e 26 G, quanto as cânulas 18 G a 22 G (de preferência rígidas, não flexíveis e reforçadas), são adequadas para administração do PLLA. Os locais de inserção da cânula devem ser previamente anestesiados com lidocaína. Para o tratamento da flacidez cutânea, o plano de injeção é o subcutâneo superficial (Fig. 20-2), evitando-se injeções na derme. A técnica recomendada é a retroinjeção linear com agulha ou cânula. É importante assegurar a distribuição uniforme do produto em cada região tratada.

A criação de vetores durante a aplicação pode proporcionar um efeito *lifting* da região tratada.

## Skin Quality

Nesse modo de aplicação, o objetivo é a melhora da qualidade da pele, da flacidez, das áreas de celulite, abordando toda a região acometida. A aplicação do produto será na área da moldura e na área do alvo, sendo que o alvo corresponde à região de maior flacidez ou celulite.

Nas áreas de celulite, pode-se associar a técnica de subcisão, para potencializar os resultados.

A distribuição do volume corresponde a 50% do PLLA na área da moldura e 50% na área do alvo (Fig. 20-3).

- Distribuição do volume: 50% moldura e 50% alvo.
- Plano de aplicação: subcutâneo superficial.
- Dispositivo: cânula.
- Técnica de aplicação: retroinjeção em leque em região de moldura e alvo.
- Número de sessões: 2-3.
- Quantidade de produto: 1 a 2 frascos por lado.

As Figuras 20-4 a 20-6 mostram alguns resultados.

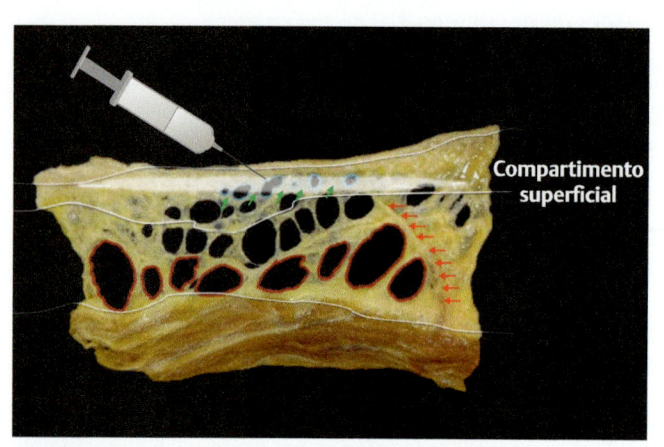

**Fig. 20-2.** Plano de aplicação do PLLA: subcutâneo superficial, que corresponde ao compartimento de gordura superficial.

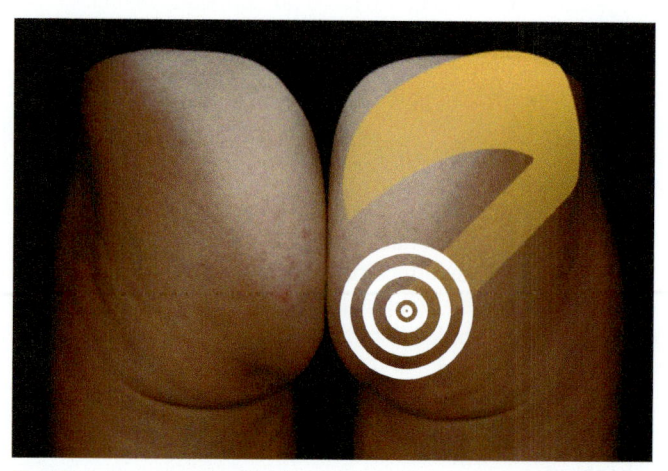

**Fig. 20-3.** Plano de aplicação do PLLA quando o objetivo é *Skin Quality*. Em branco, a marcação do alvo. Em amarelo, a marcação da moldura. Recomenda-se a aplicação de 50% do volume no alvo e 50% na moldura.

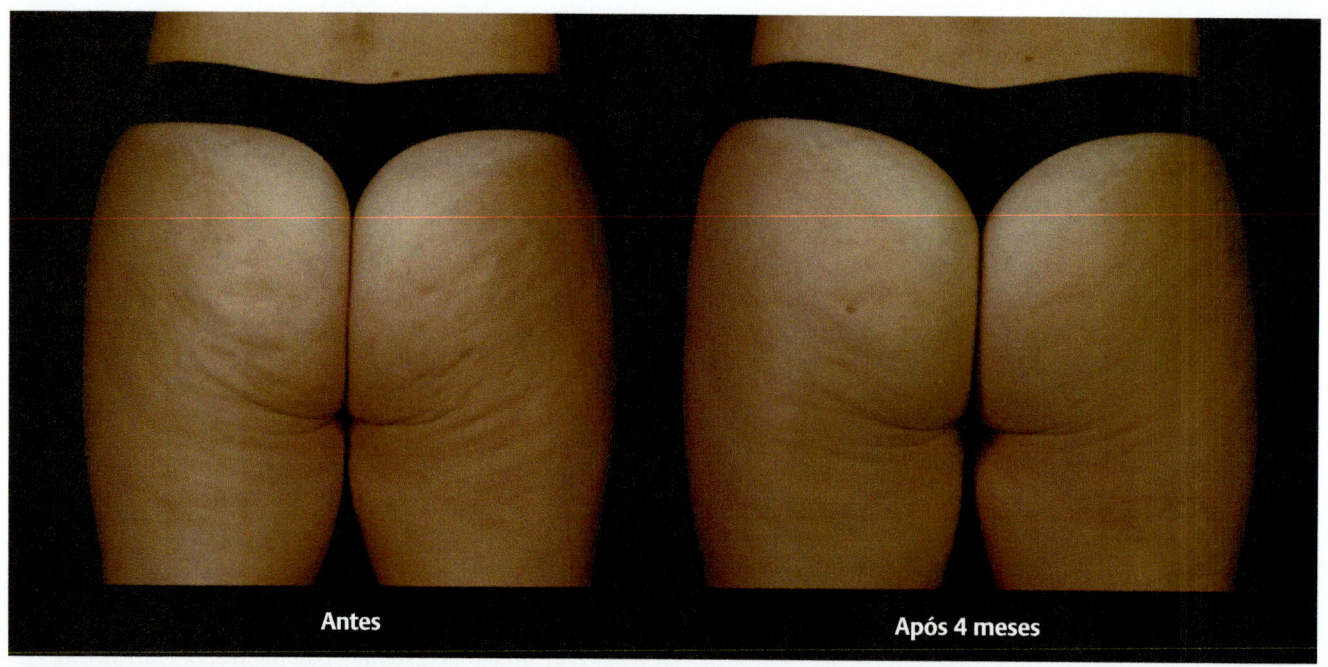

**Fig. 20-4.** Resultado da aplicação de PLLA-Sculptra® para celulite (*Skin Quality*). Protocolo de tratamento: duas sessões, quatro frascos por sessão, dois frascos por lado. Intervalo entre as sessões: 45 dias. Total: oito frascos. Fotos antes e após 4 meses da primeira sessão.

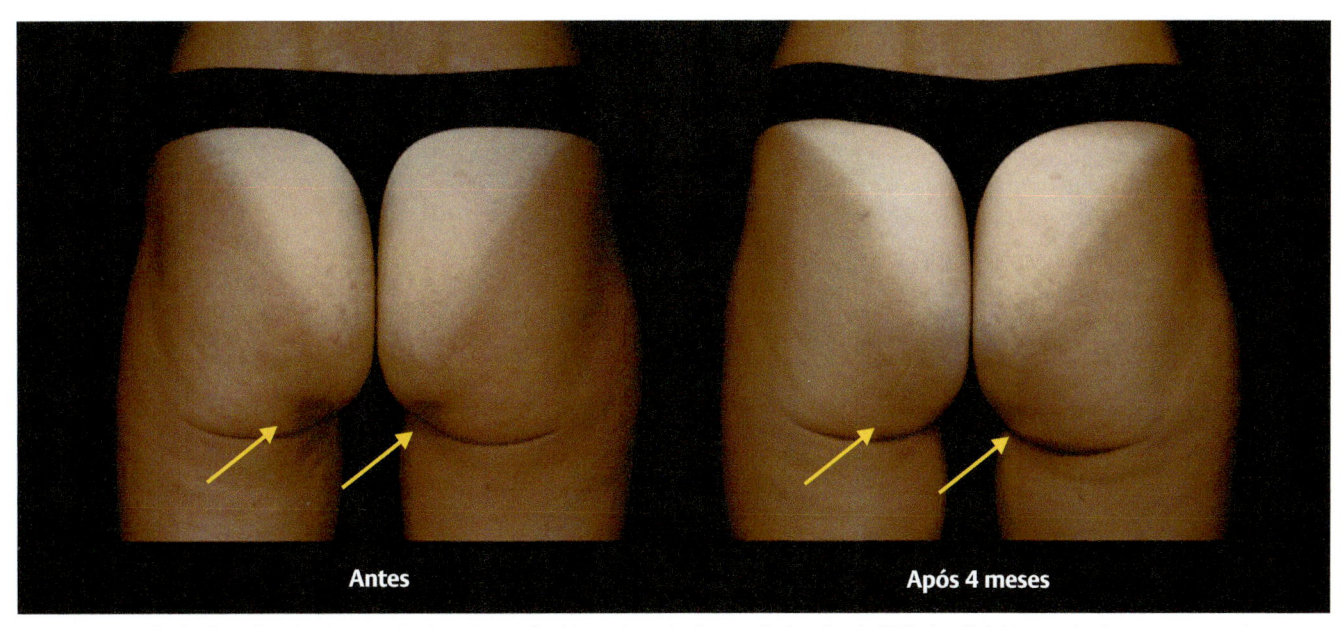

**Fig. 20-5.** Resultado da aplicação de PLLA-Sculptra® para flacidez e área de depressão localizada (*SKin Quality*). Protocolo de tratamento: duas sessões, quatro frascos por sessão, dois frascos por lado. Intervalo entre as sessões: 45 dias. Total: oito frascos. Fotos antes e após 4 meses da primeira sessão.

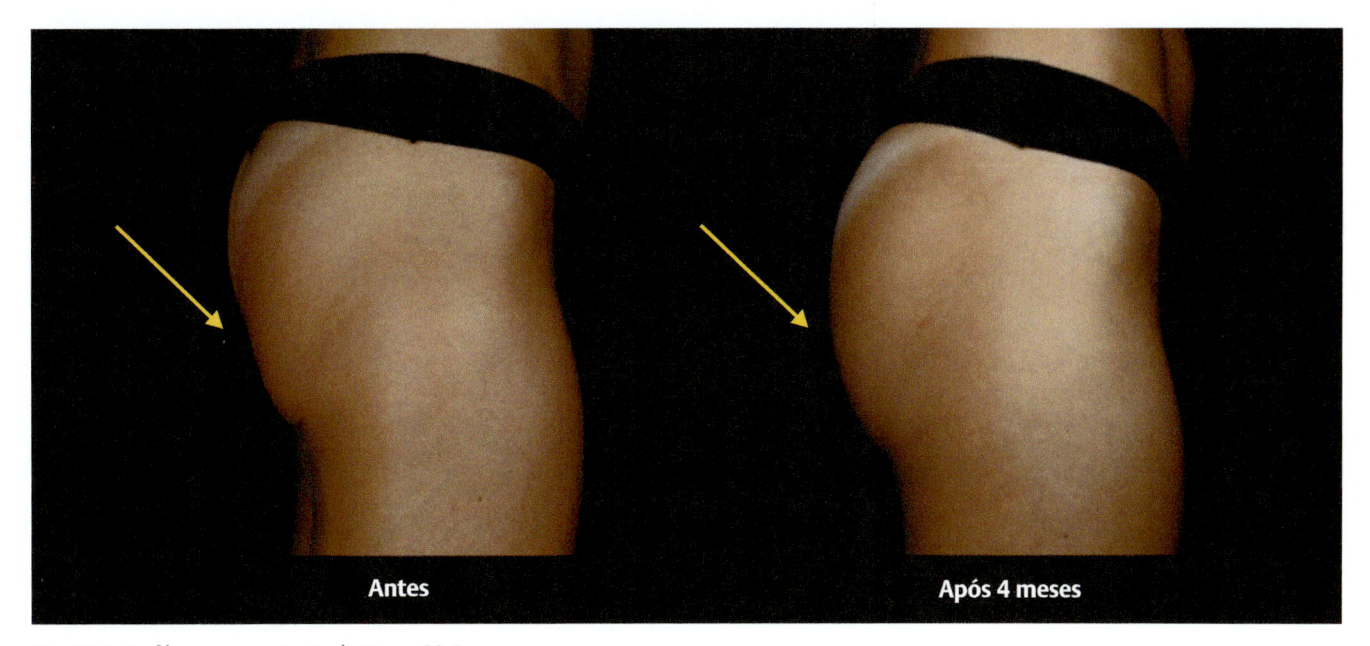

**Fig. 20-6.** Perfil, mesma paciente da Figura 20-5.

## Contorno e *Lifting*

Nessa técnica, a injeção do produto é feita na área da moldura e na área do alvo, sendo que o alvo está localizado na região superior e lateral da nádega, com objetivo de melhorar o contorno da região glútea e provocar um efeito *lifting* da região. O volume é distribuído da seguinte forma: 60% na região da moldura e 40% na região do alvo (Fig. 20-7).

- Distribuição do volume: 60% moldura e 40% alvo.
- Plano de aplicação: subcutâneo superficial.
- Dispositivo: cânula.
- Técnica de aplicação: retroinjeção em leque.
- Número de sessões: 2-3.
- Quantidade de produto: 1 a 2 frascos por lado.

A Figura 20-8 mostra alguns resultados.

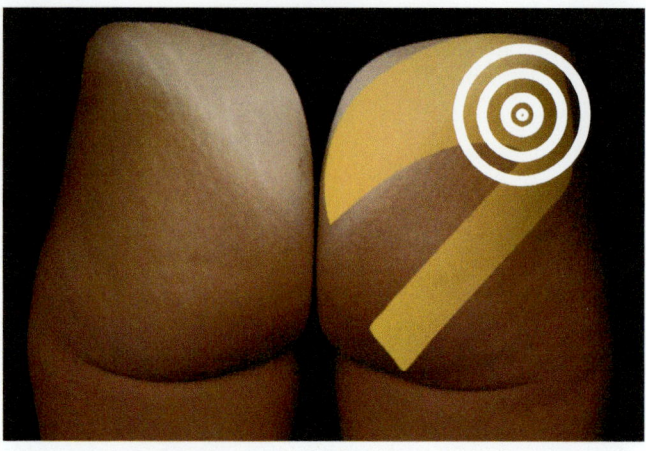

**Fig. 20-7.** Plano de aplicação do PLLA quando o objetivo é contorno e *lifting*. Em branco, a marcação do alvo. Em amarelo, a marcação da moldura. Recomenda-se a aplicação de 40% do volume no alvo e 60% na moldura.

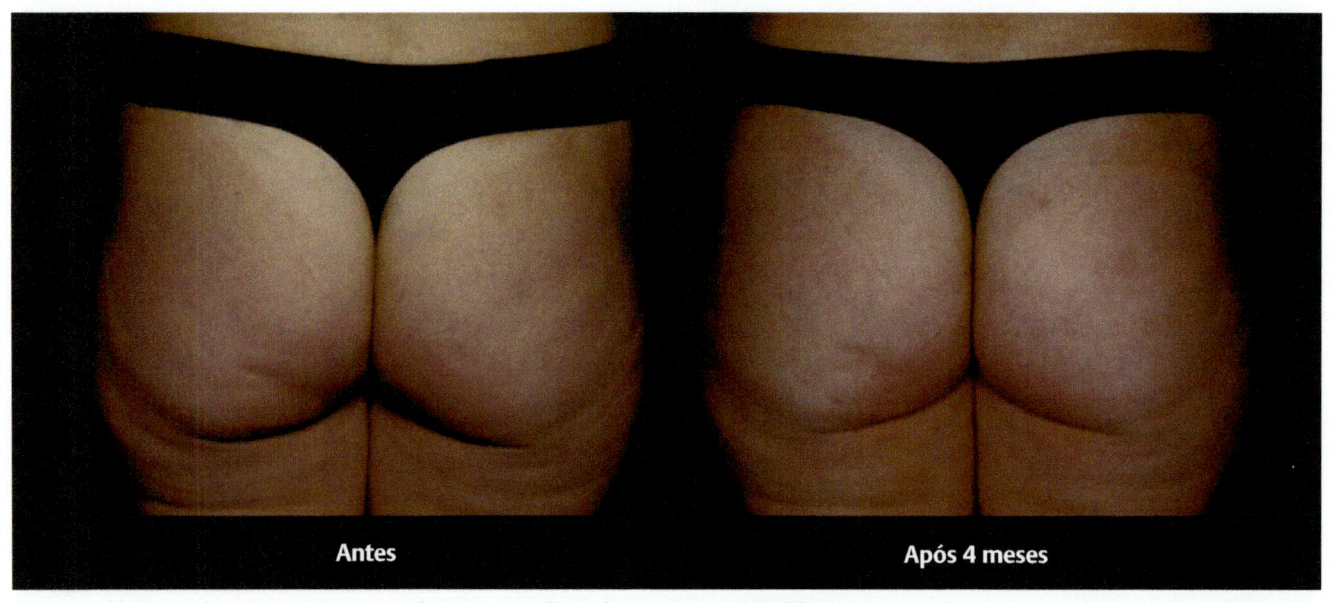

**Fig. 20-8.** Resultado da aplicação de PLLA-Sculptra® para melhora do contorno e efeito *lifting*. Protocolo de tratamento: duas sessões, quatro frascos por sessão, dois frascos por lado. Intervalo entre as sessões: 45 dias. Total: oito frascos. Fotos antes e 4 meses após a primeira sessão.

## Projeção e Volume

Essa técnica tem como foco o aumento do volume da região glútea e maior projeção. A distribuição do produto é feita da seguinte forma: 60% na região do alvo e 40% na região da moldura. Quando o objetivo é volumização, é preciso estar ciente de que a quantidade de produto aplicada deve ser maior para atingir os melhores resultados. A Figura 20-9 mostra a marcação ideal e as Figuras 20-10 e 20-11 mostram os resultados.

- Distribuição do volume: 60% no alvo e 40% na moldura.
- Plano de aplicação: subcutâneo superficial.
- Dispositivo: cânula.
- Técnica de aplicação: retroinjeção em leque em região de alvo e moldura.
- Número de sessões: 2-3.
- Quantidade de produto: no mínimo 2 frascos por lado.

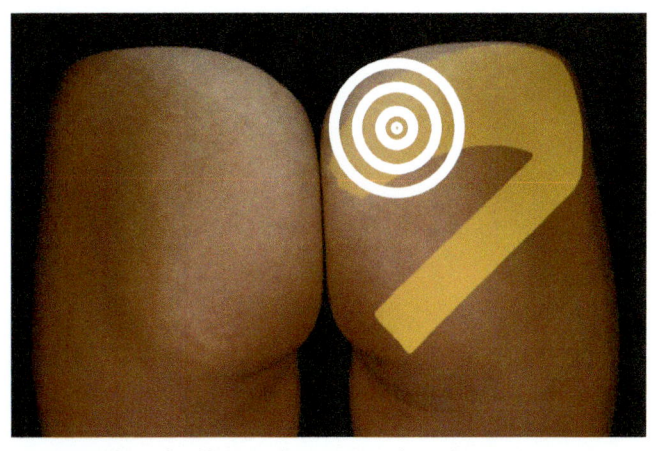

**Fig. 20-9.** Plano de aplicação do PLLA quando o objetivo é projeção e volume. Em branco, a marcação do alvo. Em amarelo, a marcação da moldura. Recomenda-se a aplicação de 60% do volume no alvo e 40% na moldura.

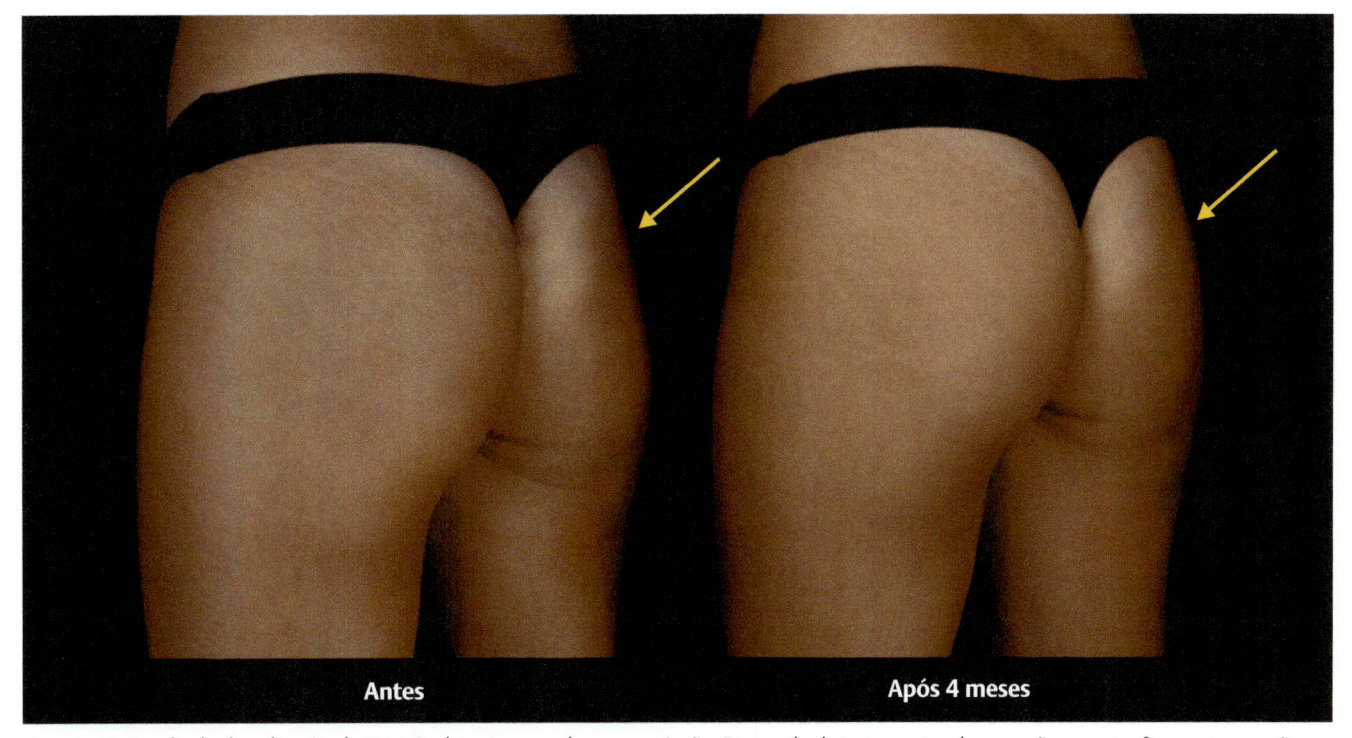

**Fig. 20-10.** Resultado da aplicação de PLLA-Sculptra® para volume e projeção. Protocolo de tratamento: duas sessões, quatro frascos por sessão, dois frascos por lado. Intervalo entre as sessões: 45 dias. Total: oito frascos. Fotos antes e 4 meses após a primeira sessão.

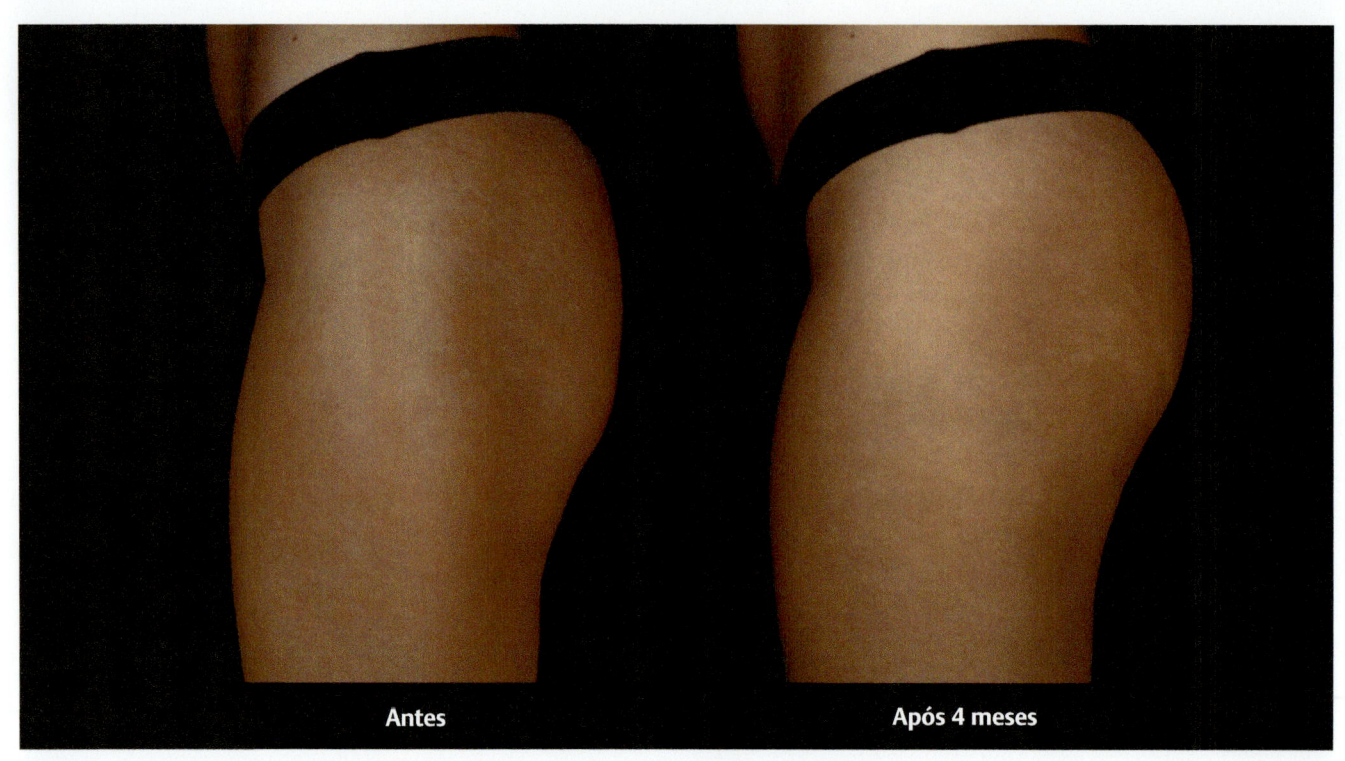

**Fig. 20-11.** Perfil, mesma paciente da Figura 20-10.

## Hip Dip

Essa técnica tem como foco o aumento do volume da região da depressão trocantérica. A distribuição do produto é feita da seguinte forma: 60% na região do alvo e 40% na região da moldura. A Figura 20-12 mostra a marcação ideal e a Figura 20-13 mostra os resultados.

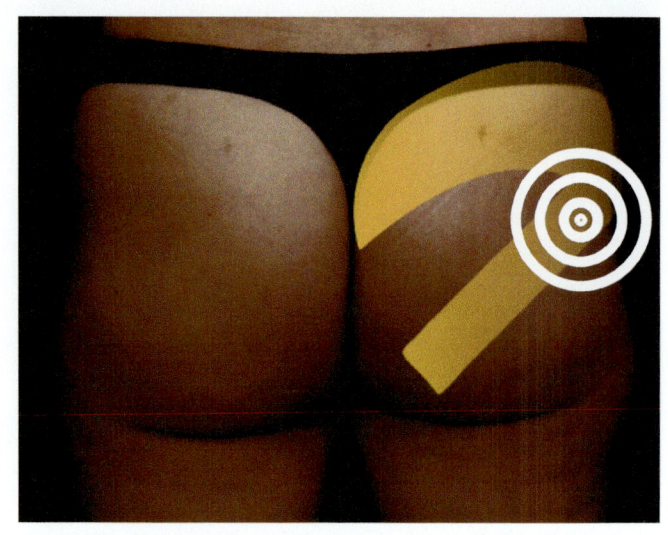

**Fig. 20-12.** Plano de aplicação do PLLA quando o objetivo é o tratamento da depressão trocantérica (*Hip Dip*). Em branco, a marcação do alvo. Em amarelo, a marcação da moldura. Recomenda-se a aplicação de 60% do volume no alvo e 40% na moldura.

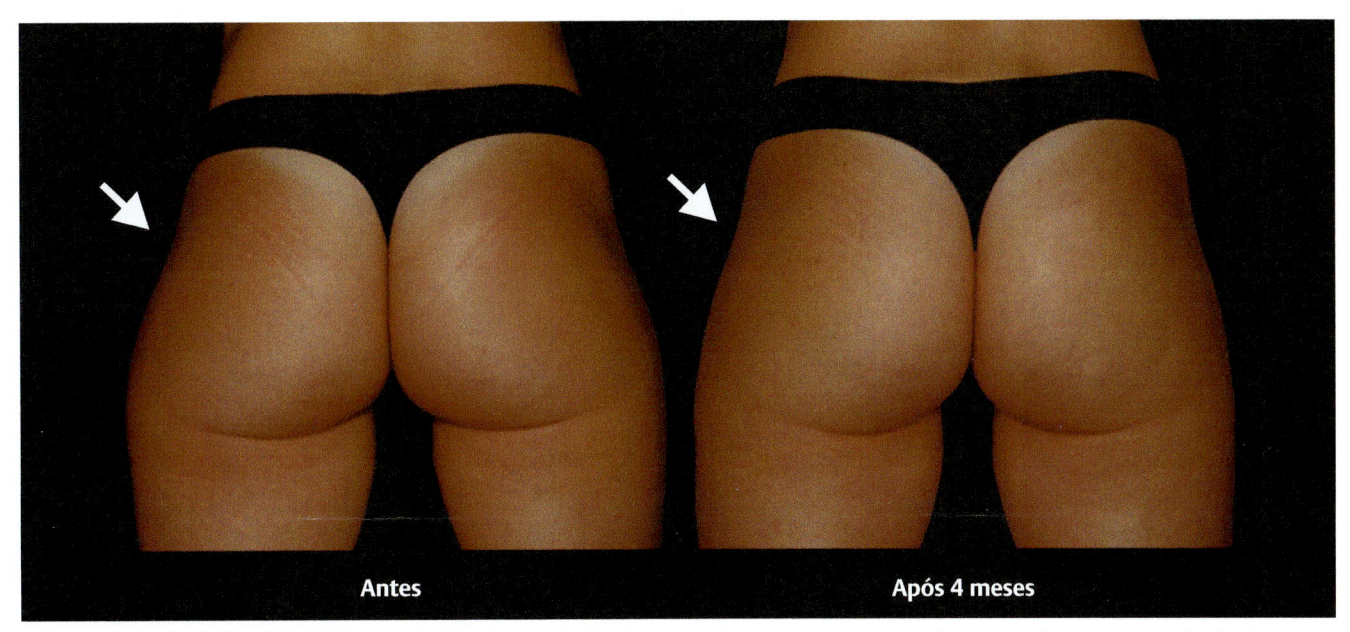

Fig. 20-13. Resultado da aplicação de PLLA-Sculptra® para *Hip Dip*. Protocolo de tratamento: duas sessões, quatro frascos por sessão, dois frascos por lado. Intervalo entre as sessões: 45 dias. Total: oito frascos. Fotos antes e 3 meses após a primeira sessão.

## PLANO DE TRATAMENTO
### Frequência e Número de Aplicações

A quantidade de produto utilizada e o número de sessões depende da necessidade de cada paciente, IMC, tamanho da região, grau de flacidez. O volume utilizado em cada lado dependerá do objetivo do tratamento, se melhora da flacidez, textura da pele, elevação do glúteo, contorno ou volumização. Em geral, são utilizados de 1-2 frascos por lado, em 2 a 4 sessões, com intervalo de 6 a 8 semanas entre cada sessão. E quando o objetivo for volumização da região glútea, será necessária uma quantidade maior de produto.

## CUIDADOS PÓS-TRATAMENTO

Recomenda-se massagear a área tratada de forma circular imediatamente após o tratamento, por 5 minutos. O paciente deve ser orientado a manter a massagem em casa, cinco vezes ao dia, por 5 dias.

Os pacientes devem ser aconselhados a evitar exposição à luz solar e ultravioleta (UV) até que o inchaço e a vermelhidão e/ou hematomas tenham desaparecido, no entanto, eles podem retornar à atividade normal imediatamente após o tratamento.

## AVALIAÇÃO DOS RESULTADOS

A síntese de colágeno inicia-se 10 dias após a primeira aplicação, e os resultados começam a se tornar visíveis a partir de 30 dias. Os efeitos são nítidos a partir de 3 meses de tratamento, com pico aos 6 meses. Os estudos mostram que a síntese de colágeno ocorre durante 12 meses e os resultados têm a durabilidade de até 25 meses.[4,5]

A manutenção do tratamento é feita anualmente, sendo que o número de frascos dependerá da necessidade individual.

Fotos antes e depois são criticamente importantes para a visualização dos resultados. Embora as fotografias de visualização de perfil possam mostrar melhoras na projeção, melhoras na celulite e depressões podem não ser vistas na visão do perfil, mesmo quando os músculos das nádegas são contraídos. Recomenda-se o registro de fotos em vista posterior, 45° e perfil, em repouso e durante contração muscular.

## COMPLICAÇÕES

O tratamento com ácido polilático apresenta bom perfil de segurança na técnica de aplicação e áreas de tratamento preconizadas.

Os eventos adversos mais comuns são desconforto no local da aplicação, edema, eritema ou hematoma, que geralmente são transitórios e de resolução espontânea.

### Pápulas, Nódulos e Granulomas

Os eventos adversos relacionados especificamente com a aplicação do PLLA são pápulas, nódulos e granulomas. Esses termos, muitas vezes usados de maneira intercambiável, são de fato clinicamente distintos.

Pápulas e nódulos não inflamatórios ocorrem em torno de 1% dos casos de aplicação facial, devido ao acúmulo das micropartículas cristaloides do ácido-poli-L-lático, em geral por reconstituição ou técnica de aplicação inadequada.[21-23] São raros no tratamento corporal, devido ao volume de reconstituição utilizado.

Clinicamente, essas lesões são assintomáticas, palpáveis, não visíveis, aparecendo semanas após a aplicação do material. As principais áreas de risco para o aparecimento dessas lesões são as áreas hiperdinâmicas da face. Geralmente apresentam bom prognóstico, com resolução espontânea em até 18 meses.[24]

No outro extremo, encontram-se os granulomas inflamatórios. Considerados como complicação rara, ocorrem em 0,01-0,1% dos casos e são caracterizados pelo aparecimento de nódulos inflamatórios, que surgem meses ou anos após a aplicação, persistindo e aumentando ao longo do tempo.[21-24] É um processo de natureza sistêmica, resultante de uma resposta exagerada do hospedeiro ao produto injetado, de infecções por bactérias de crescimento lento ou de formação de biofilmes.

## Infecções

Infecção cutânea é um evento adverso raro, relacionado com a técnica de aplicação, cujo risco pode ser minimizado através da assepsia e antissepsia rigorosas antes e durante o procedimento.[24]

## Fenômenos Vasculares

Os fenômenos vasculares relacionados com os injetáveis resultam em isquemia da pele ou órgão envolvido. A isquemia cutânea pode ser causada por injeção intravascular, vasoespasmo ou compressão extrínseca de determinada substância. Entre os sintomas associados estão dor, branqueamento, livedo e eritema reticulado, acompanhados de exulceração e necrose da pele nos casos mais graves.

Rayess *et al.* analisaram a frequência de eventos adversos relacionados com os procedimentos injetáveis – ácido hialurônico e bioestimuladores – da base de dados do MAUDE/FDA (Manufacturer and User Device Experience of Food and Drug Administrations).[24] Entre 2014 e 2016, foram reportados 1.748 casos de complicações. Esse estudo, considerado a análise mais ampla de complicações secundárias a injetáveis já publicada, evidenciou não ter havido complicações graves relacionadas com o ácido poliláctico.[24]

O fato de a solução de ácido poli-L-láctico apresentar baixa viscosidade previne a compressão vascular na região, além de permitir uma possível aspiração positiva caso a agulha esteja dentro de um vaso, o que garante a segurança do procedimento.[24] Essa característica do PLLA representa uma vantagem em relação a outros materiais mais viscosos, como o ácido hialurônico e a hidroxiapatita de cálcio.

## CONSIDERAÇÕES FINAIS

A procura por procedimentos pouco invasivos para o rejuvenescimento da região glútea tem aumentado nos últimos anos, e o tratamento com PLLA tem se demonstrado eficiente e seguro, tornando-se um arsenal importante no combate dos sinais de envelhecimento cutâneo dessa região. A técnica descrita acima envolve a aplicação do PLLA em pontos estratégicos, com o intuito de potencializar ainda mais os resultados, de acordo com o objetivo do tratamento.

## REFERÊNCIAS BIBLIOGRÁFICAS

1. Loghem JV, Yutskovskaya YA, Philip Werschler WM. Calcium Hydroxylapatite. The Journal of Clinical and Aesthetic Dermatology 2015;8(1):38-49
2. de Almeida AT, Figueredo V, da Cunha ALG, Casabona G, Costa de Faria JR, Alves EV, et al. Consensus Recommendations for the Use of Hyperdiluted Calcium Hydroxyapatite (Radiesse) as a Face and Body Biostimulatory Agent. Plastic and Reconstructive Surgery – Global 2019;7(3):2160.
3. Lacombe V. Sculptra: a stimulatory filler. Facial Plast Surg. 2009;25(2):95-9.
4. Fitzgerald R, Vleggaar D. Facial volume restoration of the aging face with poly-l-lactic acid. Dermatol Ther. 2011;24(1):2-27.
5. Goldberg D, Guana A, Volk A, Daro- Kaftan E. Single- arm study for the characterization of human tissue response to injectable poly-L-lactic acid. Dermatol Surg. 2013;39(6):915-922.
6. Durairaj KK, Devgan L, Lee A, Khachatourian N, Nguyen V, Issa T, et al. Poly-L-Lactic Acid for Gluteal Augmentation found to be Safe and Effective in Retrospective Clinical Review of 60 Patients. Dermatol Surg 2020;46:S46–S53.
7. Haddad A, Menezes A, Guarnieri C, Coimbra D, Ribeiro E, Sarubi J, et al. Recommendations on the Use of Injectable Poly-L-Lactic Acid for Skin Laxity in Off-Face Areas. J Drugs Dermatol 2019;18(9):929-35.
8. Coimbra DD, de Oliveira BS, Uribe NC. Poly-L-lactic acid for body treatment. Botulinum toxins, fillers and related substances. Clin Approaches Procedures Cosmet Dermatol 2016;15:759-62.
9. Lin MJ, Dubin DP, Khorasani H. Poly-L-lactic acid for minimally invasive gluteal augmentation. Dermatol Surg 2009. Available from: https://www. ncbi.nlm.nih.gov/pu.
10. Cuenca-Guerra R, Ignacio Lugo-Beltran I. Beautiful Buttocks: Characteristics and Surgical Techniques. Clin Plastic Surg 2006;33:32-332.
11. Centeno R et al. Clinical Anatomy in Aesthetic Gluteal Contouring Clin Plast Surg. 2018 Apr;45(2):145-157.
12. Mazzuco R, Sadick NS. The use of poly-l-lactic acid in the gluteal area. Dermatol Surg 2016 Mar;42(3):441-3.
13. Hefner V, Woodward K, Figge L, Bevan JL, Santora N, Baloch S. The influence of television and film viewing on midlife women's body image, disordered eating, and food choice. Media Psychology. 2014;17:185-207.
14. Grogan S. Body image: Understanding body dissatisfaction in men, women and children. 2. Hove: Routledge; 2008.
15. Tiggemann M. Body image across the adult life span: Stability and change. Body Image. 2004;1:29-41.
16. da Cunha MG, da Cunha ALG, Machado CA. Hypodermis and subcutaneous adipose tissue two different structures. Surg Cosmet Dermatol 2014;6(4):355 9.
17. Bravo BSF, Carvalho RM. Safety in immediate reconstitution of poly-l-lactic acid for facial biostimulation treatment. J Cosmet Dermatol. 2021 May;20(5):1435-1438.
18. Baumann K, Alm J, Norberg M, Ejehorn M. Immediate Use After Reconstitution of a Biostimulatory Poly-L-Lactic Acid Injectable Implant. J Drugs Dermatol. 2020 Dec 1;19(12):1199-1203.
19. Palm M, Weinkle S, Cho Y, LaTowsky B, Prather H. A Randomized Study on PLLA Using Higher Dilution Volume and Immediate Use Following Reconstitution. J Drugs Dermatol. 2021 Jul 1;20(7):760-766.
20. Sarubi J, Guarnieri C, Del Nero MP, Kamamoto C, Honda M, Saito F, et al. Targeted and Individualized Gluteal Poly-L-Lactic Acid Injection for Optimal Aesthetic Results in the Gluteal Region. J Clin Aesthet Dermatol. 2023 Jun 16(6):19-25.
21. Harper J, Avelar LA, Haddad A, Noviello JCS, Mest D, Guarnieri C, et al. Expert Recommendations on the Use of Injectable Poly-L-lactic Acid for Contour Deficiencies of the Buttocks. J Drugs Dermatol. 2022 Jan 21(1):21-26.
22. Vleggaar D, Fitzgerald R, Lorenc ZP, Andrews JT, Butterwick K, Comstock J, *et al.* Consensus Recommendations on the Use of Injectable poly-L-lactic Acid for Facial and Nonfacial Volumization. *J Drugs Dermatol.* 2014;13(4 Suppl):s44-51.
23. Alessio R, Rzany B, Eve L, Grangier Y, Herranz P, Olivier-Masveyraud F, *et al.* European Expert Recommendations on the Use of Injectable poly-L-lactic Acid for Facial Rejuvenation. *J Drugs Dermatol.* 2014;13:1057-1066.
24. Rayess H, Svider P, Hanba C, Patel VS, DeJoseph LM, Michael Carron M, et al. A Cross-sectional Analysis of Adverse Events and Litigation for Injectable Fillers. JAMA Facial Plast Surgery 2018 May 1;20(3):207-214.

# INJEÇÃO DE LIPOLÍTICOS PARA O TRATAMENTO DE GORDURA SUPRAPÚBICA

Joana Darc Diniz ■ Vívian Amaral

## INTRODUÇÃO

O uso de medicamentos chamados lipolíticos – mobilizadores de gordura – para reduzir pequenos acúmulos de gordura localizada, já está bem documentado em literatura médica.

As injeções de lipolíticos são indicadas para tratamento de pequenos volumes de gordura localizada em face ou corpo, considerados de difícil mobilização, em áreas onde ela não desaparece mesmo com dieta e exercícios físicos. As regiões mais comumente tratadas são: mento, gordura periaxilar (gordura do *soutien*), face interna de joelhos, face interna de coxas, gordura infraglútea (conhecida como *banana fold*) e, mais recentemente, região suprapúbica ou monte de Vênus – região de interesse para esse capítulo.

As injeções de substâncias capazes de mobilizar gordura dos adipócitos são eficazes e técnicas distintas de aplicação têm surgido. Em geral, as complicações são raras, bem toleradas e transitórias.

## MEDICAMENTOS

Os agentes mais consagrados são o ácido desoxicólico (DA) e a fosfatidilcolina (PPC), com aprovação oficial pelo FDA para redução de gordura submentual, porém, com muitos relatos de bons resultados e publicações em outras áreas corporais.

Existem outras substâncias lipolíticas comumente utilizadas em apresentações comerciais e, de acordo com mecanismo de ação, podemos classificá-las como ablativas e não ablativas.

- *Ablativos:* medicamentos capazes de provocar lise celular e, portanto, a morte dos adipócitos.
- *Não ablativos:* medicamentos capazes de mobilizar triglicérides de dentro dos adipócitos, quebrando-os em glicerol e ácidos graxos livres.

Enquanto os medicamentos ablativos promovem lipólise por mecanismos citotóxicos, os não ablativos levam à quebra de gordura por vias semelhantes às fisiológicas, onde os lipídeos são quebrados em glicerol e ácidos graxos livres, através de ativação de receptores adrenérgicos presentes na membrana dos adipócitos.

Entre os lipolíticos não ablativos, destacamos:

- *Xantinas (aminofilina, teofilina, cafeína):* promovem lipólise dos adipócitos através da sua ação inibitória sobre a fosfodiesterase de AMPc, na cascata lipolítica intra-adipocitária. Dessa forma, AMPc se mantém ativo, mantendo por mais tempo o estímulo à lipase hormônio-sensível (LHS), responsável por quebrar os triglicerídeos em glicerol e ácidos graxos livres. Dentre as xantinas, a mais utilizada é a cafeína, que sensibiliza os adipócitos às catecolaminas (adrenalina, noradrenalina e dopamina).
  - Apresentação comercial: cafeína - 50 mg/mL em ampolas de 2 mL.
- *L-carnitina:* aminoácido sintetizado nos tecidos, responsável por transportar os ácidos graxos livres do citosol para as mitocôndrias para assim serem oxidados. Permite a utilização dos ácidos graxos como fonte de energia para o músculo esquelético.
  - Apresentação comercial: 600 mg/2 mL.
- *Flavonoides:* classe de compostos fenólicos de origem vegetal ou sintética, com importante ação em nível vascular e ação eutrófica (regeneradora) sobre tecido conjuntivo. São utilizados em conjunto com os lipolíticos propriamente ditos no intuito de levar à redução do edema, pois aumentam a resistência da parede dos vasos, diminuindo a fragilidade capilar e a permeabilidade dos vasos, favorecendo a drenagem linfática local. Os flavonoides mais comumente empregados em tratamento de gordura localizada são: extrato de melillotus e rutina, benzopirona.
- *Silício:* apresenta ação lipolítica por estimular o aumento do AMPc, mantendo a cascata de ativação da LHS, responsável pela quebra dos triglicerídeos em ácidos graxos e glicerol. É elemento estrutural do colágeno, elastina, proteoglicanos e glicoproteínas, apresentando ação antifibrótica e eutrófica no tecido conjuntivo.
  - Apresentação: 5 mg/mL em frascos de 2 mL.
- *Ioimbina:* alcaloide antagonista de receptor alfa-adrenérgico em adipócitos. Ao se ligar aos receptores $\alpha_2$-adrenérgicos, bloqueando-os, a ioimbina aumenta a disponibilidade de ligação das catecolaminas a receptores $\beta_2$-adrenérgicos, consequentemente aumentando a lipólise e diminuindo a lipogênese.
  - Apresentação: 5 mg/mL em frasco de 1 mL.

Os medicamentos considerados não ablativos são comumente mesclados em uma solução, de acordo com seu mecanismo de ação, para que seus efeitos sejam sinérgicos. É muito importante conhecer o pH de cada produto antes de preparar a mescla. Eles devem ser aspirados em ordem crescente de pH, evitando, assim, a precipitação da mistura. Isso porque mesclas precipitadas não devem ser injetadas superficialmente na pele, sob o risco de causar ulceração e até mesmo necrose tecidual.

Os principais representantes dos esvaziadores de gordura considerados ablativos são o **ácido desoxicólico (DA) e a fosfatidilcolina (PPC)** e seu efeito redutor de gordura é mediado, principalmente, pela lise dos adipócitos.

A **PPC** diminui a viabilidade dos adipócitos maduros a partir de sua incorporação à membrana plasmática e por meio da liberação de TNF-alfa. A PPC é o fosfolipídio mais abundante da membrana dos adipócitos e acredita-se que, ao ser injetado, sua incorporação excessiva à membrana leve à sua desintegração. Já a liberação de TNF-alfa parece relacionar-se com a lipólise enzimática, que ocorre em até 24 horas após a injeção.

O **ácido desoxicólico (DA)** é um detergente comumente utilizado em laboratórios, que induz de forma não específica a morte de pré-adipócitos e adipócitos. O processo de ruptura da membrana do adipócito é irreversível e causa uma resposta inflamatória mediada por neutrófilos, mais intensa do que a provocada pela PPC.

Histologicamente, as principais características no primeiro dia após a injeção são adipocitólise, lesão dos vasos sanguíneos, inflamação neutrofílica e lise de neutrófilos presentes no local. No sétimo dia após a aplicação, um infiltrado de macrófagos está presente a fim de eliminar detritos celulares e lipídios. No 28° dia ocorre recrutamento de fibroblastos com remissão da inflamação, acúmulo colágeno, neovascularização e atrofia dos lóbulos de gordura. Por essas observações histológicas, recomenda-se um intervalo de 1 mês entre as injeções de DA.

A substância tem alta afinidade pelo tecido adiposo, mas baixa afinidade por tecidos ricos em proteínas, como tecido muscular, vasos sanguíneos e pele.

Existem várias apresentações comerciais, tanto com DA puro quanto associado à PPC. As concentrações e as associações a outras substâncias lipolíticas também variam entre as apresentações.

A concentração padrão é de 20 mg/2 mL, não se devendo ultrapassar a dose máxima recomendada por sessão de 100 mg de DA (volume de 10 mL na concentração padrão). A dose por ponto de injeção não deve ultrapassar 2 mg/cm² (volume de 0,2 mL por ponto na concentração padrão de 20 mg/2 mL). Isso porque as complicações sistêmicas e as alterações histológicas foram mais proeminentes em doses totais e concentrações por ponto mais elevadas.

A inclusão de anestésicos inibidores dos canais de sódio desacopla a adenilatociclase da lipase hormônio-sensível, enzima responsável pela lipólise nas células adiposas e, portanto, não deve ser usada em preparações de mesoterapia para tratamento de gordura localizada. Porém, alguns médicos preferem acrescentar um volume pequeno de anestésico – lidocaína 1% sem vasoconstritor – à solução, a fim de minimizar a sensação de ardor e queimação que acontecem com a injeção.

## TÉCNICA DE APLICAÇÃO

A técnica de aplicação é de extrema importância, a fim de evitar efeitos colaterais e possíveis complicações, respeitando o plano correto e o volume da solução a ser injetada.

Os medicamentos classificados como lipolíticos, portanto, capazes de mobilizar gordura dos adipócitos, devem ser injetados no tecido celular subcutâneo da região a ser tratada. A espessura do panículo varia conforme localização no corpo e também com o acúmulo de gordura localizada, sempre abaixo da derme.

A técnica clássica para injeção dos chamados esvaziadores de gordura é a mesoterapia, uma técnica terapêutica minimamente invasiva de injeção de substâncias estéreis em tecidos derivados do mesoderma, através da administração de doses muito pequenas de medicamentos (volumes variam de 0,05 a 0,2 mL por ponto).

Os medicamentos lipolíticos são injetados no tecido celular subcutâneo – nosso tecido-alvo (Fig. 21-1). A introdução dos medicamentos é feita através de múltiplas puncturas com agulha de 13 mm de comprimento, 30G, num ângulo de 45 ou 90 graus com a superfície da pele (Fig. 21-2). O ângulo variará conforme a espessura do tecido no local, ou seja, na profundidade de 6 ou 13 mm da superfície. A distância entre os pontos varia de 1 a 2 cm (Figs. 21-1 e 21-2).

Os volumes aplicados devem ser pequenos por ponto, respeitando a profundidade da injeção, evitando injetá-los superficialmente ou em planos muito profundos.

Outra técnica mais recentemente descrita e publicada pela primeira vez pela Dra. Vivian Amaral preconiza a aplicação dos lipolíticos no tecido adiposo com uso de cânulas de ponta romba, semiflexíveis, com medidas de 25G × 5 cm ou 25G × 7 cm.

Para tratamento de gordura localizada em monte púbico, a marcação da área a ser tratada deve iniciar a uma distância mínima de 1 cm acima da comissura vulvar anterior, para

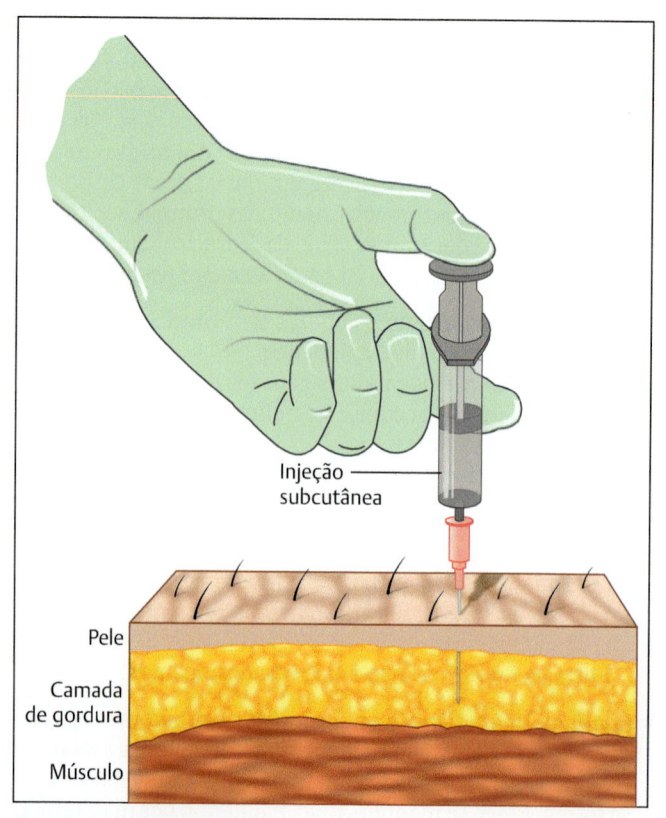

**Fig. 21-1.** Medicamentos depositados no TCS, em pequenos volumes. Agulha introduzida a 90°.

# INJEÇÃO DE LIPOLÍTICOS PARA O TRATAMENTO DE GORDURA SUPRAPÚBICA

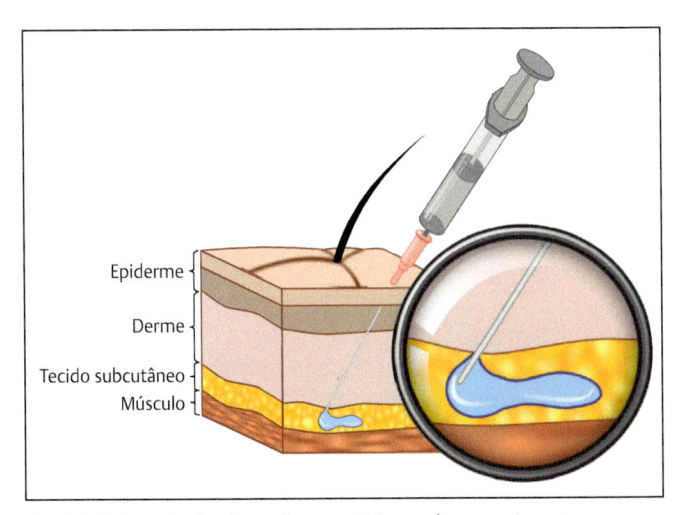

**Fig. 21-2.** Introdução de agulha com 13 mm de comprimento, em ângulo de 45°, até a hipoderme.

evitar qualquer lesão do nervo dorsal do clitóris, ramo do nervo pudendo (Fig. 21-3).

A marcação para aplicação com agulhas ou cânulas é a mesma. Deve-se marcar o acúmulo de gordura que se deseja tratar com a paciente em posição ortostática, tendo o cuidado de manter uma margem de segurança de 1 cm a partir da comissura anterior (Fig. 21-4). Dentro da área delimitada, podem ser marcados múltiplos pontos, com 1 a 2 cm de distância, sob os quais serão aplicados, em média, 0,1 mL de produto.

Sugerimos evitar a aplicação nos limites entre monte púbico e grandes lábios, a fim de evitar ptose labial, já que em nossa experiência a gordura dessa área fornece sustentação para os lábios maiores.

Para a aplicação com cânula deve ser realizada uma incisão com agulha 23 G, às margens da área que se deseja tratar, marcada em X na imagem esquemática (Fig. 21-4), através da qual a cânula será inserida. Essa incisão, que servirá de porta de entrada para a cânula, deve ser previamente anestesiada com 0,5 mL de lidocaína 1%, com ou sem vasoconstrictor. Se necessário, de acordo com o tamanho da área a ser tratada, mais de uma incisão pode ser necessária. Inserida na pele, a cânula deverá ser direcionada ao tecido celular subcutâneo, onde o produto deverá ser depositado em pequenas alíquotas pontuais (volume de 0,1 mL) sob cada ponto marcado. A cânula preconizada tem ponta romba e tamanho 25G × 5 cm ou 7 cm.

A aplicação por cânulas, ao diminuir o número de puncturas, torna o procedimento mais confortável para o paciente, com menor número de equimoses ou hematomas e menor edema pós-procedimento. Além disso, diminui risco de injeção intravascular e intradérmica do produto, diminuindo com isso as chances de necrose cutânea.

O intervalo entre as sessões varia conforme a mescla utilizada: para medicamentos não ablativos preconiza-se intervalo de 14 dias entre sessões; para os ablativos indica-se uma sessão a cada 30 dias. A perda de gordura local acontece a cada sessão e, por isso, o número de sessões pode variar conforme a quantidade de gordura a ser tratada, mas em média são indicadas 4 a 6 sessões (Fig. 21-5).

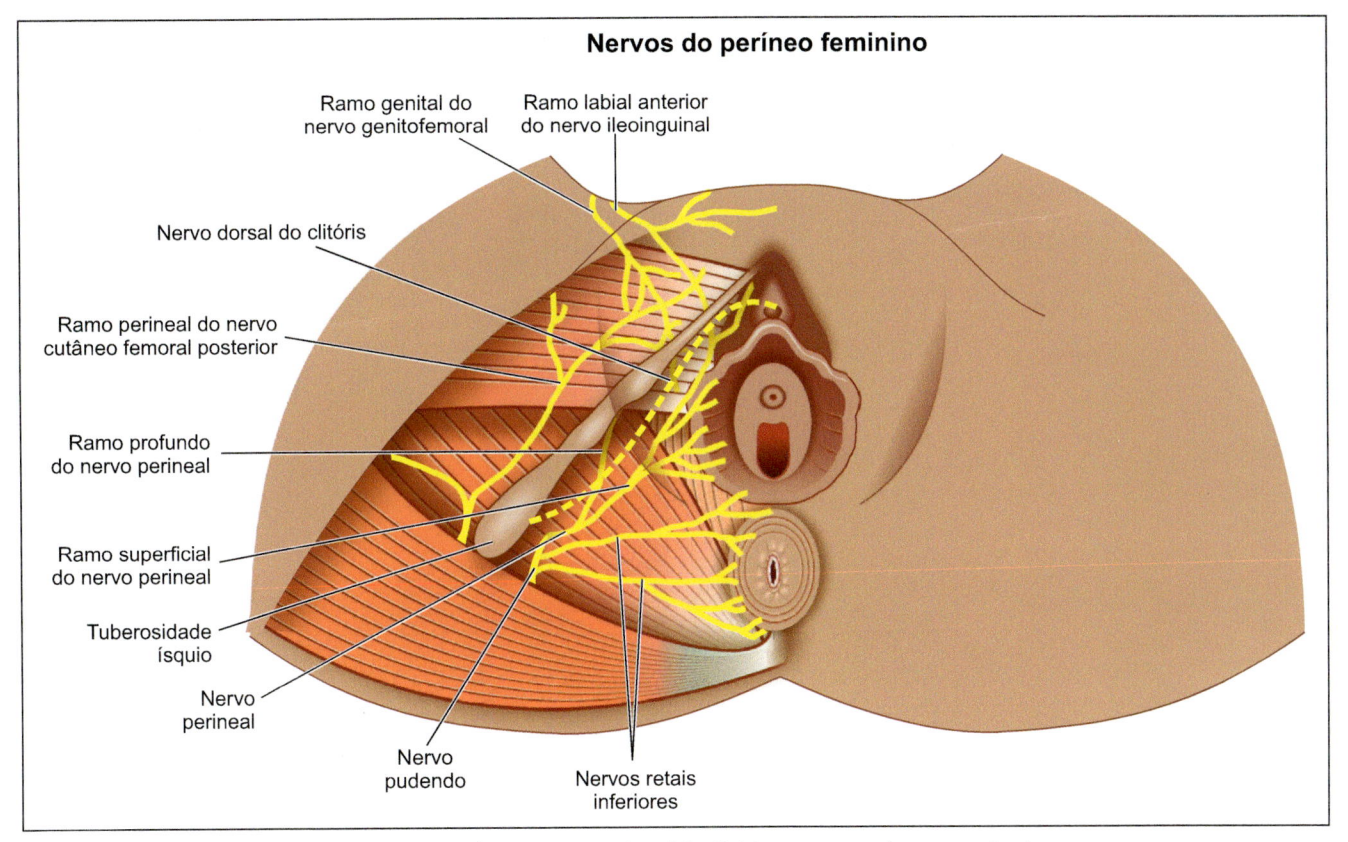

**Fig. 21-3.** Inervação da região perineal feminina. Observar o nervo dorsal do clitóris como ramo do nervo pudendo.

## CUIDADOS E ETAPAS PARA TÉCNICA DE APLICAÇÃO

### Etapas

1. O primeiro passo preconizado é o resfriamento da pele por 5 minutos, para conforto do paciente.
2. Antissepsia cuidadosa da região deve ser realizada com solução de clorexidina degermante, aquosa ou alcóolica, antes da marcação com lápis e aplicação do anestésico tópico e deverá ser repetida após a retirada do anestésico, imediatamente antes das injeções.
3. Marcação da área a ser tratada com lápis dermográfico, dentro dos limites preconizados, com a primeira linha de pontos a uma distância mínima de 1 cm acima da comissura vulvar anterior, com distância de 1 a 2 cm entre os pontos.
4. Aplicação de anestésico tópico com lidocaína 4% em apresentações comerciais industrializadas ou em fórmulas manipuladas, por 30 minutos sobre a região, a fim de minimizar a dor, quando for utilizada a técnica de múltiplas puncturas. Esse anestésico deverá ser removido com solução salina e nova desinfecção local deve ser realizada antes das injeções.

A aplicação do anestésico tópico é desnecessária se o lipolítico for aplicado com cânulas, técnica em que será realizada anestesia infiltrativa nas incisões, que servirão de porta de entrada para a cânula, conforme já descrito.

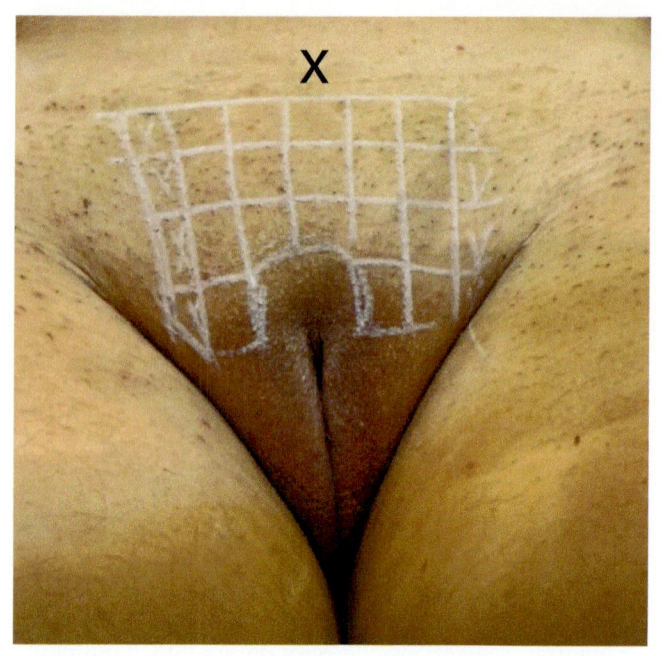

**Fig. 21-4.** Marcação da região pubiana, com paciente em pé. Poupar a região da comissura vulvar anterior (risco de lesão de ramos do nervo dorsal do clitóris) e marcar pontos com distância de 1 a 2 cm entre eles. O "x" em preto evidencia o ponto onde deve ser realizada a puntura para a inserção da cânula, quando não for realizada a técnica clássica de múltiplas injeções. Em ambas as técnicas, a aplicação será pontual, em alíquotas de 0,1 mL a cada 1 a 2 cm.

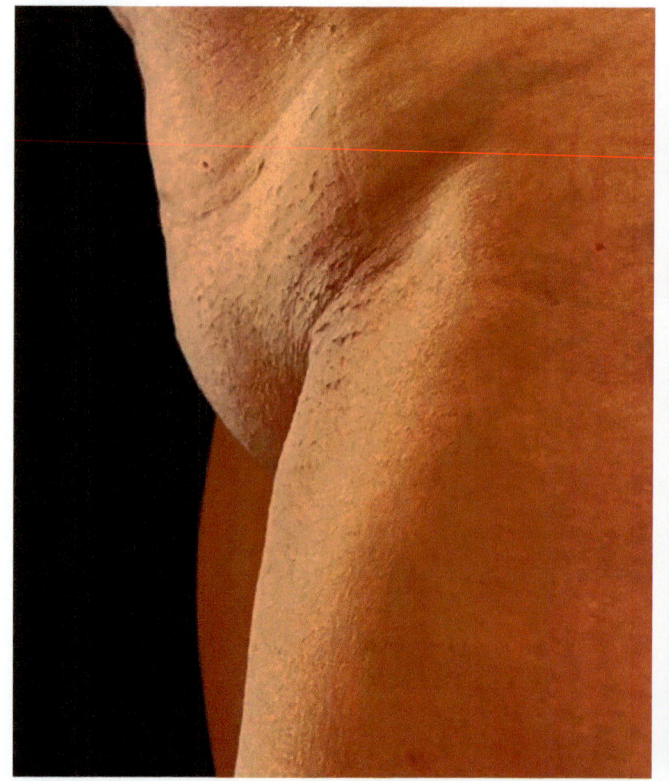

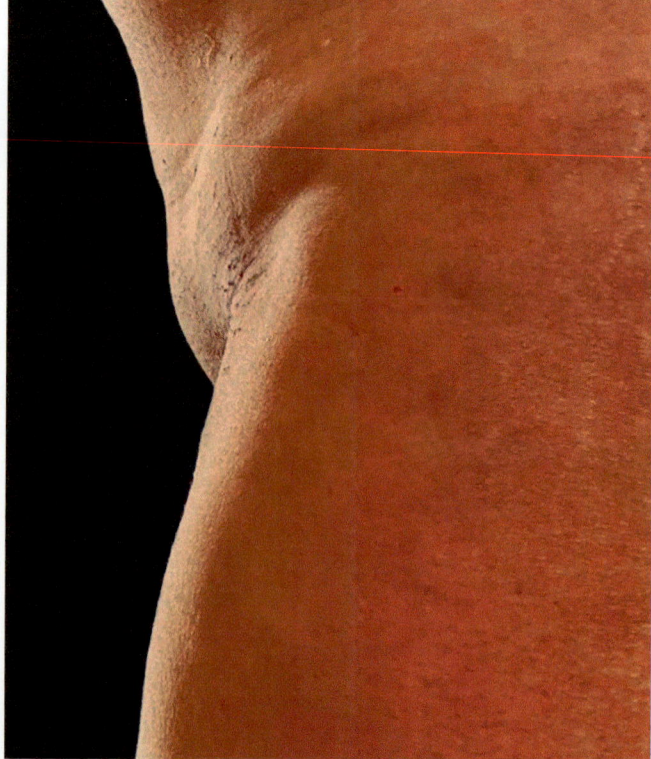

**Fig. 21-5.** Resultado após 2 sessões, com intervalo de 30 dias, da injeção de 2ml de ácido deoxicólico (20 mg/2 mL) por sessão, através da técnica com cânula. Perceba a diminuição do volume de gordura suprapúbico.

1. Aplicação do medicamento ou da mescla escolhida, na técnica ponto a ponto com agulha, ou retroinjeção pontual com cânula romba.
2. Terminada a aplicação, repetir o resfriamento da área por 10 minutos, para maior conforto do paciente.

## CUIDADOS PÓS-APLICAÇÃO

Os pacientes devem receber orientações sobre os cuidados a serem tomados, a fim de evitar contaminação ou reação alérgica na região aplicada, durante as primeiras 48 horas, tempo em que as múltiplas puncturas normalmente se resolvem.

Evitar exposição da área aplicada em locais potencialmente contaminados como praia, piscina e banheira de imersão por 48 horas.

Evitar traumas na área, como por procedimentos de depilação por no mínimo 48 horas.

Não promover exposição solar na região por 48 horas, a fim de evitar fotossensibilização. Se houver equimoses ou hematomas locais, a exposição solar deve ser evitada até completa resolução.

Não é recomendado o uso de cremes na região tratada por 48 horas.

## CONTRAINDICAÇÕES

- Histórico de alergia às substâncias utilizadas isoladamente ou em mescla.
- Infecção na pele da região a ser tratada.
- Gestantes e lactantes.
- Pacientes em uso de anticoagulantes ou com distúrbios da coagulação.
- Estados de imunocomprometimento.
- Diabetes.
- Áreas de pele com vitiligo e psoríase (fenômeno de Koebner).

## EFEITOS ADVERSOS MAIS FREQUENTES

- Edema: ocorre imediatamente após a injeção, podendo aumentar nas primeiras 48 a 72 horas. É mais intenso com medicamentos lipolíticos ablativos.
- Eritema: acontece na maioria dos pacientes, logo após a aplicação e desaparece em poucos minutos. Pode, entretanto, durar alguns dias em peles mais sensíveis.
- Hematoma: pode acontecer em alguns pontos de aplicação, são transitórios e com resolução espontânea em poucos dias.
- Dor, prurido ou queimação: queixas comuns durante aplicação e, principalmente, nos primeiros 30 minutos. Essas queixas são mais intensas com os agentes ablativos. Dor leve à palpação da área pode permanecer por algumas semanas.
- Sensação de calor local pode acontecer nos primeiros dias em virtude de reação inflamatória no tecido gorduroso.
- Parestesia: pode surgir em áreas com trajeto nervoso, mais comum com os lipolíticos ablativos por comprometimento da bainha de mielina dos nervos. Em geral é transitória e de resolução espontânea dentro dos primeiros meses pós aplicação.
- Endurecimento local (enduração) – por reação inflamatória no panículo adiposo, é comum palparmos um endurecimento local, de resolução rápida e espontânea.
- Formação de nódulos: pode acontecer em pontos de aplicação. Geralmente são nódulos palpáveis, não visíveis, que podem perdurar por algumas semanas, mas com resolução espontânea. Injetar menores alíquotas por ponto parece evitá-los.

## EFEITOS ADVERSOS MENOS FREQUENTES

- *Reações de hipersensibilidade:* elas são muito raras, mas podem acontecer devido ao conteúdo de estabilizador (álcool benzílico). A sensibilização pela fosfatidilcolina pode acontecer em decorrência das múltiplas extrações com solventes, no processo de depuração do medicamento injetável.
- *Hiperpigmentação:* ela pode acontecer por depósito de hemossiderina, após resolução de hematomas ou pela inflamação secundária ao processo de lipólise.
- *Dor persistente após 2 semanas:* há relato em pequeno percentual de casos, nos quais notou-se concentração maior de ácido desoxicólico isolado.
- *Lesão nervosa:* esse tipo de lesão pode ocorrer por destruição lipolítica da bainha de mielina perineural. No tratamento da gordura suprapúbica, a marcação cuidadosa da área deve respeitar a margem acima da comissura vulvar anterior, conforme citado na técnica de aplicação. A resolução geralmente é espontânea e gradual.
- *Ulceração e necrose superficial:* efeitos adversos importantes, devidos à injeção superficial (intradérmica) da substância ou injeção de solução precipitada. A precipitação da solução pode ocorrer com a mescla de substâncias que tenham extremos de pH. Por isso, ao preparar uma mescla de medicamentos, o médico deve aspirá-los em ordem crescente de pH.
- *Urticária:* as múltiplas puncturas podem fazer com que a agulha toque em nervos no trajeto, havendo liberação de substância P e, com isso, o aparecimento do quadro de urticária.
- *Placas alopécicas:* já foi relatada alopecia de barba em homens, após tratamento de gordura submentual, provavelmente devido à reação inflamatória folicular causada por ácido desoxicólico e fosfatidilcolina, levando à alteração no ciclo dos pelos. Exames histopatológicos das áreas afetadas evidenciaram quadros de alopecias não cicatriciais, com elevado percentual de folículos em fase telógena. São quadros de alopecia transitória, porém, há casos em que se tornaram permanentes e podem acontecer também em monte de Vênus.
- *Infecção por micobactéria atípica:* trata-se de uma complicação grave descrita em literatura médica, provavelmente relacionada com a desinfecção inadequada da região injetada, uso de material para injeção contaminado ou, ainda, utilização de medicamentos não qualificados. As múltiplas puncturas tornam-se portas de entrada para patógenos habituais ou ocasionais da pele, dentre eles o *Micobacterium fortuitum* – saprófita na pele. Trata-se de uma infecção com evolução lenta, formação de nódulos e posterior supuração, formação de abscessos e fístulas. Caso haja contaminação e suspeita, deve ser colhido material para análise, uma vez que a evolução é lenta e o tratamento deve ser feito com antibiótico venoso.
- *Cicatriz:* pode ocorrer após quadros de ulceração ou necrose e até mesmo retrações em alguns pontos, por excesso de produto injetado superficialmente.

## TRATAMENTO DAS COMPLICAÇÕES

A injeção intravascular pode resultar em obstrução de fluxo, levando à hipóxia de determinado território e consequente isquemia tecidual. É uma complicação grave que requer intervenção urgente. O mecanismo pelo qual isso acontece com uso de ácido desoxicólico é desconhecido, uma vez que existem medicamentos contendo ácido desoxicólico e fosfatidilcolina para uso endovenoso. O ácido desoxicólico tem propriedades vasoconstritoras e provoca destruição inespecífica de células, levando à morte celular, além de comprometimento de vasos sanguíneos, com sinais de inflamação vascular e rompimento da parede vascular, assim como sinais de necrose e trombose, o que sugere que as complicações vasculares sejam secundárias a uma espécie de endarterite.

Em caso de dor local intensa durante o tratamento, deve-se interromper imediatamente a injeção. Os sinais de lesão vascular são imediatos e habitualmente seguem uma ordem. O tecido, inicialmente, se torna pálido, seguido de livedo reticular, que progride para isquemia.

Se houver comprometimento vascular com aplicação de esvaziadores de gordura, devemos proceder conforme adaptação dos protocolos publicados de tratamentos para injeção intra-arterial inadvertida de soluções esclerosantes e preenchimentos dérmicos. Na Figura 21-6, o fluxograma adaptado para tratamento de comprometimento vascular com uso de ácido desoxicólico.

É recomendando lavar a área comprometida com solução salina e hialuronidase para limitar a injúria. Uma solução contendo 200 unidades de hialuronidase em 5 mL de solução salina fisiológica deve ser injetada na área comprometida. Deve-se realizar massagem local e compressas mornas para aumentar o fluxo sanguíneo podem ser úteis. A administração de ácido acetilsalicílico (325 mg) via oral é sugerida para inibir a agregação plaquetária. Essa posologia pode ser mantida por 10 dias. Corticoide oral é usado para diminuir a inflamação que pode levar a danos teciduais. A prednisona é administrada em dose inicial de 30 mg, devendo diminuir ao longo de 10 dias. A oxigenação hiperbárica tem sido empregada para quadros de injúria e comprometimento vascular, acelerando a resolução do problema.

Tratamento da ferida de pele deve ser feito com curativos apropriados (hidrocoloides) e medicações tópicas prescritas até resolução da ferida. Os *pulsed dye lasers* (PDL) ou *laser* de corante pulsado são indicados para reduzir a hiperemia e acelerar o processo de cicatrização das feridas, em sessões semanais por 3 semanas e depois, sessões mensais conforme necessidade.

Alopecia na maioria dos casos relatados foi transitória e tratada com uso tópico de solução contendo minoxidil 5% e bimatoprosta 0,03%, aplicada diariamente.

## PRECAUÇÕES

Todo e qualquer procedimento médico deve ser precedido por uma anamnese detalhada e exame físico da paciente, entendendo suas expectativas com o tratamento e alinhando-as aos possíveis resultados.

O médico deve ter conhecimento da anatomia local, assim como domínio prático das técnicas de aplicação, para uma escolha assertiva da melhor técnica para cada caso.

O conhecimento e aplicação cuidadosa das técnicas de antissepsia da pele na região a ser tratada minimizam riscos de contaminação local.

Devemos oferecer um termo consentimento informado específico para o tratamento injetável com esvaziadores de gordura, que deverá ser lido e assinado pelo paciente antes do início do tratamento.

É importantíssimo orientar o paciente sobre possíveis reações adversas, até mesmo as mais raras descritas em literatura.

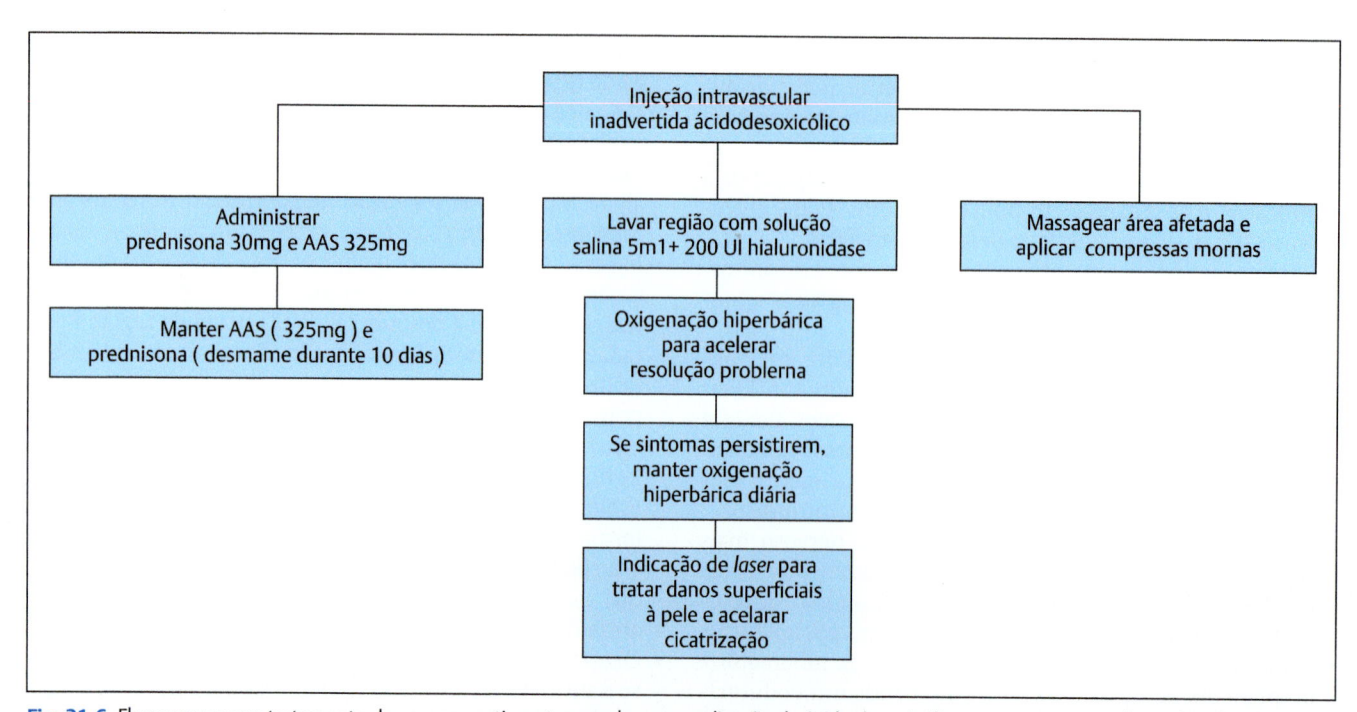

**Fig. 21-6.** Fluxograma para tratamento de comprometimento vascular, com aplicação de ácido desoxicólico para tratamento de gordura localizada.

## CONCLUSÃO

Aplicação de substâncias lipolíticas ou *emptiers* para tratamento de gordura localizada em pequenas áreas corporais, como a gordura suprapúbica, pode ser uma ótima alternativa, minimamente invasiva, além de segura e eficaz.

Como todos os tratamentos propostos, ele deve ser realizado por médicos devidamente treinados na técnica de aplicação e com conhecimento anatômico. É fundamental conhecer as possíveis intercorrências e estar preparado para tratá-las.

## BIBLIOGRAFIA

Amaral VDC. Facial and body application of lipolytics through cannulas: a new strategy that is safe, effective and better tolerated by patients. J Clin Exp Dermatol Res. 2023;14:643.

Blandford AD, Ansari W, Young JM, Maley B, Plesec TP, Hwang CJ, et al. Deoxycholic acid and the marginal mandibular nerve: a cadaver study. Aesthetic Plast Surg. 2018;42:1394-8.

Caruso MK, Roberts AT, Bissoon L, Self KS, Guillot TS, Greenway FL. An evaluation of mesotherapy solutions for inducing lipolysis and treating cellulite. J Plast Reconstr Aesthet Surg. 2008;61(11):1321-4.

Chen DL, Cohen JL, Green JB. Injectable agents affecting subcutaneous fats. Semin Cutan Med Surg. 2015;34(3):134-7.

Colón-Soto M, Peredo RA, Vilá LM. Systemic lupus erythematosus after mesotherapy with acetyl-L-carnitine. J Clin Rheumatol. 2006;12(5):261-2.

Duncan DI, Palmer M. Fat reduction using phosphatidylcholine/sodium deoxycholate injections: standard of practice. Aesthetic Plast Surg. 2008;32(6):858-72.

El-Gowelli HM, El Sabaa B, Yosry E, El-Saghir H. Histopathological and ultra-structural characterization of local neuromuscular damage induced by repeated phosphatidylcholine/deoxycholate injection. Exp Toxicol Pathol. 2016;68(1):39-46.

Gupta J, Kassir M, Kroumpouzos G, Katsambas A, Galadari H, Lotti T, et al. Deoxycholic acid (ATX-101) for fat reduction. J Drugs Dermatol. 2021;20(11):1169-73.

Ibáñez-Vicente C, Carrato-Gomez M, Meccariello L, Ripani U, Bisaccia M. Current status of localized submental fat treatment with sodium deoxicolate (ATX-101). Med Glas (Zenica). 2021;18(1).

Kim JY, Kwon MS, Son J, Kang SW, Song Y. Selective effect of phosphatidylcholine on the lysis of adipocytes. PLoS One. 2017;12(5):e0176722.

Kutlubay Z. Evaluation of mesotherapeutic injections of three different combinations of lipolytic agents for body contouring. J Cosmet Laser Ther. 2011;13(4):142-53.

Lee MS, Lee HJ, Lee HS, Kim Y. L-carnitine stimulates lipolysis via induction of the lipolytic gene expression and suppression of the adipogenic gene expression in 3T3-L1 adipocytes. J Med Food. 2006;9(4):468-73.

Lindgren AL, Welsh KM. Inadvertent intra-arterial injection of deoxycholic acid: a case report and proposed protocol for treatment. J Cosmet Dermatol. 2020;19(7):1614-8.

Park SH, Hyun MR, Kim SW. Effect of a formulation containing low-dose sodium deoxycholate on local fat reduction. Aesthetic Plast Surg. 2019;43:1657-62.

Perković-Vukčević N, Babić G, Šegrt Z, Vuković-Ercegović G, Janković S, Aćimović L. Severe acute caffeine poisoning due to intradermal injections: Mesotherapy hazard. Vojnosanit Pregl. 2012;69(8):707-13.

Petrovic SS, Wölkart G, Höfler G, Neuhold N, Freisinger F, Brunner F. Tissue-toxic effects of phosphatidylcholine/deoxycholate after subcutaneous injection for fat dissolution in rats and a human volunteer. Dermatol Surg. 2008 Apr;34(4):529-42;discussion 542-3.

Rice SM, Caravaglio J, Costa RD, Kourosh AS. Expanding use of deoxycholic acid for body contouring: An experimental model for dilution. J Drugs Dermatol. 2021;20(9):1017-18.

Rittes PG. The use of phosphatidylcholine for correction of lower lid bulging due to prominent fat pads. Dermatol Surg. 2001 Apr;27(4):391-2.

Rose Paul T, Morgan M. Histological changes associated with mesotherapy for fat Dissolution. Journal of Cosmetic and Laser Therapy, 2005 March;7(1):17-9.

Rotunda AM, Suzuki H, Moy RL, Kolodney MS. Dettergent effects of sodium deoxycholate are a major feature of na injectable phosphatidylcholine formulation used for localized fat Dissolution. Dermatol Surg. 2004 Jul;30(7):1001-8.

Rotunda AM. Injectable treatments for adipose tissue: Terminology, mechanism, and tissue interaction. Lasers Surg Med. 2009;41(10):714-720.

Sachdev D, Mohammadi T, Fabi SG. Deoxycholic acid-induced skin necrosis: prevention and management. Dermatol Surg. 2018;44(7):1037-9.

Salti G, Ghersetich I, Tantussi F, Bovani B, Lotti T. Phosphatidylcholine and sodium deoxycholate in the treatment of localized fat: a double-blind, randomized study. Dermatol Surg. 2008;34(1):60-6.

Shridharani SM, Chandawarkar AA. Novel expanded safe zone for reduction of submental fullness with ATX-101 injection. Plast Reconstr Surg. 2019;144(6):995e-1001e.

Shridharani SM. Improvement in jowl fat following ATX-101 treatment: results from a single-site study. Plast Reconstr Surg. 2020;145(4):929-35.

Shridharani SM. Injection of an adipocytolytic agent for reduction of excess periaxillary fat. Aesthet Surg J. 2019 Nov; 39(12): NP495–NP503.

Sung CT, Lee A, Choi F, Juhasz M, Mesinkovska NA. Non-submental applications of injectable deoxycholic acid: a systematic review. J Drugs Dermatol. 2019;18(7):675-80.

Sykes JM, Allak A, Klink B. Future applications of deoxycholic acid in body contouring. J Drugs Dermatol. 2017;16(1):43-6.

Talathi A, Talathi P. Fat busters: Lipolysis for face and neck. J Cutan Aesthet Surg. 2018;11(2):67-72.

Verma KD, Somenek MJ. Deoxycholic acid injection as an effective treatment for reduction of posterior upper torso brassiere strap adiposity. Plast Reconstr Surg. 2018;141(1):200e-202e.

Walker OS, Lee DR, Toth BA, Bowen B. Histological analysis of the effect of ATX-101 (Deoxycholic Acid Injection) on subcutaneous fat: results from a phase 1 open-label study. Dermatol Surg. 2020 Jan;46(1):70-7.

Zarbafian M, Fabi SG. Off-label uses of deoxycholic acid in body contouring. Dermatol Surg. 2020;46:S2-S7.

# O USO DA GORDURA NO REJUVENESCIMENTO ÍNTIMO

CAPÍTULO 22

Maria Roberta Martins

O uso da gordura para fins estéticos é observado desde a década de 1980, e a partir de 2001, pelos estudos de Coleman, houve uma melhor sistematização e aumento do seu uso tanto na cirurgia plástica, como em diversas áreas da medicina.

Com o aumento do número de cirurgias e procedimentos estéticos na vulva e vagina nos últimos anos, o uso do enxerto de gordura para melhora estética da região vem sendo amplamente utilizado, e o objetivo deste capítulo é discutir os principais usos da gordura no rejuvenescimento íntimo, discutir as principais técnicas de preparo da gordura e lipoenxerto, assim como demonstrar minhas preferências pessoais de lipoenxertia em vulva.

Quando avaliamos o processo de envelhecimento dos grandes lábios, observamos um consumo do compartimento profundo de gordura da região, o corpo adiposo *finger like*, assim como um aumento da flacidez cutânea e de todos os tecidos adjacentes.

Dessa forma, a lipoenxertia dos grandes lábios é uma alternativa eficaz para restaurar essa perda volumétrica da região, podendo ser associada ou não à ressecção do excedente cutâneo.

Lembrando que o volume a ser enxertado deve ser adequado para restaurar essa perda volumétrica, evitando-se o excesso de volume na região, já que estamos lidando com um tecido complacente e que embriologicamente é um análogo do escroto masculino. O excesso de preenchimento nos grandes lábios pode causar um resultado não estético, semelhante a uma bolsa escrotal.

Quando falamos em enxerto de gordura, precisamos lembrar que, de acordo com a técnica empregada, podemos ter uma "pega" de 25% a 80% deste enxerto, de acordo com a literatura. A forma de coleta, preparo da gordura, forma de injeção da mesma e quantidade de gordura enxertada podem contribuir para um aumento de viabilidade deste enxerto.

O tecido adiposo isolado inicial é composto de adipócitos e células da fração vascular estromal, que incluem células-tronco adiposas, pré-adipócitos, fibroblastos, células endoteliais vasculares e uma variedade de células imunes. As células da fração vascular e as células-tronco adiposas podem melhorar a sobrevivência do enxerto de gordura, principalmente por meio de suas propriedades angiogênicas.

Estudos avaliaram o impacto na viabilidade celular de várias técnicas de processamento de tecido adiposo, como centrifugação, decantação, lavagem e filtração.

Alguns autores acreditam que técnicas de filtragem ou centrifugação poderiam lesionar as células adiposas.

Um conceito emergente para o rejuvenescimento através do uso da gordura é o uso do "Nanofat", termo descrito pela primeira vez por Tonnard *et al.*, em 2013, como a emulsificação mecânica seguida de filtragem da gordura coletada, para criar uma substância sem adipócitos, mas com vários tipos diferentes de células mesenquimais. As injeções de Nanofat no nível subdérmico superficial resultaram em melhora significativa na qualidade da pele 3 a 6 meses após as injeções. Embora o mecanismo de ação não seja claro, as injeções de Nanofat levam ao aumento da deposição de colágeno, elasticidade da pele, angiogênese e espessamento da derme, levando a um interesse crescente para o uso no rejuvenescimento facial, inicialmente, evoluindo para o uso em outras regiões, como a vulva.

Em resumo, apesar do crescente número de estudos na área, ainda há um alto grau de discordância atribuível aos resultados inconsistentes de estudos em animais e experimentos humanos. Uma técnica claramente não é superior a nenhuma outra técnica, quando todos os dados são avaliados. Estudos adicionais são necessários para identificar a técnica ideal para o processamento do tecido adiposo.

## COMO EU USO A GORDURA NO REJUVENESCIMENTO ÍNTIMO?

A retirada da gordura é realizada por uma lipoaspiração de aproximadamente 40 cc de gordura da parte interna das coxas ou da parte interna dos joelhos. Outras áreas doadoras, também, podem ser utilizadas. É utilizada uma cânula de coleta de 2,4 mm (Tulip Medical, Califórnia), conectada a uma seringa de 10 cc. Antes da coleta, é realizada a infiltração de aproximadamente 20 cc de uma solução de soro fisiológico, adrenalina e lidocaína, em cada lado da coxa.

A gordura é colocada em repouso para sofrer o processo de decantação, dentro da mesma seringa que foi coletada, para ter o mínimo de manipulação da gordura, por, no mínimo, 30 minutos. Após a decantação, o líquido que se separa da gordura é desprezado, e a gordura é transferida para seringas de 1 cc, através de um transferidor.

Pelas duas portas de entrada em cada lado nos grandes lábios, é realizada a injeção da gordura, neste caso chamada de microenxerto de gordura, através de uma cânula de 1,2 mm (Tulip Medical, Califórnia), com movimentos delicados, distribuindo a gordura na camada mais superficial do corpo adiposo *finger like*, ou seja, abaixo das fáscias de Dartos, Camper e Colles. O volume enxertado não ultrapassa 10 cc por lado.

Além do microenxerto de gordura, podemos realizar o nanoenxerto de gordura, utilizando a gordura retirada da mesma maneira, mas preparada e aplicada de forma diferente, como descrita a seguir.

A gordura lipoaspirada foi emulsionada mecanicamente, deslocando a gordura entre duas seringas de 10 cc conectadas entre si por um transferidor de 2,4 mm, depois 1,4 mm e 1,2 mm, respectivamente, totalizando 30 passadas entre as seringas.

Após 30 passagens, a gordura se transformou em uma emulsão. Ao final do processo de fragmentação, a gordura tornou-se líquida e adquiriu aspecto esbranquiçado. Após esse processo de emulsificação, o líquido foi novamente filtrado por um sistema de filtros específicos para nanoenxerto (Faga Medical), iniciando com o de espessura de 0,5 mm e terminando com o de 0,15 mm. Todo esse processo é realizado em sistema fechado e estéril e depois deste processo o líquido está pronto para ser utilizado como nanoenxerto, seja com injeções com agulhas a partir de 27 G no plano intradérmico ou subdérmico ou através de microagulhamento (Dermapen).

## Em Resumo

Microenxerto:

- Retirada de gordura: parte interna da coxa (mais comum) com 2,4 mm de cânula (Fig. 22-1).
- Solução tumescente com SF 0,9% 500 cc + 1 cc adrenalina + lidocaína 2% 20 cc.
- Decantação da gordura (Fig. 22-2).
- Injeção de gordura com seringa de 1 cc, e cânula de 1,2 mm (Fig. 22-3).

Nanoenxerto:

- Gordura emulsificada por transferidores (2,4; 1,4; 1,2 mm) 30 vezes (Figs. 22-4 e 22-5).
- Emulsão filtrada com sistema de filtros de 0,5 mm a 0,15 mm (Figs. 22-6 e 22-7).
- Nanoenxerto pode ser injetado com agulha a partir de 27 G ou microagulhamento (Figs. 22-8 a 22-10).

Complicações relacionadas à lipoenxertia podem ser associadas à infecção ou formação de nódulos. A antissepsia adequada é necessária para se evitar qualquer contaminação do procedimento. A distribuição adequada da gordura, assim como o uso de equipamentos adequados, evita qualquer acúmulo de gordura com possível formação de nódulos.

Na prática, é observada uma restauração do volume da região vulvar, assim como melhoria da qualidade de pele da região, com um pós-operatório confortável, de breve retorno às atividades diárias e alto grau de satisfação das pacientes.

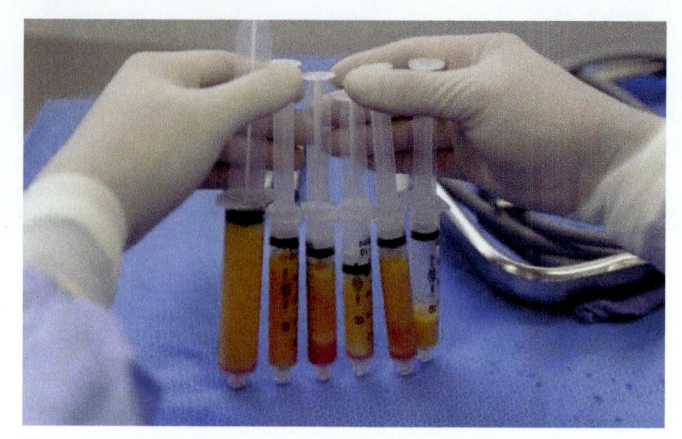

**Fig. 22-2.** Gordura decantada nas seringas de 10 cc.

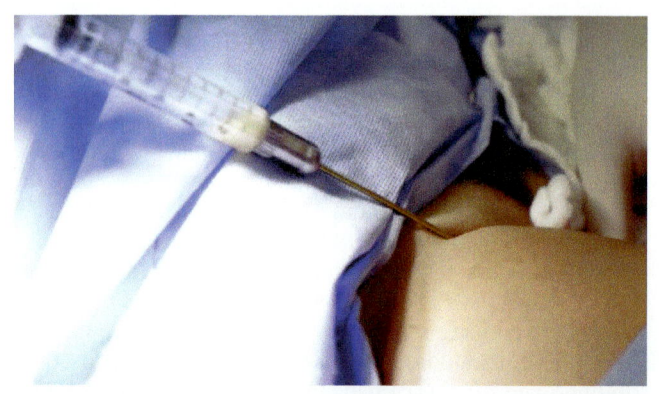

**Fig. 22-1.** Coleta de gordura em parte interna de coxa com cânula de 2,4 mm.

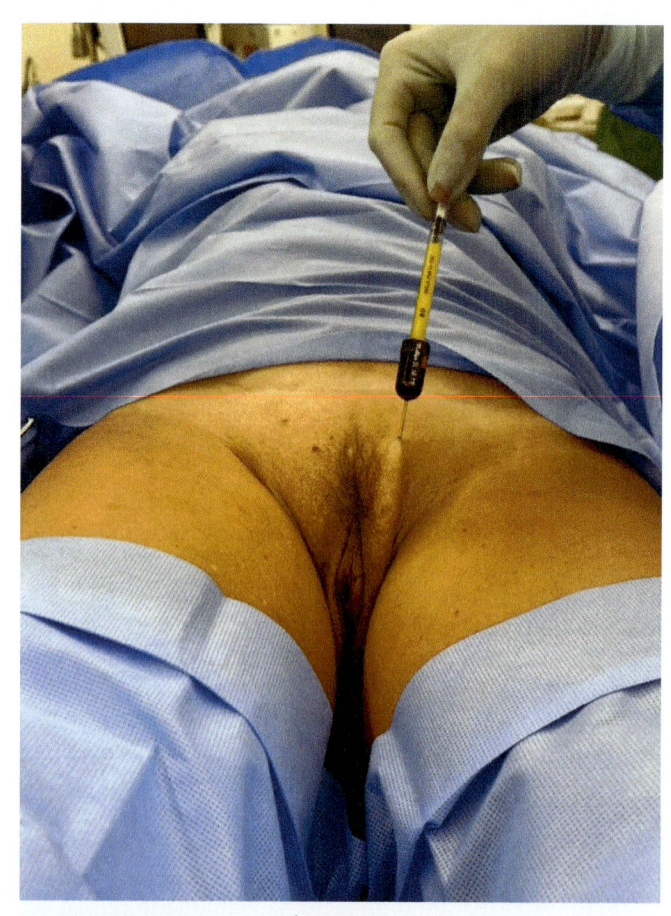

**Fig. 22-3.** Microenxerto em vulva com cânula de 1,2 mm no plano do corpo adiposo *"finger like"*.

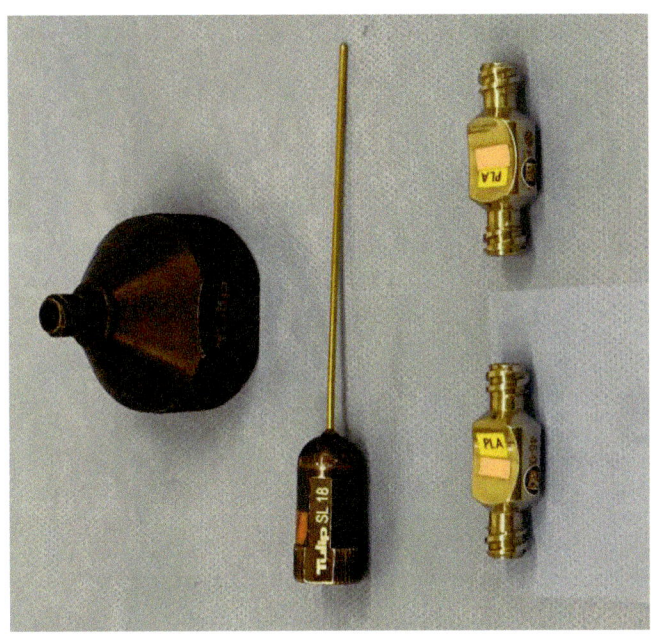

**Fig. 22-4.** Transferidores para emulsificar a gordura e cânula de 102 mm para microenxerto.

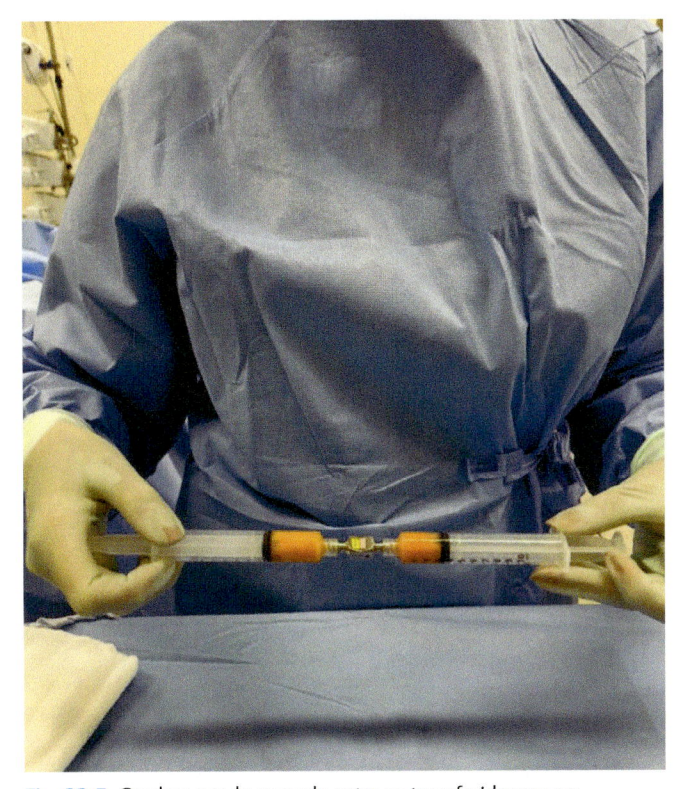

**Fig. 22-5.** Gordura sendo passada entre os transferidores para emulsificação.

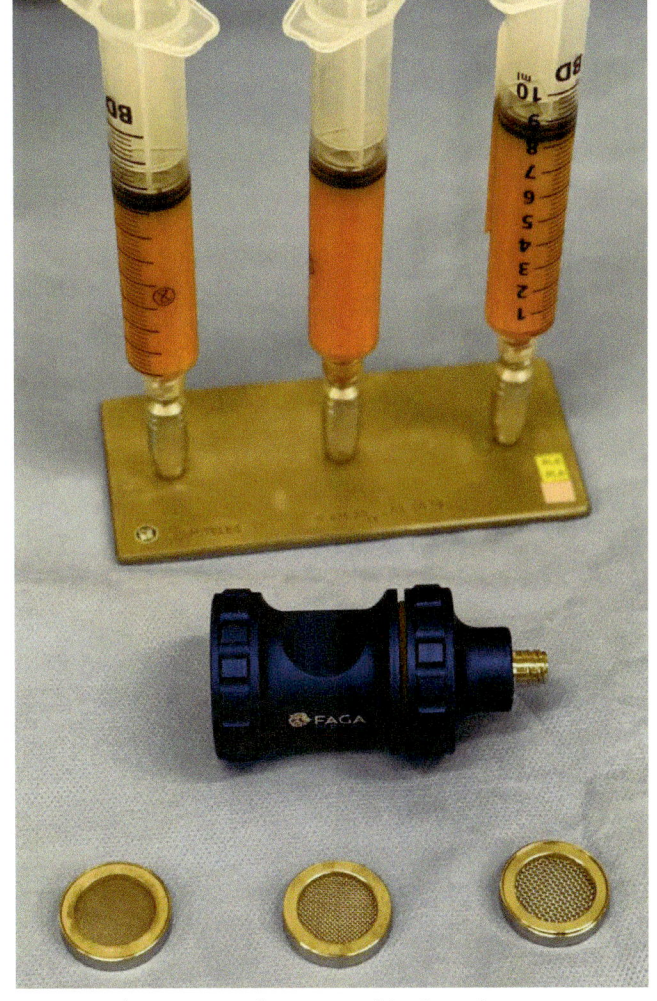

**Fig. 22-6.** Filtros para transformar a emulsão de gordura em nanoenxerto.

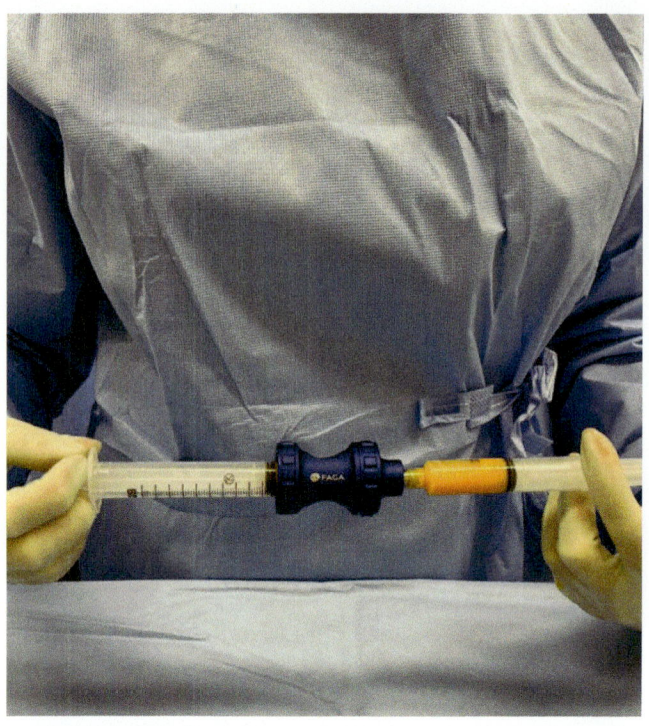

**Fig. 22-7.** Emulsão de gordura sendo filtrada para gerar o nanoenxerto.

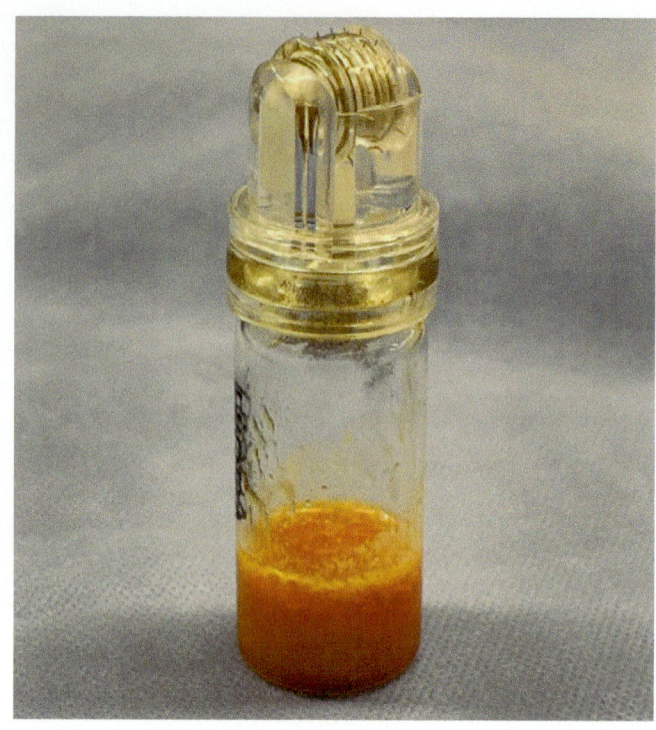

**Fig. 22-9.** *Dermaroller* com nanoenxerto.

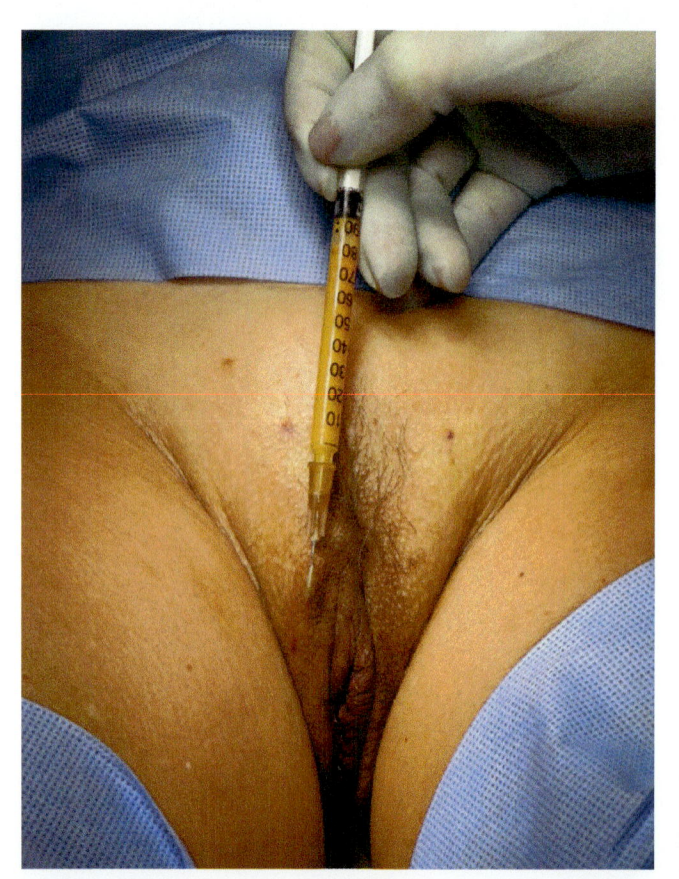

**Fig. 22-8.** Nanoenxerto sendo injetado em vulva, em subderme, com agulha de 27 G.

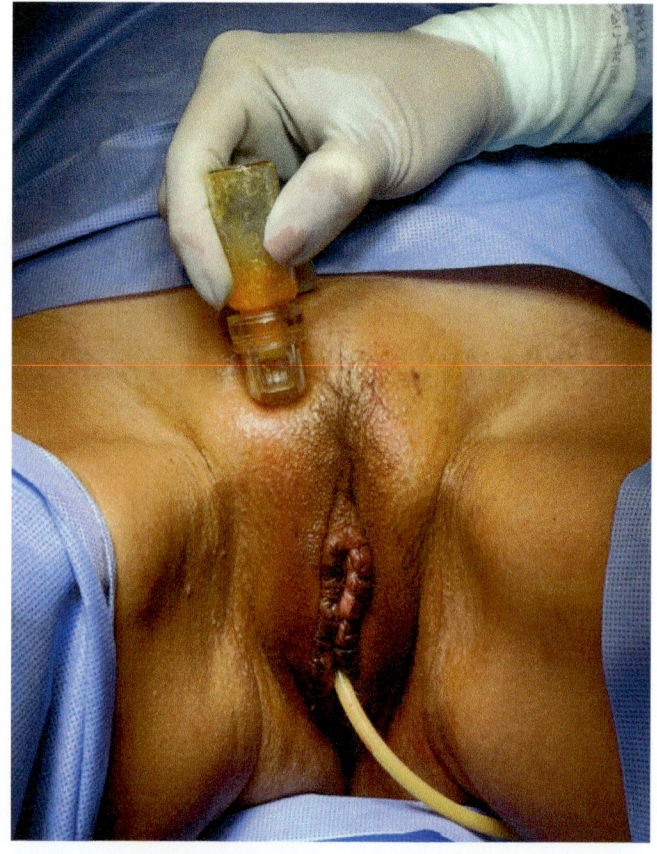

**Fig. 22-10.** Aplicação de "Nanofat" com *Dermaroller*.

## BIBLIOGRAFIA

Botti G, Pascali M, Botti C, Bodog F, Cervelli V. A clinical trial in facial fat grafting: Filtered and washed versus centrifuged fat. Plast Reconstr Surg. 2011;127:2464-73.

Cohen SR, Mailey B. Adipocyte-derived stem and regenerative cells in facial rejuvenation. Clin Plast Surg. 2012;39:453- 64.

Coleman SR. Structural fat grafting: More than a permanent filler. Plast Reconstr Surg. 2006;118:108S-120S.

Coleman SR. Structural fat grafts. Clin Plast Surg. 2001;28:111-19.

Condé-Green A, de Amorim NF, Pitanguy I. Influence of decantation, washing and centrifugation on adipocyte and mesenchymal stem cell content of aspirated adipose tissue: A comparative study. J Plast Reconstr Aesthet Surg. 2010;63:1375-81.

Condé-Green A, Wu I, Graham I, Chae JJ, Drachenberg CB, Singh DP, et al. Comparison of 3 techniques of fat grafting and cell-supplemented lipotransfer in athymic rats: A pilot study. Aesthet Surg J. 2013;33:713-21.

del Vecchio D, Rohrich RJ. A classification of clinical fat grafting: Different problems, different solutions. Plast Reconstr Surg. 2012;130:511-22.

Fasola E, Gazzola R. Labia Majora Augmentation with Hyaluronic Acid Filler: Technique and Results. Aesthet Surg J. 2016 Nov;36(10):1155-63.

Gir P, Brown SA, Oni G, Kashefi N, Mojallal A, Rohrich RJ. Fat grafting: Evidence-based review on autologous fat harvesting, processing, reinjection, and storage. Plast Reconstr Surg. 2012; 130:249-58.

Goodman MP, Placik OJ, Benson RH 3rd, Miklos JR, Moore RD, Jason RA, et al. A large multicenter outcome study of female genital plastic surgery. J Sex Med. 2010;7:1565-77.

Hamori CA. Aesthetic surgery of the fmale genitalia: labiaplasty and beyond. Plast Reconstr Surg. 2014;134:661.

Hersant B, Jabbour S, Noel W, Benadiba L, La Padula S, SidAhmed-Mezi M, et al. Labia Majora Augmentation Combined With Minimal Labia Minora Resection: A Safe and Global Approach to the External Female Genitalia. Ann Plast Surg. 2018 Apr;80(4):323-7.

Illouz YG. The fat cell "graft": A new technique to fill depressions. Plast Reconstr Surg. 1986;78:122-123.

Jabbour S, Kechichian E, Hersant B, Levan P, El Hachem L, Noel W, et al. Labia Majora Augmentation: A Systematic Review of the Literature. Aesthet Surg J. 2017 Oct 16;37(10):1157-64.

Kapur SK, Katz AJ. Review of the adipose derived stem cell secretome. Biochimie. 2013;95:2222-8.

Klein JA. Tumescent technique for local anesthesia improves safety in large-volume liposuction. Plast Reconstr Surg. 1993;92:1085-98.

Menkes S, SidAhmed-Mezi M, Meningaud JP, Benadiba L, Magalon G, Hersant B. Microfat and Nanofat Grafting in Genital Rejuvenation. Aesthet Surg J. 2021 Aug 13;41(9):1060-7.

Rohrich RJ, Sorokin ES, Brown SA. In search of improved fat transfer viability: A quantitative analysis of the role of centrifugation and harvest site. Plast Reconstr Surg. 2004;113:391-5.

Tonnard P, Verpaele A, Carvas M. Fat grafting for facial rejuvenation with nanofat grafts. Clin Plast Surg. 2020;47:53-62.

Tonnard P, Verpaele A, Peeters G, Hamdi M, Cornelissen M, Declercq H. Nanofat grafting: basic research and clinical applications. Plast Reconstr Surg. 2013;132:1017-26.

Triana L, Robledo AM. Aesthetic surgery of female external genitalia. Aesthetic Surg J. 2015;35:165.

# PLASMA RICO EM PLAQUETAS: TERAPIA REGENERATIVA NA INTIMIDADE FEMININA FUNCIONAL E ESTÉTICA

CAPÍTULO 23

João Brito Jaenisch Neto

Plasma rico em plaquetas (PRP) vem ser mais um método, não cirúrgico, a fazer parte como coadjuvante ou protagonista na área da intimidade feminina estética e funcional, tendo sua atuação na regeneração e/ou formação de tecido saudável.[1] Com várias publicações em diversas especialidades médicas (Ortopedia e Traumatologia, Dermatologia, Cirurgia, Ginecologia) e Odontológicas,[2-4] o plasma rico em plaquetas vem-se firmando na medicina regenerativa devido a evidências de sua efetividade em atingir bons resultados.[5] O PRP é uma terapia regenerativa que utiliza as plaquetas do próprio sangue da paciente obtido após centrifugação. Este plasma coletado possui uma concentração 10 vezes maior de plaquetas do que no sangue circulante, que injetado em áreas específicas promove a reparação e formação de tecidos saudáveis.[6]

As plaquetas são originadas de megacariócitos (medula óssea), circulam 80% no sangue e 20% se armazenam no baço, contendo mais de 10 fatores de crescimento e citocinas que regulam resposta imunológica do organismo. A diminuição da trombina e a presença do cálcio desencadeiam um processo natural de cicatrização com atração das plaquetas, ricas em citocinas, fatores de crescimento (*Growth factors*) que liberados iniciam estímulos às células-tronco aumentando o fluxo sanguíneo, migração, replicação e recrutamento celular. Assim, criam-se a matriz extracelular, neoangiogêneses e a regeneração tecidual (elastina, colágeno, gordura).[7-9]

As indicações são inúmeras e vão desde alopecia a úlceras de membros inferiores. Dentro das disfunções e patologias da intimidade feminina, as indicações são:

1. *Disfunção sexual:* diminuição da frequência e dificuldade de chegar ao orgasmo, bem como sintomas de pouca libido e dispareunia: o PRP ativa o sistema do orgasmo feminino.[10,11]
2. *Incontinência urinária de esforço e urgi-incontinência:* fortalecendo ligamentos, assoalho pélvico e modificando resposta cerebral nos casos de urgi-incontinência. O sistema nervoso envolvido na micção tem íntima relação com o sistema que controla o orgasmo.[12,13]
3. *Atrofia vaginal e lichen scleroso:* estimulando as glândulas de Skenes (parauretrais) e fortalecendo as células danificadas pelo *Lichen*, diminuindo o processo inflamatório envolvido.[14-16]
4. *Rejuvenescimento de grandes lábios vaginais:* em casos de enrugamento, flacidez, perda da elasticidade, diminuição da gordura. O PRP associado ao ácido hialurônico pode restabelecer o volume e qualidade da pele, bem como o uso em associação à radiofrequência, *laser* ou carboxiterapia.[17-19]

Em qualquer indicação de tratamento utilizando o plasma rico em plaquetas é importante frisar que anamnese, exame físico, exames complementares laboratoriais ou de imagem não podem ser menosprezados, especialmente o consentimento informado. A Medicina Regenerativa, assim como a Medicina Estética, é Medicina e deve ter como alicerce a prática efetiva de ouvir e examinar seus pacientes. Não há fórmula milagrosa, então, os profissionais da área devem-se esforçar em analisar o caso como um todo e oferecer as melhores opções de tratamentos.

As vantagens de se administrar o plasma rico em plaquetas são inúmeras, pois além de ser um procedimento custo-benefício (materiais e praticidade), realizado em consultório em condições estéreis, não apresenta nenhum tipo de reação adversa ou cuidados pós-aplicação. As complicações, raras, são pontuais e causadas pela agulha de insulina ou pela cânula, como: hematoma local de pequena proporção que regride naturalmente. O mais importante está na formação do médico que utiliza este método terapêutico invasivo e em seu conhecimento de anatomia. Mesmo sendo um método terapêutico não cirúrgico, há necessidade que o profissional seja treinado previamente por profissionais experientes, adquirir habilidade na técnica para evitar complicações na aplicação e conseguir atingir resultados satisfatórios com o método.

As contraindicações do uso do plasma rico em plaquetas são: infecção ativa; câncer ativo (em tratamento com radioterapia, quimioterapia); distúrbios de coagulação; gravidez e amamentação. As contraindicações citadas anteriormente devem ser conhecidas pelo profissional, avaliar bem seu paciente para que possa lhe indicar o método terapêutico seguro e com baixo índice de complicação. Um paciente apresentando uma úlcera de membro inferior, por exemplo, o plasma rico em plaquetas será um coadjuvante no tratamento, com o desbridamento, limpeza da lesão e o uso do antibiótico, neste caso a contraindicação é relativa. O sucesso do tratamento está diretamente relacionado com a experiência do profissional.

A técnica do plasma rico em plaquetas é um procedimento estéril que utiliza como equipamento: centrífuga laboratorial e materiais descartáveis.[20]

- *Centrífuga Laboratorial:* deve atingir pelo menos 3.100 RPM, existem várias marcas nos mercados nacional e internacional (Fig. 23-1).[21-23]

- *Materiais descartáveis:* tubo de coleta a vácuo com gel separador de 8 mL, pode-se usar também tubo de coleta a vácuo com anticoagulante; escalpe de coleta 23 G; garrote; seringa de 5 mL; agulha de insulina 30 G; e ampola de cloreto de cálcio a 10% (Fig. 23-2).

Utilizando o escalpe de coleta 23 G para punção venosa (as mais usadas são as veias cefálicas ou veias basílicas medianas), são coletados em torno de 8 mL de sangue por tubo de coleta a vácuo. A quantidade de tubos ou mL coletados pode variar conforme o tipo de tratamento a ser realizado. Após a coagulação do sangue no tubo, o mesmo vai para a centrifugação em rotação acima de 3.100 RPM por 9 minutos, com isso obtemos uma amostra de 3 a 5 mL de plasma rico em plaquetas pronto para ser aplicado na região preestabelecida (Figs. 23-3 a 23-5).

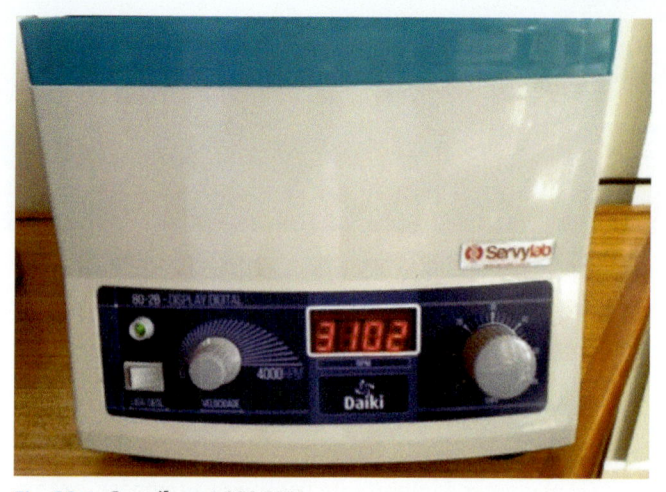

**Fig. 23-1.** Centrífuga 4.000 RPM.

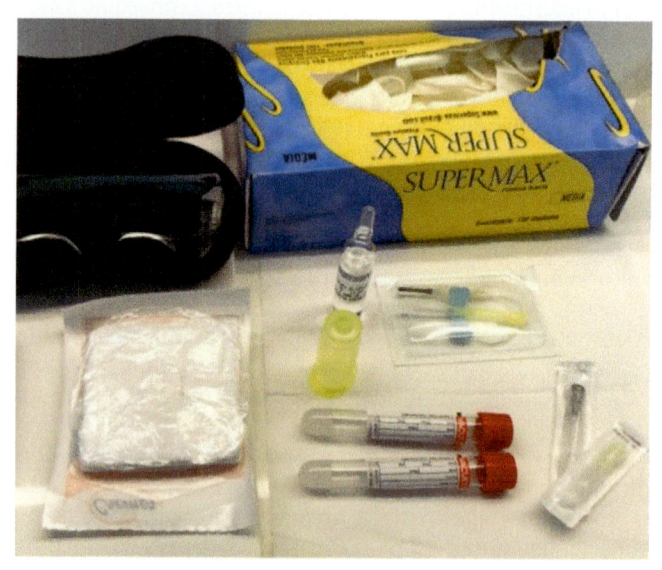

**Fig. 23-2.** Materiais: *butterfly*, tubo de coleta 8 mL + adaptador, agulha 30 G e 22 G, cloreto de cálcio 10%, gaze, luvas e óculos de aumento.

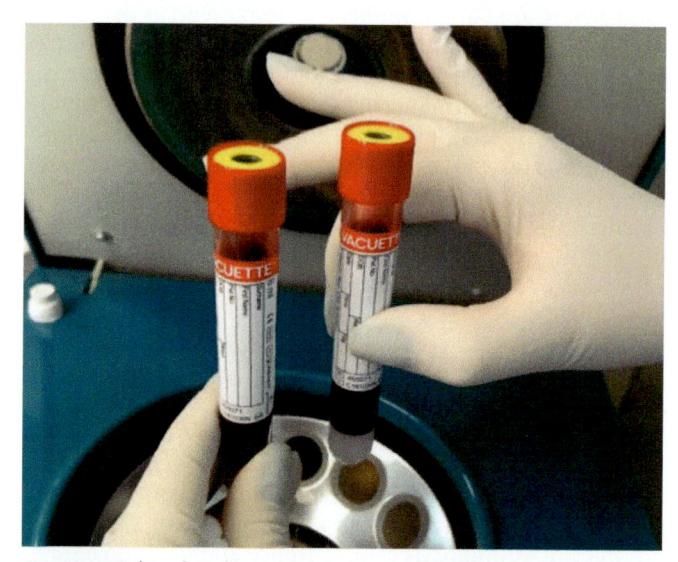

**Fig. 23-4.** Tubos de coleta prontos para centrifugação.

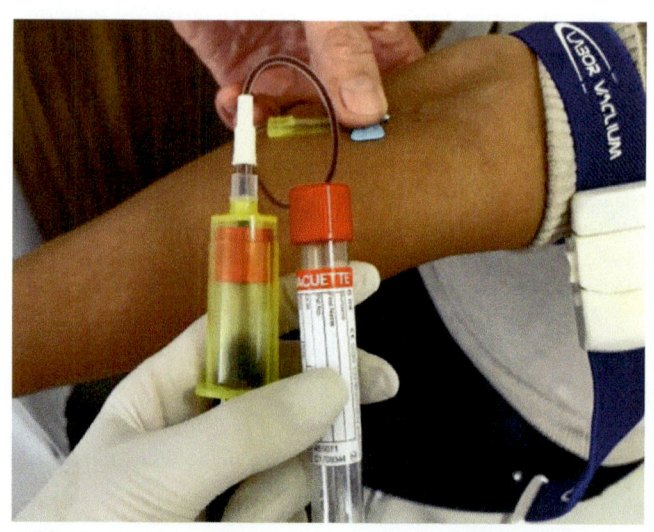

**Fig. 23-3.** Coleta de sangue.

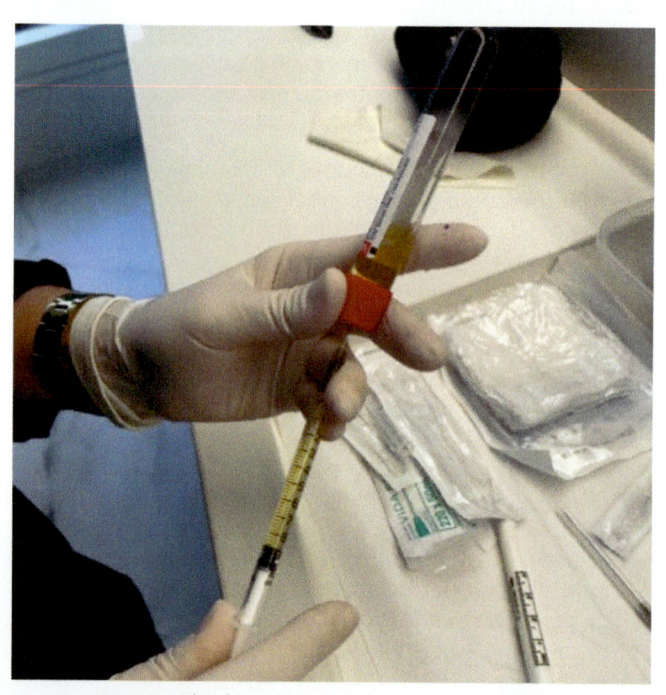

**Fig. 23-5.** Preparando plasma rico em plaquetas na seringa.

Adicionamos 0,2 cc de cloreto de cálcio a 10% a cada 4 cc de plasma nos casos em que o objetivo é concentrar o plasma em uma área específica, como na incontinência urinária e disfunção sexual. Mas no tratamento do *Lichen Scleroso* ou na qualidade da pele vulvovaginal o cálcio não se faz necessário, pois o objetivo é espalhar o plasma rico em plaquetas e atingir a maior área possível (Figs. 23-6 a 23-9).

A grande totalidade dos profissionais que fazem parte da Cellular Medicine Association, habilitados a utilizar as marcas do O-Shot e Vampire Facelift, faz o uso do composto anestésico (lidocaína 6%, benzocaína 20% e tetracaína 4%) 20 minutos antes do procedimento vulvovaginal para reduzir a dor causada pela agulha na aplicação em áreas sensíveis como no corpo do clitóris e glândulas de Skenes, o que o autor não segue. Apenas utilizamos gelo local em pacientes sensíveis 10 minutos antes da aplicação, evitando assim reações adversas causadas pelo anestésico.

No tratamento de sintomas e disfunções da intimidade feminina são indicadas, no mínimo, 3 sessões no intervalado de 30 a 45 dias a cada sessão, sempre avaliando a evolução e a necessidade de cada caso. Após aplicação das células, sua maturação leva de 8 a 12 semanas para atingir seu ápice, os efeitos são progressivos e variam para cada paciente.[11]

Em suma, o plasma rico em plaquetas é um método terapêutico seguro, não cirúrgico, custo-benefício, realizado em consultório, com poucas contraindicações e mínimas complicações. Seu uso abrange várias especialidades da Medicina e Odontologia com inúmeras publicações, comprovando a eficácia do método. Há vários tipos de preparações, *Kits* e

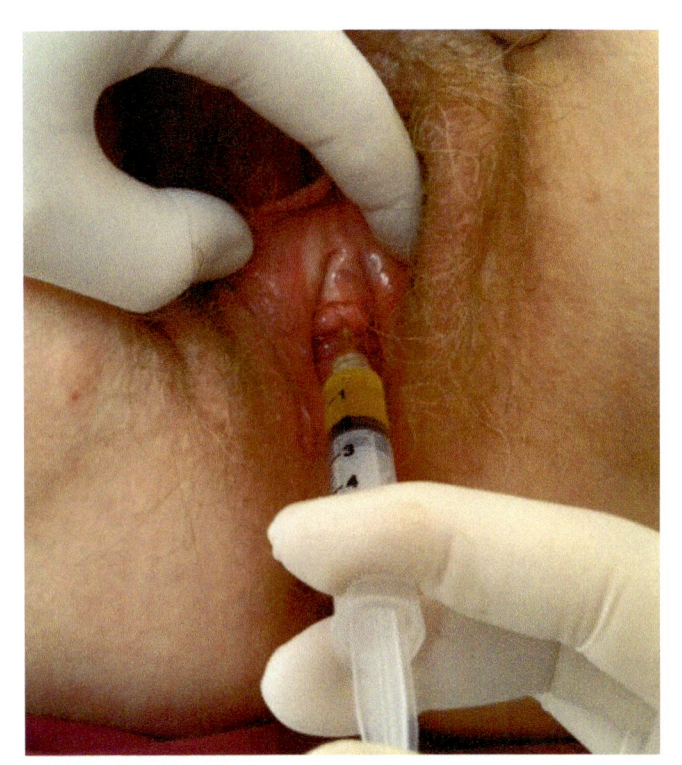

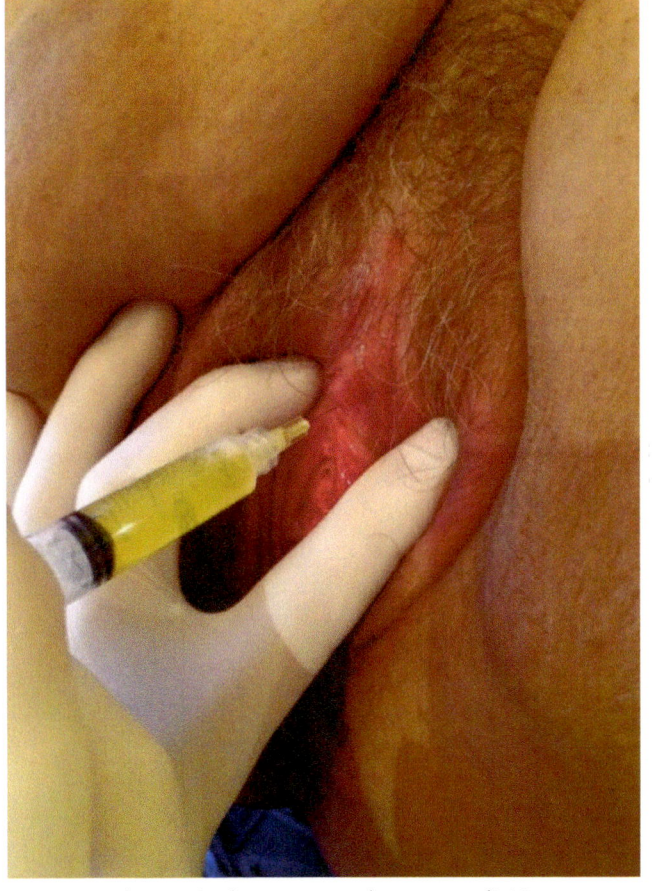

**Fig. 23-7.** Aplicação do plasma rico em plaquetas no corpo da uretra (ponto G).

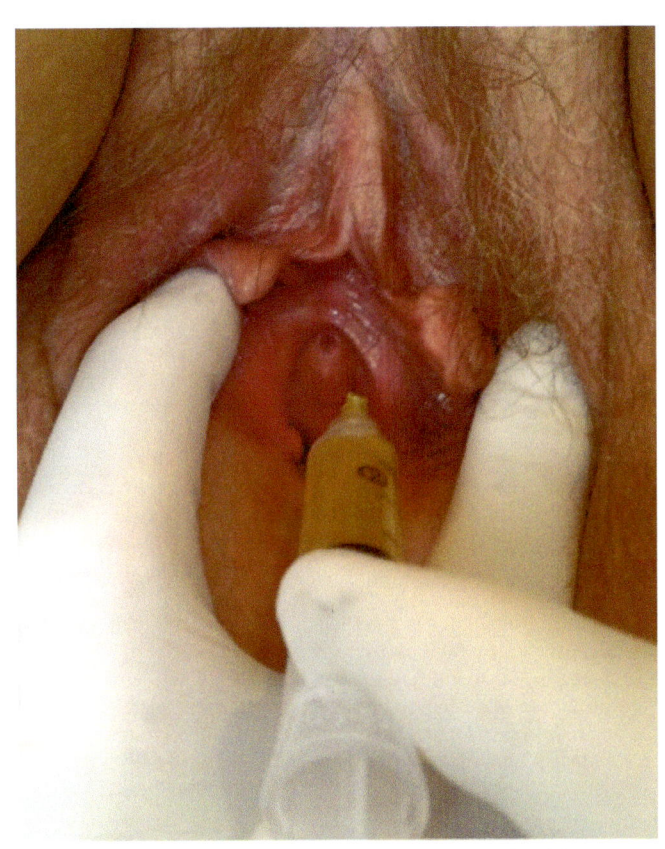

**Fig. 23-6.** Aplicação do plasma rico em plaquetas nas glândulas parauretrais.

**Fig. 23-8.** Aplicação do plasma rico em plaquetas no clitóris.

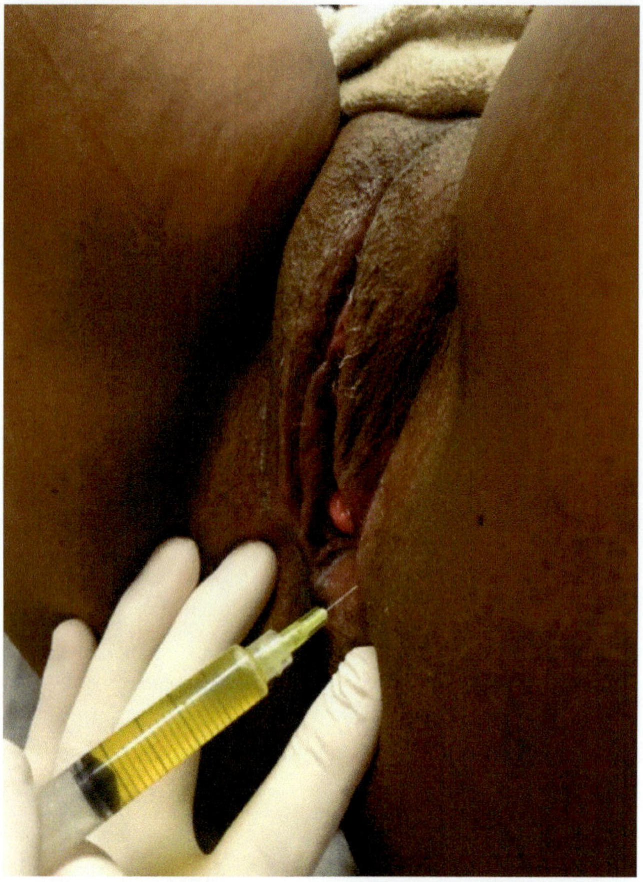

Fig. 23-9. Aplicação do plasma rico em plaquetas em lesão causada por *Candida*.

protocolos individualizados. A formação médica e seu treinamento são fundamentais para obter bons resultados. A medicina regenerativa vem abrir um horizonte de perspectiva favorável, mas é importante frisar que não é uma solução milagrosa para todos os tipos de lesões e doenças. Os resultados podem variar de acordo com o caso e a resposta de cada paciente. Os pesquisadores continuam estudando e realizando trabalhos para entender melhor mecanismos de ação e eficácia das técnicas em diferentes condições clínicas.

## REFERÊNCIAS BIBLIOGRÁFICAS

1. Alves R, Grinalt R. A review of platelet-rich plasma: history, biology, mechanism of action, and classification. Skin Appendage disord. 2018;4:18-24.
2. Guevara-Alvarez A, Schmitt A, Russell RP, Imhoff AB, Buchmann S. Growth Factor Delivery Vehicles for Tendon Injures: Mesenchymal Stem cells and Platelet Rich Plasma. Muscles Ligaments Tendons J. 2014;4(4):378-85.
3. Yuan T, Guo SC, Han P, Zhang CQ, Zeng BF. Application of leukocyte – and platelet–rich plasma in Trauma Surgery. Curr Pharm Biotechnol. 2012;13:1173-84.
4. Molloy T, Wang Y, Murrel G. The Roles of growth factors in tendon and ligament healing. Sports Med. 2003;33:381-94.
5. Everts PA, Hoogebergen MM, Weber TA, Devilee RJ, Van Monfort G, De Hingh JH. Is The use of autologous Platelet rich plasma gels in gynecologic, cardiac and general reconstructive Surgery beneficial? Curr Pharm Biotechnol. 2012;13:1163-72.
6. Amable PR, Carias RB, Teixeira MV, Da Cruz Pacheco J. Correa do Amaral RJ, Granjeiro JM, et al. Platelet-rich Plasma preparation for regenerative medicine: optimization and qualification of cytokines and growth factors. Stems Cells Ries Ther. 2013;4(3):67.
7. Oklili R, Walter TG, Wicky S, Hesketh R. Angiogenesis and current antiangiogenic strategies for the Treatment of Cancer. Jvase Interv Radiol. 2010:21:1791-805. quiz 806.
8. Werner S, Grose R. regulation of wound healing by growth factors and citokines. Physid Rev. 2003 jul; 83(3):835-70.
9. Sclafani AP, McCormick SA. Induction of Dermal Collagenesis, Angiogenesis, and Adipogenesis in Human Skin by Injection of Platelet-Rich Fibrin Matrix. Arch Facial Plast Surg. Published online October 17,2011. [Biopsy-proven new blood vessel growth and new collagen using platelet-derived growth factors using a single-spin centrifuge].
10. Runels C, Melnick H, Debourbon E, Roy L. A pilot Study of the effect of localized injections of autologous platelet rich plasma (PR) for the treatment of female sexual dysfunction. J Women's Health Care. 2014;3:169.
11. Runels C. Activate the Female Orgasm System: The Story of O-Shot San Bernadino, CA: Create Space. 2013.
12. Matz EL, Pearlman AM, Terlecki RP. Safety and feasibility of platelet rich fibrin matrix injections for treatment of common urologic conditions. Investig Clin Urol. 2018;59:61-65.
13. Neto JB. O-Shot: Platelet Rich Plasma in intimate female treatment. J Women Health Care. 2017;6:395.
14. Martínez-Zapata MJ, Martí-Carvajal A, Solà I, Bolibar I, Angel Expósito J, Rodriguez L, et al. Efficacy and Safety of the use of autologous plasma rich in platelets for tissue regeneration/: a systematic review transfusion. 2009;49:44.
15. King M, Toslon H, Runels C, Gloth M, Pfau R, Goldstein A. Autologous platelet-rich plasma intradermal injections for the treatment of vulvar lichen sclerosous. J Lower Gen Tract Disease. 2015;19 (Supppl13):525.
16. Goldstein AT. Intradermal injection of autologous platelet–rich plasma for the treatment of vulvar lichen sclerosus. J Academy Dermatol. 2017 January.
17. Uebel CO. Ação do plasma rico em plaquetas e seus fatores de crescimento na cirurgia dos microimplantes capilares. Rio Grande do Sul. Tese [Doutorado em Medicina] PUCRS.2006.
18. Stafani AP. Safety, efficacy, and utility of platelet-rich fibrin matrix in facial plastic surgery. Arch Facial Plastic Surg. 2011; 13:247.
19. Anitua E, Sánchez M, Zalduendo MM, de la Fuente M, Prado R, Orive G, et al. Fibroblastic response to treatment with different preparations rich in growth factors. Cell Prolif. 2009;42(2):162-70.
20. Dhurat R, Sukesh M. Principles and Methods of preparation of Platelet rich plasma: a review and authors perspective. J Cutan Aesthetic Surg. 2014;7:189-97.
21. Platelet Rich Plasma PRP System. Lausanne, Switzerland: Regen Lab SA.
22. Magellan Autologous Platelet Separator System. Hopkinton, MA: Arteriocyte Medical Systems.
23. Azzena B, Mazzoleni F, Abatangelo G, Zavan B, Vindigni V. Autologous platelet-rich [Using Regen prepared platelet-derived growth factors (a single-spin centrifuge) to rejuvenate the face & neck] plasmas as na adipocyte in vivo delivery system: case report. Aesthetic Plast Surg. 2008;32(1):155-61.

# EXOSSOMAS E PDRN EM REJUVENESCIMENTO ÍNTIMO FEMININO

CAPÍTULO 24

## SEÇÃO 24-1

### EXOSSOMOS

Jorge Elias

### UM NOVO CAMPO PARA EXPLORAR E DESENVOLVER

Nos últimos anos, iniciou-se a disseminação maciça de informações sobre o uso de exossomos em diferentes áreas da Medicina Regenerativa, da Medicina Estética e para uso em técnicas de diagnóstico de diferentes patologias. Centenas de estudos estão sendo publicados em revistas de pesquisa e muitos deles são controlados pela biblioteca de medicina dos Estados Unidos (ClinicalTrials.gov) para ver a evolução deles e dar certeza sobre o assunto. Uma pesquisa no PubMed com a palavra exossomos quando este capítulo foi escrito resultou em mais de 30.000 publicações. Isso garante que há um caminho indiscutível a ser analisado e seguido, mas, até o momento, temos mais dúvidas do que certezas e ainda mais quando os órgãos reguladores internacionais de saúde, como a FDA (Food and Drug Administration), referiram-se a eles, deixando claro que não são terapias aprovadas, pois são consideradas terapias celulares profundamente questionadas pela entidade e em seus pronunciamentos sobre o assunto. Em seus pronunciamentos de 2019 e 2020,[1] conclui que os exossomos originários do cordão umbilical ou do líquido amniótico ou mesmo de células de gordura mesenquimal não são terapias aprovadas e que os pacientes que os receberão devem ser informados sobre seu possível uso. Para a FDA, os exossomos são regulamentados como medicamentos e produtos biológicos pela Lei Americana de Alimentos, Medicamentos e Cosméticos. Portanto, eles devem ser analisados individualmente e aprovados para comercialização. Com esse esclarecimento, podemos agora avançar com o conhecimento dessa novidade que, sem dúvida, merece ser estudada.

Os exossomos têm sua origem no conhecimento e no desenvolvimento de pesquisas nas décadas de 1960 e 1970, quando foram publicadas as primeiras observações de microvesículas intercelulares, mas suas funções e valor eram desconhecidos. O estudo que lançou luz e iniciou uma era foi o de Jan Lotwall em 2007,[2] que fez a primeira descrição da natureza, constituição e função dos chamados exossomos naquela época. Desde então, os estudos e as publicações multiplicaram-se e, entre 2010 e 2020, há mais de 100.000 contribuições no PubMed sobre pesquisas com microvesículas. Para isso, foram formadas Sociedades Internacionais para o estudo de microvesículas (EUA, Reino Unido, Canadá, Taiwan etc.) no mundo, agrupadas em uma Sociedade Mundial que organiza eventos anuais para a comunicação de novidades e avanços mais rápidos com esses produtos. Atualmente, mais de 30 empresas multinacionais estão trabalhando no desenvolvimento, na pesquisa e na comercialização desses produtos, o que gerou um incrível mercado global que despertou o interesse de toda a comunidade médica. O faturamento do mercado de exossomos, em 2020, foi de cerca de US$ 200 milhões por ano, com um CAGR de 25%, e espera-se que o mercado cresça de US$ 149,29 bilhões em 2023 para US$ 1.098,99 bilhões em 2030, a uma taxa de crescimento anual composta de 33% durante o período de previsão.[3] Isso levou ao advento de novas terapias e melhorias terapêuticas para as atuais usando exossomos naturais e cultivados; terapias com exossomos modificados em laboratórios: engenharia de exossomos em terapias oncológicas e doenças neurodegenerativas; novas ferramentas de diagnóstico que fazem diagnósticos diferenciais específicos medindo-os em líquidos (biópsias líquidas), como saliva, urina, plasma, leite etc.; melhor manipulação em técnicas de entrega de medicamentos (melhorando as atuais obtidas com lipossomos). Um caminho impressionante.

Os exossomos são vesículas extracelulares (intersticiais) que são liberadas pelas células com a função de comunicação entre elas, transportando informações genéticas de uma célula para outra. As células precisam se comunicar umas com as outras para viver, proliferar e agir de forma sincronizada de acordo com a função do órgão que constituem. Essa comunicação é feita por meio de potenciais de membrana (elétricos) ou quimicamente por meio de estímulos enviados entre elas por meio de vesículas produzidas na célula e preenchidas com "informações" (mRNA - MicroRNA - Fatores de crescimento - Citocinas - Proteínas - Peptídeos - Colágeno - Ácido hialurônico - Elastina etc.): Exossomos.

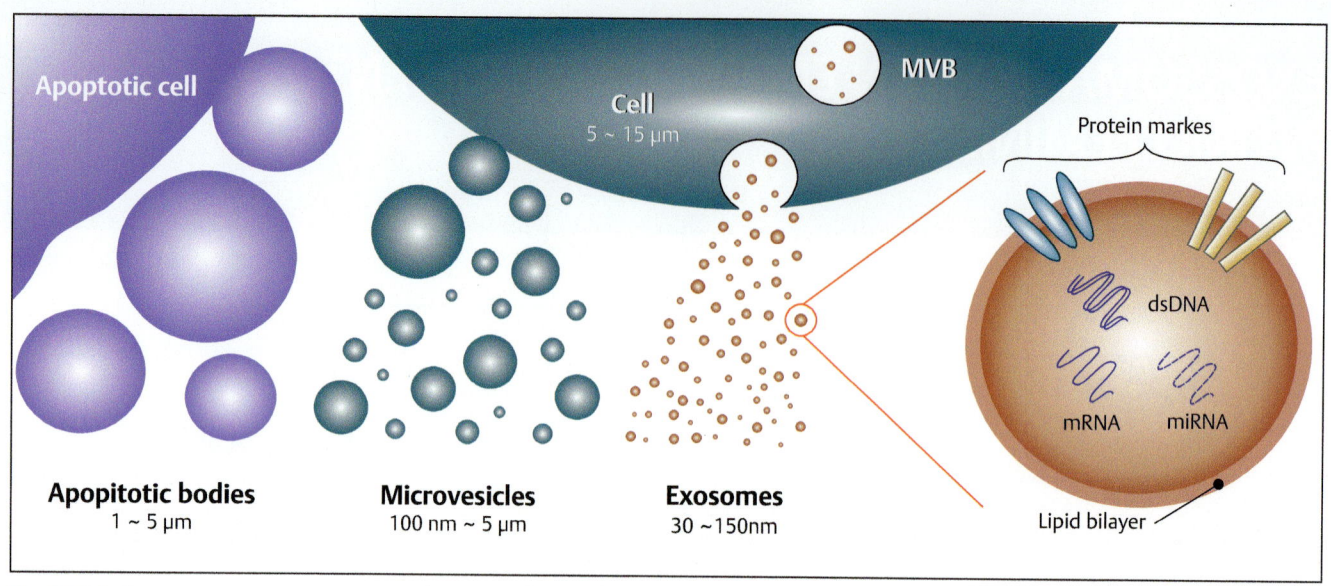

**Fig. 24-1-1.** Os exossomas representam um subconjunto de vesículas extracelulares com um tamanho caraterístico na ordem dos 30-150 nm. (Fonte: Contreras-Naranjo, J. C.; *et al*. Microfluidics for exosome isolation and analysis: Enabling liquid biopsy for personalized medicine. Lab Chip. 2017, 17(21): 3558-3577). Fig 1 - disponível via licença: Creative Commons Attribution 4.0 International.)

No meio intercelular, elas não são as únicas vesículas encontradas (importante conhecer e diferenciar); portanto, conhecer suas características é muito importante. Elas têm um tamanho de 30 a 100 nanômetros, o que já as diferencia de outras microvesículas maiores, mas sem todas as suas funções (Fig. 24-1-1).

## COMPONENTES DE UM EXOSSOMO

A membrana consiste em duas camadas lipídicas (derivadas da origem da membrana celular) compostas de fosfatidilserina, esfigomielina, ceramidas, colesterol e outras proteínas transmembrana, como as tetraspaninas CD9, CD63 e CD81 HSP60-70-90, que são usadas para medir e identificar o tipo de exossomos (outras tetraspaninas são específicas e exclusivas de alguns tecidos, refletindo a origem exata do exossomo e proporcionando uma fantástica via para uso como técnica de diagnóstico) (Fig. 24-1-2).

Essas membranas de exossomos contêm em seu interior outras proteínas, lipídios, peptídeos, microRNAs, mRNAs e DNA mitocondrial (mtDNA), todos característicos do tipo de célula e da função das células das quais se originaram. O mRNA transportado pelos exossomos leva a codificação da proteína genética (**transcrição** do DNA nuclear) aos ribossomos citoplasmáticos para produzir proteínas específicas relacionadas com esse código por **tradução**. O microRNA é uma fração do RNA que modula e regula a função do mensageiro para traduzir e estimular a produção de proteínas. O microRNA controla os processos de diferenciação celular, proliferação, apoptose adequada e desenvolvimento de tecidos. **Com o uso de exossomos, estamos induzindo tudo isso nos tecidos receptores e com informações genéticas saudáveis.**

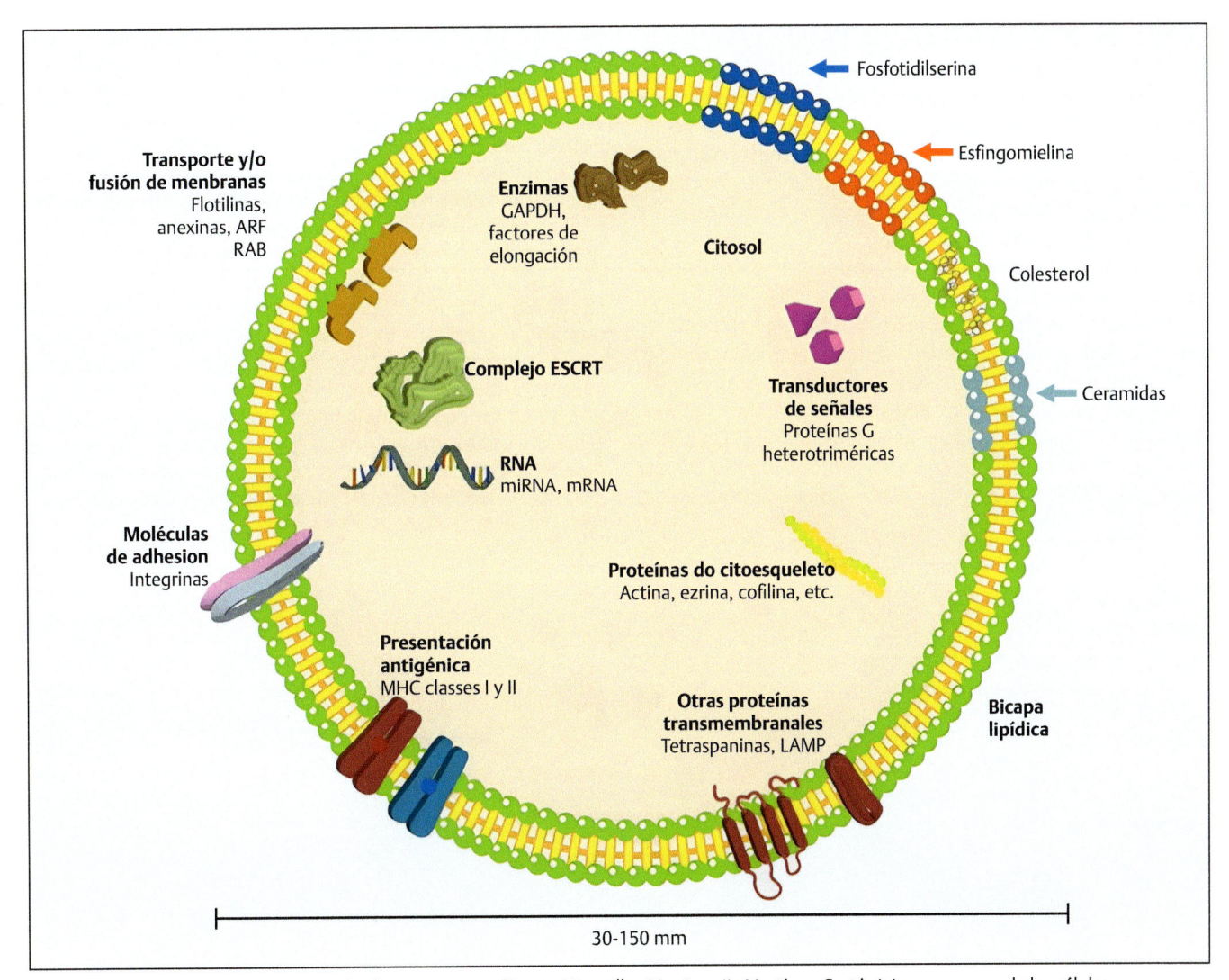

**Fig. 24-1-2.** Características e composição dos exossomas. (Fonte: Maravillas-Montero JL, Martínez-Cortés I. Los exosomas de las células presentadoras de antígeno y su papel en la regulación de las respuestas inmunológicas. Rev Alerg Mex [Internet]. 2017 Dec. 6 [cited 2024 Apr. 16];64(4):463-76.)

## COMO OS EXOSSOMOS SÃO FORMADOS?

Eles são originados pela formação de microvesículas intracelulares chamadas endossomos, geradas pela invaginação da membrana celular, introduzindo produtos intersticiais na célula. Esse chamado endossomo **primário ou inicial** invagina vesículas menores com conteúdo intracelular, formando o **endossomo maduro ou tardio ou corpo multivesicular (MVB).** As vesículas que preenchem o endossomo maduro são chamadas de **ILVs (vesículas intraluminais)** e são os futuros exossomos (Fig. 24-1-3).

Os exossomos maduros finalmente fundem suas membranas lipídicas com os constituintes da membrana celular e, por exocitose, excretam as VILI (exossomos) que, em seu conteúdo, carregam todas as informações genéticas (RNA) e de *status* biológico (proteínas, peptídeos, lipídios, citocinas, fatores de crescimento etc.) para as células vizinhas. O conteúdo das VILI é afetado por várias condições, como idade, sexo, saúde ou doença, medicamentos recebidos, jejum e estado nutricional etc. e tudo isso (mecanismo de formação das vesículas e fatores de mudança na constituição das mesmas) foi descrito pelo Dr. James Rothman, o que o levou a receber o Prêmio Nobel de Medicina de 2013. Isso nos faz entender por que os melhores exossomos são aqueles originários de células jovens, saudáveis e vitais. As células pluripotentes primárias seriam, sem dúvida, as mais adequadas e, entre elas, as mais usadas e pertinentes são as células mesenquimais obtidas do cordão umbilical ou do líquido amniótico (jovens e não expostas, portanto, com razoável presunção de saúde) e que também não expressam histocompatibilidade completa, de modo que o uso não autólogo (alogênico) é possível e está em desenvolvimento. Apesar desses conceitos claros e indiscutíveis, estão sendo desenvolvidas técnicas para a produção de exossomos com gordura autóloga, plasma sanguíneo e alguns desenvolvimentos até mesmo com células vegetais para evitar a complexidade regulatória e o uso de enxertos alogênicos.

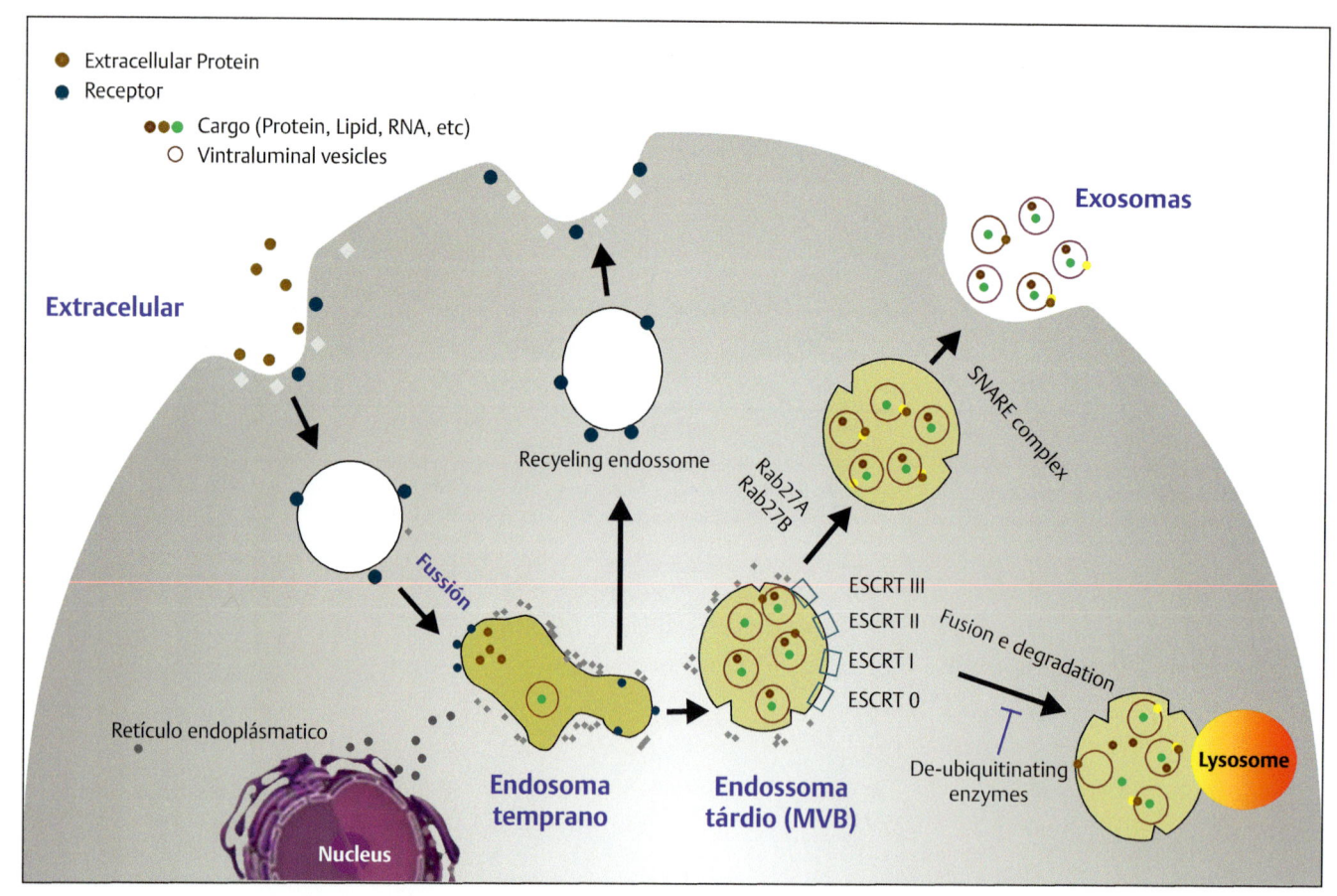

**Fig. 24-1-3.** Biogênese e secreção de exossomas no sistema endossômico. Os endossomas precoces (EE) são formados pela fusão de vesículas endocíticas. Os EE apresentam duas vias: regresso à membrana plasmática ou conversão em endossomas tardios LE/MVB através de brotamento na membrana, que embala as cargas em vesículas intraluminais ILV. (Fonte: Mashouri L, Yousefi H, Aref AR, Ahadi AM, Molaei F, Alahari SK. Exosomes: composition, biogenesis, and mechanisms in cancer metastasis and drug resistance. Mol Cancer. 2019 Apr 2;18(1):75.)

## PRODUÇÃO DE EXOSSOMOS

Atualmente, os laboratórios podem fazer culturas de células e, por meio de técnicas específicas, estimular a secreção máxima de exossomos dessas células cultivadas e, em seguida, separá-los, concentrá-los, liofilizá-los e colocá-los no mercado para uso imediato com a diluição do pó com ácido hialurônico não reticulado. As técnicas de produção mais usadas no momento são a ultracentrifugação, a ultrafiltração e a precipitação, que produzem grandes quantidades de exossomos a partir das culturas processadas, mas, nesses casos, não são específicas. As técnicas em desenvolvimento, porém mais caras, mas obviamente mais específicas, são as de identificação de proteínas de membrana (captura por afinidade) que permitem identificar o exossomo por sua origem e sua possível ação, o que gerou um mundo de novas aplicações no diagnóstico de doenças ou na indução de tratamentos específicos para a entrega de medicamentos ou estimulação superespecífica da ação.

## DIAGNÓSTICO E TRATAMENTOS COM EXOSSOMOS

Em termos de diagnóstico, agora podemos identificar no sangue, ou em vários fluidos, os exossomos específicos secretados por células disfuncionais em tecidos doentes e, assim, fazer diagnósticos precisos e precoces com o que alguns autores já estão chamando de "biópsias líquidas". Alguns novos trabalhos publicados já nos fornecem a identificação perfeita dos secretomas liberados em um grupo importante de patologias ginecológicas que podemos identificar ao encontrar seus exossomas típicos nas "biópsias líquidas".[4,5] Veja Figura 24-1-4.[6]

Esses e muitos outros estudos em pacientes com pré-eclâmpsia mostram e concordam que a angiogênese alterada e a hipoxemia progressiva da doença produzem uma enorme liberação de exossomos alterados específicos que podem ser dosados no sangue de forma fácil e precoce para o diagnóstico prévio. Outros estudos mostram que a injeção desses exossomos alterados de mulheres com pré-eclâmpsia em animais de laboratório resultou em angiogênese prejudicada. No mesmo campo, há também análises promissoras sobre o uso de exossomos pró-angiogênicos provenientes de laboratórios de engenharia de exossomos que podem ser altamente eficazes nessa grave doença obstétrica. Mais caminho pela frente. Na obstetrícia, há muitas evidências publicadas sobre o uso de microvesículas e já temos estudos com exossomos fetais dosados no sangue materno, pois seu tamanho pequeno permite que eles passem pelos capilares, o que abre outro campo de estudo incrível em termos de conhecimento da saúde fetal em estágios muito iniciais do desenvolvimento. O desenvolvimento de todos os itens acima está em um estágio preliminar, mas está avançando rapidamente e com muitas publicações para apoiá-lo. Em alguns anos, essa identificação de exossomos poderá ser quase uma rotina na busca de diagnósticos para doenças específicas.

## EXOSSOMOS PRESENTES

Nos últimos 10 anos, houve uma explosão na pesquisa e na disseminação de exossomos, e, nos últimos 5 anos, houve o surgimento de produtos para uso clínico já disponíveis no mercado. Várias dezenas de marcas de produtos são vendidas em todo o mundo como exossomos, mas todas elas são atualmente indicadas e autorizadas **apenas para uso cosmético pelos órgãos reguladores.** Produtos de origem vegetal, animal e humana obtidos do cordão umbilical e/ou do líquido amniótico estão à venda e, no último ano, surgiram algumas tecnologias que permitiriam a produção de exossomos autólogos a partir do sangue ou da gordura em um procedimento no consultório. Minha experiência é com produtos fabricados com células de Wharton da geleia do cordão umbilical (EUA) e com produtos provenientes do processamento do líquido amniótico (Coreia). As apresentações são absolutamente semelhantes: 5 e 6 bilhões de microvesículas × mL, respectivamente, em cada frasco. Eles não precisam de cadeia fria e, uma vez reconstituídos, se não forem aplicados todos os centímetros do frasco, podem ser mantidos na geladeira por até uma semana (de acordo com a indicação do produto coreano). Uma das empresas fornece exossomos fluidos (*flow*) com possibilidade de uso intravenoso e oferece mais de 30 bilhões de exossomos no frasco, mas já foi dito que, no momento, nenhum órgão regulador de medicamentos no mundo aprova outros usos além do uso

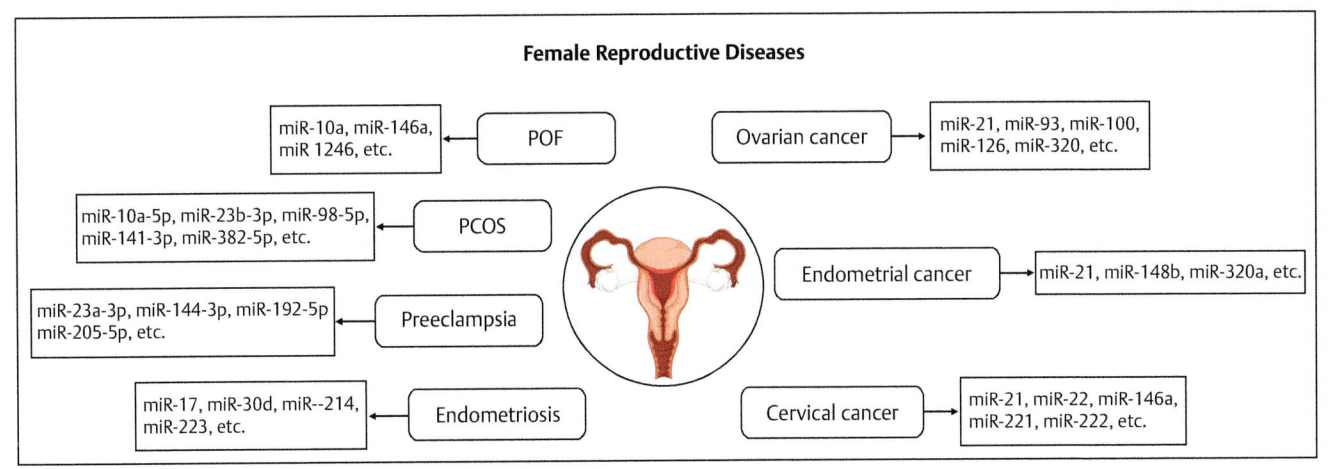

**Fig. 24-1-4.** Um resumo dos miRNAs exossômicos relatados em estudos recentes, considerando o seu papel na patogênese das doenças reprodutivas femininas mais notórias. miR, miRNA, microRNA; POF; insuficiência ovariana prematura, PCOS; síndrome do ovário policístico. (Fonte: Esfandyari Sahar *et all*. Exosomes as Biomarkers for Female Reproductive Diseases Diagnosis and Therapy (Exossomos como Biomarcadores para Diagnóstico e Terapia de Doenças Reprodutivas Femininas). Int J Mol Sci. 2021 Feb; 22(4): 2165. Publicado online em 2021 Feb 22. doi: 10.3390/ijms22042165.)

cosmético tópico. Por outro lado, o transporte desse produto exige uma cadeia fria certificada, é mais caro e, obviamente, não se enquadra nas regulamentações para seu uso, pois a via intravenosa não pode ser facilmente justificada como uma via para uso cosmético. O estado da arte até o momento nos leva a usar e ampliar o uso de exossomos liofilizados, que podem ser transportados em temperatura ambiente, são mais baratos e mais fáceis de usar. Além disso, eles já são aprovados como cosméticos por muitos órgãos reguladores (Europa, Coreia, México etc.). Nos EUA, nem mesmo os cosméticos estão sujeitos a controles rigorosos da FDA).

O uso tópico e cosmético dos exossomos abre um amplo campo em termos de técnicas de aplicação, desde a aplicação tópica diária (uso doméstico) até a mesoterapia com rolo ou dermapen de microagulha em protocolos seriados de consultório são possíveis e usados em todo o mundo. Na presença de tecnologia, como os modernos *lasers* digitalizados e radiofrequências com agulhas, o uso de técnicas de abertura de canais dérmicos para favorecer a absorção de produtos (*Drug Delivery*) também é amplamente utilizado, adicionando efeito térmico à ação biológica dos exossomos. Pessoalmente, utilizo a aplicação do *laser* de $CO_2$ no modo ultrapulsado para abrir os canais e, em seguida, pingar o produto na área escaneada. O uso de radiofrequência microablativa em baixa potência também é uma indicação adequada para obter canais e regeneração térmica adicional.

## INDICAÇÕES PARA EXOSSOMOS EM GINECOLOGIA

A aplicação de exossomos poderia substituir ou complementar o uso de plasma rico em plaquetas em terapias ginecológicas, nas quais buscamos uma regeneração tecidual adequada e acelerada.

- Síndrome geniturinária da menopausa.
- Líquen escleroso e líquen atrófico.
- Disfunção sexual e disfunção orgástica.
- Incontinência urinária.
- Regeneração de tecidos em deiscências.
- Cosméticos íntimos e cirurgia cosmética genital.

Alguns casos tratados para líquen escleroso e líquen atrófico fornecerão evidências objetivas de seu uso.

- *1º caso:* líquen escleroso com adesão completa e bloqueio do clitóris. O desbridamento cirúrgico foi realizado com plasma rico em plaquetas e exossomos, com exossomos repetidos por DDL (*Drug Delivery Laser* em 3 e 6 semanas) com excelentes resultados em 60 dias (Fig. 24-1-5). Observe a aparência do tecido do capuz e da glande do clitóris com regeneração completa já adequada.
- *2º caso:* líquen escleroso tratado com desbridamento cirúrgico com *laser* de $CO_2$ e plasma rico em plaquetas com exossomos (Fig. 24-1-6). Na foto do pós-operatório imediato, você pode ver os adesivos de alginato de cálcio que deixamos para ajudar na cicatrização nesses casos com aderências graves. A terapia com exossomos foi aplicada com DDL $CO_2$ em 3 e 6 semanas e o excelente resultado pode ser visto na Figura 24-1-6c, em 8 semanas.

O campo da Medicina Regenerativa em Ginecologia e Obstetrícia é empolgante e os exossomos chegaram para acrescentar outra ferramenta interessante a ser incluída e valorizada.

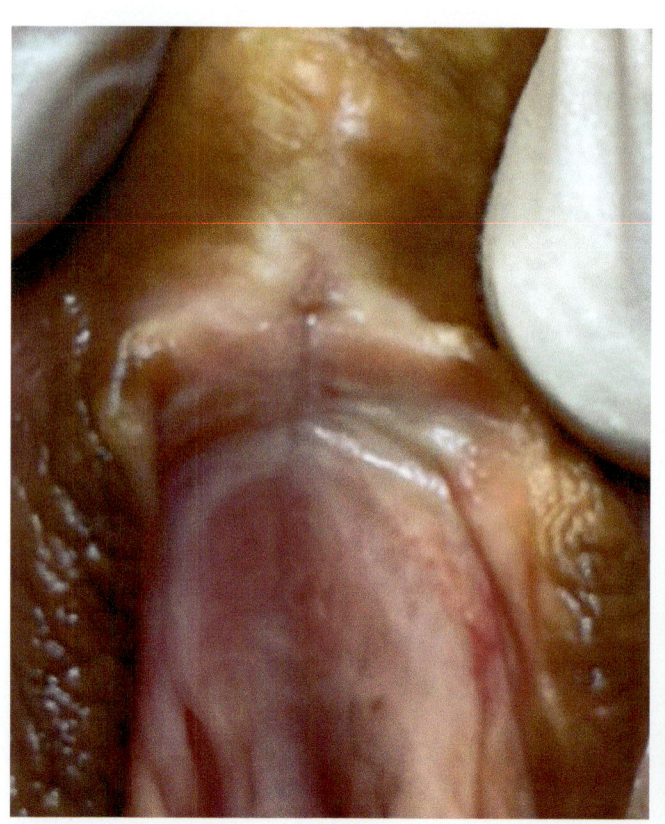

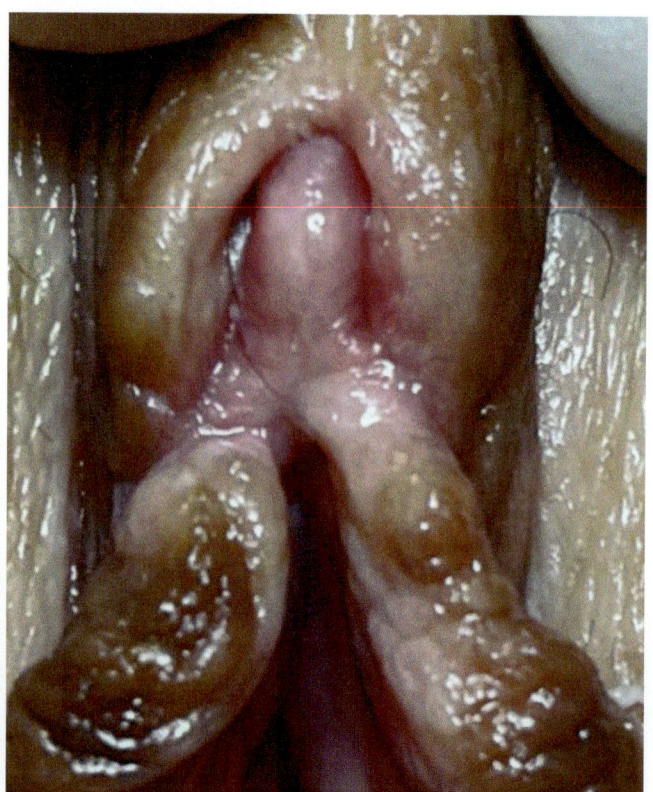

**Fig. 24-1-5.** Líquen escleroso com adesão completa e bloqueio do clitóris.

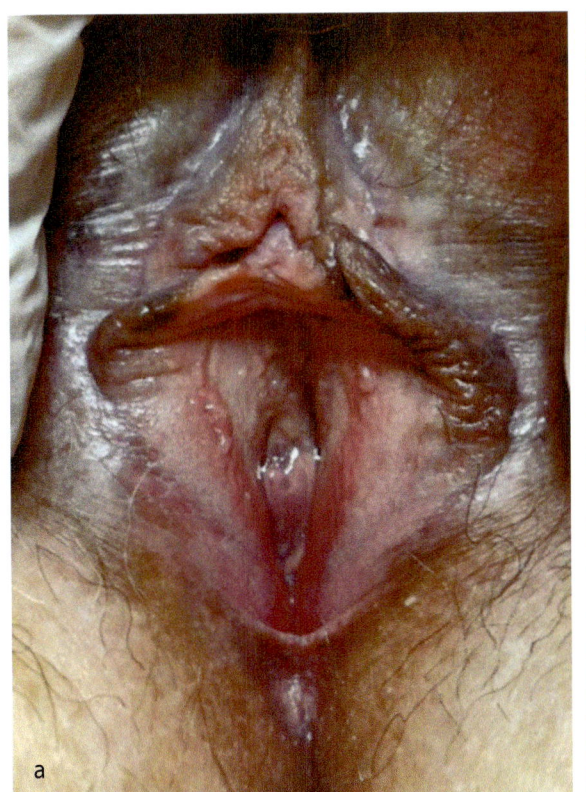

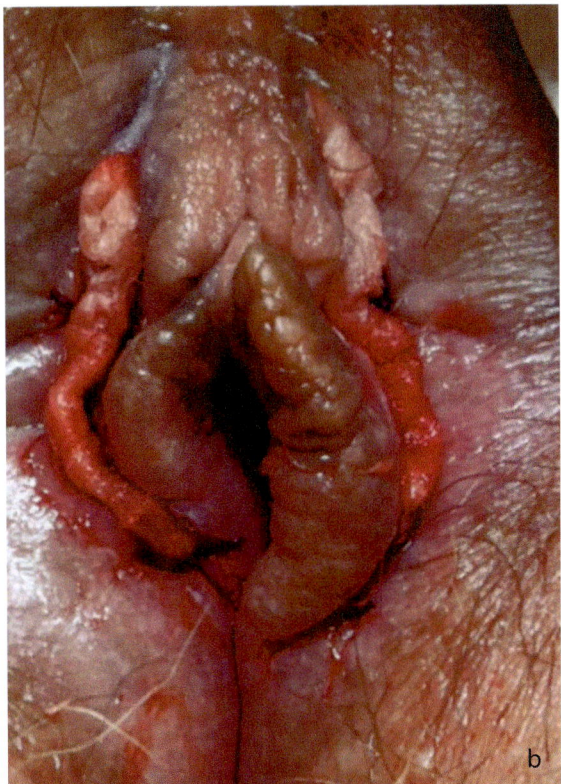

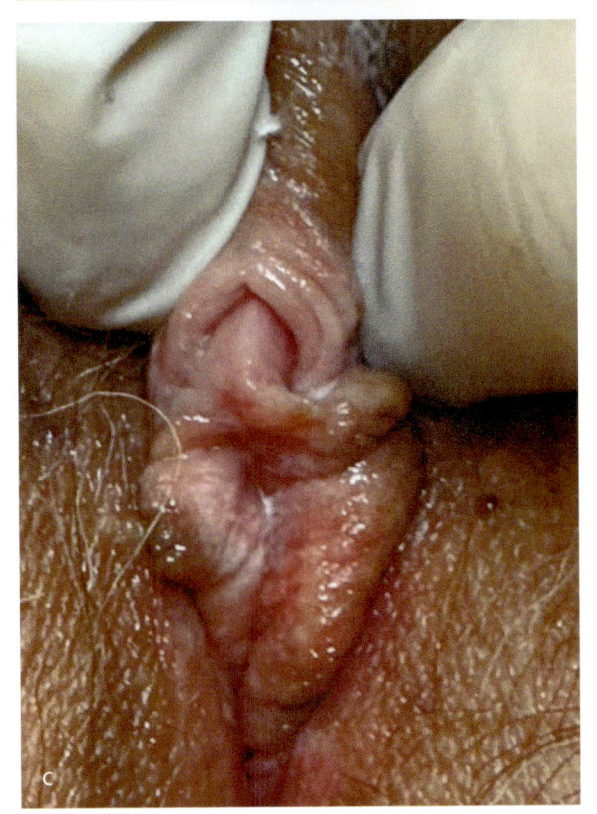

**Fig. 24-1-6. (a-c)** Líquen escleroso tratado com desbridamento cirúrgico com *laser* de $CO_2$ e plasma rico em plaquetas com exossomos.

A comparação dos resultados com exossomos com aqueles obtidos com o uso de plasma rico em plaquetas, Nanofat ou fração vascular estromal e até mesmo com a aplicação de células-tronco já está sendo realizada por vários centros avançados em terapias regenerativas e será interessante estar atento a eles e à discussão dos aspectos regulatórios das terapias que continuam sendo controversas e mais do que discutíveis.

## REFERÊNCIAS BIBLIOGRÁFICAS

1. https://www.fda.gov/safety/medical-product-safety-information/public-safety-alert-due-marketing-unapproved-stem-cell-and-exosome-products
2. Valadi H, Ekström K, Bossios A, Sjöstrand M, Lee JJ, Lötvall JO. Exosome-mediated transfer of mRNAs and microRNAs is a novel mechanism of genetic exchange between cells. Nat Cell Biol. 2007 Jun;9(6):654-9.
3. https://exactitudeconsultancy.com/es/reports/33876/exosomes-market/
4. Herrero C, Abal M, Muinelo-Romay L. Circulating extracellular vesicles in gynecological tumors: Realities and challenges (Vesículas extracelulares circulantes em tumores ginecológicos: realidades e desafios). Alvos moleculares e terapêutica do câncer. Oncol. 2020 Oct 13;10.
5. Matteo Bocci, Fabbri F, Neves RPL. Biópsia líquida: uma ferramenta para entender melhor o ecossistema do processo metastático. Alvos moleculares e terapêutica do câncer. Oncol. 2022 Aug 9;12.
6. Esfandyari S, Elkafas H, Chugh RM, Park HS, Navarro A, Al-Hendy A. Exosomes as biomarkers for female reproductive diseases diagnosis and therapy (Exossomos como biomarcadores para diagnóstico e terapia de doenças reprodutivas femininas). Int J Mol Sci. 2021 Feb;22(4):2165. Publicado *on-line* em 2021 Feb 22.

## SEÇÃO 24-2

# PDRN

Vívian Amaral

## INTRODUÇÃO

O uso de polideoxirribonucleotídeo (PDRN), na ginecologia regenerativa e no rejuvenescimento íntimo feminino, tem ganhado crescente atenção na literatura médica devido aos seus efeitos benéficos em tecidos danificados e na promoção da regeneração celular.

O PDRN é um conjunto de polímeros de desoxirribonucleotídeos derivados principalmente do esperma de salmão, conhecido por suas propriedades reparadoras. Seu mecanismo de ação envolve a ativação de receptores A2A de adenosina, que desempenham um papel crucial na modulação da inflamação e na promoção da cicatrização tecidual (Kim *et al.*, 2017).[1]

## APLICAÇÕES EM GINECOLOGIA REGENERATIVA

Na ginecologia regenerativa, o PDRN tem mostrado resultados promissores no tratamento de várias condições, como atrofia vaginal, lesões pós-parto e síndrome geniturinária da menopausa (SGM).

O rejuvenescimento íntimo feminino com PDRN visa restaurar a função e a aparência da região genital, que pode ser afetada por fatores como envelhecimento, parto e mudanças hormonais.

Estudos indicam que a aplicação tópica ou injetável de PDRN pode melhorar a elasticidade e a hidratação vaginal, além de promover a regeneração do epitélio vaginal danificado (Maggioni *et al.*, 2018).[2]

## BENEFÍCIOS NO REJUVENESCIMENTO ÍNTIMO

Os benefícios relatados incluem:

- *Melhora na elasticidade:* a aplicação de PDRN pode aumentar a elasticidade dos tecidos vaginais, contribuindo para uma melhor função sexual e conforto.
- *Hidratação e lubrificação:* o PDRN estimula a produção de ácido hialurônico, melhorando a hidratação vaginal e reduzindo sintomas de ressecamento.
- *Cicatrização de lesões:* a propriedade reparadora do PDRN acelera a cicatrização de microlesões comuns em mulheres que passaram por procedimentos cirúrgicos ou traumas obstétricos (Gu *et al.*, 2019).[3]

Evidências Clínicas:

- *Estudo de Gu et al. (2019):* polydioxyribonucleotide Improves the Quality of the Vaginal Mucosa: A Randomized Controlled Trial
- *Protocolo de aplicação:* 60 mulheres com idades entre 45 e 65 anos, todas apresentando sintomas de atrofia vaginal receberam injeções intravaginais de 5 mL de PDRN na concentração de 5 mg/mL, semanalmente durante 12 semanas.
- *Resultados:* ao final de 12 semanas, houve melhora significativa na qualidade da mucosa vaginal e na satisfação sexual das participantes, com aumento da hidratação e elasticidade dos tecidos.
- *Estudo de Maggioni et al. (2018):* efficacy and safety of polydioxyribonucleotide in the treatment of vaginal atrophy: A pilot study.
- *Protocolo de Aplicação:* 30 mulheres na pós-menopausa, todas com sintomas de síndrome geniturinária da menopausa (SGM) receberam a aplicação tópica de 2 mL de gel, contendo PDRN, na concentração de 10 mg/mL, diariamente durante 8 semanas.
- *Resultados:* os achados indicaram uma redução significativa nos sintomas de ressecamento vaginal, melhora na elasticidade e na saúde geral do tecido vaginal.

## CONCLUSÃO

O PDRN representa uma inovação significativa na ginecologia regenerativa e no rejuvenescimento íntimo feminino, oferecendo uma alternativa segura e eficaz para mulheres que buscam melhorar a saúde e a aparência da região genital. À medida que mais estudos clínicos são realizados, a compreensão dos benefícios e mecanismos do PDRN continua a se expandir, solidificando seu lugar na prática ginecológica moderna.

## REFERÊNCIAS BIBLIOGRÁFICAS

1. Gu BJ, Ha SW, Park HY, Kang KS. Polydioxyribonucleotide Improves the Quality of the Vaginal Mucosa: A Randomized Controlled Trial. International Journal of Molecular Sciences. 2019;20(6):1438.
2. Kim SJ, Kim EK, Kang, KS. Mechanisms and therapeutic applications of polynucleotide-based drugs. Journal of Biomedical Research. 2017;31(5):397-406.
Maggioni A, Salvatore S, Bolis G. Efficacy and safety of polydioxyribonucleotide in the treatment of vaginal atrophy: A pilot study. Maturitas. 2018;112:1-7.

# COMO PREVENIR E MANEJAR COMPLICAÇÕES JURÍDICAS EM ESTÉTICA ÍNTIMA – ORIENTAÇÕES JURÍDICAS SOBRE TERMO DE CONSENTIMENTO, DOCUMENTAÇÃO FOTOGRÁFICA E LEI GERAL DE PROTEÇÃO DE DADOS (LGPD)

Maria Izabel Pinho Gomes

Este capítulo traz considerações básicas dos aspectos legais envolvendo os procedimentos íntimos estéticos e funcionais não cirúrgicos, em especial, da responsabilidade civil médica, do dever de informar, da aplicação da Lei Geral de Proteção de Dados e do registro fotográfico, por meio de uma linguagem acessível aos profissionais da área médica.

## RESPONSABILIDADE CIVIL MÉDICA, BREVES CONSIDERAÇÕES

A responsabilidade civil médica pressupõe a culpa do profissional, sendo, em regra, de ordem subjetiva, baseada nas modalidades de negligência, imprudência e imperícia, como determina o artigo 951 do Código Civil brasileiro.

A culpa é a "falta de diligência na observância da norma de conduta, isto é, o desprezo, por parte do agente, do esforço necessário para observá-la, com resultado, não objetivado, mas previsível, desde que o agente se detivesse na consideração das consequências eventuais da sua atitude".[1]

Importante, no entanto, a distinção existente entre os procedimentos funcionais e estéticos, que acarretam, respectivamente, obrigações de meio e de resultado.

Em regra, a obrigação assumida pelo médico é de meio.[2] Quando se diz que a obrigação é de meio, admite-se que ela é aleatória e depende de acontecimentos incertos e imprevisíveis, mesmo para o médico mais experiente e preparado. Não se promete, portanto, a cura ou um resultado satisfatório, mas sim o emprego das diretrizes médicas e cuidados adequados.[3]

A obrigação de meio aplica-se aos procedimentos íntimos funcionais, tendo como exemplos: a aplicação de ácido hialurônico para ressecamento vaginal, de toxina botulínica - para sudorese inguinal e vaginismo – e de *lasers* e tecnologias para síndrome urogenital.

O objeto da contratação, nestes exemplos, não é meramente estético, nem tampouco a cura garantida de uma disfunção, mas sim a prestação de cuidados precisos e em consonância com a boa prática médica na busca pela cura.

Porém, os procedimentos íntimos não cirúrgicos, em sua maioria, são estéticos, pois o paciente tem a expectativa de alcançar determinado resultado (embelezador) e não curar uma doença ou disfunção.

São exemplos de procedimentos estéticos: uso de fios para flacidez de grandes lábios, preenchimento de grandes lábios com ácido hialurônico, injeção de bioestimuladores em grandes lábios, lipólise com ácido deoxicólico para gordura localizada em monte de Vênus, *lasers* e tecnologias para embelezamento vulvar, clareamento genital com microagulhamento, *drug delivery* e *peelings*.

Assim, se o paciente ficar com um aspecto pior após o procedimento, não se alcançando o resultado prometido, que constituiu a razão da contratação, caberá o direito à pretensão indenizatória em face do médico, eis que, nesse caso, se entende que sua obrigação é de resultado.

A culpa do médico, nestes casos, será presumida, porém, poderá ser elidida pela demonstração de causas excludentes (culpa exclusiva da vítima, caso fortuito ou qualquer outra causa que elida o nexo causal).

Ressalte-se que, mesmo nos procedimentos estéticos, não se pode confundir a culpa presumida com a responsabilidade objetiva, pois o profissional médico lida com a *alea* no campo da saúde, ou seja, fatores imponderáveis e inerentes à própria intervenção no corpo humano. O absoluto no campo da medicina quase não existe.[4]

A importância de se estabelecer o tipo de obrigação assumida está também no ônus da prova.

Na obrigação de meio, em regra, caberá ao paciente demonstrar que o médico agiu com culpa, não se utilizando da diligência razoável.

Na de resultado, como já ressaltado, há presunção de culpa, com inversão do ônus da prova. Demonstrado pelo paciente que o resultado não foi alcançado e considerado o nexo de causalidade entre a conduta e a frustração do resultado esperado, caberá ao médico a prova de fato que o exima de responsabilidade.

Há de se considerar, no entanto, que, majoritariamente, se admite a aplicação do Código de Defesa do Consumidor (Lei 8.078/90, CDC) à relação existente entre médico e paciente.

Significa dizer que o paciente terá uma situação mais cômoda que o médico, com garantias, como: possibilidade de inversão do ônus da prova em seu favor (CDC, art.6º, VIII); possibilidade de propositura da ação judicial no seu domicílio (CDC, art.101, I); prescrição quinquenal (CDC, art. 27); deveres de informação particularmente severos (CDC, arts. 6º, III, 8º e 9º); invalidade de cláusulas contratuais que excluam ou mesmo atenuem o dever de indenizar em caso de dano (CDC, art.51, I).[5]

Ainda se faz necessário esclarecer que o erro médico poderá levar à indenização do paciente pelos danos materiais (prejuízos), morais (ofensa aos direitos da personalidade: intimidade, privacidade, honra e imagem) e estéticos (dano à beleza e aparência que resultem em constrangimento).

## DEVER DE INFORMAÇÃO E TERMO DE CONSENTIMENTO INFORMADO

O direito à informação tem uma relevância prática fundamental na área médica. Isto porque quanto maior o perigo dos produtos e serviços, maior será a relevância do dever de informar médico, em consequência da boa-fé objetiva, lealdade, cooperação, transparência, probidade e confiança que se devem revestir essas relações.

Tal fato se dá não só pela aplicação do Código de Defesa do Consumidor (Lei 8.078/90), mas também por determinação do Código de Ética Médica (Resolução nº 2.217, CFM, em especial nos seus capítulos IV e V).

Somente a informação adequada, suficiente e real levará ao consentimento informado, permitindo ao paciente exercer suas escolhas livres e conscientes e ao médico eximir-se de sua responsabilidade quanto ao dever de informar.

Isto porque, em regra, o médico não tem responsabilidade sobre os riscos inerentes aos procedimentos, ou seja, aqueles que não decorrem do defeito do serviço, como os efeitos colaterais.

Porém, pela omissão em informar, pode o profissional ser responsabilizado por estes riscos, ainda que não exista insucesso no procedimento, valendo lembrar que o ônus da prova quanto ao cumprimento do dever de informar será do médico.

Assim, todo procedimento deve ser precedido do consentimento informado do paciente, inclusive, nos procedimentos estéticos, quanto ao resultado esperável e os possíveis efeitos negativos, garantindo assim a autonomia do paciente e seu poder de decidir se aceita ou não se submeter à intervenção.[6]

A descrição contratual deve ser minuciosa e o cuidado redobrado, eis que os procedimentos estéticos envolvem não só a saúde do paciente, mas também a sua autoestima.

Assim, o termo de consentimento deve ser assinado pelo paciente de maneira prévia, autônoma e livre, contendo todas as informações do resultado esperável, da descrição detalhada do que será feito, dos riscos e dos cuidados necessários após o procedimento, inclusive das responsabilidades do próprio paciente, em linguagem clara e acessível, evitando-se ao máximo a utilização de termos extremamente técnicos e de difícil compreensão pelo paciente.

Nos tempos modernos o consentimento informado ainda passa pela problemática da propagação das *fake news* (aquelas sem embasamento científico comprovado e/ou com base metodológica inadequada para sua eficácia) e da ampla divulgação dos procedimentos nas redes sociais, como *Instagram* e *Whatsapp*.[7]

Sobre o pretexto de informar e educar, ou com intuito meramente de angariar clientes, são amplamente divulgadas informações sobre procedimentos e tratamentos, muitas vezes sem as devidas advertências necessárias.

A existência de médicos *influencers*, com milhares ou até milhões de seguidores, pode levar a verdadeiras consultas virtuais genéricas, sem a observância dos parâmetros legais.

Que fique bem claro, não há aqui qualquer desmerecimento à exposição nas redes sociais, que pode se dar de forma ética, eficiente e adequada, com relevância social e benefícios para o médico e para o paciente.

A ressalva se dá justamente no descumprimento do dever de informar e, também, no desrespeito à ética inerente à profissão e ao setor de atuação do profissional.

O Capítulo XIII do Código de Ética Médica regulamenta a publicidade, vedando, entre outros, a divulgação: de informação sobre assunto médico de forma sensacionalista, promocional ou de conteúdo inverídico; de assuntos médicos, em qualquer meio de comunicação de massa, que deixe de ter caráter exclusivamente de esclarecimento e educação da sociedade; de processo de tratamento ou descoberta, cujo valor ainda não esteja expressamente reconhecido cientificamente por órgão competente, fora do meio científico; de anúncios de empresas comerciais, qualquer que seja sua natureza, valendo-se de sua profissão.

Além disso, é vedado deixar de incluir, em anúncios profissionais de qualquer ordem, o nome, número no Conselho Regional de Medicina, com o estado da Federação no qual foi inscrito e Registro de Qualificação de Especialista (RQE), quando anunciar especialidade.

A divulgação fora dos parâmetros éticos faz com que, muitas vezes, o paciente já chegue ao consultório (mal) "informado" sobre o procedimento, através de buscas prévias em *sites* e redes sociais que acompanha, acreditando na veracidade dessas informações, até porque o propagador tem inúmeros seguidores, o que impõe um argumento de "autoridade".

A sensibilidade do médico, assim, se revela de grande importância diante de inúmeros pacientes que têm necessidades emocionais intensificadas ou até transtornos de imagem, procurando procedimentos com expectativas irreais, o que culminará, por óbvio, em sua insatisfação.

Cabe ao médico que vai realizar o procedimento, portanto, a árdua tarefa de entender a hipossuficiência de seu paciente, suas necessidades especiais e possíveis influências externas ao consentimento, informando-o de forma individualizada e pormenorizada, acompanhada dos esclarecimentos quanto às reações adversas e base científica da conduta adotada, sob pena de responsabilidade disciplinar e cível.

Devem ser avaliadas as particularidades do paciente, como idade, expectativas, procedimento adequado e possíveis efeitos colaterais, para que se possa informar individualmente qual a conduta cabível ou até recusar a realização do procedimento, mitigando problemas futuros.

Recomenda-se, portanto, que o termo de consentimento seja elaborado por advogado e de acordo com as necessidades específicas de cada médico e procedimento, porém, com linguagem clara e objetiva, de fácil entendimento.

Deve conter todas as informações indispensáveis (p. ex: tratamento, tempo de duração, resultados esperáveis, cuidados pré e pós, riscos, efeitos colaterais etc.), além da assinatura de testemunha.

Vale, ainda, a confecção de informativos para cada procedimento, com instruções mais abrangentes e gerais.

## DOCUMENTAÇÃO FOTOGRÁFICA EM ESTÉTICA ÍNTIMA

Preciso ressalvar, inicialmente, que o Conselho Federal de Medicina, especialmente nas resoluções CFM 1.974/2011, 2.126/2015 e 2.133/15, veda por completo a exposição da figura do paciente como forma de divulgar técnica, método ou resultado de tratamento, ainda que com autorização expressa, ressalvada a divulgação em trabalhos e eventos científicos em que for imprescindível e precedida de autorização.

As mesmas normas vedam as postagens do tipo "antes e depois", muito comuns atualmente nas redes sociais.

Em que pese as críticas atuais às vedações, que se baseiam no excesso de conservadorismo e na importância das redes sociais para comunicação e realização de negócios, o efeito destas ações vedadas impacta, como já ressaltado, no consentimento e, ainda, nos efeitos psíquicos causados no público, com aumento de transtornos e dificuldades de relacionamentos interpessoais.[8]

Feita a ressalva, se passa à importância da documentação fotográfica, que se faz vital para a informação do paciente e para produção de prova em eventual demanda disciplinar e/ou legal.

Tanto o médico como o paciente podem, através da documentação fotográfica, se utilizar das imagens para ilustrar o caso clínico antes e depois dos procedimentos, verificando se a conduta escolhida reproduz, de fato, o resultado esperável da intervenção.

Garante-se, com isso, a segurança para ambas as partes envolvidas, assegurando a comparação entre o pré e pós-procedimento.

Importante, também, que a documentação fotográfica seja de qualidade, padronizada e restrita à finalidade específica do procedimento.

Neste ponto, se destaca também o dever de informação e a necessidade de assinatura específica de autorização de uso das imagens.

## LEI GERAL DE PROTEÇÃO DE DADOS (LGPD) (LEI 13.709/18)

A Lei Federal 13.709/18, atualmente em vigor, dispõe sobre o tratamento de dados pessoais de pessoas naturais, valendo notar que a Emenda Constitucional nº 115, de fevereiro de 2022, alterou a Constituição para incluir a proteção de dados pessoais entre os direitos e garantias fundamentais.

Um de seus principais objetivos é trazer segurança jurídica aos agentes de tratamento em suas atividades, à medida que define as hipóteses em que a atividade de tratamento será lícita.

A atividade de tratamento engloba *toda operação* realizada com dados pessoais, como coleta, produção, recepção, classificação, utilização, acesso, reprodução, transmissão, distribuição, processamento, arquivamento, armazenamento, eliminação, avaliação ou controle da informação, modificação, comunicação, transferência, difusão ou extração.

Traduzindo a concepção legal para o setor de saúde, podemos exemplificar diversas ocasiões em que os dados pessoais são tratados: atividades de pesquisa e desenvolvimento de novos produtos, tratamentos e tecnologia em saúde, práticas clínica e assistencial; atividades de farmacovigilância e controle de qualidade em indústrias farmacêuticas, prontuários e receitas médicas entre outras.[9]

Segundo a LGPD, os dados referentes à saúde e vida sexual dos indivíduos são sensíveis, e seu tratamento se sujeita a regras mais rígidas, em especial quanto às bases legais, requisitos para o consentimento e uso compartilhado de dados.

No caso da estética íntima, além da previsão em lei, há também o senso comum, que entende esse campo como um dos mais íntimos da vida, dado o seu potencial danoso e discriminatório potencializado diante da sensibilidade das informações.

Estes dados representam uma verdadeira extensão da personalidade do paciente, cruciais à privacidade, identidade e fruição de direitos da personalidade, sendo que o tratamento irregular e eventuais incidentes de segurança podem trazer danos incalculáveis, materiais ou morais, até em função do potencial discriminatório e danoso.

Porém, preciso esclarecer o entendimento equivocado de que o tratamento dos dados pessoais, nestes casos, não pode ser realizado ou que terá como base somente o consentimento do titular, pois há outras bases legais na LGPD que servem de amparo, como, por exemplo, o cumprimento dos deveres legais e regulatórios aos quais se sujeita o médico.

Ponto que merece destaque, no entanto, é o consentimento do titular sobre o prisma da LGPD. Assim, como tratado anteriormente, o consentimento deve ser livre, informado e inequívoco, além de conter a finalidade específica do tratamento de dados. Textos com autorizações genéricas como "futuras pesquisas" são nulos e não produzem efeitos.

Para que as atividades de tratamento de dados pessoais estejam de acordo com a LGPD, é fundamental, portanto, que cada uma delas se enquadre em um dos requisitos previsto na Lei.

O registro de dados pessoais (inclusive sensíveis) de pacientes em prontuários médicos é indissociável da prática clínica, decorrendo, inclusive, das obrigações legal e ética pelo Código de Ética Médica (artigo 87).

No entanto, a Resolução CFM nº 1.605/2000 institui o sigilo médico em favor do paciente, proibindo que seja revelado o conteúdo do prontuário ou da ficha médica sem o seu consentimento, o que constitui ato ilícito tipificado no Código Penal Brasileiro (artigo 154).

Já o Código de Ética Médica proíbe o médico de permitir o manuseio e conhecimento de prontuário por pessoas não obrigadas ao sigilo profissional, quando sob sua responsabilidade.

Pelo prisma da LGPD, o compartilhamento de dados pessoais constantes no prontuário não é possível sem o consentimento do paciente, ainda que entre médicos (que não estejam diretamente envolvidos na assistência do paciente, dentro da hipótese legal de "tutela da saúde"), exceto quando se tratar de hipótese essencial à proteção de sua vida ou incolumidade física do titular.

Pouco importa se os dados pessoais estejam em papel, na internet, em servidores, na nuvem ou no celular. Em qualquer meio, físico ou eletrônico que se faça o tratamento de dados pessoais, será aplicada a LGPD, ressalvadas as hipóteses do art. 4º.

A proteção de dados pessoais passa a ter, portanto, como pilares fundamentais, a governança, a transparência e a sindicabilidade do tratamento de dados, sendo fundamentais diversas medidas de *compliance* aptas à demonstração da conformidade com a LGPD pelo agente de tratamento. "Não basta somente pretender cumprir a Lei, é necessário que as medidas adotadas para tal finalidade sejam comprovadamente eficazes."[10]

Dos instrumentos aptos a demonstrar a conformidade, vale mencionar, por exemplo, a nomeação do encarregado pela proteção de dados (DPO), a criação de programa de governança em privacidade, o mapeamento de todas as atividades de tratamento de dados pessoais, a elaboração de códigos e procedimentos internos, a utilização de padrões de proteção e segurança da informação, a criação de política de privacidade e a observância dos guias e manifestações trazidas pela Autoridade Nacional de Proteção de Dados (ANPD).

Já o artigo 50 traz a autorização para que os agentes de tratamento formulem regras de boas práticas e de governança, que estabeleçam, dentre outros, as condições de organização, o regime de funcionamento, os procedimentos, incluindo reclamações e petições de titulares, as normas de segurança e os mecanismos internos de supervisão e de mitigação de riscos.

A LGPD cria, ainda, diversos direitos para os titulares (pacientes), como, por exemplo, o direito de solicitar a anonimização e eliminação de dados desnecessários ou, ainda, a revogação de consentimento para tratamento, impondo a estruturação de mecanismos não só internos, mas também externos, já que os controladores podem ser demandados pelos titulares a qualquer tempo.

Assim, devem ser fornecidos ao paciente os meios para exercer esses direitos, disponibilizando-se telefone e/ou *e-mail* de contato do Encarregado designado para o controlador.

Além disso, a LGPD criou a Autoridade Nacional de Proteção de Dados (ANPD), com a missão institucional de assegurar o respeito e cumprimento da LGPD no país.

Nos termos do Art. 52 da LGPD, a ANPD possui a prerrogativa de aplicar sanções administrativas, que envolvem, por exemplo, multa simples, de até 2% (dois por cento) do faturamento da pessoa jurídica limitada a R$50.000.000,00 (cinquenta milhões de reais) por infração e proibição parcial ou total do exercício de atividades relacionadas a tratamento de dados.

A LGPD traz também um regime próprio de responsabilidade civil, garantindo a possibilidade de reparação por danos materiais e morais, inclusive com autorização para ações coletivas.

É fundamental, portanto, que o profissional de saúde busque um plano de adequação, visando à conformidade com a LGPD, que deve ser elaborado, estruturado e executado com base em todas as premissas mencionadas anteriormente.

E é fundamental que mesmo após de finalizado o projeto de adequação, haja um monitoramento periódico e constante dos procedimentos internos atinentes ao tratamento de dados, de forma a fiscalizar o cumprimento da Lei e os termos dos relatórios e planos elaborados, pela contratação e nomeação de um Encarregado – "DPO".

Mostram-se, ainda, imprescindíveis, o treinamento e a capacitação de funcionários, com uma mudança na cultura organizacional e a incorporação, por todos os agentes de tratamento, das normas protetivas e políticas de privacidade.

### REFERÊNCIAS BIBLIOGRÁFICAS

1. Dias A, 1994 apud Pereira CMS, Tepedino G. Responsabilidade civil. 11. ed. Rev. atual. Rio de Janeiro: Forense. 2016. p. 91.
2. Kfouri Neto M, Nogaroli R (Ed.). Debates Contemporâneos em Direito Médico e da Saúde - Ed. 2023. Revista dos Tribunais PARTE II - CULPA MÉDICA, ÔNUS DA PROVA E QUANTIFICAÇÃO DE DANOS Capítulo 9. Culpa médica e ônus da prova: análise a partir da discussão sobre a incidência do código de defesa do consumidor 1. Notas introdutórias sobre a culpa médica: natureza da responsabilidade, modalidades de culpa stricto sensu e tipos de obrigação Página RB-9.1. https://proview.thomsonreuters.com/launchapp/title/rt/monografias/246932842/v2/page/RB-9.1.
3. Kfouri Neto M. Responsabilidade civil dos hospitais.
4. Código Civil e Código de Defesa do Consumidor. 4. ed. rev. atual. ampl. São Paulo: Thomson Reuters. 2019. p. 52-3.
5. Kfouri Neto M. Responsabilidade Civil do Médico. 9. ed. rev., atual. e ampl. São Paulo: Ed. RT. 2018. p. 50.
6. Kfouri Neto M, Nogaroli R (Ed.). Debates Contemporâneos em Direito Médico e da Saúde - Ed. 2023. Revista dos Tribunais. PARTE II - CULPA MÉDICA, ÔNUS DA PROVA E QUANTIFICAÇÃO DE DANOS. Capítulo 9. Culpa médica e ônus da prova: análise a partir da discussão sobre a incidência do código de defesa do consumidor Página RB-9.1 e RB-9.2;
7. Cavalieri Filho S. "Responsabilidade Médica e o Dever de Informar", Revista da EMERJ. 2004; 7( 28): 81-7.
8. Medeiros RVZ. Como consentir sem entender: o dilema do paciente leigo diante das fake news. Migalhas de Direito Médico e Bioética. Publicado em: 08/08/2022. https://www.migalhas.com.br/coluna/migalhas-de-direito-medico-e-bioetica/371173/o-dilema-do-paciente-leigo-diante-das-fake-news.
9. Dadalto L. Os danos que alguns médicos causam nas redes sociais. Migalhas de Direito Médico e Bioética. Publicado em 03/04/2023. https://www.migalhas.com.br/coluna/migalhas-de-direito-medico-e-bioetica/384057/os-danos-que-alguns-medicos-causam-nas-redes-sociais;
10. LGPD na Saúde - Ed. 2021 Autor: Analluza Bolivar Dallari, Gustavo Ferraz de Campos Monaco Editor: Revista dos Tribunais PARTE II - TRATAMENTO DE DADOS DE SAÚDE NA LGPD: OBRIGAÇÕES, LIMITES E RESPONSABILIDADE DOS AGENTES 4. CONSERVAÇÃO, ANONIMIZAÇÃO E ELIMINAÇÃO DE DADOS NA ÁREA DA SAÚDE: OBRIGAÇÃO LEGAL E REGULATÓRIA, VIABILIDADE TÉCNICA E OBSERVÂNCIA DA LGPD Página RB-4.1 https://proview.thomsonreuters.com/launchapp/title/rt/monografias/255921675/v1/page/RB-4.1.
11. Maldonado VN, Blum RO. (Coord.) LGPD: Lei Geral de Proteção de Dados comentada. 2. ed. São Paulo: Thomson Reuters Brasil. 2020. p. 153.

### BIBLIOGRAFIA

de Moura CEGL, Barbosa RSP. "Responsabilidade civil do médico cirurgião plástico no tratamento embelezador", Migalhas de Peso, publicado em 06 de janeiro de 2021, https://www.migalhas.com.br/depeso/338598/responsabilidade-civil-do-medico-cirurgiao-plastico-no-tratamento-embelezador

Gomes RDP. BIG DATA: desafios à tutela da pessoa humana na sociedade da informação. 2. ed. Rio de Janeiro: Lumen Juris. 2019. v. 1. p. 70.

Nogaroli R. "A Base sólida do direito médico construída após três décadas de lições do Prof. Miguel Kfouti Neto: uma resenha à 11ª Edição da obra Responsabilidade Civil do médico", Revista IBERC. 2021 set/dez; 4(3):147-51.

Rodotà S. A vida na sociedade de vigilância: a privacidade hoje. Rio de Janeiro: Renovar. 2008. p. 44.

# ÍNDICE REMISSIVO

Entradas acompanhadas por um *f* em itálico ou um **q** em negrito indicam figuras e quadros, respectivamente.

## A

Ácido
  hialurônico
    corporal
      preenchimento das nádegas com, 163
        anatomia, 164
        *LL Body Contour Technique*
          considerações, 166
          pontos anatômicos, 164
      injeção vaginal de, 157
      intravaginal, 14
      nos tratamentos estéticos, 145
        modelagem corporal, 146
        processo de reticulação, 145
        reologia, 145
        segurança do uso, 146
      vulvar, 14
Agentes despigmentantes, 102
Anatomia genital feminina
  voltada a procedimentos minimamente invasivos, 5
    anatomia aplicada aos procedimentos estéticos, 9
    anatomia do assoalho pélvico, 5
Assoalho pélvico
  inervação do, 7*f*
  musculatura do, 5, 10
Atrofia vulvovaginal (AVV), 11
  importância, 11
  método de avaliação da AVV/SGM, 11
  principais sintomas, 11
  tecnologias e energias, 13
  tratamentos para, 12
    com injetáveis, 14
Avaliação médica prévia
  aos procedimentos em rejuvenescimento íntimo, 1

## B

Bazedoxifeno, 12
Bioestimuladores, 14
  de colágeno, 137
    em remodelação glútea, 137
      *lifting*, flacidez e celulite, 169, 174
        avaliações dos resultados, 177
        complicações, 177
        cuidados pós-tratamento, 177
        plano de tratamento, 177
        reconstituição com PLLA-SCULPTRA, 171
        sinais de beleza e *assessment*, 169
        técnica FIRM & UP, 171
          alvo, 171
          descrição da técnica, 171
          marcação, 171
          moldura, 171
          objetivo, 171
          projeção e volume, 175
  hidroxiapatita de cálcio, ácido L-poliláctico
    e fios de PDO para tratamento da flacidez
      de grandes lábios, 137
        associação de tratamento à injeção de CaHa e PLLA, 141
        contraindicações, 137
        complicações, 141
        indicações, 137
        materiais e métodos, 137
        orientações e cuidados, 143
        protocolo de aplicação, 141

## C

Campos eletromagnéticos, 23
  HIFEM, 23
Clareamento genital
  como escolher entre *peelings*, *lasers* e microagulhamento
    na prática clínica, 99
      com *drug delivery*
        de agentes despigmentantes, 102
        indicações e protocolos, 104
        tratamento domiciliar, 99
Clitóris, 8
  formação do, 8
  nervo dorsal do, 9*f*
Cosméticos genitais, 73
  ativos em destaque para região íntima, **76q-79q**
  etapas de tratamento, 73
    elasticidade e firmeza, 74
    hidratação, 74
    limpeza, 73
    renovação celular, 74
    uniformização, 74
  formulações, 74
    calmantes e regeneradores, 75
    limpeza, 74
    renovação, 64
    uniformização, 75
  premissas e considerações, 73

## D

Despigmentantes tópicos, 99
Dispareunia
  superficial
    ou dor sexual distal, 109

## E

Energias em medicina, 17
  conceitos básicos, 17
  definição das ondas eletromagnéticas, 18
  efeitos teciduais e biológicos, 18
  história e começo, 17
  tipos de energias na atualidade, 19
Estética íntima
  prevenir e manejar complicações em, 207
    termo de consentimento, documentação fotográfica em LGPD, 207, 208
      dever de informação, 208
      lei geral de proteção de dados, 209
      responsabilidade civil médica
        breves considerações, 207
Estrogênio
  conjugado, 12
  vaginal, 12
Exossomas
  em rejuvenescimento íntimo feminino, 197
    componentes, 198
    diagnóstico e tratamento, 201
    formação, 200

## F

Fissuras vulvares, 160
Flacidez vulvar
  tratamento da, 67
    com ultrassom focado
      de alta intensidade, 67
        anatomia aplicada, 67
        técnica, 68
        tecnologia, 67

## G

Genitália
  externa, 6
Ginecologia regenerativa e estética
  aplicações de fios de polidioxanona, 123
    com compartimentos de assoalho pélvico, 126
    complicações com fios, 134
    tipos de, 123
    tópicos, 126
Ginecologia regenerativa e funcional
  aplicação de *lasers* vaginais e uretrais em, 27
    atrofia
      e processos celulares, 34
    base de tratamento do *laser* vaginal, 28
      objetivos, 28
      profundidade, 28
    experiência inicial, 34
    interação térmica ablativa, 30
    interação térmica subablativa, 30
    momento de tratamento
      tornando-se proativo, 37
    segurança de ambos os tipos de *lasers*, 30
    síndrome geniturinária da menopausa, 27
    técnica subablativa, 34
    vagina na pré-menopausa, 27
Gordura suprapúbica
  injeção de lipolíticos para o tratamento de, 179
    contraindicações, 183
    cuidados pós-aplicação, 183
    efeitos adversos mais frequentes, 183
    efeitos adversos menos frequentes, 183
    medicamentos, 179
    técnica de aplicação, 180
      cuidados e etapas para, 182
    tratamento
      das complicações, 184

## H

HIFEM
  radiofrequência e, 55
    na ginecologia, 55
      contraindicações, 57
      indicações, 57
      uso recomendado, 57, 58
Hiperidrose, 117
Hiperplasia
  das células basais do epitélio, 39

## I

Incontinência urinária
  tratamento da, 2
Injeção vaginal
  de ácido hialurônico, 157
    combinação de terapias, 161
    complicações, 161
    contraindicações, 157
    indicações, 157
    material e métodos, 157
    orientações e cuidados pós-procedimento, 161
Interação térmica ablativa, 30

## J

Jatos de plasma, 21

## L

Labioplastia, 1
Lábios
  maiores, 6
  menores, 8
*Lasers*, 103
  de diodo, 20
  escultura genital pontual.WB, 47
    técnica LEGP.WB, 47
      complicações, 49
      descrição, 48
      fotos antes e depois, *49-53f*
      indicações, 49
      *laser* de $CO_2$, 48
      procedimento, 48
      realização, 48
  intrauretral, 41
    na incontinência urinária, *44f*
  não ablativo, 13
  vaginal, 28

## M

Medicina
  estética, 19
    tipos de energias na atualidade em, 19
Menopausa
  síndrome geniturinária da, 27
  vagina na, 27
Microagulhamento
  e *drug delivery*, 91
    no rejuvenescimento íntimo, 89
      contraindicações, 89
      cuidados pré e pós-procedimento, 92

fatores que influenciam na penetração de ativos, 92
futuro do, 94
indicações, 90
mecanismos de ação e fases da cicatrização, 90
fases, 90, 91
novas indicações, 94
radiofrequência, 95
protocolo de tratamento, 95
técnica de aplicação, 92
Modelagem corporal
ácido hialurônico na, 146

## O
Ondas de choque, 23
Ondas eletromagnéticas
definição das, 18
Ospemifeno, 12

## P
Papilomatose, 40
PDRN, 205
aplicações
em ginecologia regenerativa, 205
benefícios, 205
*Peelings* químicos genitais, 81, 100
agentes esfoliantes disponíveis, 81
complicações
e gestão de risco, 84
considerações, 81
precauções, 83
protocolos, 82
sugestões de fórmulas, 83
termo de consentimento para procedimentos de aplicação de *peelings* genitais, **87q**
Pelve
ligamentar, 5
óssea, 5
Períneo, 5
inervação do, *7f*
Plasma
rico em plaquetas, *194f*
terapia regenerativa na intimidade feminina funcional e estética, 193
Ponto G, 8
Preenchimento
labial, 1
vulvar, 147
com ácido hialurônico, 147
sistematização, 147
combinação de terapias, 154
complicações, 154
contraindicações, 147
indicações, 147
material, 147
orientações e cuidados pós-procedimento, 154
protocolo, 154
técnica, 147

## Q
Questionário de qualidade de vida
em incontinência urinária após validação, **3q**
Quociente sexual
versão feminina, **2q**

## R
Radiofrequência fracionada
microablativa, 13
não, 13
Rejuvenescimento íntimo
avaliação médica prévia aos procedimentos em, 1
feminino, 197
exossomas e PDRN em, 197
componentes, 198
diagnóstico e tratamento dos, 201
formação dos, 200
indicações, 202
novo campo para explorar, 197
presentes, 201
produção dos, 201
microagulhamento e *drug delivery* no, 89
o uso da gordura no, 187, *189f*
toxina botulínica no tratamento, 107
ultrassom microfonado em, 59
Rejuvenescimento vaginal
a *laser*, 2

## S
Skene
glândulas de, 8
Suprimento vascular, 5

## T
Terapia hormonal, 1
Testosterona
vaginal, 12
Triângulos
anal, *6f*
urogenital, *6f*
Toxina botulínica
na hiperidrose da região vulvar, inguinal e submamária, 117
associação de tratamentos, 121
complicações, 121
contraindicações, 121
cuidados pós-procedimentos, 121
definições, 118
diagnóstico, 117
etiologia, 117
indicações, 118
protocolo de atendimento, 120
tratamento, 117
rejuvenescimento íntimo em, 107
abordagem, 107
definição, 107
dispareunia superficial
ou dor sexual distal, 109
diagnóstico, 107
terminologias, 107
vaginismo
e síndrome de dor pélvica miofascial, 110

## U
Ultrassom
microfocado, 21
em rejuvenescimento íntimo, 59
tratamento da atrofia e frouxidão vaginais, 59
anatomia patológica, 61
controle, 61
discussão, 63

material e métodos, 59
protocolo, 60
Ultrassonografia
   transvaginal
      de alta intensidade microfocada, 13

## V

Vagina
   na pré-menopausa, 27

Vaginismo
   e síndrome de dor pélvica miofascial, 110
      anomalias congênitas, 110
      avaliação global, 111
      padronização de critérios diagnósticos, 110
      toxina botulínica no, 113
      tratamento, 113
         multimodal, 114

Vulva
   anatomia topográfica da, *7f*